全国高职高专临床医学专业"十三五"规划教材

（供临床医学、预防医学、口腔医学专业用）

妇产科学

主　编　张兴平　张爱荣

副主编　徐　芹　杨祖艳　张　洁　郑　丽

编　者　（以姓氏笔画为序）

王　娟（安庆医药高等专科学校）

杨祖艳（保山中医药高等专科学校）

吴凤兰（漯河医学高等专科学校）

余晓莹（毕节医学高等专科学校）

张　洁（新疆昌吉职业技术学院）

张兴平（毕节医学高等专科学校）

张爱荣（安庆医药高等专科学校）

张清伟（漯河市中心医院）

郑　丽（襄阳职业技术学院）

徐　芹（楚雄医药高等专科学校）

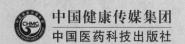

中国健康传媒集团

中国医药科技出版社

内 容 提 要

本教材是"全国高职高专临床医学专业'十三五'规划教材"之一，是根据妇产科学教学大纲基本要求和课程特点，结合《临床执业助理医师资格考试大纲》的要求编写而成。全书遵循"必需，够用"原则，删减一些内容，如尿瘘及生殖器官发育异常。本教材共26章，内容上涵盖了女性生殖系统解剖与生理、妊娠生理、妊娠诊断、产前检查、妊娠时限异常、妊娠并发症、妊娠合并症、产力异常、分娩期并发症、异常产褥、妇科炎症、妇科肿瘤、滋养细胞疾病、月经失调、不孕症、计划生育及妇女保健、产科常用手术等内容。本教材特色鲜明，具有提升实践能力，满足应用型人才需求，强化医德与人文情感教育。本教材为书网融合教材，即纸质教材有机融合电子教材，教学配套资源（PPT、微课、视频、图片等），题库系统，数字化教学服务（在线教学、在线作业、在线考试）。

本教材主要供高职高专临床医学、预防医学、口腔医学专业教学使用。

图书在版编目（CIP）数据

妇产科学／张兴平，张爱荣主编．—北京：中国医药科技出版社，2018.8

全国高职高专临床医学专业"十三五"规划教材

ISBN 978 – 7 – 5214 – 0117 – 2

Ⅰ.①妇… Ⅱ.①张… ②张… Ⅲ.①妇产科学－高等职业教育－教材 Ⅳ.①R71

中国版本图书馆 CIP 数据核字（2018）第 060673 号

美术编辑 陈君杞
版式设计 南博文化

出版 **中国健康传媒集团** | 中国医药科技出版社
地址 北京市海淀区文慧园北路甲 22 号
邮编 100082
电话 发行：010 – 62227427 邮购：010 – 62236938
网址 www.cmstp.com
规格 889 × 1194mm $\frac{1}{16}$
印张 23
字数 499 千字
版次 2018 年 8 月第 1 版
印次 2018 年 8 月第 1 次印刷
印刷 三河市航远印刷有限公司
经销 全国各地新华书店
书号 ISBN 978 – 7 – 5214 – 0117 – 2
定价 **50.00 元**

数字化教材编委会

主　编　张兴平　张爱荣
副主编　吴凤兰　杨祖艳　郑　丽　徐　芹
编　者　（以姓氏笔画为序）
　　　　王　娟（安庆医药高等专科学校）
　　　　杨祖艳（保山中医药高等专科学校）
　　　　吴凤兰（漯河医学高等专科学校）
　　　　余晓莹（毕节医学高等专科学校）
　　　　张　洁（新疆昌吉职业技术学院）
　　　　张兴平（毕节医学高等专科学校）
　　　　张爱荣（安庆医药高等专科学校）
　　　　张清伟（漯河市中心医院）
　　　　郑　丽（襄阳职业技术学院）
　　　　徐　芹（楚雄医药高等专科学校）

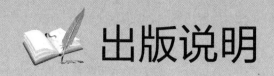

出版说明

为贯彻落实国务院办公厅《关于深化医教协同进一步推进医学教育改革与发展的意见》（〔2017〕63号）等有关文件精神，不断推动职业教育教学改革，推进信息技术与医学教育融合，加强医学人才培养，使职业教育切实对接岗位需求，教材内容与形式及呈现方式更加切合现代职业教育需求，适应"3+2"等多种临床医学专科教育人才培养模式改革要求，大力提升临床医学人才培养水平和教育教学质量，培养满足基层医疗卫生服务要求的临床医学专业人才，在教育部、国家卫生健康委员会、国家药品监督管理局的支持下，在本套教材建设指导委员会和评审委员会顾问、华中科技大学同济医学院文历阳教授，主任委员、厦门医学院王斌教授等专家的指导和顶层设计下，中国健康传媒集团·中国医药科技出版社组织全国80余所以高职高专院校及其附属医疗机构为主体的，近300名专家、教师历时近1年精心编撰了"全国高职高专临床医学专业'十三五'规划教材"，该套教材即将付梓出版。

本套教材包括高职高专临床医学专业理论课程主干教材共计20门，主要供全国高职高专临床医学专业教学使用，也可供预防医学、口腔医学等专业教学使用。

本套教材定位清晰、特色鲜明，主要体现在以下方面。

一、紧扣培养目标，满足培养基层医生需要

本套教材的编写，始终坚持"去学科、从目标"的指导思想，淡化学科意识，遵从高职高专临床医学专业培养目标要求，对接职业标准和岗位要求，培养从事基层医疗卫生服务工作（预防、保健、诊断、治疗、康复、健康管理）的高素质实用型医学专门人才，并适应"3+2"等多种临床医学专科教育人才培养模式改革要求。教材内容从理论知识的深度、广度和技术操作、技能训练等方面充分体现了上述要求，特色鲜明。

二、密切联系应用，强化培养岗位胜任能力

本套教材理论知识、方法、技术等与基层医疗卫生服务实际紧密联系，体现教材的先进性和适用性，满足"早临床、多临床、反复临床"的培养要求。教材正文中插入编写模块（课堂互动、案例讨论等），起到边读边想、边读边悟、边读边练，做到理论知识与基层医疗实践应用结合，为学生"早临床、多临床、

反复临床"创造学习条件，提升岗位胜任能力。

三、人文融合医学，注重培养人文关怀素养

本套教材公共基础课、医学基础课、临床专业课、人文社科课教材内容选择，面向基层（乡镇、村）、全科导向（全科医疗、全民健康），紧紧围绕基层医生岗位（基本医疗卫生服务、基本公共卫生服务）对知识、能力和素养的基本要求。在强化培养学生病情观察能力和应急处置能力的同时，注重学生职业素养的训练和养成，体现人文关怀。

四、对接考纲，满足医师资格考试要求

本套教材中，涉及执业助理医师资格考试相关课程教材的内容紧密对接执业助理医师资格考试大纲，并插入了执业助理医师资格考试"考点提示"，有助于学生复习考试，提升考试通过率。

五、书网融合，使教与学更便捷、更轻松

全套教材为书网融合教材，即纸质教材与数字教材、配套教学资源、题库系统、数字化教学服务有机融合。通过"一书一码"的强关联，为读者提供全免费增值服务。按教材封底的提示激活教材后，读者可通过 PC、手机阅读电子教材和配套课程资源（PPT、微课、视频、动画、图片、文本等），并可在线进行同步练习，实时反馈答案和解析。同时，读者也可以直接扫描书中二维码，阅读与教材内容关联的课程资源（"扫码学一学"，轻松学习 PPT 课件；"扫码看一看"，即刻浏览微课、视频等教学资源；"扫码练一练"，随时做题检测学习效果），从而丰富学习体验，使学习更便捷。教师可通过 PC 在线创建课程，与学生互动，开展在线课程内容定制、布置和批改作业、在线组织考试、讨论与答疑等教学活动；学生通过 PC、手机均可实现在线作业、在线考试，提升学习效率，使教与学更轻松。此外，平台尚有数据分析、教学诊断等功能，可为教学研究与管理提供技术和数据支撑。

编写出版本套高质量教材，得到了全国知名专家的精心指导和各有关院校领导与编者的大力支持，在此一并表示衷心感谢。出版发行本套教材，希望受到广大师生欢迎，并在教学中积极使用本套教材和提出宝贵意见，以便修订完善。让我们共同打造精品教材，为促进我国高职高专临床医学专业教育教学改革和人才培养做出积极贡献。

中国医药科技出版社

2018 年 5 月

全国高职高专临床医学专业"十三五"规划教材

建设指导委员会

刘圆月（益阳医学高等专科学校）

江秀娟（重庆三峡医药高等专科学校）

孙　静（漯河医学高等专科学校）

苏衍萍（泰山医学院）

杨林娴（楚雄医药高等专科学校）

杨留才（江苏医药职业学院）

杨智昉（上海健康医学院）

李士根（济宁医学院）

李济平（安庆医药高等专科学校）

张加林（楚雄医药高等专科学校）

张兴平（毕节医学高等专科学校）

张爱荣（安庆医药高等专科学校）

陈云华（长沙卫生职业学院）

罗红波（遵义医药高等专科学校）

周少林（江苏医药职业学院）

周鸿艳（厦门医学院）

庞　津（天津医学高等专科学校）

郝军燕（江苏医药职业学院）

秦红兵（江苏医药职业学院）

徐宛玲（漯河医学高等专科学校）

海宇修（曲靖医学高等专科学校）

黄　海（江苏医药职业学院）

崔明辰（漯河医学高等专科学校）

康红钰（漯河医学高等专科学校）

商战平（泰山医学院）

韩中保（江苏医药职业学院）

韩扣兰（江苏医药职业学院）

蔡晓霞（红河卫生职业学院）

全国高职高专临床医学专业"十三五"规划教材

评审委员会

《妇产科学》是临床医学专业必修的专业课程。本教材基于基层医疗卫生事业高素质技术技能型人才培养的目标要求，依照《高等职业学校临床医学专业教学标准》的要求，将理论与临床实践有机结合，在知识和能力教学目标方面更加适合培养基层医生的需要。教材编写坚持"三基、五性、三特定"，教材内容注重简明扼要，理论联系实际，凸显实用性。

全书共 26 章，包括产科、妇科、计划生育、妇女保健四个部分。在产科学中，按妊娠、分娩、产褥的顺序进行讲述，先讲述生理后讲述病理；在妇科学中，按妇科炎症、妇科肿瘤、生殖内分泌系统疾病等的顺序进行讲述。

本教材的适用对象为三年制普通专科医学生，其主要特点是：①内容对接岗位。紧密结合临床工作岗位需求和国家执业助理医师资格考试，合理选取教材内容，以"考点提示"强化学生对重要知识的理解掌握。②结构布局新颖。为了更好地引导学生学习，"章"下设置"学习目标"；重要疾病或以"案例导入"引入教材内容，或在正文适当处插入"案例讨论"；根据教学需要，适时插入"知识链接"或"知识拓展"；每章结束附有"本章小结"和"习题"，书末附有选择题答案等。③资源融合拓展。本教材为书网融合教材，即纸质教材有机融合电子教材，教学配套资源（PPT、微课、视频、图片等），题库系统，数字化教学服务（在线教学、在线作业、在线考试）。

本教材由来自卫生类高职高专院校教学及临床一线等 10 位教师精心编写，是集体智慧的结晶。编写分工为：第一章绪论、第二章女性生殖系统解剖与生理、第九章胎儿发育异常及死胎（杨祖艳）；第三章妊娠生理、第二十一章月经失调（郑丽）；第四章妊娠诊断、第二十章章子宫内膜异位症及子宫腺肌病、第二十三章不孕症（余晓莹）；第五章产前检查、第十六章妇科病史及检查、第十七章女性生殖系统炎症（徐芹）；第六章妊娠时限异常、第七章妊娠并发症（王娟）；第八章妊娠合并症、第十四章异常产褥、第二十四章计划生育、第二十六章妇产科常用手术（吴凤兰）；第十章正常分娩（张爱荣）；第十一章异常分娩、第十二章分娩期并发症（张兴平）；第十三章正常产褥、第十五章高危妊娠的监测、第十九章妊娠滋养细胞疾病、第二十五章妇女保健（张洁）；第十八章女性生殖器肿瘤、第二十二章盆底功能障碍性疾病（张清伟）。

本教材的编写得到了各参编院校领导及老师的大力支持，在此谨致诚挚的谢意。特别感谢许昌学院吴彩琴教授，对本教材内容提出了宝贵的意见与建议。

编　者

2018 年 3 月

目录

第一章　绪　论

学习目标

1. **掌握** 妇产科学的研究范畴；妇产科学课程的学习要点。
2. **熟悉** 妇产科学的特点。
3. **了解** 我国近代妇产科学的进展。
4. 充分认识学习妇产科的重要性，探索学习妇产科学的方法。

　　妇产科学起初是外科学的一部分，随着医学学科的不断发展，分工日趋细致，妇产科学逐渐发展成为一门独立的学科。它与内科学、外科学、儿科学并驾齐驱，是临床医学专业学生必修的一门主干课程。

一、妇产科学的范畴

　　妇产科学是专门研究女性特有的生理、病理变化、生育调控及保健的一门临床医学学科，包括妇科学、产科学、计划生育和妇女保健四部分内容。

　　1. 妇科学 是研究女性在非妊娠期生殖系统的生理和病理变化，并对病理改变进行预防、诊断和处理的一门学科。妇科学包括妇科学基础、女性生殖系统炎症、女性生殖系统肿瘤、妊娠滋养细胞疾病、子宫内膜异位与子宫腺肌病、月经失调、女性生殖器损伤性疾病、不孕症与人类辅助生殖技术等。

　　2. 产科学 是研究女性妊娠、分娩及产褥全过程中孕产妇、胚胎及胎儿生理和病理现象的一门学科。它包括产科学基础、生理产科学、病理产科学和胎儿医学。

　　3. 计划生育 主要研究女性生育调控，包括避孕、绝育及非意愿妊娠后的处理等。

　　4. 妇女保健 是研究妇女一生中各时期的生理、心理、病理及适应社会能力的保健要求并提出有效的保健措施。本书主要介绍妇女保健工作的内容及妇女保健统计指标等。

二、我国近代妇产科学的进展

　　新中国成立之前，我国的妇产科学一直处于落后状态。新中国成立后，随着基础学科的不断发展，妇产科学也开始迈入快速发展的新纪元。近年来妇产科学取得了许多新进展，主要表现在以下几个方面。

　　1. 产科学理论体系的转变 从最初的以母亲为中心的产科学理论体系转变为母子统一管理的理论体系。这一新理论体系使围生医学、新生儿学等分支学科迅速发展，大大提高了产科质量。目前我国孕产妇死亡率及围产儿死亡率已降低至世界中等以上发达国家水平。

　　2. 产前诊断技术不断提高 随着遗传学、分子生物学和影像学等学科的快速发展，产前诊断的手段和方法日益增多，不少遗传性疾病和先天畸形可以在妊娠早、中期确诊，并针对具体情况采取终止妊娠或宫内治疗，减少了许多缺陷儿的出生，人口素质得到提高。

　　3. 妇科学的发展 妇科肿瘤和内分泌疾病的临床研究从器官水平发展到了分子水平。

妇科肿瘤学和女性内分泌学已发展成为妇产科学中的专门学科。腹腔镜、宫腔镜等微创手术用于妇科疾病的治疗，给妇科疾病带来了革命性的进展。

4. 辅助生殖技术发展迅速 辅助生殖技术包括人工授精、体外受精－胚胎移植及其衍生技术等。辅助生殖技术的开展，不仅解决了妇女的不孕问题，也促进了生殖生理学的迅速发展。中国辅助生殖技术已进入世界先进行列。

5. 妇女保健学的建立 随着我国妇女保健三级网的建立健全，妇女保健已取得显著成效。

三、妇产科学的特点及学习要点

女性生殖器官是整个人体中的一部分，因此妇产科的许多疾病或病理情况与人体其他脏器或系统关系密切。学习妇产科学不仅要掌握产科学、妇科学、计划生育和妇女保健各自的特点，而且一定要把这些局部特点和机体的整体性联系起来。

妇产科学既是临床医学，也是预防医学，许多疾病可以通过预防措施避免发生或减轻危害，因此疾病的预防措施也是学习的重点。

妇产科涉及患者隐私较多，产科关系到母子二人的安危与健康，且急症较多，因此患者心理问题突出。医师在为患者诊治疾病的同时，一定要注意保护患者的隐私，重视患者的心理状态，做好心理护理。

妇产科是一门理论和实践并重的学科，妇产科学课程分为理论学习和临床实习，这两个阶段都非常重要，缺一不可。一定要认真学习理论知识，并积极参加医学实践，将理论和实践相结合，培养实际工作能力。

总之，要成为一名合格的妇产科医师，必须扎扎实实地掌握妇产科的基础理论和基本知识，并在反复临床实践中掌握妇产科的基本技能和培养正确的临床思维方式。此外，还应具备高尚的医德、良好的医风和高度的责任心、同情心，发扬救死扶伤的人道主义精神，全心全意为患者服务。

（杨祖艳）

扫码"练一练"

第二章 女性生殖系统解剖与生理

学习目标

1. **掌握** 女性内生殖器的解剖；女性骨盆的组成、骨盆的平面及其径线；卵巢的功能及周期性变化；性激素的生理作用。

2. **熟悉** 女性外生殖器的解剖、骨盆轴及骨盆倾斜度定义；女性内生殖器与邻近器官的关系；子宫内膜的周期性变化；月经及其临床表现；月经周期的调节。

3. **了解** 了解盆腔血管、淋巴及神经分布；骨盆底的解剖；女性一生各阶段的生理特点。

4. 能够运用女性生殖系统解剖和生理知识分析解决妇产科学习过程中所涉及的问题。

第一节 女性生殖系统解剖

案例讨论

[案例]

李女士，40岁，因患子宫肌瘤和右侧卵巢肿瘤，欲行子宫全切术及右附件切除术。

[讨论]

1. 术中需要切断哪几条韧带？

2. 术中应切断哪些血管？

3. 术中应注意避免损伤哪些邻近器官？

女性生殖系统包括内、外生殖器官及相关组织。由于骨盆的大小、形状直接影响分娩，故本节一并介绍。

一、外生殖器

女性外生殖器是指生殖器官的外露部分，又称外阴。位于两股内侧之间，前为耻骨联合，后为会阴，包括阴阜、大阴唇、小阴唇、阴蒂和阴道前庭（图 2-1）。

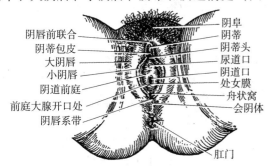

阴唇前联合　　阴阜
阴蒂包皮　　阴蒂
大阴唇　　阴蒂头
小阴唇　　尿道口
阴道前庭　　阴道口
前庭大腺开口处　　处女膜
阴唇系带　　舟状窝
　　会阴体
　　肛门

图 2-1 女性外生殖器

1. 阴阜 为耻骨联合前方隆起的脂肪垫。青春期该部位开始生长呈倒三角形分布的阴毛，阴毛为第二性征之一，阴毛的色泽和疏密因种族或个体有差异。

2. 大阴唇 为两股内侧的一对纵行隆起的皮肤皱襞，起自阴阜，止于会阴。大阴唇外侧面为皮肤，含有皮脂腺与汗腺，有色素沉着并长有阴毛；内侧面湿润似黏膜。皮下为疏松结缔组织和脂肪组织，含丰富的血管、神经和淋巴管，外伤后易形成血肿。

3. 小阴唇 为位于大阴唇内侧的一对较薄的皮肤皱襞。两侧小阴唇前端融合，分为两叶包绕阴蒂，大、小阴唇后端互相会合，在正中线形成阴唇系带。小阴唇表面湿润、淡褐色、无阴毛，富含神经末梢。

4. 阴蒂 位于两小阴唇顶端下方，为与男性阴茎相似的海绵样组织，具有勃起性。由前向后分为阴蒂头、阴蒂体、阴蒂脚三部分，阴蒂富含神经末梢，极敏感。

5. 阴道前庭 为两侧小阴唇之间的菱形区域，前端为阴蒂，后端为阴唇系带。阴道前庭区域内有以下结构。

（1）前庭球 又称球海绵体，由具有勃起性的静脉丛组成，表面被球海绵体肌覆盖。位于前庭两侧，前端与阴蒂相接，后端与前庭大腺相邻。

（2）前庭大腺 又称巴多林腺，位于大阴唇后部，左右各一，如黄豆大小，被球海绵体肌所覆盖，正常情况下不能触及。腺管细长，开口于阴道前庭后方小阴唇与处女膜之间的沟内。性兴奋时可分泌黏液，起润滑阴道的作用。当腺管口堵塞后，可形成前庭大腺囊肿或脓肿。

（3）尿道外口 位于阴蒂头后下方，略呈圆形。后壁上有一对尿道旁腺，腺体开口小。细菌容易在此潜伏，引发感染。

（4）阴道口及处女膜 阴道口位于前庭后部。其周缘覆有一层较薄的黏膜皱襞，称为处女膜，内含有血管、神经末梢及结缔组织，中央有一处女膜孔，孔的形态和大小因人而异。处女膜可因性交或剧烈运动而破裂。因受分娩影响，产后仅留处女膜痕。

二、内生殖器

女性内生殖器包括阴道、子宫、输卵管和卵巢，后两者统称为子宫附件（图2-2）。

扫码"看一看"

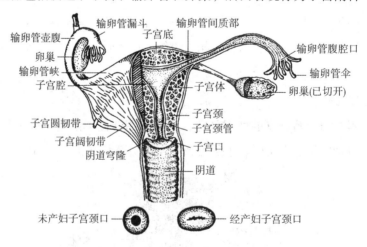

图2-2 女性内生殖器

（一）阴道

1. 功能 阴道是性交器官，也是月经血排出与胎儿娩出的通道。

2. 位置和形态 位于真骨盆下部中央，呈上宽下窄的管道，前壁长7~9cm，与膀胱和尿道相邻；后壁长 10 ~ 12cm，与直肠贴近。上端环绕宫颈，下端开口于阴道前庭后部。阴道上端环绕宫颈的部分称为阴道穹隆。按其位置分为前、后、左、右 4 个部分，其中后穹隆最深，与直肠子宫陷凹紧密相邻。后穹隆具有重要的临床意义，可经此处穿刺或引流，对疾病进行诊断和治疗。

3. 组织结构　阴道壁自内向外由黏膜层、肌层和纤维层构成。黏膜层由复层扁平上皮覆盖，淡红色，无腺体，上 1/3 受性激素影响呈周期性变化。肌层含内环、外纵两层平滑肌。纤维层与肌层紧密相贴。阴道表面有很多横纹皱襞，因此具有较大的伸展性。阴道壁富有静脉丛，损伤后易出血或形成血肿。

（二）子宫

1. 功能　子宫是产生月经和孕育胚胎与胎儿的器官，也是精子到达输卵管的通道，分娩时子宫收缩可促进胎儿及附属物娩出。

2. 位置与形态　子宫位于骨盆腔中央，前与膀胱、后与直肠相邻，下接阴道，两侧有输卵管和卵巢。子宫底位于骨盆入口平面以下，子宫颈外口位于坐骨棘水平稍上方。子宫呈前倾前屈位，似前后略扁的倒置梨形。成人非孕时子宫重 50 ~ 70g，长 7 ~ 8cm，宽 4 ~ 5cm，厚 2 ~ 3cm，宫腔容量约 5ml。子宫上部较宽，称为子宫体，子宫体上端隆突部称为子宫底，子宫底两侧为子宫角，与输卵管相通，子宫下端较窄呈圆柱状，称为子宫颈。子宫体与子宫颈的比例因年龄而异，青春期前为 1：2，成年期为 2：1，老年期为 1：1。子宫体与子宫颈之间最狭窄的部分称为子宫峡部，非妊娠期长约 1cm，其上端因解剖上狭窄称为解剖学内口，下端因子宫内膜在此处转变为子宫颈黏膜而称为组织学内口。妊娠后子宫峡部逐渐伸展变长，妊娠末期可延长至 7 ~ 10cm，形成子宫下段，成为软产道的一部分。

子宫腔呈上宽下窄的三角形，两侧通输卵管，尖端向下接子宫颈管。子宫颈内腔呈梭形，称为子宫颈管，成年妇女长 2.5 ~ 3.0cm，下端称为子宫颈外口。子宫颈伸入阴道内的部分称为子宫颈阴道部（图 2 - 3）。未产妇子宫颈外口呈圆形，经产妇因分娩时裂伤呈"一"字形。

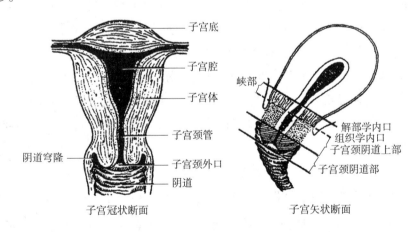

子宫冠状断面　　　　子宫矢状断面

图 2 - 3　子宫各部解剖

3. 组织结构　子宫体与子宫颈的组织结构不同。

（1）子宫体　由三层组织构成，由内向外分为子宫内膜层、子宫肌层和子宫浆膜层。

1）子宫内膜层：呈粉红色，由致密层、海绵层、基底层构成。内膜层表面的 2/3 为致密层和海绵层，统称功能层，青春期后受卵巢激素影响，发生周期性变化。靠近肌层的 1/3

为基底层，无周期性变化，能再生新的功能层。

2）子宫肌层：由大量平滑肌组织、少量弹力纤维和胶原纤维构成，是子宫壁最厚的一层，非孕时厚约0.8cm。肌束排列为外纵、内环、中间交织成网状，其内含血管，子宫收缩时压迫血管，可有效地控制出血。

3）子宫浆膜层：为覆盖子宫底部及其前后壁的脏腹膜，与肌层紧贴。在子宫前壁近峡部处腹膜向前反折覆盖膀胱，形成膀胱子宫陷凹。腹膜在子宫后壁向下，至子宫颈后方于阴道后穹隆向后反折覆盖直肠，形成直肠子宫陷凹，又称道格拉斯陷凹。

（2）子宫颈 主要由结缔组织构成，含少量弹力纤维、血管及平滑肌。子宫颈管黏膜为单层高柱状上皮，内含许多腺体，分泌碱性黏液，形成黏液栓堵塞子宫颈管。子宫颈黏液受卵巢激素影响，发生周期性变化。子宫颈阴道部被覆复层扁平上皮，表面光滑。子宫颈外口鳞状上皮与柱状上皮交界处是子宫颈癌的好发部位。

4. 子宫韧带 共有4对（图2-4）。

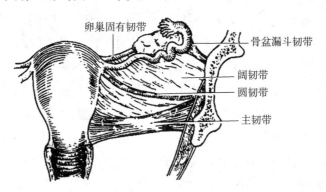

图2-4 子宫韧带

（1）圆韧带 呈圆索状，由平滑肌和结缔组织构成。起自两侧子宫角前面，向前外侧行走，达两侧骨盆壁，再经过腹股沟管止于大阴唇前端，其作用是使子宫保持前倾位置。

（2）阔韧带 为一对翼状双层腹膜皱襞，由覆盖子宫前后壁的腹膜自子宫侧缘延伸达骨盆壁而成。其上缘内2/3包绕输卵管，外1/3包绕卵巢动静脉形成骨盆漏斗韧带，又称卵巢悬韧带。卵巢内侧与子宫角之间的阔韧带稍增厚，称为卵巢韧带或卵巢固有韧带。在输卵管以下，卵巢附着处以上的阔韧带称为输卵管系膜。阔韧带分为前后两叶，卵巢与阔韧带后叶相连处称为卵巢系膜。子宫体两侧的阔韧带中有丰富的血管、神经、淋巴管及大量结缔组织，称为宫旁组织。子宫动静脉和输尿管均从阔韧带基底部穿过。阔韧带的作用是维持子宫在正中位置。

（3）主韧带 位于阔韧带下部，横行于子宫颈两侧和骨盆侧壁之间，又称子宫颈横韧带。子宫动静脉及输尿管穿越主韧带。其作用是固定子宫颈，防止子宫下垂。

（4）宫骶韧带 起自子宫体和子宫颈交界处后面的上侧方，向两侧绕过直肠到达第2、3骶椎前面的筋膜。将子宫颈向后上牵引，间接使子宫保持前倾前屈位。

（三）输卵管

1. 功能 输卵管有拾卵的作用，是精子与卵子结合的场所及运送受精卵的管道。

2. 位置与形态 为一对细长而弯曲的肌性管道，全长8～14cm，位于阔韧带上缘内，近端与子宫角相连，远端游离呈伞状，与卵巢相近。由内向外分为4个部分。①间质部：

为走行于子宫壁内的部分，长约1cm，管腔最狭窄；②峡部：在间质部外侧，管腔较狭窄，长2~3cm；③壶腹部：在峡部外侧，管腔宽大而弯曲，长5~8cm；④伞部：为输卵管的末端，长1~1.5cm，开口于腹腔，管口处有许多指状突起，有"拾卵"的作用（图2-5）。

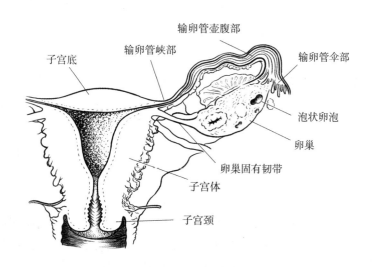

图2-5 输卵管解剖

3. 组织结构 输卵管由三层组织构成。外层为浆膜层，是腹膜的一部分；中层为内环、外纵两层平滑肌，肌肉收缩可协助拾卵、运送受精卵及一定程度阻止月经血逆流和宫腔内的感染向腹腔扩散；内层为黏膜层，由单层高柱状上皮覆盖，其中的一部分为纤毛细胞，纤毛摆动可以协助运送受精卵。输卵管肌肉的收缩和黏膜上皮细胞的形态、分泌及纤毛摆动均受性激素影响，有周期性变化。

（四）卵巢

1. 功能 卵巢具有产生与排出卵子，并分泌性激素的功能。

2. 位置与形态 卵巢为一对灰白色、扁椭圆形的性腺，位于输卵管的后下方，由内侧的卵巢固有韧带和外侧的骨盆漏斗韧带悬于子宫与骨盆壁之间，育龄期妇女卵巢大小约为4cm×3cm×1cm，重5~6g。青春期前卵巢表面光滑，青春期卵巢开始排卵后，表面逐渐凹凸不平，绝经后卵巢逐渐萎缩变硬变小。

3. 组织结构 卵巢表面无腹膜，由单层立方上皮覆盖，再向内为卵巢实质，又分为外层的皮质和内层的髓质。皮质是卵巢的主要部分，有数以万计的原始卵泡及致密结缔组织，髓质在中心，由疏松的结缔组织，丰富的血管、神经、淋巴管及少量平滑肌纤维构成。

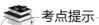

考点提示

女性内生殖器的组成；阴道、子宫、输卵管、卵巢的功能、位置形态和组织结构。

三、血管、淋巴和神经

（一）血管

1. 动脉 女性内外生殖器官的血液供应主要来自卵巢动脉、子宫动脉、阴道动脉及阴部内动脉。

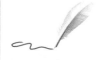

（1）卵巢动脉　自腹主动脉分出，左侧卵巢动脉可来自左肾动脉，在腹膜后沿腰大肌前行，跨过输尿管及髂总动脉下段，经骨盆漏斗韧带向内横行，穿过卵巢系膜进入卵巢。

（2）子宫动脉　为髂内动脉前干的分支，在腹膜后沿骨盆侧壁向下向前行，经阔韧带基底部，相当于子宫颈内口水平约2cm处，横跨输尿管到达子宫颈侧缘，然后分为上、下两支。上支为子宫体支，至宫角处又分为宫底支、输卵管支及卵巢支；下支为宫颈－阴道支。

（3）阴道动脉　为髂内动脉前干分支，分布于阴道中下段前后壁及膀胱顶、膀胱颈。

（4）阴部内动脉　为髂内动脉前干终支，其分支主要有痔下动脉、会阴动脉、阴唇动脉、阴蒂动脉。

2. 静脉　盆腔静脉与同名动脉伴行，在相应器官及其周围形成静脉丛，且互相吻合，故盆腔静脉感染容易蔓延。

（二）淋巴

女性盆腔具有丰富的淋巴系统，一般伴随相应血管而排列。分为盆腔淋巴和外生殖器淋巴两组。淋巴回流首先进入髂动脉周围的各淋巴管，然后注入腹主动脉周围的腰淋巴管，最后汇入第二腰椎前方的乳糜池。当生殖器官发生感染或肿瘤时，往往沿各部回流的淋巴管扩散或转移，导致相应的淋巴结肿大。

（三）神经

1. 外生殖器的神经支配　主要由阴部神经支配，由第Ⅱ、Ⅲ、Ⅳ骶神经分支组成，与阴部内动脉伴行。在坐骨结节内侧下方分为会阴神经、阴蒂背神经及肛门神经，分别分布于会阴、阴唇及肛门周围。

2. 内生殖器的神经支配　主要由交感神经与副交感神经支配。子宫平滑肌有自主节律活动，完全切除其神经后仍有节律收缩，故临床上可见低位截瘫孕妇仍能自然分娩。

四、骨盆

（一）骨盆的组成

1. 骨盆的骨骼　骨盆由骶骨、尾骨及左右两块髋骨组成。每块髋骨又由髂骨、坐骨及耻骨融合而成；骶骨由5～6块骶椎融合而成，呈三角形，上缘明显向前突出，称为骶岬；尾骨由4～5块尾椎融合而成（图2-6）。

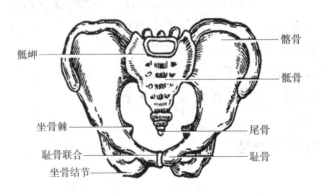

图2-6　正常女性骨盆

2. 骨盆的关节　包括耻骨联合、骶髂关节和骶尾关节。①两耻骨之间由纤维软骨连接，称为耻骨联合。妊娠期受女性激素的影响变松动，分娩过程中可轻度分离，以利于胎儿娩出。②骶骨与髂骨相接，形成骶髂关节。③骶骨与尾骨之间为骶尾关节，有一定的活动度。分娩时受胎头压迫，尾骨可向后移动，加大出口前后径。

3. 骨盆的韧带　骨盆中有两对重要的韧带：①连于骶骨、尾骨与坐骨结节之间的骶结节韧带；②连于骶骨、尾骨与坐骨棘之间的骶棘韧带。妊娠期受性激素的影响，韧带松弛，有利于分娩。

（二）骨盆的分界

以耻骨联合上缘、髂耻缘及骶岬上缘的连线为界，将骨盆分为假骨盆和真骨盆两部分。

1. 假骨盆　又称大骨盆，位于骨盆分界线以上。假骨盆与分娩无直接关系，但其某些径线的长短与真骨盆的大小有关。临床上测量这些径线，可作为了解真骨盆的参考。

2. 真骨盆　又称小骨盆，指骨盆分界线以下的部分，也称骨产道，是胎儿娩出的通道。真骨盆有上、下两口，上口为骨盆入口，下口为骨盆出口，上下口之间为骨盆腔。骨盆腔前浅后深，前壁为耻骨联合和耻骨支，后壁为骶骨和尾骨，两侧为坐骨、坐骨棘和骶棘韧带。

（三）骨盆的平面及其径线

为了便于了解胎儿通过骨产道的过程，将真骨盆分为 3 个假想平面，每个平面又由多条径线组成。

1. 骨盆入口平面　指骨盆腔的上口，呈横椭圆形。其前方为耻骨联合上缘，两侧为髂耻缘，后方为骶岬上缘。有 4 条径线（图 2-7）。

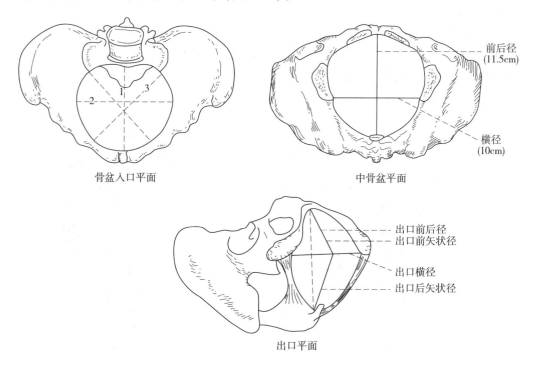

骨盆入口平面

中骨盆平面

前后径
(11.5cm)

横径
(10cm)

出口前后径
出口前矢状径
出口横径
出口后矢状径

出口平面

图 2-7　骨盆入口平面各径线

（1）入口前后径　也称真结合径。耻骨联合上缘中点至骶岬上缘正中间的距离，正常值平均约为 11cm，其长短与胎先露衔接关系密切。

（2）入口横径　左右髂耻缘间的最大距离，正常值平均约为 13cm。

（3）入口斜径　左右各一。左斜径为左骶髂关节至右髂耻隆突间的距离；右斜径为右骶髂关节至左髂耻隆突间的距离，正常值平均约为 12.75cm。

2. 中骨盆平面　是骨盆腔最狭窄的部分，为骨盆最小平面，呈前后径长的纵椭圆形。其前方为耻骨联合下缘，两侧为坐骨棘，后方为骶骨下端。有 2 条径线。

（1）中骨盆前后径　耻骨联合下缘中点通过两坐骨棘连线中点至骶骨下端间的距离，正常值平均约为 11.5cm。

（2）中骨盆横径　也称坐骨棘间径。指两侧坐骨棘间的距离，正常值平均约为 10cm。是产程中判断胎头下降的重要标志，其长短与胎先露内旋转关系密切。

3. 骨盆出口平面　即骨盆腔的下口，由两个在不同平面的三角形组成。其共同的底边是坐骨结节间径。前三角平面顶端为耻骨联合下缘，两侧为左右耻骨降支；后三角平面顶端为骶尾关节，两侧为左右骶结节韧带。有 4 条径线。

（1）出口前后径　耻骨联合下缘至骶尾关节间的距离，正常值平均约为 11.5cm。

（2）出口横径　也称坐骨结节间径。两坐骨结节内侧缘间的距离，正常值平均约为 9cm，其长短与分娩关系密切。

（3）出口前矢状径　耻骨联合下缘至坐骨结节间径中点间的距离，正常值平均约为 6cm。

（4）出口后矢状径　骶尾关节至坐骨结节间径中点间的距离，正常值平均约为 8.5cm。若出口横径稍短，但出口后矢状径与出口横径之和 >15cm 时，正常大小的胎头可以通过后三角区经阴道娩出。

（四）骨盆轴及骨盆倾斜度

1. 骨盆轴　是连接骨盆各平面中点的假想曲线。此轴上段向下向后，中段向下，下段向下向前（图 2-8）。分娩时，胎儿沿此轴娩出，故又称产轴。

2. 骨盆倾斜度　指妇女站立时，骨盆入口平面与地平面所形成的角度，一般为 60°（图 2-9）。若此角度过大，影响胎头衔接及娩出。

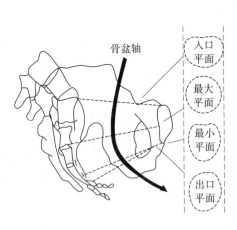

图 2-8　骨盆轴

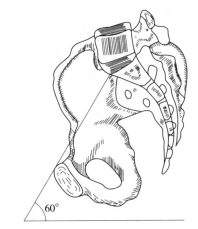

图 2-9　骨盆倾斜度

五、骨盆底

骨盆底由多层肌肉和筋膜组成，为封闭骨盆出口、承托盆腔脏器并保持其正常位置的重要结构。骨盆底前方为耻骨联合和耻骨弓，后方为尾骨尖，两侧为耻骨降支、坐骨升支及坐骨结节。两侧坐骨结节前缘的连线将骨盆底分为两个三角区：前三角区为尿生殖三角，有尿道和阴道通过；后三角区为肛门三角，有肛管通过。骨盆底结构自外向内分 3 层。

1. 外层　由会阴浅筋膜及其深面的球海绵体肌、坐骨海绵体肌、会阴浅横肌 3 对肌肉及肛门外括约肌组成。此层肌肉的肌腱汇合于阴道外口与肛门之间形成会阴中心腱。

2. 中层　即泌尿生殖膈。由上、下两层坚韧的筋膜及会阴深横肌和尿道括约肌组成，又称为三角韧带，其中有尿道和阴道穿过。

3. 内层　内层为盆膈，为骨盆底最坚韧的一层，由肛提肌及其内、外面两层筋膜所组成，有尿道、阴道及直肠穿过。每侧肛提肌自前内向后外由耻尾肌、髂尾肌、坐尾肌组成，起重要的支持作用。因肌纤维在阴道和直肠周围交织，有加强肛门和阴道括约肌的作用。

4. 会阴　广义的会阴是指封闭骨盆出口的所有软组织。狭义的会阴是指阴道口与肛门之间的软组织，厚 3～4cm，又称会阴体。由内向外逐渐变窄呈楔状，包括皮肤、皮下组织、筋膜、部分肛提肌及会阴中心腱。会阴伸展性很大，妊娠后期会阴组织变软利于分娩，分娩时要注意避免会阴裂伤。

六、邻近器官

女性生殖器官与尿道、膀胱、输尿管、直肠、阑尾相邻。它们相互毗邻，相互影响。

1. 尿道　位于耻骨联合后面，阴道前面，开口于阴道前庭，长 4～5cm。女性尿道短而直，且与阴道邻近，容易引起泌尿系统感染。

2. 膀胱　排空的膀胱位于耻骨联合和子宫之间。膀胱充盈时可突向骨盆腔甚至腹腔，影响妇科检查及手术视野暴露，故妇科检查及手术前必须排空膀胱。

3. 输尿管　是肾盂和膀胱之间的一对圆索状肌性管道，在腹膜后沿腰大肌下降，在髂外动脉的前方进入骨盆腔，继续下行经阔韧带基底部向前内方走行，在距离子宫颈外侧约 2cm 处从子宫动脉下方穿过，向前进入膀胱。妇科手术时应避免损伤输尿管。

4. 直肠　前为子宫及阴道，后为骶骨，上接乙状结肠，下接肛管。直肠前面与阴道后壁相贴。妇科手术及阴道分娩时要注意，以免损伤直肠和肛管。

5. 阑尾　常位于右髂窝内，但其位置、长度、粗细变异较大，有时下端可达右侧附件区，因此，阑尾炎有可能累及右附件和子宫，需注意鉴别诊断。妊娠期增大的子宫将阑尾逐渐推向外上方，容易误诊。

第二节　女性生殖系统生理

一、女性一生各时期的生理特点

女性从胎儿形成到衰老是一个渐进的生理过程。根据女性不同时期的生理特点，可以大致划分为 7 个阶段，但各阶段并无截然界限。

1. 胎儿期　受精卵是由父系和母系来源的 23 对（46 条）染色体组成的新个体。性染色体 X 与 Y 决定着胎儿的性别，XX 合子发育为女性，XY 合子发育为男性。

2. 新生儿期　出生后 4 周内为新生儿期。女性胎儿在母体内受到胎盘及母体卵巢产生的女性激素影响，子宫、卵巢有一定程度的发育，外阴较丰满，乳房略隆起或有少量泌乳。出生后血中女性激素水平因脱离母体环境迅速下降，可出现少量阴道流血。这些均属生理现象，可在数日内自然消退。

3. 儿童期　出生 4 周到 12 岁左右为儿童期。8 岁以前为儿童期早期，身体发育较快，生殖器官仍为幼稚型。8 岁以后，卵巢内的卵泡有一定程度的发育并分泌少量雌激素，开始出现女性特征，乳房和内、外生殖器开始发育，逐渐向青春期过渡。

4. 青春期　从月经初潮到生殖器官逐渐发育成熟的时期。世界卫生组织（WHO）规定青春期为 10～19 岁。这一时期，除体格显著发育外，在促性腺激素的作用下，第一性征即生殖器官也迅速发育，表现为：阴阜隆起，大、小阴唇增大且色素沉着；阴道变长变宽，黏膜增厚出现皱襞；子宫增大，子宫体颈比例逐渐接近 2：1；输卵管变粗；卵巢增大，卵泡发育并分泌雌激素；当雌激素达到一定水平且有明显波动时引起子宫内膜脱落，即月经来潮，月经初潮是青春期开始的重要标志。此时由于卵巢功能尚不完善，故月经常不规律，经 5～7 年建立规律的周期性排卵后，月经才逐渐正常。此期女性第二性征发育，如音调变高、乳房丰满、出现阴毛和腋毛、骨盆变宽大、皮下脂肪增厚等，出现女性特有体态。

青春期女孩情绪和智力发生明显变化，出现性意识，容易激动，想象力和判断力明显增强。

5. 性成熟期　又称生育期，一般自 18 岁左右开始，历时约 30 年。此期是卵巢生殖功能和内分泌功能最旺盛的时期。此阶段卵巢功能成熟，有规律的周期性排卵并分泌性激素。生殖器官和乳房也发生周期性变化。

6. 围绝经期　指从开始出现绝经趋势直至最后一次月经的时期。可始于 40 岁，历时短则 1～2 年，长则 10～20 年。此期由于卵巢功能逐渐衰退，卵泡不能成熟及排卵，因而常出现月经紊乱。月经永久性停止，称为绝经。卵巢功能开始衰退到绝经后 1 年的时期称为围绝经期。我国妇女平均绝经年龄为 49.5 岁，80% 发生在 44～54 岁。围绝经期由于雌激素水平降低，可出现血管舒缩障碍和神经精神症状，如潮热、出汗、情绪不稳定、烦躁不安、失眠、抑郁等，称为绝经综合征。

7. 绝经后期　指绝经后的生命时期。妇女 60 岁以后，机体逐渐老化进入老年期。此期卵巢功能完全衰竭，雌激素水平低落，生殖器官进一步萎缩老化，易发生骨质疏松、骨折、老年性阴道炎。

二、卵巢功能及其周期性变化

（一）卵巢的功能

卵巢具有两大主要功能：①生殖功能，即产生卵子并排卵；②内分泌功能，即分泌女性激素。

（二）卵巢的周期性变化

女性从青春期开始至绝经前，卵巢在形态及功能上发生周期性变化，称为卵巢周期。

1. 卵泡的发育　新生儿出生时卵巢大约有 200 万个始基卵泡，儿童期多数卵泡退化，至青春期只剩下约 30 万个。进入青春期后，生育期每月一般只有一个优势卵泡可以完全成熟，并排出卵子，其余卵泡发育至一定程度就自然退化，称为卵泡闭锁。女性一生中一般只有 400～500 个卵泡发育成熟并排卵。成熟卵泡的结构包括卵泡外膜、卵泡内膜、颗粒细胞、卵泡腔、卵丘（卵细胞深藏其中）、放射冠、透明带（图 2－10）。

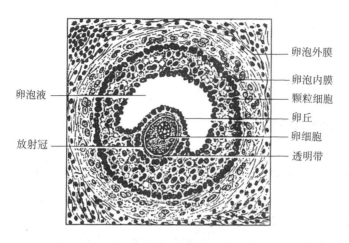

图 2－10　成熟卵泡示意图

2. 排卵　卵细胞和它周围的卵丘颗粒细胞一起被排出的过程称为排卵。排卵多发生在下次月经来潮前 14 日左右。被排出的卵细胞也称卵子。卵子可由两侧卵巢轮流排出，也可由一侧卵巢连续排出。

3. 黄体的形成与退化　排卵后卵泡液流出，卵泡壁塌陷，卵泡壁的颗粒细胞和卵泡内膜细胞向内侵入，周围由卵泡外膜包围，共同形成黄体。排卵后 7～8 日，黄体的体积和功能达高峰，直径为 1～2cm，外观呈黄色。若排出的卵子受精，黄体发育成妊娠黄体，至妊娠 3 个月末才退化。若卵子未受精，黄体在排卵后 9～10 日开始退化，黄体逐渐纤维化，外观色白，称为白体。从排卵日到月经来潮为黄体期，一般为 14 日，黄体功能衰退后月经来潮，卵巢中又有新的卵泡发育，开始新的周期。

（三）卵巢内分泌功能

卵巢主要分泌雌激素、孕激素和少量雄激素，均属甾体激素。

1. 卵巢性激素分泌的周期性变化

（1）雌激素　排卵前雌激素的主要来源是卵泡膜细胞，排卵后雌激素的主要来源是黄体细胞。卵泡开始发育时，卵泡膜细胞分泌雌激素的量很少，随着卵泡的发育，至月经周期的第 7 日，分泌量迅速增加，于排卵前形成第一高峰，排卵后暂时下降。排卵后 1～2 日，黄体逐步发育，开始分泌雌激素，使循环中的雌激素又逐渐上升，排卵后 7～8 日黄体成熟时，形成雌激素的第二高峰，但第二高峰较平坦，峰值较第一高峰低。此后黄体萎缩，雌激素水平迅速下降，在月经期达最低水平。

（2）孕激素　孕激素的主要来源是黄体细胞。卵泡期卵泡不分泌孕酮，排卵前成熟卵泡的颗粒细胞开始分泌少量孕酮。排卵后黄体合成并分泌孕酮，排卵后 7～8 日黄体成熟时分泌量达最高峰，随着黄体的退化分泌量逐渐下降，至月经来潮时回落到排卵前水平。孕激素在一个月经周期中仅有一个高峰。

（3）雄激素　女性体内的雄激素大部分来源于肾上腺，小部分来自卵巢，排卵前雄激素增多，促进非优势卵泡闭锁，提高性欲。

知识拓展

卵巢除了分泌甾体激素外还分泌其他激素吗?

卵巢除了分泌雌激素、孕激素和雄激素这些甾体激素外,还分泌抑制素、激活素及卵泡抑制素三种多肽激素及白介素 -1、肿瘤坏死因子 -α、胰岛素样生长因子、血管内皮生长因子、表皮生长因子、成纤维细胞生长因子、转化生长因子、血小板衍生生长因子等细胞因子和生长因子。

2. 卵巢性激素的生理作用

(1) 雌激素的生理作用

1) 子宫:促进子宫平滑肌增生和肥大,使肌层增厚;增进血运,促进和维持子宫发育;增加子宫平滑肌对缩宫素的敏感性;使子宫内膜发生增生期的变化;使子宫颈口松弛、扩张,子宫颈黏液分泌量增加,质变稀薄,易成拉丝状。

2) 输卵管:促进输卵管发育,增强输卵管平滑肌节律性收缩。

3) 卵巢:协同卵泡刺激素(FSH)促进卵泡发育。

4) 外阴、阴道:使阴唇发育、丰满、色素加深;使阴道上皮细胞增生和角化,黏膜增厚,并增加阴道上皮细胞内糖原含量,使阴道维持弱酸环境。

5) 第二性征:使乳腺管增生,乳头、乳晕着色;促进其他第二性征发育。

6) 下丘脑、垂体:通过对下丘脑和垂体的正负反馈调节,控制促性腺激素的分泌。

7) 代谢作用:促进水钠潴留;促进肝脏高密度脂蛋白合成,抑制低密度脂蛋白合成,降低血中胆固醇水平;维持和促进骨基质代谢。

(2) 孕激素的生理作用

1) 子宫:使子宫平滑肌松弛,降低妊娠子宫对缩宫素的敏感性,抑制子宫收缩,有利于孕卵着床和胎儿生长发育;使增生期子宫内膜转化为分泌期,为受精卵着床做准备;使子宫颈口闭合,子宫颈黏液分泌减少,质变黏稠,拉丝度降低。

2) 输卵管:抑制输卵管平滑肌节律性收缩的振幅。

3) 阴道上皮:加快阴道上皮细胞脱落。

4) 乳房:促进乳腺腺泡发育。

5) 下丘脑、垂体:对下丘脑、垂体有负反馈作用,抑制垂体促性腺激素的分泌。

6) 调节体温:兴奋下丘脑的体温调节中枢,使基础体温在排卵后升高0.3~0.5℃。临床上可以此作为判定排卵日期的重要指标之一。

7) 代谢作用:促进水钠的排泄。

(3) 雄激素的生理作用

1) 促进女性外生殖器发育;促进阴毛、腋毛生长;大剂量雄激素对雌激素产生拮抗作用;长期使用雄激素,可出现男性化表现;雄激素还与性欲有关。

2) 促进蛋白质合成,促进肌肉生长,刺激骨髓中红细胞增生;在性成熟期前,促进长骨骨基质生长和钙的保留;性成熟后可导致骨骺闭合,使生长停止。

考点提示

卵巢的功能及其周期性变化;雌、孕激素的生理作用。

三、内生殖器官的周期性变化

（一）子宫内膜的周期性变化

子宫内膜分为功能层和基底层，功能层受卵巢性激素的影响发生周期性增殖、分泌和脱落的变化；基底层不受卵巢激素周期性变化的影响，不发生脱落，在月经后再生和修复子宫内膜创面，重新形成功能层。以28日月经周期为例，按子宫内膜的组织学变化将月经周期分为以下3个阶段。

1. 增殖期　月经周期第5～14日，相当于卵泡发育成熟阶段。受雌激素影响，子宫内膜增厚，腺体增多、间质从致密变疏松，组织水肿明显，间质内螺旋小动脉增生，宫腔增大呈弯曲状。该期子宫内膜从0.5mm增生到3～5mm。

2. 分泌期　月经周期第15～28日，相当于黄体期。受雌激素和孕激素的影响，子宫内膜继续增厚，血管进一步卷曲呈螺旋状，子宫腺体增大呈分泌状态，细胞内糖原排入腺腔，腺腔内含有大量黏液，间质疏松水肿。子宫内膜厚达10mm，此期子宫内膜厚且柔软，含有丰富的营养物质，适合受精卵着床和发育。

3. 月经期　月经周期第1～4日。黄体进一步萎缩，雌、孕激素撤退，腺体缩小，子宫内膜间质水肿消失，螺旋小动脉痉挛性收缩，以致子宫内膜缺血坏死，内膜功能层崩解脱落，与血液相混排出，即月经来潮。

（二）阴道黏膜的周期性变化

排卵前，阴道上皮在雌激素的影响下，底层细胞增生，逐渐演变为中层和表层细胞，使阴道上皮增厚；表层细胞出现角化，角化程度在排卵期最明显。细胞内富含糖原，糖原经寄生在阴道内的乳酸杆菌分解成乳酸，使阴道内保持弱酸环境，防止致病菌侵袭。排卵后，在孕激素的作用下，表层细胞脱落。临床上常借助阴道脱落细胞的变化了解体内雌激素水平和有无排卵。

（三）宫颈黏液的周期性变化

排卵前，随着雌激素水平逐渐升高，宫颈黏液的分泌量逐渐增加，至排卵期前黏液变稀薄、透明，似蛋清样，有较强延展性，拉丝度可达10cm以上，涂片检查可见羊齿植物叶状结晶；排卵后受孕激素影响，宫颈黏液分泌减少，质地黏稠而浑浊，拉丝易断裂，羊齿植物叶状结晶逐渐减少、模糊，至月经周期第22日左右完全消失，由排列成行的椭圆体取代。通过宫颈黏液检查，可了解卵巢功能变化。

（四）输卵管的周期性变化

在雌激素的影响下，输卵管黏膜上皮纤毛细胞生长，体积增大，输卵管肌层节律性收缩频率和振幅加强，为拾取卵子及运送受精卵做准备。排卵后，孕激素抑制输卵管黏膜上皮纤毛细胞的生长和肌层收缩的振幅，与雌激素协同作用，保证受精卵在输卵管内向宫腔方向正常运行。

课堂互动

学生思考：判断卵巢是否排卵的方法有哪些？

教师解答：判断卵巢排卵的方法有基础体温的测定、阴道脱落细胞检查、宫颈黏液检查、子宫内膜检查、雌孕激素的测定、B超检查卵巢功能等。

四、月经及其临床表现

1. 月经 是指伴随卵巢周期性变化而出现的子宫内膜周期性脱落及出血。规律月经的出现是生殖功能成熟的标志之一。月经第一次来潮称为月经初潮，初潮年龄多在 13～14 岁。近年来，月经初潮年龄有提前的趋势。月经初潮早晚主要受遗传因素控制，营养、体重也起着重要作用。

2. 月经血的特征 月经血呈暗红色，主要成分为血液、子宫内膜碎片、宫颈黏液及脱落的阴道上皮细胞。月经血中含有前列腺素及来自子宫内膜的大量纤溶酶。由于纤溶酶对纤维蛋白的溶解作用，故月经血不凝固，只有出血多时出现血凝块。

3. 正常月经的临床表现 出血的第 1 日为月经周期的开始，相邻两次月经第 1 日间隔的时间称为一个月经周期，一般为 21～35 日，平均 28 日。每次月经持续的时间称为经期，一般为 2～8 日，平均 4～6 日。一次月经的总失血量称为经量，一般为 20～60ml，超过 80ml 为月经过多。月经期多数妇女无特殊症状，有些妇女出现下腹部及腰骶部下坠不适或子宫收缩痛、腹泻等胃肠功能紊乱症状，少数妇女可出现头痛及轻度神经系统不稳定症状。

五、月经周期的调节

月经周期的调节是个复杂的过程，是通过下丘脑、垂体及卵巢所分泌的激素的作用来实现的。下丘脑、垂体与卵巢之间相互调节，相互影响，形成一个完整而协调的神经内分泌系统，称为下丘脑-垂体-卵巢轴（HPO）（图 2-11）。除下丘脑、垂体和卵巢激素之间的相互调节外，抑制素-激活素-卵泡抑制素系统也参与对月经周期的调节。HPO 轴的神经内分泌活动受大脑高级中枢影响，其他内分泌腺与月经也有关系。

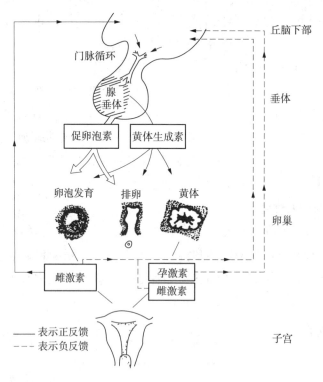

图 2-11 下丘脑-垂体-卵巢轴之间的关系

1. 下丘脑促性腺激素释放激素 包括促卵泡激素释放激素（FSH-RH）和黄体生成素

释放激素（LH－RH）。下丘脑弓状核神经细胞分泌促性腺激素释放激素（GnRH），通过垂体门脉系统输送到腺垂体，调节垂体促性腺激素的合成和分泌。GnRH 呈脉冲式分泌，又受垂体促性腺激素和卵巢性激素的反馈调节。

2. 垂体促性腺激素　在 GnRH 作用下，腺垂体分泌卵泡刺激素（FSH）和黄体生成素（LH），两者可直接作用于卵巢。FSH 的作用是促使卵泡生长发育及成熟，并协同 LH 使卵泡合成及分泌雌激素、抑制素等。LH 的作用是卵泡期刺激卵泡膜细胞合成雄激素，为雌二醇的合成提供底物；排卵前的 LH 峰刺激成熟卵泡排卵；排卵后促使黄体生成及发育，促进孕激素、雌激素、抑制素的合成与分泌。

3. 卵巢性激素的反馈作用

（1）雌激素　卵泡早期，一定水平的雌激素负反馈作用于下丘脑，抑制 GnRH 释放，并降低垂体对 GnRH 的反应性。排卵前，大量雌激素发挥正反馈作用，刺激 LH 分泌增多。黄体期，协同孕激素对下丘脑的负反馈作用。

（2）孕激素　排卵前低水平的孕激素可增加雌激素对促性腺激素的正反馈作用。黄体期，高水平的孕激素对促性腺激素的分泌产生负反馈作用。

4. 月经周期的调节机制　在上次月经周期的黄体萎缩后，雌、孕激素降至最低水平，对下丘脑和垂体的抑制作用解除，下丘脑又开始分泌 GnRH，GnRH 作用于垂体，使垂体 FSH 分泌增加，FSH 促进卵泡发育，卵泡发育过程中分泌雌激素，雌激素使子宫内膜发生增生期变化。随着雌激素逐渐增多，其对下丘脑的负反馈作用增强，抑制下丘脑 GnRH 分泌，垂体 FSH 分泌减少。卵泡发育接近成熟时分泌的雌激素达到第一个高峰值并持续 48 小时，此时雌激素对下丘脑和垂体产生正反馈作用，使 FSH 和 LH 分泌达高峰，二者协同作用，促使成熟卵泡排卵。排卵后 FSH 和 LH 急剧下降，在少量 FSH 和 LH 的作用下，黄体形成并逐渐发育成熟。黄体分泌雌孕激素，使子宫内膜继续增生并发生分泌期改变。排卵后第 7~8 日黄体成熟，孕激素达到高峰，雌激素达到又一高峰。大量孕激素和雌激素的共同负反馈作用，又使垂体 FSH 和 LH 分泌减少，黄体开始萎缩，雌、孕激素分泌减少，子宫内膜失去性激素的支持，萎缩、坏死、脱落、出血，月经来潮。雌、孕激素降至最低水平，对下丘脑和垂体的抑制作用解除，FSH 分泌又开始增加，又一批卵泡开始发育，下一个月经周期重新开始，如此周而复始（图 2－12）。

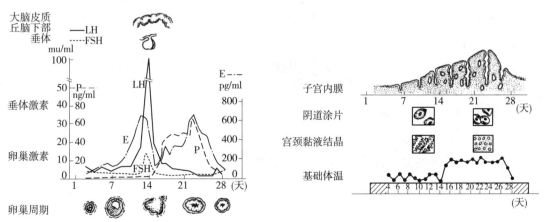

图 2－12　生殖激素水平变化与卵巢及子宫内膜周期性变化关系

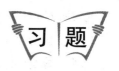

本章小结

·女性生殖系统包括内、外生殖器官及其相关组织和邻近器官。外生殖器包括阴阜、大阴唇、小阴唇、阴蒂、阴道前庭。内生殖器包括阴道、子宫、输卵管、卵巢。其中子宫是女性最具标志性的器官，是孕育胚胎、胎儿和产生月经的器官，分娩时可以提供产力使胎儿及其附属物娩出。内生殖器与尿道、膀胱、输尿管、直肠、阑尾相毗邻，所以相互影响。

·骨盆由骶骨、尾骨和左右两块髋骨组成，骨盆分为假骨盆和真骨盆，真骨盆大小和形状与分娩密切相关。

·女性一生根据不同年龄阶段的生理特点，可以大致划分为 7 个阶段，它是一个渐进的生理过程，其中生殖系统的变化较为显著。

·卵巢具有生殖功能和内分泌功能，主要合成和分泌雌激素和孕激素。雌激素和孕激素的生理作用既有协同又有拮抗。卵巢周而复始的激素变化，使子宫内膜发生有规律的变化，产生正常的月经。

习 题

一、选择题

【A1/A2 型题】

1. 关于骨盆的组成，正确的是
   A. 由骶骨、尾骨及两块髋骨组成　　　　B. 由骶骨、尾骨及两块坐骨组成
   C. 由骶骨、尾骨及两块耻骨组成　　　　D. 由骶骨、尾骨及两块髂骨组成
   E. 由骶骨、尾骨及耻骨联合组成

2. 外生殖器不包括
   A. 大阴唇　　　　　　B. 小阴唇　　　　　　C. 阴道
   D. 阴阜　　　　　　　E. 阴蒂

3. 女性外阴血肿最易发生在
   A. 小阴唇　　　　　　B. 大阴唇　　　　　　C. 会阴部
   D. 阴阜部　　　　　　E. 阴蒂部

4. 阴道的解剖特点，错误的是
   A. 黏膜有许多纵行皱襞
   B. 其后穹隆的顶部为子宫直肠陷凹的底部
   C. 其前壁短，后壁长
   D. 阴道黏膜无腺体
   E. 位于真骨盆下部中央

5. 关于子宫的解剖特点，错误的是

A. 子宫腔呈上宽下窄的倒三角形　　B. 非孕子宫重量约 50g

C. 非孕时宫腔容积 5ml　　D. 未产妇宫颈外口呈横裂形

E. 子宫峡部非孕时长约 1cm

6. 维持子宫颈于正常位置的韧带主要是

A. 阔韧带　　　　　　B. 宫骶韧带　　　　　　C. 主韧带

D. 骶结节韧带　　　　E. 圆韧带

7. 关于卵巢的描述，错误的是

A. 是一对扁椭圆形的性腺　　B. 表面有腹膜覆盖

C. 能产生卵子和分泌激素　　D. 皮质中含有数以万计的始基卵泡

E. 大小和形状随年龄有差异

8. 关于雌、孕激素的周期变化，正确的是

A. 雌激素在周期中有一个高峰　　B. 雌激素在排卵后 7~8 日开始下降

C. 雌、孕激素出现高峰的时间完全吻合　　D. 孕激素在周期中有二个高峰

E. 月经期雌、孕激素水平最低

9. 关于月经生理的描述正确的是

A. 初潮年龄多在 15~18 岁　　B. 月经周期少于 28 天为异常

C. 经期一般为 2~8 天　　D. 经血量一般在 100ml 以上

E. 月经血多凝固成块

10. 若卵子未受精，黄体开始萎缩的时间在排卵后

A. 5~6 天　　　　　　B. 7~8 天　　　　　　C. 9~10 天

D. 11~12 天　　　　　E. 13~14 天

11. 正常月经来潮是由于体内

A. 雌激素撤退性出血　　B. 孕激素突破性出血

C. 雌、孕激素撤退性出血　　D. 雌、孕激素突破性出血

E. 孕激素撤退性出血

12. 月经后子宫内膜的再生起于

A. 子宫肌层　　　　　B. 致密层　　　　　　C. 基底层

D. 海绵层　　　　　　E. 功能层

13. 一女性 28 岁，3 天前外阴部发现囊肿前来就诊，经检查后发现囊肿位于大阴唇后部前庭后方小阴唇与处女膜之间的沟内，最可能为

A. 外阴肿瘤　　　　　B. 外阴良性肿瘤　　　　C. 外阴上皮肉瘤样病变

D. 前庭大腺囊肿　　　E. 前庭大腺脓肿

14. 刘女士，52 岁，月经紊乱 2 年，现停经 60 日。基础体温单相，宫颈黏液呈典型羊齿植物叶状结晶，相应的子宫内膜表现应是

A. 增殖期图像　　　　B. 分泌期早期图像　　　C. 分泌期中期图像

D. 分泌期晚期图像　　E. 萎缩型图像

【A3/A4 型题】

(15~17 题共用题干)

张女士，45 岁，因子宫肌瘤欲行子宫全切术。

15. 术中不切断的韧带是

    A. 骨盆漏斗韧带   B. 宫骶韧带   C. 主韧带

    D. 卵巢固有韧带   E. 圆韧带

16. 切断哪对韧带时易损伤输尿管

    A. 骨盆漏斗韧带   B. 宫骶骨韧带   C. 主韧带

    D. 阔韧带   E. 圆韧带

17. 输尿管在子宫颈外侧 2cm 处与哪条血管交叉

    A. 卵巢动脉   B. 子宫动脉   C. 阴道动脉

    D. 阴部内动脉   E. 髂内动脉

(18~20 题共用题干)

女，29 岁，结婚 3 年未孕。月经周期 33 天，经期 5 天，经量约 50ml，经期轻度腰骶部疼痛。

18. 以下关于该患者月经的诊断正确的是

    A. 月经周期延长   B. 经期延长   C. 经量过多

    D. 经量过少   E. 正常月经

19. 该患者做宫颈黏液涂片检查，见大量椭圆体结晶，判断此时应为月经周期的第几天

    A. 第 3~5 天   B. 第 10~12 天   C. 第 14~15 天

    D. 第 18~20 天   E. 第 22~27 天

20. 该患者预测排卵日期应在月经周期的

    A. 第 14 日   B. 第 19 日   C. 第 21 日

    D. 第 25 日   E. 第 29 日

二、思考题

1. 描述子宫的功能、位置形态、组织结构。

2. 简述卵巢的功能及其周期性变化。

3. 雌、孕激素的生理作用有何异同？

（杨祖艳）

第三章 妊娠生理

妊娠是胚胎和胎儿在母体内发育成长的过程。妊娠是从卵子受精开始，以胎儿及其附属物自母体内排出为终止。妊娠是非常复杂、变化极为协调的生理过程。

第一节 受精及受精卵发育、输送与着床

获能的精子与次级卵母细胞在输卵管相遇结合后形成受精卵的过程称为受精。是已获能的精子穿过次级卵母细胞的透明带，将卵原核与精原核的染色体融合在一起结合的过程。受精发生在排卵后 12 小时内，整个受精时间大约需要 24 小时。

受精后 30 小时，受精卵开始有丝分裂，在输卵管蠕动和输卵管上皮纤毛推动下向宫腔移动，受精后 50 小时，受精卵为 8 细胞阶段；受精后 72 小时，受精卵为 16 个细胞组成的实心细胞团，称为桑椹胚；随后早期囊胚形成，受精后第 4 天早期囊胚进入宫腔，并在宫腔内游离 1~2 天；受精后第 5~6 天，早期囊胚的透明带消失，分裂发育成晚期囊胚。受精卵的着床要经过定位、黏附和侵入 3 个阶段，在受精后 6~7 日，晚期囊胚逐渐埋入子宫内膜并被内膜覆盖的过程称受精卵着床。着床必须具备的条件有：①透明带必须消失；②囊胚细胞滋养细胞分化出合体滋养细胞；③囊胚和子宫内膜发育同步且功能协调；④孕妇体内必须有足够数量的孕酮。子宫有一个极短的敏感期并允许受精卵着床。

第二节 胎儿附属物的形成及功能

胎儿的附属物是指胎儿以外的组织，包括胎盘、胎膜、脐带和羊水。

一、胎盘

（一）胎盘的结构

胎盘是由胎儿部分的羊膜和叶状绒毛膜以及母体部分的底蜕膜共同构成。

1. 羊膜 是附着在胎盘胎儿面的半透明薄膜，具有一定的弹性。其表面光滑，无血管、神经及淋巴。

2. 叶状绒毛膜 为胎盘的主要结构。晚期囊胚着床后，着床部位的滋养层迅速分裂增殖。内层为细胞滋养细胞，是分裂生长的细胞；外层为合体滋养细胞，由细胞滋养细胞分化而来的，是执行功能的细胞。在滋养层内面有一层细胞称胚外中胚层，与滋养层共同组成绒毛膜。与底蜕膜紧密接触的绒毛因营养丰富发育良好，称为叶状绒毛膜。叶状绒毛形成历经 3 个阶段，即一级绒毛、二级绒毛、三级绒毛。

底蜕膜的螺旋小动脉与螺旋小静脉均开口于绒毛间隙，螺旋小动脉将含氧丰富的新鲜母血注入绒毛间隙，绒毛间隙充满母血；胎儿将含氧量低、代谢废物浓度高的血液经脐动脉流至绒毛毛细血管，与绒毛间隙中的母血进行物质交换后，脐静脉将含氧量高、营养物质丰富的血液带回胎儿体内。交换后的母血经螺旋小静脉回流到血液循环。可见母儿间物质交换均在绒毛间隙处的母血进行，整个交换过程母体血与胎儿血不直接相通，而是隔着绒毛毛细血管壁、绒毛间质及绒毛表面细胞层（图 3 - 1）。

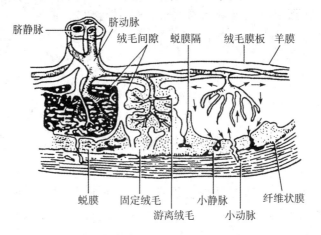

图 3 - 1 胎儿 - 胎盘循环模式图

3. 底蜕膜 构成胎盘的母体部分，固定绒毛的滋养层细胞与底蜕膜共同形成绒毛间隙的底，称蜕膜板。从此板向绒毛膜方向伸出一些蜕膜间隔，将胎盘母体面分成肉眼可见的 20 个左右母体叶。

（二）胎盘的功能

1. 物质交换功能 包括气体交换、营养物质供应和排除胎儿代谢产物。

（1）气体交换 母儿间 O_2 和 CO_2 是通过胎盘以简单扩散方式进行交换的，相当于胎儿出生后呼吸系统的功能。如孕妇合并心功能不全、贫血、肺功能不良、子痫前期等，母血 PO_2 降低，均可引起胎儿窘迫。

（2）营养物质供应 葡萄糖是胎儿热能的主要来源，均来自母体，以易化扩散方式通过胎盘。氨基酸、钙、磷、铁和碘的浓度胎血高于母血，以主动运输方式通过胎盘。自由脂肪酸、电解质及维生素多数以简单扩散方式通过胎盘。

（3）排泄胎儿代谢产物 胎儿的代谢产物如肌酐、肌酸、尿素、尿酸等，可经过胎盘输送入母血，再由母体排出体外，相当于胎儿生后肾的功能。

2. 防御功能 即胎盘的屏障作用。胎盘能阻止母血中某些有害物质进入胎儿血中，起一定保护作用，但很有限。各种病毒及分子量小的对胎儿有害的药物，都可通过胎盘导致胎儿畸形甚至死亡。细菌、弓形虫、衣原体、支原体、螺旋体虽然不能直接通过胎盘屏障，但可在胎盘部位形成病灶，通过破坏的绒毛结构进入胎体，再感染胚胎或胎儿。母血中免疫抗体如 IgG 可通过胎盘，胎儿从母体得到抗体，使其在生后短时间内获得被动免疫力。

3. 合成功能 胎盘主要合成激素和酶。合成的激素有蛋白激素和甾体激素两大类。蛋白激素有人绒毛膜促性腺激素、人胎盘生乳素等。甾体激素有雌激素、孕激素等。合成的酶有缩宫素酶、耐热性碱性磷酸酶等。

（1）人绒毛膜促性腺激素（hCG） 由合体滋养细胞分泌的一种糖蛋白激素。约在受精后第 6 日滋养细胞开始分泌微量 hCG，受精后 10 日可自母体血清中检测出，是诊断早孕最敏感的指标。着床后 10 周血清中 hCG 浓度达最高峰，持续 10 日迅速下降，血清浓度在妊娠中晚期仅为峰值的 10%，持续至分娩。分娩后若无胎盘残留，可在产后 2 周内消失。

hCG 主要功能：使月经黄体增大成为妊娠黄体，增加甾体激素的分泌以维持妊娠；促甲状腺活性；能抑制淋巴细胞的免疫性，保护滋养层不受母体的免疫攻击。

（2）人胎盘生乳素（HPL） 由合体滋养细胞分泌。其分泌量随着妊娠进展而持续增加，最早在妊娠 5~6 周用放射免疫法（放免法）可自母血中测出，妊娠 34~35 周达高峰，并维持至分娩。产后迅速下降，约在产后 7 小时即测不出。

HPL 的主要功能：①促进乳腺腺泡发育，为产后泌乳做好准备；②有胰岛素生成作用，促使母血胰岛素值增高，增加蛋白质合成；③通过脂解作用提高游离脂肪酸、甘油的浓度，可抑制对葡萄糖的摄取，将多余的葡萄糖运送给胎儿；④抑制母体对胎儿的排斥作用；⑤HPL 是通过母体促进胎儿发育的"代谢调节因子"。

（3）雌激素 妊娠早期主要由卵巢黄体产生，妊娠 10 周后由胎盘产生，雌激素参与妊娠期母体各系统的生理变化，维持妊娠。

（4）孕激素 妊娠早期由卵巢妊娠黄体产生，自妊娠 8~10 周胎盘合体滋养细胞是产生孕激素的主要来源，母血中孕激素值随妊娠进展的逐渐增高。孕激素在雌激素协同作用下，对子宫内膜、肌层、乳腺的生理变化起重要作用。

（5）其他 胎盘还合成缩宫素酶、耐热性碱性磷酸酶、细胞因子与生长因子。

4. 免疫功能 胚胎或胎儿是同种半异体移植物。正常妊娠母体能耐受、不排斥胎儿，可能与早期胚胎组织无抗原性、母胎界面免疫耐受、妊娠期母体免疫力低下可能有关。

二、胎膜

胎膜由绒毛膜和羊膜组成。胎膜外层为平滑绒毛膜，妊娠晚期与羊膜紧密相贴，可与羊膜分开。胎膜内层为羊膜，与覆盖胎盘、脐带的羊膜层相连。胎膜的重要作用是维持羊膜腔的完整性，对胎儿起保护作用。胎膜含有大量花生四烯酸的磷脂（前列腺素的前身物质），在分娩发动上可起一定的作用。

三、脐带

胎儿借助脐带悬浮于羊水中，是连接胎儿与胎盘的条索状组织。足月妊娠的胎儿脐带长 30~100cm，平均约 55cm，直径 0.8~2.0cm，脐带表面有羊膜覆盖，呈灰白色。脐带有一条脐静脉和两条脐动脉。血管周围为含水量丰富胶样胚胎结缔组织称华通胶，可保护脐血管。脐带是母胎间物质交换重要通道，脐带受压致可使胎儿缺氧，严重时危及胎儿生命。

四、羊水

充满在羊膜腔内的液体称羊水。

（一）羊水的来源及吸收

妊娠早期羊水的来源主要是从母体血清经胎膜进入羊膜腔的透析液，妊娠中期以后羊水的重要来源是胎儿尿液，妊娠晚期胎肺也参与了羊水的生成。羊水不断被羊膜吸收（约50%）和胎儿吞咽。

（二）母体、胎儿、羊水三者间的液体平衡

羊水在羊膜腔内不断进行液体交换，使羊水量保持相对恒定。通过胎盘母儿间进行液体交换，每小时约3600ml。母体与羊水间进行交换主要通过胎膜，每小时约400ml。羊水与胎儿间主要通过胎儿的消化管、呼吸道、泌尿道及角化前皮肤进行交换。

（三）羊水的量、性状及成分

妊娠期羊水量逐渐增多，当妊娠38周时羊水量约1000ml，妊娠40周时羊水量约800ml。过期妊娠时羊水量明显减少，最少可至300ml以下。

妊娠早期时羊水为无色澄清液体；妊娠足月时羊水略显混浊，不透明，可见羊水内有小片状悬浮物（胎脂、胎儿脱落上皮细胞、毳毛、毛发、少量白细胞、白蛋白、尿酸盐等）。当妊娠足月时羊水比重为1.007～1.025，pH为7.20，呈中性或弱碱性。羊水中含大量激素和酶。

（四）羊水的功能

1. 保护母体　妊娠期减轻因胎动所致的不适感；临产后，前羊水囊对子宫颈口、阴道起到扩张的作用；破膜后羊水起到冲洗阴道的作用，可减少感染机会。

2. 保护胎儿　适量的羊水可使胎儿不受到挤压，防止胎体的粘连或畸形，避免子宫壁或胎儿对脐带直接压迫而导致的胎儿窘迫；保持羊膜腔内恒温；有利于胎儿体液平衡；临产宫缩时，羊水直接受宫缩压力能使压力均匀分布，避免胎儿局部受压而引起胎儿窘迫。

> **考点提示**
>
> 胎儿附属物的组成及胎盘的功能。

第三节　胚胎及胎儿发育的特征

一、胚胎、胎儿发育特征

孕周从末次月经第1天开始计算，以4周为一孕龄单位，描述胚胎、胎儿的发育特征。妊娠10周（受精后8周）内称为胚胎，妊娠11周（受精第9周）起称为胎儿。

4周末：可辨认胚盘与体蒂。

8周末：胚胎初具人形，能分辨出眼、耳、口、鼻、四肢，心脏已形成。

12周末：胎儿身长约9cm，外生殖器已发育，四肢可活动，肠管已有蠕动。

16周末：胎儿身长约16cm，体重约110g；出现呼吸运动，从外生殖器可确认胎儿性别。部分经产妇已自觉有胎动。

20周末：胎儿身长约25cm，体重约320g；全身有胎脂及毳毛，出现吞咽、排尿功能。用听诊器在孕妇腹壁可听到胎心音。

24周末：胎儿身长约30cm，体重约630g；各脏器已发育，皮下脂肪开始沉积，但皮肤仍皱缩，出生后可有呼吸，但生存率极低。

28 周末：胎儿身长约 35cm，体重约 1000g；皮下脂肪少，呈粉红色，眼睛半张开，四肢运动好，出生后可存活，但易患特发性呼吸窘迫综合征。

32 周末：胎儿身长约 40cm，体重约 1700g；皮肤深红，仍呈皱缩状，面部毳毛已脱落，出生后注意护理能存活。

36 周末：胎儿身长约 45cm，体重约 2500g；皮下脂肪较多，面部皱褶消失，指（趾）甲已达指（趾）段，出生后能啼哭及吸吮，基本能存活。

40 周末：胎儿身长约 50cm，体重约 3400g；胎儿发育成熟，体形丰满，女婴大小阴唇发育良好。出生后哭声响亮，吸吮力强，能很好存活。

胎儿身长的增长速度具有一定的规律性，临床通常将新生儿身长作为判断胎儿月份的依据。妊娠前 20 周（指前 5 个妊娠月），胎儿身长（cm）= 妊娠月份的平方。如妊娠 3 个月，胎儿身长（cm）$= 3^2 = 9$cm；妊娠后 20 周（指后 5 个妊娠月），胎儿身长（cm）= 妊娠月数 $\times 5$。如妊娠 6 个月，胎儿身长（cm）$= 6 \times 5 = 30$cm。

二、足月胎头

（一）胎头颅骨

由两块顶骨、额骨、颞骨及一块枕骨构成。

颅骨间的缝隙构成颅缝：矢状缝（顶骨间）、冠状缝（两额骨与顶骨间）、人字缝（顶骨与枕骨间）、颞缝（颞骨与顶骨间）、额缝（额骨间）。

两颅缝交界空隙较大处构成囟门：前囟门又称大囟门，由额缝、冠状缝、矢状缝会合而成的菱形区域；后囟门又称小囟门，由矢状缝、人字缝会合而成三角形区域（图 3 - 2）。

（二）胎头径线

1. 双顶径　即最大横径，两顶骨隆突间的距离，足月平均值 9.3cm。

2. 枕额径　即前后径，鼻根上至枕骨隆突间的距离，足月平均值 11.3cm。

3. 枕下前囟径　又称小斜径，前囟中央至枕骨隆突间的距离，足月平均值 9.5cm。

4. 枕颏径　又称大斜径，颏骨下缘中央至后囟顶部间的距离，足月平均值 13.3cm。

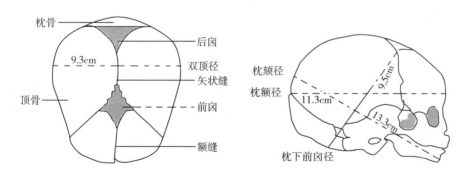

图 3 - 2　胎儿颅骨及经线图

第四节　妊娠期母体变化

为了适应胚胎、胎儿生长发育的需要，母体各系统在胎盘产生的激素和神经内分泌的影响下，会发生一系列适应性解剖与生理上的变化。

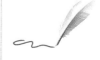

一、生殖系统的变化

（一）子宫

1. 子宫大小　宫体随着孕期增加逐渐增大变软，妊娠足月时体积可达 35cm × 25cm × 22cm；重量增加约 20 倍，可达 1100g；容积增加约 1000 倍，可达 5000ml。子宫的增大主要是来自肌细胞体积肥大、延长，少数来自肌细胞数目增多。妊娠早期子宫呈球形或椭圆形且不对称，尤其以受精卵着床部位的子宫壁突出较为明显。妊娠 12 周后，增大的子宫超出盆腔，耻骨联合上方可触及。因乙状结肠的解剖位置在盆腔左侧，故妊娠晚期的子宫轻度右旋。

子宫各部位的增长速度不一，宫底部在妊娠后期增长最快。自妊娠 12 ~ 14 周起，子宫会出现稀发、不对称、不规律的无痛性收缩，强度及频率可随着妊娠进展增加，持续时间不足 30 秒，宫缩时宫内压力 5 ~ 25mmHg，不伴宫颈管扩张，无疼痛感觉，这种无痛性生理宫缩称为 Braxton Hicks 收缩。

2. 子宫峡部　位于宫体与宫颈之间，是最狭窄的部位。非孕时长约 1cm，妊娠后子宫峡部变软。妊娠 12 周后，逐渐拉长变薄成为腔的一部分，临产时伸长 7 ~ 10cm，变成软产道的一部分，称为子宫下段。子宫下段在产科手术学中是重要的解剖学标志。

3. 子宫颈　妊娠早期在激素的作用下宫颈黏膜充血水肿，外观可见肥大变软，着色呈紫蓝色样改变。妊娠期宫颈管黏液增多，形成的黏液栓可阻断病原微生物侵入子宫腔内，能有效地防止感染。宫颈主要是由结缔组织构成，妊娠期可使宫颈关闭，分娩期可使宫颈扩张，产褥期可使宫颈迅速复旧。

4. 子宫内膜　受精卵着床后，在雌孕激素的作用下，子宫内膜迅速蜕膜化。按与囊胚的关系，可将蜕膜分为底蜕膜、包蜕膜、真蜕膜。

（二）卵巢

新卵泡的发育与排卵在妊娠期均停止。妊娠 6 ~ 7 周前妊娠黄体产生大量的雌孕激素，可维持继续妊娠。胎盘 10 周后取代黄体的功能，黄体开始萎缩。

（三）输卵管

妊娠期输卵管伸展拉长，血管增多，肌层不水肿增粗。黏膜有时呈蜕膜样变。

（四）阴道

阴道黏膜妊娠期变软，充血水肿呈紫蓝色，横行皱襞增多，伸展性增加。阴道脱落细胞增加，分泌物增多常呈白色糊状。阴道上皮细胞含糖原增多，乳酸含量增加，阴道 pH 值降低，有利于防止感染。

（五）外阴

妊娠期外阴皮肤增厚，大小阴唇色素沉着，结缔组织变松软，使伸展性增加，便于胎儿的娩出。盆腔及下腔静脉因增大的子宫压迫，血液回流受阻，可引起部分孕妇外阴或下腔静脉曲张，多在产后自行消失。

二、乳房的变化

乳房从妊娠早期开始增大，充血，乳头易勃起，增大变黑，乳晕着色，皮脂腺肥大形成散在的结节状小隆起，称蒙氏结节。

妊娠期大量雌激素促进乳腺腺管发育，大量孕激素促进乳腺腺泡发育。其中垂体催乳激素、胎盘生乳素以及胰岛素、皮质醇、甲状腺激素都参与乳腺发育。妊娠期间大量雌孕激素抑制了乳汁的生成，故无乳汁分泌，产后随着胎盘的娩出，雌孕激素迅速下降，乳汁开始分泌。

三、循环系统的变化

（一）心脏

妊娠后期增大的子宫使膈肌上升，心脏向左、上、前移位，心脏大血管轻度扭曲。多数孕妇在心尖区可闻及柔和吹风样收缩期杂音，于产后消失。心电图出现电轴左偏。妊娠末期心脏容量约增加10%，每分钟心率增加10～15次。

（二）心排血量

心排血量增加对维持胎儿生长发育极为重要。自妊娠10周起心排血量开始增加，妊娠32～34周达高峰。临产后的第二产程期间心排血量增加显著。

（三）血压

血压在妊娠早期及中期偏低，妊娠晚期轻度升高。一般收缩压无变化，舒张压轻度下降，脉压稍增大。妊娠晚期孕妇若长时间处于仰卧位，增大的子宫压迫下腔静脉使血液回流受阻，回心血量减少，心排血量随之减少，使血压下降，称仰卧位低血压综合征。

四、血液系统的改变

（一）血容量

自妊娠6～8周起血容量开始增加，妊娠32～34周达高峰，增加30%～45%，平均约增加1450ml，维持至分娩。血浆增加多于红细胞增加，出现血液稀释。

（二）血液成分

1. 红细胞 骨髓在妊娠期不断产生红细胞，网织红细胞可轻度增多。由于血液稀释，红细胞计数约为 3.6×10^{12}/L，血细胞比容降至 0.31～0.34，血红蛋白值约为110g/L。

2. 白细胞 妊娠期白细胞轻度增多，主要为中性粒细胞增多。

3. 凝血因子 妊娠期血液处于高凝状态，凝血因子Ⅱ、Ⅴ、Ⅶ、Ⅷ、Ⅸ、Ⅹ增加，血小板计数轻度减少，有利于防止产后出血。

4. 血浆蛋白 由于血液稀释，血浆蛋白至妊娠中期为60～65g/L，主要是白蛋白减少，约为35g/L，持续直至分娩。

五、消化系统的变化

妊娠期胃肠平滑肌张力降低，贲门括约肌松弛，肠蠕动减弱，排空时间延长，易出现上腹部饱满感或便秘。大量雌激素可致牙龈肥厚，常可引起充血、水肿，甚至出血。

六、呼吸系统的变化

妊娠期间以胸式呼吸为主。到妊娠中期孕妇耗氧量增加，有过度通气现象。上呼吸道黏膜因受雌激素的影响，出现水肿充血，使局部抵抗力减低，导致感染。

七、泌尿系统的变化

妊娠期肾小球滤过率增加，肾小管对葡萄糖再吸收能力不能对应增加，约15%的孕妇在饭后可出现妊娠期生理性糖尿。妊娠中期受孕激素影响，肾盂及输尿管扩张、增粗、蠕动减弱、尿流缓慢，加之妊娠期子宫右旋，致孕妇患肾盂积水或急性肾盂肾炎，多见于右侧。

八、内分泌系统的变化

妊娠期腺垂体增生肥大明显，促性腺激素受抑制，卵巢无排卵，催乳素分泌增加。母体与胎儿各自调节自身的甲状腺功能，甲状腺激素不能通过胎盘交换。

九、皮肤的变化

孕妇乳头、乳晕、腹白线、外阴等处出现色素沉着，于产后逐渐消退。逐渐增大的子宫，使皮肤的弹力纤维断裂，出现紫色或淡红色妊娠纹，见于初产妇。经产妇的旧妊娠纹呈银白色。

十、新陈代谢的变化

（一）基础代谢率

在妊娠早期稍微下降，自妊娠中期开始逐渐增高，到妊娠晚期可增高15%~20%。

（二）体重

妊娠13周前体重无明显变化，自妊娠13周起体重平均每周增加350g，整个孕期平均增加约12.5kg，包括胎儿、胎盘、羊水、子宫，以及乳房、血液、组织间液及脂肪沉积等。

（三）碳水化合物代谢

妊娠期胰腺功能旺盛，胰岛素分泌增多，血液循环中的胰岛素随之增加，使孕妇空腹血糖值稍低于非孕妇女，可出现生理性糖尿。妊娠期糖代谢的变化特点可致妊娠期糖尿病的发生。

（四）脂肪的代谢

妊娠期如能量消耗过多时，易发生酮血症。妊娠剧吐时尿中多出现酮体。

（五）蛋白质代谢

孕妇对蛋白质需求增加，呈正氨平衡状态。如蛋白质储备不足，孕妇易出现水肿。

（六）矿物质代谢

胎儿生长发育需要大量钙、磷、铁。妊娠中晚期必要时可补充钙剂，妊娠晚期对铁的需求量增加，必要时应从妊娠中晚期补充铁剂。

十一、骨骼、关节及韧带的变化

松弛素可使韧带、关节松弛，可引起部分孕妇腰骶部及肢体不适。

本章小结

·胎儿附属物包括胎盘、胎膜、羊水及脐带。

·胎盘功能极其复杂，是维持胎儿在宫内正常发育的重要器官。胎盘介于母体与胎儿之间，具有物质交换、防御、合成及免疫等功能。

·胎膜含有大量花生四烯酸的磷脂及能催化磷脂生成游离花生四烯酸的溶酶体，可在分娩发动上可起到的作用；脐带是母胎间物质交换重要通道。

·妊娠期子宫变化最大，重量增加约20倍，容积增加约1000倍，子宫各部位的增长速度不一，宫底部在妊娠后期增长最快。子宫峡部临产时伸长7~10cm，变成产道的一部分，此时称为子宫下段。

· 妊娠 32 ~ 34 周循环血容量达到高峰，血液被稀释；妊娠晚期血液处于高凝状态可防止产后出血，同时也易引起弥散性血管内凝血（DIC）。

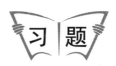

扫码"练一练"

一、选择题

【A1/A2 型题】

1. 成年女性子宫大小、宫腔容积、重量分别为
   A. 7cm×5cm×3cm；10ml；50g
   B. 10cm×6cm×4cm；10ml；75g
   C. 7cm×5cm×3cm；5ml；50g
   D. 5cm×4cm×2cm；5ml；100g
   E. 5cm×3cm×2cm；3ml；50g

2. 月经周期为 44 天的妇女，其排卵时间一般在
   A. 下次月经来潮前 14 天左右
   B. 本次月经干净后 14 天左右
   C. 本次月经来潮后 22 天左右
   D. 两次月经来潮中间
   E. 下次月经来潮前 22 天左右

3. 脐带中的脐静脉有
   A. 4 根
   B. 3 根
   C. 2 根
   D. 1 根
   E. 5 根

4. 以下胎盘的功能中错误的是
   A. 保护母亲与胎儿不受外界的撞击
   B. 交换功能
   C. 防御功能
   D. 合成功能
   E. 免疫功能

5. 妊娠期循环血容量在什么时期达到高峰
   A. 妊娠 6 周
   B. 妊娠 28 周
   C. 妊娠 32 ~ 34 周
   D. 妊娠足月
   E. 妊娠 37 周

6. 子宫峡部到临产后成为软产道的一部分，此时长约
   A. 5cm
   B. 15cm
   C. 6cm
   D. 7 ~ 10cm
   E. 1cm

7. 受精多少周称为胚胎
   A. 6 周
   B. 9 周
   C. 10 周
   D. 11 周
   E. 8 周

8. hCG 在妊娠期什么时候开始分泌
   A. 停经 36 日
   B. 卵子受精后
   C. 停经 45 天
   D. 受精 10 周
   E. 受精后 6 天

9. 脐带的正常长度为
   A. 30cm
   B. 100cm
   C. 70cm
   D. 30 ~ 100cm
   E. 120cm

10. 妊娠后期子宫哪个部位增长最快

    A. 子宫峡部   B. 子宫颈部   C. 子宫角部

    D. 子宫底部   E. 子宫下段

11. 羊水的 pH 正常值为

    A. 7.2   B. 7.9   C. 6.5

    D. 7.5   E. 6.0

12. 关于 Braxton Hicks 收缩不正确的描述是

    A. 子宫收缩特点为稀发、不对称、不规律

    B. 不伴宫颈管扩张，故无疼痛感觉

    C. 为有痛性收缩

    D. 收缩自妊娠 12~14 周起

    E. 属于生理性收缩

13. 王女士，结婚 5 年未能生育，经检查发现受精卵不能正常着床。下列影响受精卵着床的原因错误的是

    A. 透明带消失

    B. 囊胚细胞滋养细胞分化出合体滋养细胞

    C. 囊胚和子宫内膜同步发育并相互配合

    D. 透明带不消失

    E. 孕妇体内必须有足够数量的孕酮

14. 初产妇刘女士，孕 36 周，产检时发现胎心率 106 次/分，哪种情况不会引起胎儿缺氧

    A. 妊娠合并心脏病   B. 妊娠合并糖尿病   C. 妊娠合并贫血

    D. 胎盘功能正常   E. 胎盘功能低下

15. 李女士，初产妇，孕 38 周，因胎动减少就诊时，B 超提示羊水量多少时可诊断羊水过少

    A. 200ml   B. 1000ml   C. 800ml

    D. 1500ml   E. 1200ml

16. 钱某，30 岁，初产妇，妊娠 32 周，血液检测不符合正常妊娠生理特点的是

    A. 白细胞计数增加，主要是中性粒细胞增加

    B. 血红蛋白及红细胞计数下降

    C. 血小板轻度下降

    D. 血细胞比容增加

    E. 血浆蛋白较非孕时减少

【A3/A4 型题】

（17~20 题共用题干）

郑某，30 岁，初产妇，在正常妊娠 33 周时做了一系列检查，根据妊娠期生理特点对各项报告单做出正确的解释。

17. 肾功能应有下列变化中的（较非孕时）

    A. 肾血流量增加，肾小球滤过率增加

B. 肾血流量增加，肾小球滤过率不变

C. 肾血流量不变，肾小球滤过率增加

D. 肾血流量不变，肾小球滤过率略降低

E. 肾血流量减少，肾小球滤过率增加

18. 尿糖呈弱阳性属于正常是因为

A. 肾血流量增加

B. 肾小球滤过率增加

C. 肾小球滤过率降低

D. 循环血容量增加

E. 肾小球滤过率增加，肾小管对葡萄糖的再吸收未对应增加

19. 血红蛋白水平较非孕时下降，为110g/L。正确解释是

A. 血液浓缩　　　　　　　　　B. 轻度贫血

C. 失血性贫血　　　　　　　　D. 血液被稀释出现的生理性贫血

E. 重度贫血

20. 尿常规提示可见极少数白细胞，就诊时孕妇述近一周尿频加剧伴疼痛。下列引起此症状原因中错误的是

A. 受孕激素的影响　　　　　　B. 输尿管扩张、增粗、蠕动减慢

C. 增大的子宫　　　　　　　　D. 孕晚期子宫右旋

E. 以左侧肾盂肾炎较多见

二、思考题

1. 胎儿附属物包括哪些？

2. 详细描述胎盘的功能有哪些？

3. 妊娠后子宫变化最大，子宫各部位发生了哪些变化？

（郑　丽）

第四章 妊娠诊断

 学习目标

1. **掌握** 早、中、晚期妊娠的诊断。
2. **熟悉** 胎产式、胎先露、胎方位的定义及其分类。
3. 能够做出早、中、晚期妊娠的诊断以及胎产式、胎先露、胎方位判断的技能。
4. 能与孕妇及陪同家属沟通，开展孕期健康教育。

临床上根据妊娠不同时期的特点，将妊娠全过程共40周分为三个时期：妊娠13周末以前称早期妊娠，第14~27周末称中期妊娠，第28周及以后称晚期妊娠。

第一节 早期妊娠的诊断

一、症状

1. 停经 育龄期有性生活的女性，平时月经周期规则，一旦停经（超过10日以上），应怀疑妊娠。若停经达8周，妊娠的可能性更大。哺乳期女性月经虽未复潮，但仍有可能妊娠。停经是妊娠最早最重要的症状。

2. 早孕反应 约一半孕妇于停经6周左右出现恶心、晨起呕吐、乏力、嗜睡、流涎、畏寒、食欲不振、喜食酸物等症状，称早孕反应。多于妊娠12周后逐渐消失。

3. 尿频 为妊娠早期增大的前倾子宫在盆腔内压迫膀胱所致。妊娠12周后，当子宫增大超出盆腔不再压迫膀胱时，症状自然消失。

4. 乳房变化 自觉乳房发胀、疼痛，偶有麻刺感。

二、体征

1. 乳房变化 由于乳腺腺泡及乳腺小叶的增生发育，乳房逐渐增大，乳头乳晕着色加深，由于皮脂腺增生，乳晕周围出现深褐色结节，称为蒙氏结节。哺乳期女性妊娠后乳汁明显减少。

2. 生殖器官变化 停经6~8周行妇科检查，可见阴道壁及宫颈充血，呈紫蓝色，双合诊触及子宫峡部极软，感觉宫颈与宫体之间似不相连，称黑加征，是早期妊娠的典型体征。宫体逐渐增大变软，停经8周时子宫约为非孕时2倍，停经12周时子宫约为非孕时3倍，宫底超出盆腔，可在耻骨联合上方触及。

三、辅助检查

1. 超声检查

（1）B型超声 是诊断早孕快速、准确的方法。停经5周左右，在宫腔内见到圆形或类圆形的妊娠囊，其内探及胚芽和

 考点提示

诊断早孕最快速和准确的方法。

原始心管搏动，可确诊为早期妊娠、活胎。阴道 B 型超声较腹部 B 型超声可提前 1 周做出早孕的诊断。

（2）超声多普勒法　孕 7 周左右在增大的子宫区内听到有节律、单一高调的胎心音，可确诊为早期妊娠且为活胎。

2. 妊娠试验　采用放射免疫法，测定受检者血中的人绒毛膜促性腺激素（hCG）的含量，可协助诊断早期妊娠。临床上多采用早早孕诊断试纸法检测受检者尿液，若为阳性，表明受检者尿中含 hCG，亦可协助诊断早孕。

3. 黄体酮试验　对月经过期怀疑妊娠的女性，每日肌注黄体酮 20mg，连用 3 日，停药后 2～7 日内月经来潮，可以排除妊娠。若停药后超过 7 日月经仍未来潮，则早孕的可能性大。

4. 宫颈黏液检查　宫颈黏液量少质稠，涂片干燥后镜检见到排列成行的椭圆体结晶，可见于黄体期，也可见于妊娠期。若动态观察，持续见到椭圆体，提示妊娠。

5. 基础体温测定　基础体温双相型的育龄期有性生活的女性，高温相持续 18 日不下降，早孕的可能性大。若高温相持续超过 3 周，则早孕的可能性更大。

根据病史、症状、体征及辅助检查结果，可做出早期妊娠的诊断。确诊早孕不应单纯依靠妊娠试验阳性，建议在停经 6 周左右行 B 型超声检查明确胚胎位置，排除异位妊娠，了解胚胎发育情况，判断孕周。对临床表现不典型者，更应注意与卵巢囊肿、子宫肌瘤等相鉴别。

第二节　中、晚期妊娠的诊断

一、病史与症状

有早期妊娠的经过，孕妇感到腹部逐渐增大，于妊娠 18～20 周自觉胎动并随时间进展逐渐增强。正常胎动 3～5 次/时。

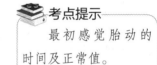

考点提示

最初感觉胎动的时间及正常值。

二、体征

1. 子宫增大　子宫随妊娠进展逐渐增大。腹部检查时，根据手测宫底高度及尺测耻上子宫长度（表 4–1），可以初步估计妊娠周数及胎儿大小。宫底高度因孕妇的脐耻间距离、胎儿发育情况、羊水量、单胎或多胎等而有差异，故仅供参考。

表 4–1　不同妊娠周数的宫底高度及子宫长度

妊娠周数	手测宫底高度	尺测耻骨联合上子宫长度（cm）
12 周末	耻骨联合上 2～3 横指	
16 周末	脐耻之间	
20 周末	脐下 1 横指	18（15.3～21.4）
24 周末	脐上 1 横指	24（22.0～25.1）
28 周末	脐上 3 横指	26（22.4～29.0）
32 周末	脐与剑突之间	29（25.3～32.0）
36 周末	剑突下 2 横指	32（29.8～34.5）
40 周末	脐与剑突之间或略高	33（30.0～35.3）

2. 胎动　胎动是胎儿在子宫内的躯体活动。检查腹部时可见到或触到胎动。于妊娠 18～

扫码"看一看"

20 周自觉胎动，正常胎动 3~5 次/时。

3. 胎心音　于妊娠 18~20 周用听诊器经孕妇腹壁能听到胎心音。胎心音似钟表"滴答"声，每分钟 110~160 次。妊娠 24 周前，胎心音多在脐下正中或偏左、偏右听到；妊娠 24 周以后，胎心音多在胎背所在侧听得最清楚。头先露时胎心在脐下，臀先露时胎心在脐上，肩先露时胎心在脐周。听到胎心音应与子宫杂音、腹主动脉音、胎动音及脐带杂音相鉴别。子宫杂音为血液流过大的子宫血管时所出现的吹风样低音响；腹主动脉音则为"咚、咚、咚"的强音响，速率均与孕妇脉搏一致。脐带杂音也如吹风样低音响，速率与胎心音一致。胎动音为强弱不一的无节律音响。

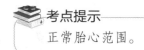

4. 胎体　妊娠 20 周以后，经腹壁可触到子宫内的胎体，于妊娠 24 周以后，触诊已能区分胎头、胎背、胎臀和胎儿肢体。胎头圆而硬，有浮球感；胎背宽而平坦；胎臀宽而软，形状略不规则；胎儿肢体小且有不规则活动。

三、辅助检查

1. 超声检查　B 型超声波不仅能显示胎儿数目、胎产式、胎先露、胎方位、有无胎心搏动以及羊水量、脐带情况和胎盘位置，还能测量胎头双顶径等多条径线，并且可以观察有无胎儿体表畸形。超声多普勒法能探测出胎心音、胎动音、脐带血流音及胎盘血流音。

2. 胎儿心电图　常用间接法检测，通常于妊娠 12 周以后即能显示较规律的图形，于妊娠 20 周后的成功率更高，对诊断胎心音异常有一定价值。

第三节　胎姿势、胎产式、胎先露、胎方位

妊娠 28 周以前，由于羊水较多，胎体较小，胎儿在子宫内的活动范围大，胎儿的位置和姿势容易改变。妊娠 32 周以后，由于胎儿生长迅速，羊水相对减少，胎儿与子宫壁贴近，胎儿的位置和姿势相对恒定。

1. 胎姿势　胎儿在子宫内的姿势称胎姿势。正常胎姿势为胎头俯屈，颏部贴近胸壁，脊柱略前弯，四肢屈曲交叉于胸腹前，其体积及体表面积均明显缩小，整个胎体成为头端小，臀端大的椭圆形，以适应妊娠晚期椭圆形宫腔的形状。

2. 胎产式　胎体纵轴与母体纵轴的关系称胎产式（图 4-1）。由于胎儿在子宫内的位置不同，有不同的胎产式、胎先露及胎方位。两纵轴平行者称纵产式，占妊娠足月分娩总数的 99.75%；两纵轴垂直者称横产式，仅占妊娠足月分娩总数的 0.25%。两纵轴交叉呈角度者称斜产式，属暂时的，在分娩过程中多数转为纵产式，偶尔转成横产式。

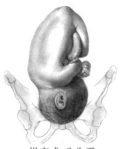 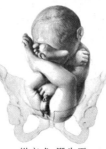 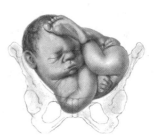

纵产式-头先露　　　　纵产式-臀先露　　　　横产式-肩先露

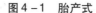

图 4-1　胎产式

3. 胎先露 最先进入骨盆入口的胎儿部分称胎先露。纵产式有头先露及臀先露，横产式为肩先露。头先露因胎头屈伸程度不同又分为枕先露、前囟先露、额先露及面先露（图4-2）。臀先露因入盆的先露部分不同，又分为混合臀先露、单臀先露、单足先露和双足先露（图4-3）。偶见头先露或臀先露与胎手或胎足同时入盆，称复合先露（图4-4）。

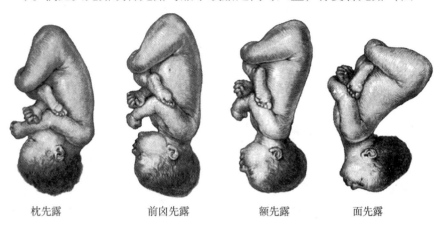

| 枕先露 | 前囟先露 | 额先露 | 面先露 |

图4-2 头先露的种类

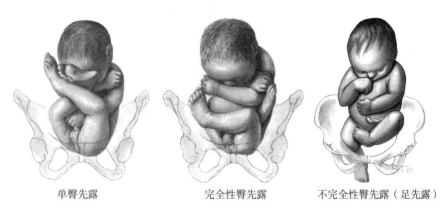

| 单臀先露 | 完全性臀先露 | 不完全性臀先露（足先露） |

图4-3 臀先露的种类

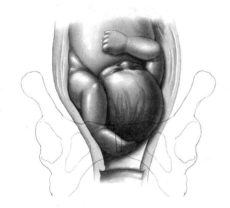

图4-4 复合先露

4. 胎方位 胎儿先露部的指示点与母体骨盆的关系称胎方位。枕先露以枕骨、面先露以颏骨、臀先露以骶骨、肩先露以肩胛骨为指示点。根据指示点与母体骨盆左、右、前、后、横的关系而有不同的胎方位。如，枕先露时，胎头枕骨位于母体骨盆的左前方，应为枕左前位，余类推。正常的胎方位为枕左前或枕右前。

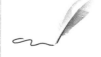

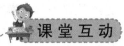

课堂互动

掌握胎方位的判断。

学生思考：妊娠 38 周，于脐下偏右侧探及胎心，四部触诊触及腹部左侧不规则且有活动感，腹部右侧宽而平坦，试推断胎方位。

教师解答：足月妊娠，头先露时，胎心在脐下偏左或偏右探及；臀先露时，胎心在脐上偏左或偏右探及，故该胎先露应为头先露。四部触诊时，胎儿肢体小且有不规则活动，胎背宽而平坦，且胎心于胎背处听得最清楚，故该胎儿胎背应位于母体右侧前方，此胎方位为枕右前。

胎产式、胎先露及胎方位的关系及种类见图 4-5。

通过腹部视诊、腹部触诊和必要时的肛门指诊、阴道检查及 B 超检查，确定胎产式、胎先露及胎方位。

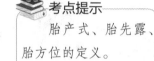

考点提示

胎产式、胎先露、胎方位的定义。

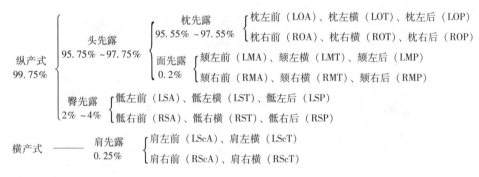

图 4-5 胎产式、胎先露和胎方位的关系及种类

本章小结

妊娠诊断主要依据症状、体征以及辅助检查。早期妊娠的临床表现有停经史、早孕反应、尿频、乳房及生殖器官的变化等；中晚期妊娠的临床表现有自觉胎动、子宫增大、听到胎心音、触到胎体等。妊娠试验、超声检查是诊断早、中晚期妊娠的常用辅助检查方法。

胎产式是指胎体纵轴与母体纵轴的关系，分为纵产式、横产式、斜产式。胎先露是指最先进入骨盆入口的胎儿部分。纵产式时，头和臀为先露；横产式时，肩为先露。胎方位是指胎儿先露的指示点与母体骨盆前、后、左、右、横的关系。如枕先露有六种胎方位：枕左前、枕右前、枕左横、枕右横、枕左后、枕右后，其中，正常的胎方位为枕左前或枕右前。

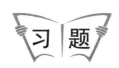

一、选择题

【A1/A2 型题】

1. 早孕的临床表现不包括
    A. 尿频　　　　　　　　　B. 腹部有妊娠纹　　　　　　C. 黑加征阳性
    D. 嗜睡、乏力、食欲不振
    E. 乳房增大，乳晕着色加深

2. 下列不属于早孕反应的症状是
    A. 停经　　　　　　　　　B. 腹泻　　　　　　　　　　C. 尿频
    D. 乳房胀痛　　　　　　　E. 头晕、恶心、食欲不振

3. 早孕出现最早及最重要的症状是
    A. 停经史　　　　　　　　B. 尿频　　　　　　　　　　C. 呕吐
    D. 腹部膨隆　　　　　　　E. 乳房胀痛

4. 下列可以准确诊断早期妊娠的是
    A. 尿频　　　　　　　　　　　　B. 子宫增大，宫颈充血，呈紫蓝色
    C. B 超探及子宫内有妊娠囊回声　　D. 尿妊娠试验阳性
    E. 停经伴嗜酸恶心

5. 下列有关早期妊娠的辅助诊断最可靠的是
    A. 妊娠试验阳性　　　　　　　　B. B 超检查可见胎心搏动、胎囊
    C. 黄体酮试验阳性　　　　　　　D. 基础体温高温相超过 3 周不下降
    E. 双合诊检查子宫增大

6. 早期妊娠的确诊依据是
    A. 停经史　　　　　　　　B. 早孕反应　　　　　　　　C. 尿妊娠试验
    D. 黑加征　　　　　　　　E. B 型超声检查

7. 妊娠 20 周时，手测子宫底高度应为
    A. 耻骨联合上 2～3 横指　B. 脐耻之间　　　　　　　　C. 脐下 1 横指
    D. 脐上 1 横指　　　　　　E. 脐上 3 横指

8. 某女，25 岁，已婚，平素月经规律。此次月经过期 15 天，近感食欲不振、恶心，首先考虑的是
    A. 宫外孕　　　　　　　　B. 怀孕　　　　　　　　　　C. 子宫肌瘤
    D. 葡萄胎　　　　　　　　E. 绝经

9. 女，28 岁，已婚。平时月经不规则，现停经 50 天。停经 32 天时尿 hCG（－），第 33 天肌注黄体酮 5 天，停药后无撤退性出血，基础体温维持在 37℃ 左右，已近 5 周。下列哪种诊断最可能
    A. Ⅰ度闭经　　　　　　　B. Ⅱ度闭经　　　　　　　　C. 早孕
    D. 多囊卵巢综合征　　　　E. 高泌乳素血症

10. 女，21岁，以往月经正常，停经4个月腹部渐增大，偶有尿频但尿常规无异常，后做妇科检查（肛查）：子宫大小不清，左下腹有一17cm×16cm×14cm大的肿物，囊性感，尚可活动，附件正常，需要选用的辅助检查诊断的是

    A. B超检查　　　　　　B. 腹部X线片　　　　　　C. 开腹探查手术

    D. 尿妊娠免疫试验　　　E. 黄体酮试验

二、思考题

1. 如何诊断早期妊娠？

2. 中、晚期妊娠的诊断方法有哪些？

3. 试述胎产式、胎先露、胎方位的定义及其分类。

（余晓莹）

第五章　产前检查

学习目标

1. **掌握**　产前检查的内容及时间；推算预产期的方法；产科腹部检查的步骤；骨盆外测量各径线名称、测量方法及正常值。

2. **熟悉**　骨盆内测量各径线名称、测量方法及正常值。

3. **了解**　产前检查的意义；孕期指导及常见症状的处理。

4. 具有产前检查的基本技能，能正确进行产前检查。

5. 能与孕妇亲切地沟通；能给孕妇做出合理的孕期指导。

　　产前检查指在妊娠开始到分娩前的整个时期，对孕妇进行健康检查以及心理上的指导，包括定期产前检查、妊娠期营养和健康指导，及时发现和处理异常情况；对胎儿进行健康检查，包括监护胎儿宫内情况、了解胎位及胎儿的发育情况、进行胎儿出生缺陷的筛查与诊断；结合孕妇及胎儿的具体情况，确定分娩方式，进行孕期宣教及卫生指导，保证孕妇和胎儿的健康直至安全分娩。

知识拓展

产前保健

　　产前保健属于围生医学的范畴。围生医学是研究在围生期内对围生儿及孕产妇卫生保健的一门科学。目的是降低围生期母儿死亡率和病残儿出生率，保障母儿健康。

　　围生期是指产前、产时和产后的一段时期。国际上对围生期的规定有以下 4 种。围生期 Ⅰ：从妊娠满 28 周（即胎儿体重 ≥1000g 或身长 ≥35cm）至产后 1 周。围生期 Ⅱ：从妊娠满 20 周（即胎儿体重 ≥500g 或身长 ≥25cm）至产后 4 周。围生期 Ⅲ：从妊娠满 28 周至产后 4 周。围生期 Ⅳ：从胚胎形成至产后 1 周。我国采用围生期 Ⅰ 计算围生期死亡率。它是衡量产科和新生儿科医疗质量的重要指标，所以孕期监护及保健是围生期保健的关键。

第一节　孕期监护

　　产前检查是监测胎儿发育、宫内生长环境及孕妇各系统变化，促进健康教育与咨询，提高妊娠质量，减少出生缺陷的重要措施。规范和系统的产前检查是确保母儿健康与安全的关键环节。

　　妊娠早、中和晚期，孕妇与胎儿的变化不同，产前检查的次数与内容也不同。

一、产前检查的时间

首次产前检查的时间应从确诊早孕时开始。主要目的：①估计和核对孕期或胎龄；②确定孕妇和胎儿的健康状况；③制定产前检查计划。首次检查时间以妊娠 6~8 周为宜，妊娠 20~36 周每 4 周检查 1 次，妊娠 36 周后每周检查 1 次，共行产前检查 9 次。高危孕妇应酌情增加产前检查次数。

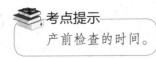

考点提示
产前检查的时间。

二、首次产前检查

应详细询问病史，进行系统的全身体格检查、产科检查和必要的辅助检查。

（一）病史

1. 年龄 年龄过小，容易发生难产；年龄过大，35 岁以上初孕妇，容易并发妊娠期高血压疾病、产力异常等。

2. 职业 接触有毒、有害或放射性物质的孕妇，可造成流产、胎儿畸形，如有铅、汞、苯及有机磷农药、一氧化碳中毒均可引起胎儿畸形。高温作业的孕妇，应在妊娠后期调换工作。

3. 本次妊娠过程 了解妊娠早期有无早孕反应、病毒感染及用药史、发热及出血史；妊娠晚期有无阴道流血、头痛、视物模糊、心悸、气短等症状；饮食营养、职业状况及工作环境、运动（劳动）、睡眠及大小便情况。

4. 推算预产期（EDC） 按末次月经（LMP）来潮第 1 日算起，月份减 3 或加 9，日数加 7（农历日期加 15）。若孕妇的末次月经是农历，应先换算成公历再推算预产期。实际分娩日期与推算的预产期有可能相差 1~2 周。若孕妇记不清末次月经日期或哺乳期无月经来潮而受孕者，可根据早孕反应开始出现时间、胎动开始时间、子宫底高度、B 超测得的胎囊大小（GS）、胎头双顶径（BPD）值等指标加以估计。

课堂互动

掌握预产期的推算。

学生思考：末次月经为 2017 年 11 月 10 日，预产期是什么时候？

教师解答：预产期应为 2018 年 8 月 17 日。月份减 3 或加 9，日数加 7。

5. 月经史和孕产史 询问初潮年龄，了解月经周期、经期、经量及伴随症状。月经周期的长短影响了预产期的推算和胎儿生长发育的监测。如月经周期 40 日的孕妇，其预产期应相应推迟 10 日。月经周期延长、缩短或不规律者应及时根据 B 超检查结果重新核对孕周并推算预产期。了解孕妇孕次、流产史、难产史及原因、死胎死产史及原因、分娩方式及有无产后出血史，了解新生儿出生时情况等。

6. 既往史和手术史 了解有无高血压、糖尿病、心脏病、血液病、肝肾疾病、结核病等，并询问发病时间及治疗情况；了解有无药物和食物过敏史；了解有无外伤史及手术史。

7. 家族史 了解家族中有无精神病史，有无妊娠合并症、双胎妊娠及其他与遗传有关的疾病等。有遗传疾病家族史者，可做染色体核型分析，以减少遗传病儿的出生率。

8. 配偶情况 询问健康状况和有无遗传性疾病等。

知识链接

染色体核型分析

染色体核型分析是指将待测细胞的染色体依照该生物（正常人体细胞的染色体数目为46条，具有一定的形态和结构）固有的染色体形态结构特征，按照一定的规定，人为地对其进行配对、编号和分组，并进行形态分析。通过分析，可以根据染色体结构和数目的变异情况来判断生物是否患有某种因染色体片段缺失、重复或倒置等引起的遗传病，以达到减少染色体遗传性疾病病儿的出生率。

染色体异常是指染色体在数目和形态结构上的异常，由染色体异常引起的疾病称为染色体病。染色体病在临床上常可造成流产、唐氏综合征（21-三体综合征）、先天性多发性畸形等。

染色体核型分析的方法有妊娠早期绒毛采样、妊娠中期羊水穿刺、脐血管穿刺、取孕妇外周血分离胎儿细胞等。

（二）全身检查

观察孕妇精神状态、营养及发育、步态，若步态不正、跛行、下肢畸形，常致骨盆歪斜；测量身高，若身高＜145cm，常伴有骨盆狭窄；测量血压，正常血压不应超过140/90mmHg；测量体重，计算体重指数（BMI），评估营养状况，妊娠晚期孕妇每周体重增加不超过0.5kg，若超过应考虑有隐性水肿；检查心、肺有无异常；检查乳房发育情况、有无乳头凹陷；注意脊柱及下肢有无畸形；观察腹壁及下肢有无水肿，妊娠晚期孕妇下肢水肿休息后能消退，属正常情况；常规妇科检查了解生殖道发育及有无畸形。

（三）产科检查

包括腹部检查、骨盆检查、阴道检查、肛门指诊检查。

1. 腹部检查 孕妇排尿后仰卧在检查床上，头部稍垫高，暴露腹部，双腿屈曲稍分开，使腹肌放松。检查者站在孕妇的右侧。

（1）视诊 注意腹部形状、大小、有无妊娠纹、有无水肿及手术瘢痕等。腹部过小、宫底过低者，可能为胎儿生长受限、孕周推算错误等；腹部过大、宫底过高者，可能为多胎妊娠、巨大胎儿、羊水过多；腹部横径较宽且宫底位置较低者，可能是横位；尖腹（初产妇常见）或悬垂腹（经产妇常见），有骨盆狭窄可能。

（2）触诊 先用软尺测子宫长度和腹围，再进行四步触诊法。子宫长度是从耻骨联合上缘到宫底的距离，腹围是平脐绕腹一周的数值。四步触诊法的目的是检查子宫大小、胎产式、胎先露、胎方位及胎先露是否衔接（图5-1）。腹部四步触诊法前三步，检查者面向孕妇头部；第四步面向孕妇足端。

第一步：检查者两手置于宫底部，手测宫底高度，估计胎儿大小与妊娠周期是否相符。然后两手指腹相对交替轻推，判断宫底部的胎儿部分，若为胎头则硬而圆且有浮球感，若为胎臀则宽而柔软且形态不规则。

扫码"看一看"

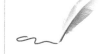

第二步：检查者两手分别置于腹部左右，一手固定，一手轻轻深按，两手交替，触到平坦饱满部分为胎背，并确定胎背向前、向侧或向后方；若触到高低不平能活动可变形部分为胎儿肢体。

第三步：检查者右手拇指与其余4指分开，置于耻骨联合上方握住胎先露部，进一步查清是胎头或胎臀，左右推动以确定是否衔接。若胎先露部仍可左右晃动，表示尚未衔接入盆；若不能被推动，则已衔接。

第四步：检查者两手分别置于胎先露部的两侧，沿骨盆入口向下深按，进一步核实胎先露部及其衔接的程度。先露为胎头时，一手能顺利进入骨盆入口，另一手则被胎头隆起部阻挡，该隆起部称胎头隆突。

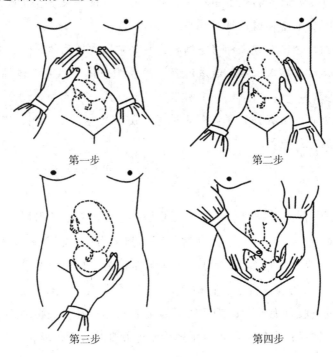

第一步　　　　　　第二步

第三步　　　　　　第四步

图 5－1　腹部四步触诊法

（3）听诊　胎心在靠近胎背上方的孕妇腹壁处听得最清楚。24 周以前，胎心音在脐下方，24 周以后，枕先露时胎心在脐右（左）下方；臀先露时胎心在脐右（左）上方；肩先露时胎心在靠近脐部下方听得最清楚（图 5－2）。

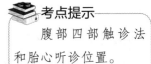

考点提示

腹部四部触诊法和胎心听诊位置。

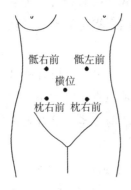

骶右前　骶左前
横位
枕右前　枕右前

图 5－2　胎心听诊位置

2. 骨盆测量　骨盆大小及其形状对分娩有直接影响，是决定胎儿能否顺利经阴道分娩的重要因素。骨盆测量分外测量和内测量两种。

（1）骨盆外测量　可间接判断骨盆大小及形状。用骨盆测量器测量以下径线。

1）髂棘间径（IS）：孕妇取伸腿仰卧位，测量两髂前上棘外缘间的距离（图 5－3），正常值为 23～26cm。

2）髂嵴间径（IC）：孕妇取伸腿仰卧位，测量两髂嵴外缘间最宽的距离（图 5－4），正常值为 25～28cm。

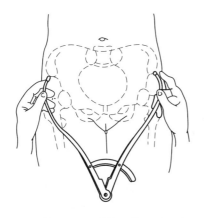
图 5-3 测量髂棘间径

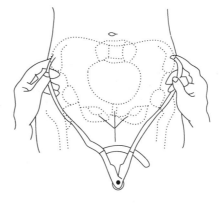
图 5-4 测量髂嵴间径

3）骶耻外径（EC）：孕妇取左侧卧位，左腿屈曲，右腿伸直，测量第 5 腰椎棘突下至耻骨联合上缘中点的距离（图 5-5），正常值为 18～20cm。第 5 腰椎棘突下相当于米氏菱形窝的上角。此径可间接推测骨盆入口前后径的长度，是骨盆外测量中最重要的径线。骶耻外径与骨质厚薄有关，骶耻外径值减去 1/2 尺桡周径（围绕右侧尺骨茎突测得的前臂下端周径）值，即相当于骨盆入口前后径值。

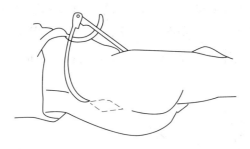
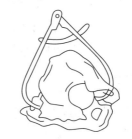
图 5-5 测量骶耻外径

4）坐骨结节间径（IT）或称出口横径（TO）：孕妇取仰卧位，两腿向腹部弯曲，双手抱双膝，测量两坐骨结节内侧缘间的距离（图 5-6），正常值为 8.5～9.5cm。也可用检查者的手拳估计，能容纳成人横置手拳则属正常。此径线直接测出骨盆出口横径长度。若此径值 <8cm，应加测出口后矢状径。

5）出口后矢状径：测量结节间径中点至骶骨尖端的长度。检查者戴手套，右手示指伸入孕妇肛门向骶骨方向，拇指置于孕妇体外骶尾部，两指共同找到骶骨尖端，用骨盆出口测量器一端放在坐骨结节间径中点，另一端放在骶骨尖端处，即可测量出口后矢状径，正常值为 8～9cm。出口后矢状径与坐骨结节间径值之和 >15cm，表示骨盆出口狭窄不明显。

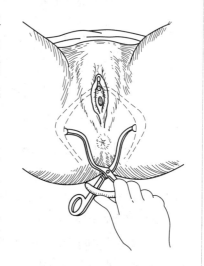
图 5-6 测量坐骨结节间径

6）耻骨弓角度：两手拇指指尖斜着对拢放在耻骨联合下缘，左右两拇指平放在耻骨降支上，两拇指间角度为耻骨弓角度（图 5-7），正常值为 90°，小于 80°为异常。此角度反映骨盆出口横径的宽度。

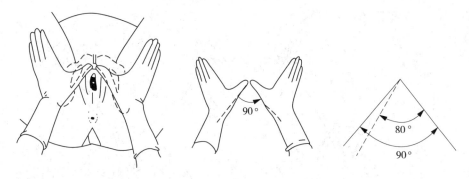

图 5-7　测量耻骨弓角度

（2）骨盆内测量　测量时孕妇取仰卧截石位。适用于骨盆外测量有异常或有难产史者。于妊娠 24~36 周阴道松软时测量为宜，过早测量阴道较紧，近预产期测量容易引起感染。测量时，孕妇取膀胱截石位，消毒外阴，检查者戴消毒手套并涂以润滑油。

1）对角径（DC）：为耻骨联合下缘到骶岬上缘中点的距离，正常值为 12.5~13cm，此值减去 1.5~2cm，为骨盆入口前后径的长度，又称真结合径，正常值为 11cm。检查者将一手示、中指伸入阴道，用中指指尖触到骶岬上缘中点，示指上缘紧贴耻骨联合下缘，另一手示指标记此接触点，抽出阴道内的手指，测量中指尖到此接触点的距离，即为对角径（图 5-8）。测量时，若中指指尖触不到骶岬上缘，表示对角径值 >12.5cm。

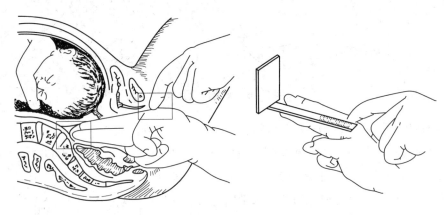

图 5-8　测量对角径

2）坐骨棘间径：测量两坐骨棘间的距离，正常值为 10cm。方法为一手示、中指放入阴道内，触及两侧坐骨棘，估计其间的距离（图 5-9）。坐骨棘间径是中骨盆最短的径线，此径线过小会影响分娩过程中胎头的下降。

3）坐骨切迹宽度：代表中骨盆后矢状径，其宽度为坐骨棘与骶骨下部间的距离，即骶棘韧带宽度。将阴道内的示指置于韧带上移动（图 5-10），正常能容纳 3 横指（5.5~6cm），否则为中骨盆狭窄。

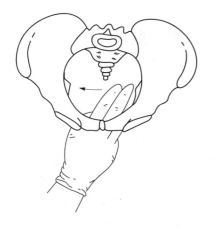
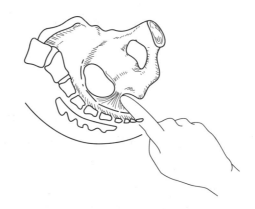

图 5-9　测量坐骨棘间径　　　　　　图 5-10　测量坐骨切迹宽度

3. 阴道检查　妊娠早期初诊时，可做盆腔双合诊检查，了解软产道及盆腔情况。妊娠 24 周左右首次产前检查时需测量对角径。妊娠最后 1 个月内，应避免阴道检查，以免造成感染。如确实需要检查，应在严格无菌操作下进行。

4. 肛门检查　可以了解胎先露部、骶骨前面弯曲度、坐骨棘间径、坐骨切迹宽度及骶尾关节活动度，并测量出口后矢状径。

（四）辅助检查

1. 实验室检查　常规进行红细胞计数、白细胞总数及分类、血小板、血红蛋白值、血细胞比容、血型、肝肾功能、糖耐量、尿蛋白、尿糖、尿液镜检、阴道分泌物、人类免疫缺陷病毒（HIV）筛查等检查。若有妊娠合并症者还需进行相关检查，如出凝血时间、血液生化、电解质测定、胸部 X 线片、心电图及乙肝表面抗原抗体等。

2. B 超检查　孕早期 B 超检查可了解是否宫内妊娠、孕周、胎儿是否存活、胎儿数目等情况；孕 20～24 周，B 超检查可了解胎儿是否畸形、胎方位、胎心率、胎儿大小（评估生长速度）、胎动及羊水量等情况；预期产前 1～2 周，B 超检查可了解有无脐带绕颈、羊水、胎盘、胎位、胎心等情况，以决定分娩方式。

3. 其他　对高龄孕妇、有死胎死产史，胎儿畸形史和患遗传性疾病的孕妇，应作唐氏筛选、甲胎蛋白测定、染色体核型分析等。

三、复诊产前检查

复诊产前检查应包括以下内容。

1. 询问孕妇前次产前检查后有无异常情况出现，如头痛、视物模糊、水肿、阴道流血、阴道分泌物异常、胎动异常等，经检查后给予相应的处理。

2. 测量孕妇血压、体重，检查有无水肿及其他异常，复查血常规和尿常规，有无贫血和尿蛋白。

3. 复查胎位，听胎心，并注意胎儿大小，测宫高及腹围，判断与妊娠周数是否相符等。必要时行 B 超检查。

4. 进行孕期卫生宣教，并预约下次复诊时间。

考点提示

　　骨盆外测量、内测量各径线名称、测量方法及正常值。

第二节 孕期指导及常见症状的处理

一、孕期指导

（一）营养指导

妊娠期妇女是特定生理状态下的人群，为适应妊娠期间增大的子宫、乳房、胎盘及胎儿生长发育需要，妊娠期所需营养需高于非妊娠期。若孕妇营养不良，会直接影响胎儿生长和智力发育，导致器官发育不全、胎儿生长受限及低体重儿，容易造成流产、早产、胎儿畸形和胎死宫内；若营养过剩，会引起巨大儿，导致难产和微量元素过剩引起中毒反应。故孕期要制定合理的饮食计划，摄入富含蛋白质、脂肪、糖类、微量元素（铁、钙、锌、碘、硒、钾）和维生素（维生素 A、B 族维生素、维生素 C、维生素 D）的饮食。

妊娠期需监测孕妇体重变化，每周体重增量维持在 0.5kg 左右，整个妊娠期体重增量应在 10~12kg。

（二）健康指导

1. 衣着 衣着应宽大舒适、柔软，不宜束胸束腹，以免影响血液循环和胎儿宫内活动及发育，造成胎儿异常；穿轻便舒适的平跟鞋。

2. 卫生 孕妇汗腺及皮脂腺分泌旺盛，应勤洗澡、更衣，妊娠最后 3 个月不宜盆浴，以免造成感染。保持良好的口腔卫生习惯，饭后、睡前选用软毛牙刷刷牙。

3. 睡眠 孕妇需充足的休息和睡眠，每日睡眠应在 10 小时左右，午休 1~2 小时。卧床时宜左侧卧位。

4. 工作 孕妇可正常工作（避免高强度的工作、重体力劳动、高噪音环境）和做日常家务到 28 周，28 周后适当减轻工作量。

5. 生活方式 改变不良的生活习惯（如吸烟、酗酒、吸毒等）；避免接触有毒有害物质（如放射线、高温、苯、农药等）；慎用药物，避免使用可能影响胎儿正常发育的药物。

6. 胎儿监护 妊娠中晚期，学会计数胎动，每小时不低于 3 次，12 小时胎动总数在 30 次或以上。

7. 性生活 妊娠前 3 个月和后 3 个月，避免性生活，以防流产、早产和感染。

8. 胎教 胎教是有目的、有计划地为胎儿的生长发育实施最佳措施。

9. 异常症状的判断 出现阴道流血、寒战、发热、腹痛、头痛、视物模糊、胸闷、心悸、液体突然自阴道流出、胎动计数突然减少等症状，应立即就诊。

> **知识链接**
>
> **胎　教**
>
> 胎教是根据胎儿各感觉器官发育成长（5 周即有生理反射功能，10 周形成感觉、触觉功能，20 周对音响有反应，30 周有听觉、味觉、嗅觉和视觉功能）的实际情况，有针对性地、积极主动地给予合理的信息刺激（视觉、听觉、触觉等），使胎儿大脑神经细胞不断增殖，神经系统和各个器官的功能得到合理的开放和训练，以最大限度地发掘胎儿的智力潜能。

胎教方法如下。

1. 音乐 16周开始，1~2次/日，15~20分/次，胎儿有胎动时进行。播放机距离孕妇1m，音响65~70分贝。

2. 抚摸 20周后，孕妇每晚睡前，排空膀胱，平卧床上，放松腹部，双手由上至下，从右向左，抚摸胎儿，5~10分/次。

3. 语言 孕3~4个月开始，与胎儿进行语言交流，内容不限。

4. 其他 心音、光照、营养、情绪、触压、拍打等。

(三) 心理指导

孕妇的情绪变化可对胎儿产生影响。若孕妇经常心境不佳、焦虑、恐惧、紧张、悲伤等，会导致胎儿发生腭裂，会影响胎儿脑部发育；会导致孕妇流产、早产、产程延长或难产。孕期保持心理健康，解除精神压力，可预防妊娠期及产后身体、心理问题的发生。

二、常见症状的处理

1. 消化系统症状 早孕反应者，少食多餐，忌油腻，可给维生素 B_6 10~20mg，每日3次口服；消化不良者，口服维生素 B_1 20mg、干酵母3片及胃蛋白酶0.3g，饭时与稀盐酸1ml同服，每日3次。妊娠3个月后仍持续呕吐且症状严重，属妊娠剧吐，按该病治疗；孕期出现胃灼热时，应避免餐后弯腰和平躺，适当活动可减轻症状，必要时口服抑酸剂（氢氧化铝）。

2. 便秘 妊娠期肠蠕动减弱，排空时间延长，水分被肠壁吸收，加之增大子宫及胎先露压迫肠道下段，常会引起便秘。孕妇应养成定时排便习惯，并每日多吃易消化的、富含纤维素的新鲜蔬菜和水果，进行适当的运动。必要时用缓泻剂（如开塞露、甘油栓），禁用峻泻剂（硫酸镁），不应灌肠，以免引起流产或早产。

3. 痔疮 妊娠可使原有的痔疮复发或加重，或痔疮在妊娠期间首次出现。系因增大子宫压迫或妊娠期便秘，使痔静脉回流受阻，引起直肠静脉压力升高所致。应多吃蔬菜，少吃辛辣食物，必要时服缓泻剂纠正便秘，分娩后痔疮会减轻或消失。

4. 贫血 妊娠中晚期对铁需求量增多，孕妇可适当增加含铁丰富的食物（如动物肝脏、瘦肉、蛋黄等），也可在妊娠4~5个月开始补充铁剂，如硫酸亚铁0.3g，每日1次口服，预防贫血。若发生贫血，应查明原因并对症治疗。缺铁性贫血最常见，治疗时应加大铁剂量，可给予硫酸亚铁0.6g，同时给维生素C促进铁的吸收。

5. 下肢肌肉痉挛 是缺钙的表现，常发生于小腿腓肠肌，妊娠晚期多见，常在夜间发作，多能迅速缓解。孕妇可增加饮食中钙、维生素D的摄入，避免腿部疲劳、受凉，预防肌肉痉挛。若痉挛发作，背屈下肢，进行局部热敷、按摩，直至痉挛消失。必要时可补充钙剂。

6. 下肢水肿 妊娠晚期，孕妇常出现踝部及下肢轻度水肿，休息后消退，属正常现象。睡眠时取左侧卧位，下肢垫高15°能使下肢血液回流改善，水肿可减轻。若下肢明显凹陷性水肿或休息后不消退，应考虑妊娠期高血压疾病、妊娠合并肾脏疾病等。

7. 下肢及外阴静脉曲张 增大子宫压迫下腔静脉造成股静脉压力增高引起，随妊娠次数增多而加重。妊娠晚期，应避免长时间站立，可穿弹力袜或下肢绑弹力绷带，睡眠时应适当垫高下肢以利静脉回流。外阴部静脉曲者，可垫枕于臀下，分娩时应防止外阴部静脉曲张破裂。

8. 腰背痛 妊娠期关节韧带松弛，增大的子宫向前突使躯体重心后移，腰椎向前突，使腰背肌处于持续紧张状态，孕妇常感轻微腰背痛。休息时，腰背部垫枕头可缓解疼痛；疼痛严重时须卧床休息、局部热敷或服镇痛药。

9. 仰卧位低血压 妊娠晚期，若孕妇长时间仰卧，因增大的子宫压迫下腔静脉，使回心血量及心排血量减少，会出现低血压。此时孕妇改为左侧卧位，血压可迅速恢复正常。

10. 外阴阴道假丝酵母菌 30%孕妇的阴道分泌物中可培养出假丝酵母菌。部分孕妇有阴道分泌物增多、外阴瘙痒伴疼痛、红肿等症状，给予阴道放置克霉唑栓剂等治疗。

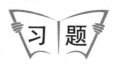

本章小结

· 产前检查时间：首次检查时间一般在 6~8 周为宜，妊娠 20~36 周每 4 周检查一次，妊娠 37 周以后每周检查一次，共行产前检查 9~11 次。

· 预产期推算：以末次月经来潮的第 1 天算起，月份减 3 或加 9，日数加 7。

· 产前检查

腹部检查：掌握腹部四步触诊及胎心听诊法操作。

骨盆测量：分为外测量和内测量。包括髂棘间径 23~26cm、髂嵴间径 25~28cm、骶耻外径 18~20cm、坐骨结节间径 8.5~9.5cm、出口后矢状径 8.5cm，耻骨弓角度 90°，骶耻内径 12.5~13cm、坐骨棘间径 10cm，坐骨切迹宽度 5.5~6cm 等。

习 题

扫码"练一练"

一、选择题

【A1/A2 型题】

1. 首次产前检查应开始的时间是
   A. 确诊早期妊娠时　　　B. 妊娠 16 周　　　C. 妊娠 20 周
   D. 妊娠 24 周　　　E. 妊娠 28 周以后

2. 关于预产期的推算，正确的是
   A. 末次月经干净之日起　　　B. 末次月经来潮之日起　　　C. 早孕反应出现时间
   D. 胎动开始时间　　　E. 子宫底高度

3. 有关检查胎位的四步触诊法，下述错误的哪项
   A. 第一步是双手置于子宫底部了解宫底高度，并判断是胎头还是胎臀
   B. 第二步是双手分别置于腹部两侧，辨别胎背方向
   C. 第三步是双手置于耻骨联合上方，弄清先露部是头还是臀
   D. 第四步是双手插入骨盆入口，进一步检查先露部，并确定入盆程度

E. 用以了解子宫的大小，胎先露、胎方位

4. 对角径是指

    A. 骨盆入口平面的前后径   B. 中骨盆平面的前后径

    C. 坐骨棘间径   D. 耻骨联合下缘至骶岬上缘中点

    E. 耻骨联合下缘至骶尾关节

5. 胎头于临产后迟迟不入盆，骨盆测量径线最有价值的是

    A. 髂棘间径   B. 髂嵴间径   C. 骶耻外径

    D. 坐骨棘间径   E. 对角径

6. 孕妇在产前检查时，手测宫底高度在脐上 1 横指，其孕周大致为

    A. 20 周末   B. 20 ~ 24 周   C. 24 周末

    D. 24 ~ 28 周   E. 16 ~ 20 周

7. 骨盆出口横径小于 8cm，应进一步测哪条径线

    A. 骶耻内径   B. 骨盆出口前矢状径   C. 骨盆出口后矢状径

    D. 粗隆间径   E. 骶耻外径

8. 下列指导中，不妥的是

    A. 增加营养，防止钙铁等缺失   B. 孕 12 周前避免性交，以防流产

    C. 下肢肌肉痉挛时及时补钙   D. 避免仰卧，休息时取右侧卧位

    E. 阴道分泌物增多伴外阴瘙痒，应及时就诊

9. 女性，28 岁，孕 33 周，产前检查胎背位于母体腹部右侧，胎心位于右上腹，宫底可触及浮球感，胎方位为

    A. LOA   B. LOT   C. RSA

    D. LSA   E. LOP

【A3 型题】

(10 ~ 11 题共用题干)

李女士，28 岁，2017 年 4 月确诊早孕，现已妊娠 6 个月，进行产前检查。

10. 进行骨盆测量得出坐骨结节间径小于正常值，提示

    A. 孕妇身材矮小   B. 出口横径偏小   C. 入口前后径偏小

    D. 中骨盆偏小   E. 出口前后径偏大

11. 四步触诊胎背位于母体腹部右侧，宫底可触及浮球感，听诊胎心部位正确的是

    A. 脐周   B. 脐下左侧   C. 脐下右侧

    D. 脐上左侧   E. 脐上右侧

【B 型题】

(12 ~ 14 题共用备选答案)

    A. 25 ~ 28cm   B. 23 ~ 26cm   C. 18 ~ 20cm

    D. 8. 5 ~ 9. 5cm   E. 10cm

12. 髂嵴间径正常平均值

13. 骶耻外径正常平均值

14. 坐骨棘间径正常平均值

二、思考题

1. 简述腹部四步触诊法的操作方法。

2. 复诊产前检查包括哪些内容？

（徐　芹）

第六章　妊娠时限异常

学习目标

1. **掌握**　流产、早产的概念；流产的临床表现、临床类型、诊断及处理；过期妊娠的处理。

2. **熟悉**　流产的病因；早产的临床表现、诊断、鉴别诊断及处理；过期妊娠的概念、病因、病理、诊断、对母体与胎儿的影响。

3. **了解**　早产的预防。

4. 具备对流产、早产和过期妊娠进行正确诊断和处理的能力。

5. 关心患者，能与患者及家属进行良好沟通并对其进行健康教育。

第一节　流　产

案例讨论

[案例]

患者，女，28岁，停经10周，少量阴道流血8天。2天前阴道出血量明显增多，伴有烂肉样组织排出。查体：血压85/50mmHg，心率105次/分。妇科检查：阴道内有大量血液，宫口已开，可见胎盘组织嵌顿于宫口处，子宫增大如孕7周大小，有轻压痛。

[讨论]

1. 该患者最可能的临床诊断及诊断依据是什么？

2. 针对该患者的情况，最恰当的处理是什么？

流产是指妊娠时间不满28周、胎儿体重小于1000g而终止者。流产根据发生时间不同分为早期流产和晚期流产。早期流产是指于妊娠12周前终止者，而于妊娠12周至不满28周期间终止者则为晚期流产。流产又可分为人工流产和自然流产两种情况，本节内容仅阐述自然流产这种情况。在全部妊娠中，自然流产的发生率占10%~15%，其中80%以上为早期流产。

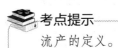
考点提示

流产的定义。

一、病因

病因较多，主要包括遗传基因缺陷、母体因素、环境因素、免疫因素四个方面。

（一）遗传基因缺陷

早期自然流产时，染色体异常是导致其发生的主要原因，占50%~60%，而且随着孕妇年龄的不断增加，其发生率也在不断增加。胚胎染色体异常极少数未发生流产，可能继续发育成胎儿，但这些胎儿常会合并畸形或伴随某些功能异常。染色体异常主要包括两种情况：染色体数目异常、结构异常。

1. 染色体数目异常 占多数，主要有三体综合征、三倍体以及 X 单体等，其中最常见的为 21、18、16、13 - 三体综合征。

2. 染色体结构异常 主要包括染色体缺失、断裂、倒置和易位四种情况。

（二）母体因素

1. 全身性疾病 妊娠期间若同时伴有全身性疾病，可导致流产的发生。妊娠期间出现病毒感染，如巨细胞病毒、单纯疱疹病毒等，这些病毒可通过胎盘作用于胎儿，导致胎儿死亡，从而引起流产；妊娠期间出现高热等急性病时，可诱发子宫收缩从而导致流产的发生；妊娠期间出现心力衰竭、严重贫血或慢性消耗性疾病等，可引起胎儿宫内缺氧，从而导致流产；孕妇患高血压或慢性肾炎，常可导致胎盘发生梗死，从而发生流产。

考点提示

早期自然流产最常见的原因是染色体异常。

2. 生殖器官疾病 孕妇若有纵隔子宫及子宫发育不良等子宫畸形、黏膜下子宫肌瘤等生殖器官疾病，可使胚胎着床发育受到影响而引起流产。孕妇宫颈如有重度裂伤或内口松弛，容易发生胎膜早破，从而导致晚期流产。

考点提示

晚期自然流产最常见的原因为宫颈内口松弛。

3. 创伤 妊娠期受到创伤常可刺激子宫收缩而引起流产，如早期进行腹部手术或中晚期受到外伤等。

4. 内分泌失调 胚胎发育是否良好与孕妇的内分泌功能有着密切的关系，若有多囊卵巢综合征或出现黄体功能不足、甲状腺功能低下等，可能导致流产的发生。

5. 生活方式不良 妊娠期间，不良的生活方式可引起流产，如过量饮用咖啡、酗酒、过量吸烟等。

（三）环境因素

妊娠期间过多接触物理因素（如放射线等）和有害的化学物质（如甲醛、氧化乙烯、砷、苯等），可以对胚胎或胎儿造成损害，常可导致流产。

（四）免疫因素

免疫因素引起流产主要有同种免疫功能异常和自身免疫功能异常这两种情况。妊娠犹如同种异体移植，胚胎和胎儿则是同种异体移植物，妊娠能发展下去的基础就是基于母体对胚胎和胎儿的免疫耐受性。妊娠期间，如果母体对胚胎和胎儿的免疫耐受性下降，母体则会对胚胎和胎儿产生排斥，从而导致流产的发生。引起流产发生的免疫因素主要有抗精子抗体存在、母胎（ABO 及 Rh）血型抗原不合、孕期母体封闭抗体不足、胎儿特异抗原、母体抗父方淋巴细胞的细胞毒抗体不足以及母体细胞免疫调节失调等。系统性红斑狼疮、抗磷脂抗体综合征等自身免疫性疾病常与复发性流产的发生有一定的关系。

知识链接

母胎血型不合

　　母胎血型不合包括 ABO 血型不合和 Rh 血型不合两种，最常见的类型为 ABO 血型不合，Rh 血型不合位居其次。无论哪一种血型不合都有可能导致同种免疫性溶血，但两者表现不完全相同。ABO 血型不合主要表现为新生儿在出生 24 小时内出现溶血、贫血、黄疸等，而在胎儿期通常无严重不良表现。Rh 血型不合者主要表现为在胎儿期出现胎儿溶血、贫血、水肿，甚至胎死宫内等情况。通常在第一胎不会发生，但母亲如果以前输注过 Rh 阳性红细胞，即使第一胎也可发生 Rh 血型不合。其不良妊娠结局也会随着妊娠次数不断增加而增加。

二、病理

　　1. 妊娠 8 周前　此时发生的流产为早期流产，通常胚胎多数先死亡，随后出现底蜕膜出血，从而导致胚胎的绒毛与底蜕膜进行分离，这些分离的胚胎组织如同异物，可刺激子宫进行收缩从而被排出。妊娠 8 周以内，胎盘绒毛尚未发育成熟，其与子宫蜕膜连接尚不牢固，此时流产，胎盘绒毛容易与底蜕膜分离，妊娠产物多数情况下可以完整地从子宫壁分离而被完整排出，通常出血不多。

　　2. 妊娠 8～12 周　此时虽然胎盘尚未完全形成，但是胎盘绒毛发育很茂盛，其与底蜕膜联系也较 8 周前更牢固。流产若发生在此时，胎盘绒毛不易与底蜕膜分离，妊娠产物往往不容易被完整排出，残留于宫腔内的组织可影响子宫收缩，从而导致出血较多。

　　3. 妊娠 12 周后　此时发生的流产为晚期流产，此时胎盘已完全形成，流产过程与足月分娩相似，通常先出现腹痛，然后胎儿、胎盘相继娩出。若底蜕膜反复出血，凝固的血块可将胎块进行包绕，从而形成血样胎块。若胎儿长时间被挤压，可形成纸样胎儿。还可见到脐带异常、压缩胎儿、石胎等病理表现。

三、临床表现

（一）症状

　　1. 停经史　常有明显的停经史，流产患者可根据流产时停经时间的长短分为两种情况，即早期流产和晚期流产。

　　2. 腹痛　流产时出现的腹痛常为宫缩样疼痛。早期流产患者腹痛往往出现在阴道流血之后，主要是由于阴道流血后宫腔内积存的血液、血块刺激子宫，出现子宫收缩，常表现为持续性下腹痛。晚期流产则与早期流产不同，其先出现阵发性子宫收缩，然后胎儿胎盘娩出，故其腹痛出现在阴道流血之前。

　　3. 阴道流血　早期流产发生在妊娠 12 周前，往往在流产开始时，绒毛与蜕膜便发生分离，从而使血窦开放，开始出现阴道流血，并且流血量常较多；晚期流产发生在妊娠 12 周之后，此时胎盘已经形成，因此，晚期流产过程与早产相似，于胎儿娩出后发生胎盘剥离娩出，其特点是阴道流血出现在腹痛之后，一般出血量不多。阴道出血量过多时，可出现面色苍白、烦躁、头晕、脉搏细数、血压下降等休克表现。

（二）临床类型

根据自然流产临床发展的过程不同，常将其分为以下 7 种类型，其中包括先兆流产、难免流产、不全流产和完全流产 4 种常见类型，以及稽留流产、复发性流产和流产感染 3 种特殊类型。

1. 先兆流产 指妊娠 28 周前妊娠组织尚在宫腔内，但已经出现了流产的症状。通常表现为阴道少量流血，色鲜红，若血液停留时间较长，则呈暗红色。无腹痛或腹痛程度较轻。妇科检查：宫体大小与停经月份相符，宫颈口闭合，胎膜未破。行尿妊娠试验检查呈阳性。先兆流产患者若经安胎对症处理后症状消失，仍可继续妊娠；若症状加重，则可能进一步发展为难免流产。

2. 难免流产 指妊娠难以持续，流产已不可避免。是先兆流产的继续，阴道出血量明显增多，持续时间较长，阵发性下腹痛加剧，或胎膜破裂，有羊水流出。妇科检查：宫体大小与停经月份相符或略小，宫颈口开大，有时可于宫颈口处见到胚胎组织。

3. 不全流产 难免流产进一步发展，部分妊娠组织从宫腔内排出，仍有部分妊娠组织留置在宫腔内，或者组织嵌顿于宫口处，子宫不能很好地收缩，从而导致大量流血，甚至引起休克，流血时间较长，容易出现宫内感染。妇科检查：宫体小于停经月份，宫颈口开大，有时可见胚胎组织堵塞于宫颈口处，不断有血液流出。

4. 完全流产 常发生于妊娠 8 周前，胎儿胎盘组织已全部从宫腔内排出，阴道流血和腹痛逐渐停止。妇科检查：子宫体大小接近于正常大小，宫颈口关闭。

5. 复发性流产 指连续 2 次或 2 次以上发生自然流产者，称为复发性流产，每次流产发生时间多数在同一妊娠月份，其发生率约占自然流产总数的 15%。早期流产比较多见，其发生原因常为甲状腺功能低下、免疫因素异常、黄体功能不足、染色体异常等。晚期流产比较少见，其最常见发生原因为宫颈内口松弛，还有子宫肌瘤、子宫发育不良、子宫畸形等。宫颈内口松弛者，患者多无自觉症状，通常于妊娠中期，随着胎儿不断长大和羊水逐渐增多，宫腔内压力也随之增加，从而使胎囊逐渐向宫颈内口突出，宫颈管短缩，宫口扩张。若胎膜发生破裂，胎儿容易排出。

6. 稽留流产 指胚胎或胎儿已经在宫内死亡，但是仍然滞留在子宫腔内，尚未自然排出，称为稽留流产，又称过期流产。主要表现为早孕反应消失，胚胎或胎儿在宫腔内死亡后，子宫不再随着妊娠月份增加而增大，反而不断缩小。若已至中期妊娠，胎动消失，孕妇腹部不见增大。妇科检查：子宫小于停经月份，质地不软，宫颈口未开，未闻及胎心。若胚胎或胎儿在宫内死亡，并且长时间滞留于子宫腔内，常可导致其在宫腔内发生机化，与宫壁粘连，不易剥离完全。胚胎组织长时间滞留容易发生坏死溶解，还可产生组织凝血因子，影响母体凝血功能，可能导致 DIC 的发生。

7. 流产感染 流产感染是指流产过程中，若出现有组织残留于宫腔内、流血时间比较长或非法堕胎等情况，有可能导致宫腔内感染，甚至严重时，感染可逐渐扩展到盆腔、腹腔甚至全身，从而并发盆腔炎、腹膜炎甚至败血症及感染性休克等。

> **考点提示**
> 自然流产的 7 种临床类型（4 种常见类型和 3 种特殊类型）。

四、诊断

临床上，对流产进行诊断一般很容易。通过详细询问病史，结合患者的临床表现多能明确诊断，只有必要时才需进行相关辅助检查。流产确诊以后，还应明确其临床类型，从而决定进一步处理方案。

1. 病史 应询问患者有无停经史和阴道流血，并详细询问阴道流血情况，包括流血量、颜色以及持续时间，是否伴有腹痛以及腹痛的部位、程度和性质，有无早孕反应、反复流产的病史，还应了解有无阴道排液以及排液的量、颜色和气味，有无妊娠产物排出等，从而明确流产诊断以及临床类型。应询问患者既往有无全身性疾病、内分泌功能失调、有无接触有毒有害物质以及生殖器官疾病等情况，从而对发生流产的病因进行分析判断。

2. 查体 检查患者全身情况：观察有无面色苍白等贫血的表现，并对患者的血压、体温及脉搏等生命体征进行测量，了解有无感染的情况。专科查体：了解子宫大小，判断其与停经周数是否相符，严格消毒外阴，行妇科检查，观察有无液体自宫口流出，有无妊娠产物堵塞于宫颈口，了解宫颈口是否扩张，胎囊是否膨出；并检查双侧附件区有无增厚、包块、是否有压痛。在进行专科查体时应动作轻柔，尤其对疑为先兆流产患者。

3. 辅助检查 对明确诊断或者判断临床类型有困难者，必要时可采用必要的相关辅助检查。

（1）B 超检查 目前，B 超检查应用较广，有助于确定流产的临床类型和对流产进行鉴别诊断。对考虑可能为先兆流产的患者，可通过 B 超检查观察妊娠囊的位置和形态、有无胎动以及胎心的情况，从而判断胚胎或胎儿是否存活，有助于制定正确的治疗方案和判断预后。如果妊娠囊的位置下移或妊娠囊形态出现异常，则预后不良。B 超检查还有助于对稽留流产和不全流产等情况的诊断。

（2）妊娠试验 近年来，临床多采用早早孕试纸法来明确是否妊娠。可通过采用酶联免疫吸附试验或放射免疫法，进行血 hCG 的定量测定，从而有助于进一步判断流产的预后。

（3）其他激素测定 对先兆流产患者，可通过测定血孕酮的水平，可以用来评估先兆流产的预后。

五、鉴别诊断

首先，应对流产的临床类型进行鉴别，其次，早期流产还应与功能失调性子宫出血、异位妊娠、子宫肌瘤以及葡萄胎等情况进行鉴别（表 6-1）。

表 6-1　各种流产临床类型的鉴别

临床类型	病史			妇科检查	
	流血量	下腹痛	组织排出	子宫颈口	子宫大小
先兆流产	少	轻微或无	无	闭合	与妊娠周数相符
难免流产	中→多	加剧	无	扩张	与妊娠周数相符或略小
不全流产	少→多	减轻	部分组织排出	扩张或有组织堵塞	小于妊娠周数
完全流产	少→无	无	全部组织排出	闭合	正常或略大

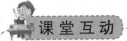

掌握了难免流产和不全流产的症状、体征和相关辅助检查。

学生思考：如何根据临床表现区分难免流产和不全流产？

教师解答：难免流产和不全流产临床表现很相似，主要区分点在于是否有妊娠组织排出。如果有妊娠组织排出，则为不全流产，如果没有，则为难免流产。

六、处理

流产一旦确诊，应根据流产的不同临床类型，及时给予恰当的处理。

1. 先兆流产　嘱患者卧床休息，禁止性生活，尽量减少不必要的刺激，对精神高度紧张的患者，可给予对胎儿危害小的镇静剂。对于黄体功能不足的患者，可给予黄体酮 20mg 肌注，每日或隔日一次，也可给予 hCG 1000U 肌注，每日一次，维持黄体功能。维生素 E 也具有保胎效果。对于甲状腺功能低下患者，可给予小剂量甲状腺素。此外，还应关注先兆流产患者的心理情绪，增强其治疗的信心。经过 2 周的治疗，如果症状消失，超声检查提示胚胎存活，则可继续妊娠；如果症状不见缓解甚至加重者，经超声检查提示可能胚胎发育异常或胚胎发育不良，血 hCG 测定值下降，则应终止妊娠。

2. 难免流产　一旦确诊，应尽早将宫腔内胚胎及胎盘组织完全排出。妊娠 12 周内的早期流产时，应及时行刮宫术或吸宫术，术前可给予缩宫素 10U 肌注，术后要将排出的妊娠产物进行仔细检查，并送病理化验。妊娠 12 周以上的晚期流产时，因子宫较大，容易出现出血过多的情况，可先给予缩宫素 10 单位加入 5% 葡萄糖液 500ml 内静脉滴注，通过促进子宫收缩排出胚胎组织。在胎儿和胎盘组织排出后，应认真检查排出组织是否完全，必要时行清宫术以清除宫腔内残留的胚胎组织。术后应给予抗生素预防感染。对于出血多的患者，还可以给予缩宫素以减少出血。若出现出血多伴有休克的情况下，应在积极纠正休克的同时行清宫术。

3. 不全流产　一旦确诊，对于未合并感染者，应及时行钳刮术或吸宫术，将宫腔内残留的组织清除。若流血过多并伴有休克者，应在积极纠正休克的同时行清宫术。术后应给予抗生素预防感染。若出血量少或已经出血停止，但是合并感染者，应待感染控制后再行清宫术。刮出组织应送病理进行检查。

4. 完全流产　如果流产症状消失，超声明确宫腔内无残留组织，如未出现感染征象，一般不需要进行特殊处理。

5. 稽留流产　此种类型流产处理起来比较困难。应尽早排出宫腔内的妊娠组织。若稽留时间过长，有可能会出现凝血功能障碍，甚至出现 DIC，从而导致严重出血。因此，在处理之前，应进行凝血功能相关检查，包括出凝血时间、血纤维蛋白原、血常规、血小板计数、凝血酶原时间、凝血块收缩试验、纤维蛋白原及血浆鱼精蛋白副凝试验（3P 试验）等，同时应作好输血的准备。根据凝血功能是否正常，可分为以下两种情况。

（1）凝血功能正常　凝血功能正常的稽留流产患者，在对其进行处理之前，为避免操作时宫缩不佳而导致大出血，可先应用大剂量的雌激素来提高子宫肌对缩宫素的敏感性。常用药物有己烯雌酚 5mg 每日 3 次口服或炔雌醇 lmg 每日 2 次口服，连用 5 日。对于子宫小于 12 孕周大小者，可行刮宫术，术时可应用缩宫素促进子宫收缩以减少出血，由于胚胎组织有时可能发生机化，与宫壁粘连紧密，可造成刮宫困难。因此，操作时应动作轻柔，避免造成子宫穿孔，如果一次不能刮净，可于 5 ~ 7 日后再次行刮宫术。对于子宫大于 12 孕周大小者，可通过应用静脉滴注缩宫素，也可用依沙吖啶或前列腺素等进行引产，诱发宫缩后促使胎儿、胎盘排出。

（2）凝血功能障碍　一旦凝血功能出现障碍，应尽早通过输新鲜血、使用肝素和纤维蛋白原等纠正凝血功能，待凝血功能好转后，再行刮宫术或进行引产。

6. 复发性流产　复发性流产主要以预防为主。

（1）染色体异常夫妇，在怀孕前应该进行相关遗传咨询，从而明确能否妊娠。对于有复发性流产病史者，在准备怀孕之前夫妇双方均应该进行相关检查，其中包括女方生殖道检查，了解有无子宫肌瘤等异常情况；行宫腔镜检查和子宫输卵管碘油造影，从而了解子宫有无宫腔粘连、畸形以及检查有无宫颈内口松弛的情况等。检查卵巢功能、夫妇双方血型鉴定以及染色体检查，还应行男方的精液检查。查找出病因，应于怀孕前进行治疗。

（2）若有宫颈内口松弛的情况，应该于妊娠前行宫颈内口修补术进行纠正。若现已经妊娠，最好于妊娠 14 ~ 18 周行宫颈内口环扎术，术前应严格抗感染。术后要定期随诊，行超声检查了解宫颈情况，禁止性生活。有宫缩、阴道流血者应立即住院，无特殊情况者要提前住院，于分娩发动前将缝线拆除。如果术后出现流产的征象，应及时将缝线拆除，避免造成宫颈撕裂。

（3）对于有习惯性流产病史而且原因尚不明确者，应在其出现流产征兆时，嘱其注意卧床休息，同时应禁忌性生活，并给予心理治疗，缓解其紧张情绪。因其原因尚不明确，可按黄体功能不全采用孕激素补充疗法，给予黄体酮 10 ~ 20mg 每日一次肌注，或给予 hCG 3000U，隔日一次肌注。继续给药直至妊娠 10 周左右或超过以往发生流产的妊娠月份。此外，还应及时补充维生素 E。

7. 流产感染　积极控制感染，同时尽快将宫腔内的残留组织清除。如果出血量不多，可先应用广谱抗生素 2 ~ 3 日进行控制感染，待感染得到控制后，再行刮宫术清除残留组织。如果出血量多，应在应用广谱抗生素控制感染和输血的同时，将宫腔内残留组织用卵圆钳夹出，进行止血，切不可对整个宫腔用刮匙进行全面搔刮，避免造成感染扩散。术后继续给予抗生素，待感染得到控制后再行刮宫术。如果出现盆腔、腹腔脓肿，应积极行手术，切开引流，必要时将子宫切除。如果患者已合并感染性休克，应积极纠正休克，待其得到控制后再行刮宫术。

第二节 早 产

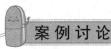

案例讨论

[案例]

某患者，女，33 岁，停经 34 周，规律性下腹痛 4 小时。既往月经周期规律，孕期经过顺利。4 小时前开始出现规律性下腹痛，无阴道流液。查体：BP 120/85mmHg，P 85 次/分，宫高 33cm，腹围 90cm，宫缩 30 秒/5 ~ 8 分，胎心音 145 次/分。内诊：宫口开大 2cm，宫颈轻度水肿，胎头 S^{-2}，骨产道未见明显异常。

[讨论]

1. 该患者的临床诊断及诊断依据是什么？

2. 针对该患者的情况，最恰当的处理是什么？

凡妊娠满 28 周至不足 37 周期间分娩者称为早产，而在此期间娩出的新生儿称为早产儿。早产儿各器官发育尚不够成熟，出生体重为 1000 ~ 2499g。在分娩总数中，早产的发生率为 5% ~ 15%，在早产儿中，在新生儿期死亡的早产儿约占 15%。早产是围生儿死亡的重要原因之一，排除致死性畸形，其中 75% 以上围生儿死亡与早产有关。因此，可以通过预防早产降低围生儿的死亡率。

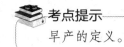
考点提示
早产的定义。

一、分类和病因

按照其发生的病因可分为以下 3 类。

1. 自发性早产 是最常见的早产类型。通常由缩宫素的作用、孕酮撤退以及蜕膜活化所引起。其发生的高危因素主要有以下几个方面：①既往有早产病史；②妊娠间隔时间超过 5 年或者不足 18 个月；③早孕期间出现阴道流血等先兆流产症状；④有解脲支原体等宫内感染；⑤羊水过多等导致的子宫过度膨胀；⑥胎盘出现胎盘早剥、前置胎盘等情况；⑦孕期高强度劳动；⑧生活贫困；⑨有酗酒等不良生活习惯；⑩牙周病等。自发性早产还可能与某些免疫调节基因异常有关。

2. 未足月胎膜早破早产 其发生的高危因素和病因通常包括以下几个方面：①既往有未足月胎膜早破早产病史；②宫颈功能不全；③子宫过度膨胀；④宫内感染；⑤双角子宫等子宫畸形；⑥细菌性阴道病；⑦辅助生殖技术受孕；⑧体重指数 < 19.8kg/m²；⑨吸烟等不良生活习惯；⑩营养不良等。

3. 治疗性早产 治疗性早产是指在不足 37 周时，由于胎儿或者母体的健康情况不允许再继续维持妊娠，需要通过引产或者剖宫产的方式终止妊娠。常见的终止妊娠的指征包括：①胎儿窘迫；②血型不合溶血；③胎儿生长受限；④胎儿先天缺陷；⑤子痫前期；⑥胎盘早剥；⑦前置胎盘出血；⑧羊水过多或者过少；⑨妊娠合并心脏病、糖尿病等合并症；⑩其他不明原因产前出血等。

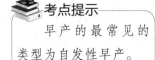
考点提示
早产的最常见的类型为自发性早产。

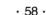

二、预测早产

预测早产非常重要。妊娠20周以后，孕妇若出现异常频繁宫缩，可以通过预测来判断是否需要应用宫缩抑制剂，从而可以避免出现过度用药的情况；若孕妇存在可导致自发性早产的高危因素，可在妊娠24周以后进行定期预测，从而可以对早产的风险进行评估，并给予及时处理。

预测早产通常可用以下两种方法：①阴道超声检查宫颈：若出现宫颈长度小于2.5cm或者宫颈缩短伴有宫颈内口漏斗形成这两种情况，则提示早产的风险增加。②胎儿纤连蛋白检测：一般用棉拭子取阴道后穹隆分泌物检测胎儿纤连蛋白。若胎儿纤连蛋白大于50ng/ml为阳性，提示发生早产的风险增大；若胎儿纤连蛋白检测阴性，则1周内、2周内不分娩的阴性预测值分别高达97%、95%。因此，胎儿纤连蛋白检测的意义主要为其阴性预测价值。

三、临床表现及诊断

早产的临床表现主要为子宫收缩，最初子宫收缩不规则，通常伴有少量血性分泌物或少量阴道流血，以后子宫收缩逐渐变得规则，并伴有宫颈管的缩短消失和宫颈口的扩张，类似足月临产。早产时胎膜早破的发生率比足月临产高。既往有早产史、流产史的孕妇容易发生早产。

对早产进行诊断，一般比较容易，要注意与孕晚期出现的生理性子宫收缩进行区别。如果无痛感，并且子宫收缩不规则，也不伴有宫颈管缩短消失等改变则为生理性子宫收缩。早产通常可分为两个阶段。

1. 先兆早产　妊娠满28周至不足37周期间，出现规律性或者不规律性子宫收缩，同时伴随宫颈管进行性缩短，可诊断为先兆早产。

2. 早产临产　妊娠满28周至不足37周期间，若子宫收缩规则，至少20分钟有4次（或者60分钟有8次），同时伴随宫颈进行性改变，宫颈展平≥80%、宫口扩张1cm以上时，即可诊断为早产临产。

四、治疗

治疗原则：如果胎膜未破，胎儿尚存活，无窘迫表现，应设法抑制子宫收缩，尽可能延长孕周。如果胎膜已破，早产已无法避免时，则应该设法使早产儿的存活率提高。

（一）卧床休息

对出现频繁宫缩，但超声检查宫颈无改变，阴道分泌物胎儿纤连蛋白检测阴性者，需要避免长时间站立，适当减少活动的强度，无须住院和卧床。而对于先兆早产者，若宫颈已有改变，需住院并相对卧床休息；但是对于早产临产者，应绝对卧床休息，通常采取左侧卧位，使子宫血流量得以提升，减少自发性子宫收缩，改善胎盘功能，增加胎盘对营养物质以及氧的交换功能。

（二）抑制子宫收缩治疗

通过抑制子宫收缩，可使先兆早产患者明显延长孕周；对早产临产患者虽不能阻止早产分娩，但可以使孕龄延长3~7日，从而为促胎肺成熟治疗赢得时机。

1. $β_2$肾上腺素受体激动剂　该类药物主要是作用于子宫平滑肌中的$β_2$受体，通过激动该受体，使子宫平滑肌的收缩受到抑制，子宫松弛，从而起到减少子宫活动的作用，延长妊娠期。但其也存在较多的不良反应，使母儿的心率加快，血钾降低、血糖升高，故对合并心脏病、高血压、子痫前期重度及产前出血倾向、未控制的糖尿病患者慎用或禁用，注意监测血糖以及生命体征情况。长期用药者应注意监测超声心动图、血糖、血钾、肝功能情况。目前常用药物有利托君。具体用法是100mg利托君加入5%葡萄糖注射液500ml中，静脉滴注，起始滴速为5滴/分，再根据宫缩情况进行调整，最大滴速不超过35滴/分，直至子宫收缩被抑制后，还应持续静脉滴注12小时。在停止滴注前30min改为利托君10mg，每4～6小时口服1次。在用药过程中，为防止出现水肿，对每日静脉输液量进行限制，最多不超过2000ml，同时应注意观察孕妇血压、心率、宫缩以及其主诉情况。若出现心率加快，超过120次/分，应减少滴数；若超过140次/分，应立即停药；若出现胸痛的情况，应立即停药的同时进行心电监护。

2. 硫酸镁 为抑制子宫收缩的传统药物。其主要作用是高浓度镁离子直接作用于子宫肌细胞，拮抗钙离子促进子宫收缩的作用，从而抑制子宫收缩。其作用的发挥与剂量有一定的关系。通常采用25%硫酸镁16ml加入5%葡萄糖注射液100ml中静脉滴注，在30～60分钟内滴完。然后用25%硫酸镁20～40ml加入5%葡萄糖注射液500ml中持续静脉滴注，滴速控制在每小时1～2g，直至宫缩停止。硫酸镁静脉滴注可有效抑制子宫收缩，但由于硫酸镁治疗有效浓度与中毒浓度接近，因此应控制其滴注速度，并且24小时内总量不宜超过30g。有心肌病、肾功能不良和肌无力的患者禁用。

课堂互动

掌握了硫酸镁药理学特性和作用机制。

学生思考：应用硫酸镁时，为防止其中毒，有哪些注意事项？

教师解答：滴注硫酸镁过程中应注意进行监测，保持膝反射存在，尿量每小时不少于17ml，呼吸每分钟不少于16次。一旦出现中毒表现，立即应用葡萄糖酸钙注射液进行解毒。

3. 前列腺素合成酶抑制剂 前列腺素可刺激子宫收缩，维持胎儿动脉导管开放和软化宫颈的作用。前列腺素合成酶抑制剂主要使前列腺素的合成减少或者抑制释放，从而使子宫收缩受到抑制。常用药物有阿司匹林、吲哚美辛等。具体用法：吲哚美辛起始剂量为50mg口服，每8小时1次，24小时以后剂量调整为25mg，每6小时口服1次。由于这类药物可通过胎盘，从而使胎儿体内前列腺素减少。长期使用可能导致导管过早关闭而造成胎儿血循环障碍；胎肾血管收缩，抑制胎尿形成，使羊水减少。因此，这类药物仅在妊娠32周前必要时短期服用，不超过1周。用药过程中，密切监测胎儿动脉导管血流及羊水量情况。

4. 钙拮抗剂 抑制钙进入细胞膜，可干扰细胞内钙离子浓度进行，对子宫收缩具有抑制作用。常用药物为硝苯地平。具体用法：10mg，每6～8小时口服1次，注意监测孕妇血压及心率情况，对母婴更安全有效。为防止出现血压急剧下降的情况，对已用硫酸镁者慎用。

5. 阿托西班 其抗早产的效果与利托君相似，不良反应较少。阿托西班为缩宫素类似物，可与缩宫素竞争在子宫平滑肌细胞膜上的缩宫素受体，对由缩宫素所诱发的子宫收缩可以起到抑制作用。

（三）促胎肺成熟治疗

对妊娠不足 34 周的早产者，分娩前 1 周应给予肾上腺糖皮质激素，促进胎肺成熟，从而降低其发生率。常用糖皮质激素有：地塞米松、氢化可的松以及倍他米松等。具体用法：地塞米松注射液 6mg，每 12 小时肌内注射 1 次，共 4 次。当妊娠时间超过 32 周时，可选用单疗程治疗。

（四）控制感染

感染是导致早产发生的重要原因。因此，若孕妇出现先兆早产、未足月胎膜早破以及早产临产的情况，应取其阴道分泌物进行细菌学检查，特别是要对 B 族链球菌进行培养。有条件时，还要进行羊水感染指标的检查。若为阳性，应根据药敏试验结果选择对胎儿安全的敏感抗生素。对于未足月发生胎膜早破的孕妇，必须预防性使用抗生素预防感染的发生。

（五）终止早产的指征

出现以下几种情况，需要终止早产治疗：①有宫内感染者；②经多种药物治疗，仍无法有效控制宫缩，宫缩仍继续增强者；③经权衡利弊，胎肺成熟对胎儿的利小于继续妊娠对母胎的弊；④若妊娠已达 34 周，未出现母胎并发症，则可停止应用抗早产药物，顺其自然，密切监测胎儿情况。

（六）分娩期处理

早产儿多数情况下可以经阴道分娩。

1. 采取左侧卧位，给予间断吸入氧气，密切监测胎心情况，可给予持续胎心监护。

2. 临产后，抑制新生儿呼吸中枢的药物应慎用，如哌替啶、吗啡等。

3. 在第二产程，为了预防早产儿颅内出血，应尽量减少胎头受压时间，可于分娩时做会阴后 – 侧切开缩短产程。

4. 若出现胎位异常，需权衡新生儿存活利弊，必要时可考虑剖宫产终止妊娠。

五、预防

积极预防早产，可有效降低围生儿死亡率。

1. 对高危妊娠的孕妇加强管理，预防并发症的发生，对已出现的妊娠合并症积极治疗，降低治疗性早产率。

2. 加强孕期卫生，定期产检，积极治疗生殖道、泌尿道感染，妊娠晚期节制性生活，避免胎膜早破的发生。

3. 定期对早产高危孕妇行风险评估，并给予及时处理。对宫颈功能不全已经明确者，可于孕 14～18 周行宫颈环扎术。

4. 对可能存在宫颈功能不全，特别是在妊娠中晚期出现宫颈缩短的孕妇，可采用以下方法进行预防。①从妊娠 20 周开始，每晚将黄体酮阴道制剂 100～200mg 置于阴道内，持续至妊娠 34 周，可有效降低妊娠 34 周前的早产率。②宫颈环扎术：若孕妇曾经出现至少 2 次晚期流产或早产的情况，可于妊娠 14～18 周行预防性宫颈环扎术。对于妊娠中期以后行超声检查，出现宫颈缩短，小于 2.5cm 的孕妇，可行应激性宫颈环扎术。妊娠中期以后，若宫颈功能不全已出现宫口扩张，甚至羊膜囊已脱出于宫颈外口，行紧急宫颈环扎术，部分孕妇仍可延长孕周。③子宫托：据报道，妊娠中期以后，对于出现宫颈缩短的宫颈功能不全的孕妇，可用子宫托代替宫颈环扎术。

目前，这些预防措施主要是用于单胎妊娠，多胎妊娠尚无足够的循证医学依据。

第三节　过期妊娠

过期妊娠是指平时月经周期规律，妊娠已达到或超过42周尚未分娩者。其发生率占妊娠总数的3%～15%，其围生儿发病率和死亡率明显增加。过期妊娠是导致胎儿窘迫、胎粪吸入综合征、胎儿成熟障碍、新生儿窒息等的重要原因。

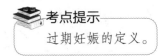

考点提示
过期妊娠的定义。

一、病因

目前病因尚不明确，多数学者认为可能与胎儿肾上腺皮质功能有一定的关系，可能引起过期妊娠的病因：①头盆不称容易发生过期妊娠，此种原因比较多见。②缺乏胎盘硫酸酯酶是一种伴性隐性遗传病，很罕见。患者由于缺乏胎盘硫酸酯酶，则无法将活性较弱的 16α – 羟基硫酸脱氢表雄酮的硫酸根脱去转变为雌二醇和雌三醇，从而使雌二醇和雌三醇在血液中的量明显减少，致使发生过期妊娠。③雌二醇和内源性前列腺素分泌不足而孕酮水平增加，对缩宫素和前列腺素产生抑制而引起过期妊娠。④无脑儿畸胎不合并羊水过多，对宫颈内口和子宫下段的刺激不强而无法诱发宫缩，无脑儿畸胎缺乏下丘脑，从而使垂体－肾上腺轴发育不良，从而导致肾上腺皮质激素和 16α – 羟基硫酸脱氢表雄酮的量减少，由其产生的雌激素的量也明显减少，分娩难以发动。

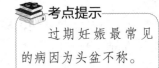

考点提示
过期妊娠最常见的病因为头盆不称。

二、病理

（一）胎盘

过期妊娠时，胎盘的病理表现主要有以下两种情况：一种是胎盘功能正常，胎盘外观和镜检和正常足月妊娠时胎盘相似，仅体积、重量略有增加；另一种是胎盘功能减退，胎盘肉眼观察可见母体面呈钙化和梗死。镜下观察可见胎盘绒毛内血管床减少，合体细胞小结和间质纤维化增加，绒毛上皮与血管基底膜增厚。另外有胎盘梗死、胎盘后血肿、绒毛周围纤维素或绒毛间血栓增加等胎盘老化现象。胎盘供应营养物质、气体交换和转运能力下降。

（二）胎儿

过期妊娠时，胎儿生长情况可能有以下两种。

1. 正常生长和巨大儿　过期妊娠时，如果胎盘功能正常，则胎儿在宫内可以继续获得营养物质而继续生长，胎儿体重增加成为巨大儿。过期妊娠时，由于胎儿颅骨钙化明显，不容易发生变形，因此，不容易经阴道分娩。

2. 成熟障碍　过期妊娠时，如果胎盘功能减退，胎儿在宫内的生长发育会受到一定的影响。胎儿皮下脂肪减少，身体瘦长，皮肤松弛干燥，皱褶较多，指（趾）甲长，容貌似"小老人"。胎儿肛门括约肌松弛，有胎粪排入羊水中，出现胎儿皮肤

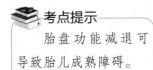

考点提示
胎盘功能减退可导致胎儿成熟障碍。

和羊水粪染、脐带和羊膜绿染。

（三）羊水

妊娠 38 周时羊水量最多，可达 1000ml，之后羊水量开始逐渐减少，至足月时羊水量约为 800ml。过期妊娠时，羊水量可减少至 300ml 以下。过期妊娠时羊水粪染率明显增加，可达到足月妊娠的 2~3 倍。

三、对母儿影响

1. 对母体影响 由于头盆不称、胎儿宫内窘迫、颅骨钙化不易变形以及产程延长等，可使手术产率有所增加。

2. 对围生儿影响 过期妊娠时，由于胎盘功能减退，可使胎儿出现成熟障碍、胎儿宫内窘迫，还可增加新生儿窒息、胎粪吸入综合征等发生率以及围生儿病死率。

四、诊断

应准确核实孕周同时准确判断胎盘功能。

1. 核实孕周 在对过期妊娠诊断之前必须准确核实孕周，从而判断妊娠是否过期。如果平时月经周期不规律，则单纯靠末次月经推算的预产期并不可靠，应详细询问月经史以及有无服用避孕药等情况。还可通过以下几种方法：根据排卵期推算预产期；对于妊娠早期行妇科检查者，可根据检查当时子宫大小来进行推算；根据早孕反应开始出现的时间进行估计；可通过 B 型超声检查测量相关指标进行推算预产期；能用普通听诊器经腹壁听到胎心或孕妇自觉胎动时，孕周应达到 18~20 周；如果孕妇子宫与孕足月大小相符，宫颈已经成熟，胎头已经入盆，出现羊水量逐渐减少，并且体重不再增加甚至有所减轻，则应视为过期妊娠。

2. 判断胎盘功能

（1）胎动计数 嘱孕妇自行计数胎动，通常 12 小时内胎动计数大于 30 次为正常。如果胎动计数 12 小时内少于 10 次或者胎动数逐日下降超过 50% 且不能恢复者，则提示胎盘功能减退，胎儿有明显缺氧存在。

（2）超声检查 通过 B 型超声检查，可以监测羊水量、胎儿肌张力、胎动以及胎儿呼吸样运动等情况。若测得羊水最大暗区深度 <3cm，通常提示胎盘功能不全，若羊水最大暗区深度 <2cm，提示胎儿危险。可通过彩色超声多普勒血流仪测量胎儿脐动脉血流 S/D 比值，来对胎儿在宫内的安危情况进行判断。

（3）胎儿电子监护 主要有无应激试验（NST）和缩宫素激惹试验（OCT）两种。通常每周行 1~2 次 NST，有反应型提示胎儿宫内储备良好，对于 NST 无反应型需做 OCT，OCT 阴性提示胎盘功能良好，但如果反复多次出现晚期减速，OCT 阳性则提示胎盘功能减退。

（4）孕妇尿雌三醇与肌酐（E/C）比值测定 通常采用单次尿测定。在正常情况下，E/C 比值应大于 15，如果 E/C 比值 <10，则提示胎盘功能不良。

宫颈成熟的评价

宫颈成熟有助于分娩的顺利完成，因此，宫颈是否成熟决定着引产能否成功。目前评估宫颈成熟度主要采用宫颈 Bishop 评分法。宫颈 Bishop 评分主要根据宫口开大程度、宫口位置、宫颈硬度、宫颈管消退和胎先露位置这五大指标进行评分。其满分为 13 分，宫颈 Bishop 评分越高，引产成功率也就越高，反之则不易引产成功。如果宫颈 Bishop 评分≤3 分，通常人工破膜均失败，应选择其他的方法终止妊娠；如果评分在 4~6 分，引产成功率通常可达可到 50%；如果评分在 7~9 分，成功率可达到 80%；如果评分 >9 分，则成功率可达到 100%。

五、处理

过期妊娠影响胎儿安危，因此，应根据胎儿大小、胎盘功能是否正常以及宫颈条件是否成熟等情况进行综合分析，选择最恰当的处理方案。

1. 终止妊娠的指征　对于已明确过期妊娠的诊断，如果存在以下任何一种情况，均应立即终止妊娠：胎动计数 <10 次/12 小时；持续低孕妇尿 E/C 比值；NST 为无反应型，行 OCT 为可疑阳性或阳性时；胎儿生长受限或巨大儿；宫颈成熟；羊水粪染或过少；并发子痫或重度子痫前期。

2. 终止妊娠的方式　应根据胎儿情况、宫颈条件以及胎盘功能是否正常来综合决定。

（1）引产　若胎头已经衔接，而胎膜未破者，可行人工破膜，观察羊水如果清澈而且量较多，则可在严密监护下给予静脉滴注缩宫素引产；宫颈条件成熟，Bishop 评分可以达到 7 分以上者，可给予引产；宫颈条件未成熟者，可给予普拉睾酮等促宫颈成熟药物先促宫颈成熟，再进行引产。

（2）剖宫产　过期妊娠时，如果存在以下任何一种情况，均应行剖宫产术终止妊娠：分娩过程中出现胎儿窘迫征象，短时间内不能经阴道分娩者；产程明显延长，胎先露部下降缓慢甚至不下降；引产失败；头盆不称；胎位异常，如臀先露伴骨盆轻度狭窄；巨大儿，尤其是胎儿体重超过 4500g 者；破膜后发现羊水粪染而且量少黏稠；存在妊娠合并症，如慢性肾炎、妊娠期肝内胆汁淤积综合征等。

3. 产时处理　过期妊娠时，即使胎儿宫内储备情况良好，但是随着临产后宫缩不断加强，也有可能出现隐性胎儿窘迫甚至死亡。因此，在分娩过程中要嘱产妇左侧卧位，吸氧，胎心监护。一旦破膜，应注意观察羊水的性状。胎儿娩出后立即清理鼻腔及鼻咽部，以减少胎粪吸入综合征的发生，做好一切抢救新生儿的准备。

本章小结

· 不同妊娠时限

	流产	早产	过期妊娠
妊娠时间	<28 周	28 周≤至 <37 周	≥42 周（平时月经周期规律）
胎儿体重	<1000g	1000g~2499g	有时可≥4000g（巨大儿）

· 流产根据发生时间不同分为早期流产和晚期流产。早期流产主要症状为先出现阴道流血，后出现腹痛，而晚期流产则先出现腹痛，后出现阴道流血。

· 自然流产类型及治疗原则

	临床类型	治疗原则
常见类型	先兆流产	保胎为主
	难免流产	尽早将宫腔内胚胎及胎盘组织完全排出
	不全流产	及时将宫腔内残留的组织清除
	完全流产	如未出现感染征象，一般不需要进行特殊处理
特殊类型	稽留流产	尽早排出宫腔内的妊娠组织，预防凝血功能异常
	复发性流产	以预防为主
	流产感染	积极控制感染，尽快清除宫腔内残留组织

· 早产可分为先兆早产和早产临产 2 个阶段。如果胎膜未破，胎儿尚存活，无窘迫表现，应设法抑制子宫收缩，尽可能延长孕周。如果早产已无法避免时，则应该设法使早产儿的存活率提高。

· 过期妊娠时若胎盘功能正常，胎儿可正常生长，甚至可生长为巨大儿；若胎盘功能减退，容易导致胎儿宫内窘迫，成熟障碍，一旦确诊，应选择恰当的方式及时终止妊娠。

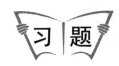

习 题

扫码"练一练"

一、选择题

【A1/A2 型题】

1. 晚期习惯性流产最多见的原因是

   A. 胚胎发育异常　　　　B. 胎盘功能不全　　　　C. 染色体异常

   D. 宫颈内口松弛　　　　E. 子宫畸形

2. 先兆流产的诊断要点不包括

   A. 尿妊娠试验阴性　　　　　　　　B. 停经后少量阴道出血

   C. 下腹坠痛　　　　　　　　　　　D. 子宫大小与停经时间相符

   E. 子宫颈口未开

3. 流产最常见的原因是

   A. 黄体功能不良　　　　　　　　　B. 胚胎染色体结构或数目异常

   C. 细菌及病毒感染　　　　　　　　D. 母体有全身慢性疾病

   E. 子宫畸形或发育不良

4. 关于难免流产，错误的是

   A. 阴道流血较多

   B. 下腹痛加重

   C. 有部分胎盘嵌顿于宫颈口，部分胎盘排出

   D. 宫口开大

E. 宫体与孕周相符或略小于孕周

5. 流产的临床过程正确的是

    A. 妊娠 8 周前的流产，多为不全流产   B. 妊娠 8~12 周的流产，多为完全流产

    C. 难免流产时妊娠试验均为阴性   D. 难免流产是由不全流产发展而来

    E. 不全流产容易发生失血性休克

6. 难免流产的处理原则为

    A. 继续保胎治疗   B. 一般不需要特殊处理

    C. 及时完整地排出宫腔内容物   D. 卧床休息

    E. 吸氧

7. 下列促进胎儿肺成熟的药物是

    A. 硫酸镁   B. 地塞米松   C. 铁剂

    D. 叶酸   E. 葡萄糖酸钙

8. 早产的定义是指

    A. 妊娠 28 周至不满 37 周之间分娩者   B. 妊娠 30~38 周分娩者

    C. 妊娠 28 周以前分娩者   D. 妊娠 12 周以前分娩者

    E. 妊娠 37~40 周分娩者

9. 流产治疗错误的是

    A. 宫颈内口松弛者应行宫颈内口环扎术

    B. 妊娠早期先兆流产者，可肌注黄体酮

    C. 难免流产应等待自然排出

    D. 不全流产应行吸宫术或钳刮术

    E. 流产感染应先抗生素治疗后刮宫

10. 妊娠 10 周时出现阵发性下腹痛、多量阴道出血伴小块组织物排出，并引起失血性休克。应首先考虑

    A. 先兆流产   B. 难免流产   C. 完全流产

    D. 不全流产   E. 过期流产

11. 29 岁已婚妇女，停经 9 周，下腹阵发性剧痛 6 小时伴阴道多量流血，超过月经量。检查宫口开大 2cm。最恰当的处置是

    A. 给予止血药物   B. 肌注麦角新碱   C. 尽早行刮宫术

    D. 静滴缩宫素   E. 肌注黄体酮

12. 初孕妇，30 岁，平时月经规则，因停经 43 天，阴道流血 3 天就诊。妇科检查：阴道少量血液，宫颈口关闭，子宫孕 40 天大小，妊娠试验阳性。对该患者的处理应首选

    A. 立即刮宫   B. 卧床休息   C. 抗感染治疗

    D. 先作凝血功能检查   E. 口服雌激素

13. 27 岁，停经 2 个月，腹痛，阴道流血多于月经量 1 天，子宫如孕 2 个月大小，宫口有组织物堵塞，宫颈无举痛。最适当的处理是

    A. 保胎治疗   B. 行刮宫术   C. 观察

    D. 查 hCG 明确诊断   E. 给予输液及止血剂

14. 初孕妇，25 岁，停经 50 天，有早孕反应，尿妊娠试验（＋），2 天前开始少量

阴道流血，今早流血较多，并腹痛加剧，随后排出一肉样组织后流血减少，腹痛消失。妇科检查：阴道内少许血迹，宫口闭，子宫前位，稍大，双附件（-）。其处理方案应首选

　　A. 抗生素　　　　　　　B. 刮宫　　　　　　　　C. 观察，无特殊处理

　　D. 催产素注射　　　　　E. hCG 测定

15. 张某，女，27 岁，妊娠 20 周，无胎动，下腹膨隆不明显。检查：宫颈口闭，子宫如 50 天妊娠大小。超声提示宫内有一孕囊，未见胎芽及胎心搏动。下列化验中最重要的是

　　A. 肌酐　　　　　　　　B. 血红蛋白　　　　　　C. 肝功检查

　　D. 凝血功能检查　　　　E. 白细胞

16. 周某，女，22 岁，孕 60 天，人工流产术后 8 天，下腹痛，阴道有少量流血，色污秽，有异味。查体：体温 38℃，阴道内可见血性分泌物，有臭味，宫体略大，触痛明显，右附件有压痛。最可能的诊断

　　A. 不全流产　　　　　　B. 流产继发感染　　　　C. 慢性盆腔炎

　　D. 宫外孕继发感染　　　E. 阑尾炎

17. 李某，女，25 岁，孕 10 周，阴道流血伴轻微下腹痛 3 天就诊，经治疗 10 天病情无好转。为决定是否继续保胎，下列首选的辅助诊断是

　　A. hCG 测定　　　　　　B. 血常规　　　　　　　C. 甲胎蛋白测定

　　D. 超声检查　　　　　　E. 血 PRL 测定

18. 张某，女，28 岁，停经 20 周，1 个月来间断少量阴道出血，检查腹部无明显压痛、反跳痛，子宫颈口未开，子宫增大如孕 8 周。最可能的诊断为

　　A. 先兆流产　　　　　　B. 难免流产　　　　　　C. 不全流产

　　D. 完全流产　　　　　　E. 稽留流产

【A3/A4 型题】

（19～21 题共用题干）

27 岁已婚妇女，停经 80 日，阴道中等量流血 4 日伴发热。昨日阴道排出一肉样组织，今晨突然大量阴道流血。查血压 80/60mmHg，体温 38.8℃，脉搏 110 次/分。子宫如近妊娠 2 个月大，有压痛，宫口通过一指松，阴道分泌物明显臭味。血白细胞总数 20.5×10^9/L，Hb 68g/L。

19. 应诊断本例为感染合并

　　A. 先兆流产　　　　　　B. 难免流产　　　　　　C. 不全流产

　　D. 稽留流产　　　　　　E. 完全流产

20. 除抗休克外，还需进行的紧急处理是

　　A. 大量输液、输血　　　B. 注射宫缩剂　　　　　C. 抗生素大剂量静滴

　　D. 钳夹出宫腔内妊娠物　E. 立即进行彻底清宫

21. 自然流产最常见的原因可能是

　　A. 孕妇患甲状腺功能低下　　　　B. 孕妇接触放射性物质

　　C. 孕妇细胞免疫调节失调　　　　D. 母儿血型不合

　　E. 遗传基因缺陷

二、思考题

1. 流产的常见类型有哪些？处理原则是什么？

2. 早产的临床表现是什么？如何进行诊断？

3. 过期妊娠时，如何判断胎盘功能？

（吴凤兰）

第七章　妊娠并发症

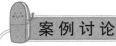

学习目标

1. **掌握**　异位妊娠的临床表现及诊断、鉴别诊断、治疗；妊娠期高血压疾病基本病理生理变化及治疗；前置胎盘的临床表现、诊断及处理；胎盘早剥的临床表现、诊断及处理；羊水过多及羊水过少的概念、病因；多胎妊娠诊断、并发症及处理。

2. **熟悉**　异位妊娠的病因、病理；妊娠期高血压疾病的分类、诊断及对母儿的影响；前置胎盘的概念、病因、分类、鉴别诊断及对母儿的影响；胎盘早剥的概念、病因、病理、鉴别诊断、并发症及对母儿的影响；羊水过多及羊水过少的临床表现、诊断及处理；多胎妊娠的概念、分类。

3. **了解**　了解妊娠期高血压疾病高危因素与病因学说及鉴别诊断。

4. 具有对异位妊娠、妊娠期高血压、前置胎盘、胎盘早剥和羊水量异常等疾病的诊治技能，对妊娠并发症能够正确诊断并进行初步处理。

5. 能够与患者及其家属进行沟通，能开展妊娠并发症相关知识的健康教育。

第一节　异位妊娠

案例讨论

[案例]

35 岁妇女，因阴道出血 1 个月，下腹痛 7 小时，急诊入院。平素月经规律 3～6 日/30 日，量中，无痛经，7 小时前无诱因突然右下腹痛，伴恶心，呕吐，有肛门下坠感。25 岁结婚，G_1P_1，带环避孕 5 年，体检：心肺（－），P 100 次/分，BP 110/70mmHg，T 37.2℃；下腹压痛，反跳痛（＋）。妇科检查：外阴（－）；阴道畅，见少量暗红血迹；宫颈光，无着色，举痛（＋），子宫中位，正常大小，质中，活动，压痛（＋），右附件处可及 3cm×2cm×2cm 包块，压痛明显，左附件（－）。化验：Hb 80g/L，WBC $19.1×10^9$/L，淋巴 5%，尿常规（－）。

[讨论]

1. 请简述初步诊断及诊断依据。

2. 请简述该病的治疗方案。

当受精卵在子宫体腔以外着床发育时，称异位妊娠，习称宫外孕。异位妊娠是妇产科常见的急腹症之一。异位妊娠包括输卵管妊娠、卵巢妊娠、腹腔妊娠、阔韧带妊娠及宫颈妊娠等（图 7-1）。其中以输卵管妊娠为最常见，占异位妊娠的 95% 左右。输卵管妊娠的发生部位以壶腹部最多，约占60%；其次为峡部，约占25%；伞部及间质部妊娠少见。

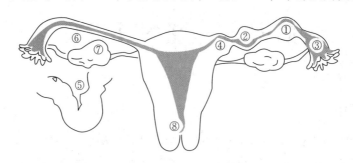

图7-1　异位妊娠的发生部位

①输卵管壶腹部妊娠；②输卵管峡部妊娠；③输卵管伞部妊娠；④输卵管间质部妊娠；⑤腹腔妊娠；⑥阔韧带妊娠；⑦卵巢妊娠；⑧宫颈妊娠

一、病因

（一）输卵管炎症

输卵管炎症是引起输卵管妊娠的主要病因。输卵管黏膜炎可引起管腔完全或不完全堵塞，使管腔变窄，或纤毛缺损影响受精卵在输卵管内正常运行，中途受阻而在该处着床。输卵管周围炎常造成输卵管周围粘连，输卵管扭曲，管腔狭窄，管壁肌蠕动减弱，影响受精卵的运行。

（二）输卵管发育不良或功能异常

表现为输卵管过长、肌层发育差、黏膜纤毛缺乏。其他还有双输卵管、憩室或有副伞等，均可成为输卵管妊娠的原因。输卵管功能（包括蠕动、纤毛活动以及上皮细胞的分泌）受雌、孕激素的调节。若调节失败，影响受精卵的正常运行。此外，精神因素可引起输卵管痉挛和蠕动异常，干扰受精卵的运送。

（三）受精卵游走

卵子在一侧输卵管受精，受精卵经宫腔或腹腔进入对侧输卵管称受精卵游走。移行时间过长，受精卵发育增大，即可在对侧输卵管内着床形成输卵管妊娠。

（四）输卵管手术

输卵管绝育术后若形成输卵管瘘管或再通，均有导致输卵管妊娠的可能，尤其是腹腔镜下电凝输卵管绝育及硅胶环套术。因不孕曾经接受过输卵管粘连分离术，输卵管成形术（如输卵管吻合术、输卵管开口术等）手术使不孕患者有机会获得妊娠，同时也有发生输卵管妊娠的可能。

（五）其他

输卵管周围肿瘤如子宫肌瘤或卵巢肿瘤的压迫，有时影响输卵管管腔通畅，使受精卵运行受阻。子宫内膜异位症可增加受精卵着床于输卵管的可能性。

二、病理

（一）输卵管妊娠的变化与结局

输卵管管腔狭窄，管壁薄，其肌层远不如子宫肌壁厚与坚韧，妊娠时不能形成完好的蜕膜，不能适应胚胎的生长发育。因此，当输卵管妊娠发展到一定时期，将发生以下几种结局。

1. 输卵管妊娠流产　多见于输卵管壶腹部妊娠，发病多在妊娠8～12周。由于输卵管妊娠时管壁蜕膜形成不完整，发育中的囊胚突向管腔，最终突破包膜而出血，囊胚可与管壁分离，若整个囊胚剥离落入管腔，并经输卵管逆蠕动经伞端排出到腹腔，形成输卵管完全流产，出血一般不多。若囊胚剥离不完整，妊娠产物部分排出到腹腔，部分尚附着于输卵管壁，形成输卵管不全流产，导致反复出血，形成输卵管血肿或输卵管周围血肿。由于输卵管肌壁薄，收缩力差，不易止血，血液不断流出，积聚在直肠子宫陷窝形成盆腔血肿，量多时甚至流入腹腔（图7-2）。

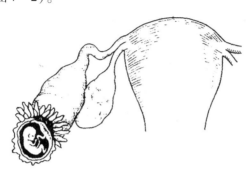

图7-2 输卵管妊娠流产

2. 输卵管妊娠破裂 多发生于输卵管峡部妊娠，妊娠6周左右多见。囊胚生长发育时绒毛侵蚀管壁的肌层及浆膜，以致穿破浆膜，形成输卵管妊娠破裂（图7-3）。输卵管妊娠破裂造成的出血远比输卵管妊娠流产严重，短期内即可发生大量的腹腔内出血使孕妇发生休克。输卵管间质部妊娠虽少见，但后果严重。输卵管间质部为通入子宫角的肌壁内部分，管腔周围肌层较厚，因此可以维持妊娠到3~4个月才发生破裂。由于此处血运丰富，其破裂犹如子宫破裂，症状极为严重，往往在短时期内发生大量腹腔内出血。

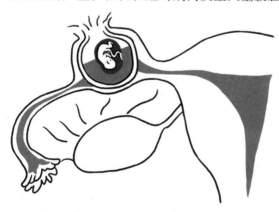

图7-3 输卵管妊娠破裂

3. 陈旧性宫外孕 指输卵管妊娠流产或破裂后未及时治疗，有时内出血停止，病情稳定，时间过久，胚胎死亡或吸收。但长期反复内出血所形成的盆腔血肿若不消散，血肿机化变硬并与周围组织粘连，临床上称为"陈旧性宫外孕"。

4. 继发性腹腔妊娠 不论输卵管妊娠流产或破裂，一般囊胚从输卵管排出到腹腔内或阔韧带内，绝大多数都会死亡。但偶尔也有存活者，若存活胚胎的绒毛组织仍附着于原位或排至腹腔后重新种植而获得营养，可继续生长发育形成继发性腹腔妊娠。若破裂口在阔韧带内，可发展为阔韧带妊娠。

5. 持续性异位妊娠 输卵管妊娠行保守性手术时，如果术中未完全清除妊娠物，或残留有存活滋养细胞而继续生长，致术后血 hCG 不降或反而升高，称为持续性异位妊娠。

（二）子宫的变化

子宫的变化输卵管妊娠和正常妊娠一样，滋养细胞产生的 hCG 维持黄体生长，使甾体激素分泌增加。因此，月经停止来潮，子宫增大变软，但子宫增大小于停经月份。

（三）子宫内膜的变化

在 hCG 的影响下，甾体激素分泌增加，子宫内膜发生蜕膜样变、A - S 反应（类似过渡分泌型的子宫内膜），随着输卵管妊娠流产或破裂的发生，若胚胎死亡，滋养细胞活力消失，蜕膜自宫壁剥离而发生阴道流血。有时蜕膜可完整剥离，随阴道流血排出三角形蜕膜管型；有时则呈碎片排出。排出的组织见不到绒毛，组织学检查无滋养细胞。

三、临床表现

输卵管妊娠的临床表现，与受精卵着床部位、有无流产或破裂以及出血量多少与时间长短等有关。

（一）症状

1. 停经 除输卵管间质部妊娠停经时间较长外，多有 6～8 周停经史，但 20%～30% 患者无明显停经史。

2. 腹痛 是输卵管妊娠患者就诊的主要症状。输卵管妊娠发生流产或破裂之前，由于胚胎在输卵管内逐渐增大，输卵管膨胀而常表现为一侧下腹部隐痛或酸胀感。当发生输卵管流产或破裂时，患者突感一侧下腹部撕裂样疼痛，常伴有恶心、呕吐。当血液积聚于直肠子宫陷凹处时，出现肛门坠胀感。随着血液由下腹部流向全腹，疼痛可由下腹部向全腹部扩散，血液刺激膈肌时，可引起肩胛部放射性疼痛。

3. 阴道流血 胚胎死亡后，常有不规则阴道流血，色暗红或深褐，量少呈点滴状，一般不超过月经量，少数患者阴道流血量较多，类似月经。阴道流血可伴有蜕膜管型或蜕膜碎片排出，系子宫蜕膜剥离所致。阴道流血一般常在病灶除去后方能停止。

4. 晕厥与休克 由于腹腔急性内出血及剧烈腹痛，轻者出现晕厥，严重者出现失血性休克。出血量越多越快，症状出现也越迅速越严重，但与阴道流血量不成正比。

5. 腹部包块 当输卵管妊娠流产或破裂所形成的血肿时间较久者，因血液凝固与周围组织或器官（如卵巢、输卵管、子宫、肠管或大网膜等）发生粘连形成包块，包块较大或位置较高者，可于腹部扪及。

（二）体征

1. 一般情况 腹腔内出血较多时，患者呈贫血貌。大量出血时，可出现面色苍白、脉快而细弱、血压下降等休克表现。体温一般正常，出现休克时体温略低，腹腔内血液被吸收时体温略升高，但不超过 38℃。

2. 腹部检查 发生内出血时，下腹有明显压痛及反跳痛，尤以患侧为著。但腹肌紧张轻微。有些患者下腹部可触及包块，若反复出血并积聚，包块可不断增大变硬。出血较多时，叩诊有移动性浊音。

3. 妇科检查 宫颈口常有少量暗红色血液。辅卵管妊娠未发生流产或破裂者，除子宫略大较软外，仔细检查可能触及胀大的输卵管及轻度压痛。输卵管妊娠流产或破裂者，阴道后穹隆饱满，有触痛。宫颈举痛或摇摆痛明显，将宫颈轻轻上抬或

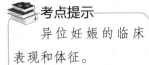

考点提示

异位妊娠的临床表现和体征。

左右摇动时可引起剧烈疼痛，此为输卵管妊娠的主要体征之一。子宫稍大而软，内出血多时，检查子宫有漂浮感。子宫一侧或其后方可触及肿块，边界多不清楚，触痛明显。病变持续较久时，肿块机化变硬，边界亦渐清楚。

四、诊断

输卵管妊娠流产或破裂后，多数患者临床表现典型，诊断多无困难。输卵管妊娠未发生流产或破裂时，临床表现不典型，诊断较困难，容易被忽略或误诊。若阴道流血淋漓不断，腹痛加剧，盆腔包块增大以及血红蛋白逐渐下降等，有助于确诊。需要时可采用必要的辅助检查。

1. hCG 测定　尿 hCG 检测，目前已是早期诊断异位妊娠的重要方法。由于异位妊娠时，患者体内 hCG 水平较宫内妊娠为低，因此需要采用灵敏度高的放射免疫法或酶联免疫吸附试验定量测定血 $\beta-hCG$。异位妊娠的阳性率一般可达 80% ~ 100%，但 $\beta-hCG$ 阴性者，仍不能完全排除异位妊娠。

2. 超声诊断　B 型超声显像对诊断异位妊娠必不可少。阴道 B 型超声检查较腹部 B 型超声检查准确性高。异位妊娠的声像特点：①子宫虽增大但宫腔内空虚，宫旁出现低回声区。该区若查出胚芽及原始心管搏动，可确诊异位妊娠。②B 型超声显像一般要到停经 7 周时，方能查到胚芽与原始心管搏动。③输卵管妊娠流产或破裂后，则宫旁回声区缺乏输卵管妊娠的声像特征，但若腹腔内存在无回声暗区或直肠子宫陷凹处积液暗区像，对诊断异位妊娠有价值。若能结合临床表现及 $\beta-hCG$ 测定等，对诊断的帮助很大。

3. 阴道后穹隆穿刺　是一种简单可靠的诊断方法。适用于疑有腹腔内出血的患者。腹腔内出血最易积聚在直肠子宫陷凹，即使出血量不多，也能经阴道后穹隆穿刺抽出血液。抽出暗红色不凝固血液，说明有血腹症存在；若穿刺针头误入静脉，则血液较红，将标本放置 10 分钟左右，即可凝结。无内出血、内出血量很少、血肿位置较高或直肠子宫陷凹有粘连时，可能抽不出血液，因而后穹隆穿刺阴性不能否定输卵管妊娠存在。

4. 腹腔镜检查　该检查是异位妊娠诊断的金标准，尤其适用于输卵管妊娠尚未破裂或流产的早期患者。大量腹腔内出血或伴有休克者，禁做腹腔镜检查。在早期异位妊娠患者，可见一侧输卵管肿大，表面紫蓝色，腹腔内无出血或有少量出血。可在确诊同时行镜下手术。

5. 子宫内膜病理检查　现很少应用，仅适用于阴道流血量较多的患者，目的在于排除宫内妊娠流产。可将宫腔排出物或刮出物做病理检查，如果切片中见到绒毛，可诊断为宫内妊娠；如果仅见蜕膜未见绒毛有助于诊断异位妊娠。

五、鉴别诊断

输卵管妊娠应与流产、急性输卵管炎、急性阑尾炎、黄体破裂及卵巢囊肿蒂扭转鉴别（表 7 - 1）。

表 7 - 1　输卵管妊娠、急性输卵管炎、急性阑尾炎、黄体破裂及卵巢囊肿蒂扭转的对比

	输卵管妊娠	自然流产	急性输卵管炎	急性阑尾炎	黄体破裂	卵巢囊肿蒂扭转
阴道流血	量少，色暗可有蜕膜管型	由少到多有血块或绒毛	无	无	无或有如经量	无
血红蛋白	破裂时可下降	无或轻微下降	无下降	无下降	可下降	无下降

续表

	输卵管妊娠	自然流产	急性输卵管炎	急性阑尾炎	黄体破裂	卵巢囊肿蒂扭转
休克	程度与外出血不成正比	程度与外出血成正比	无	无	无或较轻	无
停经	多有	有	无	无	多无	无
体温	正常或低热	正常	升高	升高	正常	稍高
后穹隆穿刺	不凝血	阴性	渗出液或脓液	阴性	血液	阴性
腹痛	突然撕裂样剧痛，自下腹一侧开始向全腹扩散	下腹中央阵发性坠痛	下腹两侧持续性疼痛	持续性疼痛，从上腹开始，经脐周转移至右下腹痛	下腹一侧突发性疼痛	下腹一侧突发性疼痛
白细胞记数	无变化	无变化	升高	升高	略高或无变化	略升高
β-hCG 检测	（+）	（+）	（-）	（-）	（-）	（-）
B 型超声	一侧附件低回声，可见孕囊	宫内见孕囊	两侧附件低回声区	子宫附件无异常	一侧附件低回声区	一侧附件低回声区，边缘清晰，有蒂
盆腔检查	宫颈举痛，直肠子宫陷凹有肿块	宫口稍开，子宫增大变软	举宫颈时下腹两侧疼痛	无肿块触及，直肠指检右侧高位压疼	无肿块触及，一侧附件压疼	宫颈举痛，触及肿块

知识链接

腹腔镜在异位妊娠中的应用

近年来，随着腹腔镜技术的普及和成熟，以及能量器械的改进，给异位妊娠的诊治带来了更好的选择。在下列情况下尤应施行腹腔镜检查：①血 β-hCG > 2000U/L，超声未发现宫腔内孕囊；②血 β-hCG < 2000U/L，诊刮未见绒毛，而诊刮术后血 β-hCG 不下降或者继续升高者。与剖腹手术相比，腹腔镜手术治疗异位妊娠可以减少住院天数、缩短手术时间、减少术中出血、对患者创伤小，患者术后可迅速恢复正常生活和工作。同时，腹腔镜术后患者产生盆腔粘连的可能性也比剖腹手术者小得多。因此，腹腔镜手术可以作为治疗异位妊娠的首选方法。

六、治疗

（一）手术治疗

手术方式有：一是切除患侧输卵管；二是保留患侧输卵管手术，即保守性手术。

1. 输卵管切除术　输卵管妊娠一般采用输卵管切除术，尤其适用于内出血并发休克的急症患者。对这种急症患者应在积极纠正休克的同时，迅速打开腹腔，提出病变输卵管，用卵圆钳钳夹出血部位，暂时控制出血，并加快输血、输液，待血压上升后继续手术切除输卵管。

输卵管间质部妊娠，应争取在破裂前手术，以避免可能威胁生命的出血。手术应做子宫角部楔形切除及患侧输卵管切除，必要时切除子宫。

2. 保守性手术　适用于有生育要求的年轻妇女，特别是对侧输卵管已切除或有明显病变者。近年来由于诊断技术的提高，输卵管妊娠在流产或破裂前确诊者增多，因此采用保守性手术较以往明显增多。根据受精卵着床部位及输卵管病变情况选择术式，若为伞部妊娠可行挤压将妊娠产物挤出；壶腹部妊娠行切开输卵管取出胚胎再缝合；峡部妊娠行病变节段切除及断端吻合。手术若采用显微外科技术可提高以后的妊娠率。保守性手术除剖腹进行外，可经腹腔镜进行手术。

（二）非手术治疗

保守治疗的指征：①年轻患者，要求保留生育功能；②输卵管妊娠未发生破裂和流产，无明显内出血；③输卵管妊娠包块直径≤4cm；④血 β－hCG＜2000 IU/L。

1. 化学药物治疗　一般采用全身用药，常用药为甲氨蝶呤（MTX）。其作用机制是抑制滋养细胞增生，破坏绒毛，使胚胎组织坏死、脱落、吸收。常用剂量为 0.4mg/（kg·d），肌内注射，5 日为一个疗程，间隔一周可开始第二疗程。治疗期间应 B 超和血 β－hCG 进行严密监测，注意患者的病情变化及药物的不良反应。若用药后病情无改善，甚至发生急性腹痛或输卵管破裂症状，应立即行手术治疗。也可采用局部用药，将药物在腹腔镜或者 B 超引导下注入输卵管的妊娠囊内。临床除了使用甲氨蝶呤以外，还有采用其他化疗药物如 5－氟尿嘧啶（5－Fu）、米非司酮等。

2. 中医治疗　优点是免除了手术创伤，保留患侧输卵管并恢复其功能。根据中医辨证论治，本病属于血瘀少腹、不通则痛的实证，故以活血化瘀、消癥为治则。主方为丹参、赤芍、桃仁。随证加减。中医治疗应严格掌握指征，凡输卵管间质部妊娠、严重腹腔内出血、保守治疗效果不佳或胚胎继续生长者，均不应采用中医治疗而应及早手术。

第二节　妊娠期高血压疾病

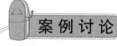

案例讨论

［案例］

35 岁初产妇，孕 36 周，孕前血压 125/75 mmHg。近一个月，双下肢水肿及头痛视物模糊，血压 160/110 mmHg。尿常规检查：尿蛋白（＋＋＋），未见颗粒管型及红细胞。

［讨论］

1. 该患者的初步诊断是什么？

2. 为明确诊断还应做哪些检查？

3. 该患者的治疗方案是什么？

妊娠期高血压疾病是妊娠期特有的疾病，是妊娠与血压升高并存的一组疾病。妊娠期高血压疾病多发生在妊娠 20 周以后，临床表现为一过性高血压、蛋白尿、水肿，严重时出现抽搐、昏迷、心力衰竭、肾衰竭，甚至母婴死亡。迄今为止，仍为孕产妇及围生儿死亡的重要原因。

一、病因

病因至今尚未阐明，好发因素及主要的病因学说简介如下。

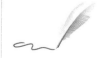

（一）好发因素

精神过分紧张或受刺激致使中枢神经系统功能紊乱者；寒冷季节或气温变化过大，特别是气压升高时；孕妇年龄＜18岁或孕妇年龄＞40岁；有慢性高血压、慢性肾炎、糖尿病等病史的孕妇；营养不良，如贫血、低蛋白血症者；体型矮胖者，即体重指数〔体重（kg）／身高（cm）^{2}〕＞24者；子宫张力过高（如羊水过多、双胎妊娠、糖尿病、巨大儿及葡萄胎等）者；家族中有高血压史，尤其是孕妇之母有重度妊娠期高血压疾病史者。

（二）病因学说

1. 免疫学说 妊娠被认为是成功的自然同种异体移植。正常妊娠的维持，有赖于胎儿母体间免疫平衡的建立与稳定。这种免疫平衡一旦失调，即可导致一系列血管内皮细胞病变，从而发生妊娠期高血压疾病。

2. 子宫－胎盘缺血学说 本学说认为临床上妊娠期高血压疾病易发生于初孕妇、多胎妊娠、羊水过多，系由于子宫张力增高，影响子宫的血液供应，造成子宫、胎盘缺血、缺氧所致。此外，全身血液循环不能适应子宫、胎盘需要的情况，如孕妇有严重贫血、慢性高血压、糖尿病等，易伴发本病。

3. 血管内皮功能障碍 研究发现妊娠期高血压疾病者细胞毒性物质和炎症介质如氧自由基、过氧化脂质、血栓素 A_2 等含量增高，而前列环素、维生素 E、血管内皮素等减少，诱发血小板凝集，并对血管紧张因子敏感，血管收缩致使血压升高，并且导致一系列病理变化。

4. 缺钙 近年认为妊娠期高血压疾病的发生可能与缺钙有关。有资料表明，人类及动物缺钙均可引起血压升高。妊娠易引起母体缺钙，导致妊娠期高血压的发生，而孕期补钙可使妊娠期高血压的发生率下降。

二、病理生理

全身小动脉痉挛为本病的基本病变。由于小动脉痉挛，造成管腔狭窄，周围阻力增大，血管内皮细胞损伤，通透性增加，体液和蛋白质渗漏，表现为血压升高、蛋白尿、水肿和血液浓缩等。全身各器官组织因缺血和缺氧而受到损害，严重时脑、心、肝、肾及胎盘等的病理组织学变化可导致抽搐、昏迷、脑水肿、脑出血，心力衰竭、肾衰竭、肺水肿、肝细胞坏死及被膜下出血，胎盘绒毛退行性变、出血和梗死，胎盘早剥以及凝血功能障碍而导致 DIC 等。全身主要脏器组织的病例变化如下。

（一）脑

脑部小动脉痉挛，引起脑组织缺血、缺氧、水肿，微血管内血栓形成，甚至脑出血。

（二）心

冠状小动脉痉挛时，可引起心肌缺血、间质水肿及点状出血与坏死，偶可见个别毛细血管内栓塞。组织间水钠潴留，血液黏稠度增加，加重心脏负担，可引起心力衰竭。

（三）肾

肾小球毛细血管痉挛缺氧，肾小球内皮细胞肿胀，因而肾血流量减少，肾小球滤过率下降，出现尿少、水肿、蛋白尿及管型等，严重者可出现肾功能衰竭；另一方面可能由于肾小球滤过率减低，肾小管对钠的重吸收功能增加，钠离子潴留细胞外引起水肿。

（四）肝

肝内小动脉痉挛后随即扩张，血管内突然充血，使静脉窦内压力骤然升高，门静脉周围可能发生局限性出血。若小动脉痉挛时间持续过久，肝细胞可因缺血缺氧而发生不同程度的坏死。

（五）胎盘

子宫肌层与蜕膜其他部分血管发生急性动脉粥样硬化，血管管腔狭窄。影响母体血流对胎儿的供应，导致胎儿宫内发育迟缓。严重时发生螺旋动脉栓塞，蜕膜坏死出血，导致胎盘早剥。

（六）眼底

视网膜小动脉痉挛，组织缺氧、水肿，出现视力障碍，视物不清，严重时可引起视网膜脱离，突然失明。

三、分类及临床表现

分类及临床表现见表 7-2。

表 7-2　妊娠期高血压疾病分类及临床表现

分类	临床表现
妊娠期高血压	妊娠 20 周后首次出现高血压，收缩压≥140mmHg 和（或）舒张压≥90mmHg，于产后 12 周内恢复正常；蛋白尿（-）；产后方可确诊。当收缩压≥160mmHg 和（或）舒张压≥110mmHg 为重度高血压。有些患者会有子痫前期的症状或体征，例如，上腹部不适或血小板减少
子痫前期轻度	在妊娠 20 周后出现收缩压≥140mmHg 和（或）舒张压≥90mmHg 伴蛋白尿≥0.3g/24h，或尿蛋白/肌酐比值≥0.3 或随机尿蛋白（+）
重度	出现下述任一不良情况可诊断为重度子痫前期：①血压≥160/110mmHg；②蛋白尿 2.0g/24h 或随机尿蛋白≥（2+）；③肾功能异常，少尿［（24 小时尿量＜400ml 或每小时尿量＜17ml 或血肌酐＞106 μmol/L）（除外之前就有升高）］；④血液系统异常，血小板呈持续性下降并低于 $100×10^9$/L；血管内溶血、贫血、黄疸或血 LDH 升高；⑤肝功能异常，血清转氨酶（ALT 或 AST）升高；⑥持续性头痛或其他脑神经症状或视觉障碍；⑦持续性上腹痛；⑧心力衰竭、肺水肿；⑨胎儿生长受限或羊水过少、胎死宫内、胎盘早剥等；⑩低蛋白血症伴腹水、胸腔积液或心包积液；早发型即妊娠 34 周以前发病
子痫	子痫前期基础上发生不能用其他原因解释的抽搐 子痫发生前可有不断加重的重度子痫前期，但也发生于血压升高不显著、无蛋白尿病例。通常产前子痫较多，发生与产后 48 小时者约 25%。子痫抽搐进展迅速，前驱症状短暂，表现为抽搐、面部充血、口吐白沫、深昏迷；随之深部肌肉僵硬，很快发展成典型的全身高张阵挛惊厥、有节律的肌肉收缩，持续约 1 分钟，其间患者无呼吸运动。此后抽搐停止，呼吸恢复，但患者仍昏迷，最后意识恢复，但困惑、易激惹、烦躁
慢性高血压并发子痫前期	慢性高血压孕妇在妊娠 20 周前无蛋白尿，妊娠后出现的蛋白尿≥300mg/24h，或妊娠前有蛋白尿，妊娠后蛋白尿明显增加或血压进一步升高或出现血小板减少＜$100×10^9$/L
妊娠合并慢性高血压	在妊娠前或在妊娠 20 周前血压≥140/90mmHg（除外滋养细胞疾病），妊娠期无明显加重；妊娠 20 周后首次诊断高血压并持续到产后 12 周以后

四、诊断

根据病史和典型的临床表现，诊断并不困难。但对病情估计及对某些具有相似临床表现的疾病鉴别却较困难。因此，必须从病史、好发因素、临床表现及辅助检查等多方面全面分析，方能作出正确诊断。诊断包括病情轻重、分类以及有无并发症等，以便制定正确的处理方针。

 考点提示

妊娠期高血压疾病的分类和临床表现。

（一）病史

详细询问患者于孕前及妊娠 20 周前有无高血压、蛋白尿和（或）水肿及抽搐等征象；

既往病史中有无原发性高血压、慢性肾炎及糖尿病等；有无家族史。此次妊娠经过，出现异常现象的时间。

（二）主要临床表现

1. 高血压 若初测血压有升高，需休息 1 小时后再测，方能正确地反映血压情况。妊娠期高血压定义为同一手臂至少 2 次测量的收缩压≥140mmHg 和（或）舒张压≥90mmHg。虽不作为诊断依据却需要密切随访。对首次发现血压升高者，应间隔 4h 或以上复测血压，如 2 次测量均为收缩压≥140mmHg 和（或）舒张压≥90mmHg 诊断为高血压。对严重高血压孕妇收缩压≥160mmHg 和（或）舒张压≥110mmHg 时，间隔数分钟重复测定后即可以诊断。

2. 蛋白尿 所有孕妇每次产前检查均应检测尿蛋白或尿常规，尿常规检查应选用中段尿。可疑子痫前期孕妇应检测 24h 尿蛋白定量。尿蛋白≥0.3g/24h 或尿蛋白/肌酐比值≥0.3，或随机尿蛋白≥（＋）定义为蛋白尿。应注意蛋白尿的进展性变化以及排查蛋白尿与孕妇肾脏疾病和自身免疫性疾病的关系。

3. 水肿 水肿的轻重并不一定反映病情的严重程度。水肿并不明显者，有可能迅速发展为子痫。此外，水肿不明显，但体重于 1 周内增加 >500g，也应予以重视。

4. 自觉症状 一经诊断为妊娠期高血压疾病，应随时注意有无头痛、视物模糊、胸闷、恶心及呕吐等症状。出现这些自觉症状，表示病情已进入先兆子痫阶段，应及时进行相应检查与处理。

5. 抽搐与昏迷 抽搐与昏迷是本病发展到严重阶段的表现，应特别注意发作状态、频率、持续时间及间隔时间，注意神志情况。子痫抽搐发展迅速，前驱症状短暂，表现为抽搐、面部充血、口吐白沫、深昏迷；随之深部肌肉僵硬，很快发展成典型的全身高张阵挛惊厥、有节律的肌肉收缩和紧张，持续 1～1.5 分钟，期间患者无呼吸动作；此后抽搐停止，呼吸恢复，但患者仍昏迷，最后意识恢复，但困惑、易激惹、烦躁。子痫分为产前子痫、产时和产后子痫。通常产前子痫较多，约25% 子痫发生于产后 48 小时。

（三）辅助检查

1. 妊娠期高血压 应注意进行以下常规检查和必要时的复查：血常规、尿常规、肝功能、肾功能、心电图、产科超声检查，尤其是对于孕 20 周后才开始进行产前检查的孕妇，注意了解和排除孕妇基础疾病和慢性高血压。必要时进行血脂、甲状腺功能、凝血功能等的检查。

2. 子痫前期及子痫 视病情发展和诊治需要应酌情增加以下检查项目：眼底检查、血电解质、超声等影像学检查、动脉血气分析、心脏彩超及心功能测定、头颅 CT 或 MRI 检查。

五、鉴别诊断

子痫前期应与慢性肾炎合并妊娠相鉴别，子痫应与癫痫、脑血管意外及脑病、糖尿病高渗性昏迷相鉴别。

六、治疗

（一）妊娠期高血压

1. 休息 保证充足的睡眠，每天不少于 10 小时，取左侧卧位，间断吸氧，饮食含充足的蛋白质、热量。

2 镇静　精神紧张、焦虑或睡眠欠佳可给予镇静剂，如地西泮 2.5 ~ 5mg，每日 3 次，或 5mg 睡前口服。

3. 密切监护母儿状态　应询问孕妇是否出现头痛、视力改变、上腹部不适等症状。嘱患者每日测体重及血压，每 2 日复查尿蛋白。

4. 终止妊娠　病情不加重，胎儿已成熟，可在 37 周后考虑终止妊娠。

（二）子痫前期

治疗原则：休息、解痉、镇静、降压、合理扩容及必要时利尿、适时终止妊娠。应住院治疗，防止子痫及并发症发生。

1. 解痉　首选药物为硫酸镁。

（1）作用机制　镁离子能抑制运动神经末梢对乙酰胆碱的释放，阻断神经和肌肉间的传导，从而使骨骼肌松弛，故能有效地预防和控制子痫发作；镁离子可使血管内皮细胞合成前列环素，使血管扩张，痉挛解除，血压下降；镁离子通过阻断谷氨酸通道阻止钙离子内流，解除血管痉挛、减少血管内皮损伤；镁离子可以提高孕妇和胎儿血红蛋白的亲和力，改善氧代谢。

（2）用药指征　预防重度子痫前期发展成为子痫；子痫前期临产前用药预防抽搐；控制子痫抽搐及防止再抽搐。

（3）用药方案　采取持续静脉给药结合间断肌内注射的方法。

1）控制子痫：首次负荷剂量为 2.5 ~ 5g 溶于 10% 葡萄糖溶液 20ml 静脉推注（15 ~ 20 分钟），或 5% 葡萄糖溶液 100ml 快速静脉滴注，继而 1 ~ 2g/h 静脉滴注维持，或者夜间睡前停用静脉给药，改用肌内注射，用法为 25% 硫酸镁 20ml + 2% 利多卡因 2ml 深臀部肌内注射。24 小时硫酸镁总量 25 ~ 30g。疗程 24 ~ 48 小时。

2）预防子痫发作：适用于重度子痫前期和子痫发作后，负荷剂量和维持剂量与控制子痫抽搐相同。用药时间长短根据病情需要调整，一般每天静脉滴注 6 ~ 12 小时，24 小时总量不超过 25g；用药期间每天评估病情变化，决定是否继续用药。

若为产后新发现高血压合并头痛或视物模糊，建议启用硫酸镁治疗。硫酸镁用于重度子痫前期预防子痫发作以及重度子痫前期的期待治疗时，为避免长期应用对胎儿（婴儿）钙水平和骨质的影响，建议及时评估病情，病情稳定者在使用 5 ~ 7 天后停用硫酸镁；在重度子痫前期期待治疗中，必要时间歇性应用。

（4）不良反应　首先表现为膝反射减弱或消失，随后出现全身肌张力减退、呼吸困难、复视、语言不清。严重者可出现呼吸肌麻痹，甚至呼吸、心搏停止，危及生命。

（5）注意事项　血清镁离子的有效治疗浓度为 1.8 ~ 3.0mmol/L，超过 3.5mmol/L 即可出现中毒。使用硫酸镁的必备条件：①膝腱反射必须存在；②呼吸不少于 16 次/分；③尿量不少于 17ml/h 或不少于 400ml/24h；④治疗时必须准备钙剂作为解毒剂。一旦出现中毒反应，立即静脉注射 10% 葡萄糖酸钙 10ml（3 分钟完成）。有条件时应监测血镁浓度，产后 24 ~ 48 小时停药。

2. 镇静　应用镇静药物的目的是缓解孕产妇的精神紧张、焦虑症状、改善睡眠、预防并控制子痫。

（1）地西泮　2.5～5.0mg 口服，2～3 次/日，或者睡前服用；必要时地西泮 10mg 肌内注射或静脉注射（＞2 分钟）。

（2）苯巴比妥　镇静时口服剂量为 30mg，3 次/日。控制子痫时肌内注射 0.1g。

（3）冬眠Ⅰ号　冬眠Ⅰ号［氯丙嗪（50mg）、哌替啶（100mg）和异丙嗪（50mg）］以 1/3～1/2 量肌内注射，或以半量加入 5% 葡萄糖溶液 250ml 静脉滴注。由于氯丙嗪可使血压急剧下降，导致肾及胎盘血流量降低，而且对孕妇及胎儿肝脏有一定损害，也可抑制胎儿呼吸，故仅应用于硫酸镁控制抽搐效果不佳者。

3. 降压　降压治疗的目的是预防心脑血管意外和胎盘早剥等严重母胎并发症。收缩压 ≥160mmHg 和（或）舒张压 ≥110mmHg 的高血压孕妇应进行降压治疗；收缩压 ≥140mmHg 和（或）舒张压 ≥90mmHg 的高血压患者也可应用降压药。

目标血压：孕妇未并发器官功能损伤，收缩压应控制在 130～155mmHg 为宜，舒张压应控制在 80～105mmHg；孕妇并发器官功能损伤，则收缩压应控制在 130～139mmHg，舒张压应控制在 80～89mmHg。

常用口服降压药物有拉贝洛尔、硝苯地平或硝苯地平缓释片等。①拉贝洛尔：50～150mg 口服，3～4 次/日。静脉注射：初始剂量 20mg，10 分钟后如未有效降压则剂量加倍，最大单次剂量 80mg，直至血压被控制，每日最大总剂量 220mg。静脉滴注：50～100mg 加入 5% 葡萄糖溶液 250～500ml，根据血压调整滴速，血压稳定后改口服。②硝苯地平：5～10mg 口服，3～4 次/日，24 小时总量不超过 60mg。紧急时舌下含服 10mg，起效快，但不推荐常规使用。缓释片 20mg 口服，1～2 次/日。

4. 扩容　仅用于严重的低蛋白血症、贫血，可选用人血白蛋白、血浆、全血等。妊娠高血压疾病性心脏病心衰者不宜用扩容。

5. 利尿　仅用于全身性水肿、急性心衰、肺水肿、血容量过多且伴有潜在性肺水肿者，可用呋塞米、甘露醇。注意有无血液浓缩、血容量不足的表现。

6. 适时终止妊娠

（1）终止妊娠指征　①子痫前期患者经积极治疗 24～48 小时仍无明显好转者；②子痫前期患者孕周已超过 34 周；③子痫前期患者孕龄不足 34 周，胎盘功能减退。胎儿已成熟者；④子痫前期患者孕龄不足 34 周。胎盘功能减退，胎儿尚未成熟者，可用地塞米松促胎肺成熟后终止妊娠；⑤子痫控制后 2 小时可考虑终止妊娠。

（2）终止妊娠方式　①引产，适用于病情控制后，胎儿及宫颈条件成熟者；②剖宫产，适用于有产科指征者，宫颈条件不成熟，不能在短时间内经阴道分娩，引产失败，胎盘功能明显减退，或已有胎儿窘迫征象者。

（三）子痫

为妊娠期高血压疾病最严重的阶段，是该病引起母儿死亡最主要的原因，应积极处理。处理原则为控制抽搐，纠正缺氧和酸中毒，控制血压，抽搐控制后终止妊娠。

1. 控制抽搐　①25% 硫酸镁 20ml 加于 25% 葡萄糖液 20ml 静脉推注（＞5 分钟），继之以 2～3g/h 静脉滴注，维持血药浓度，同时应用有效镇静药物，控制抽搐；②20% 甘露醇 250ml 快速静脉滴注降低颅压。

2. 降压　血压过高（≥160/110mmHg）应给予降压药。

3. 纠正缺氧和酸中毒 面罩吸氧；适量4%碳酸氢钠纠正酸中毒。

4. 终止妊娠 抽搐控制后2小时可考虑终止妊娠。对于早发型子痫前期治疗效果较好者，可适当延长孕周，但须严密监护孕妇和胎儿。

（四）子痫的抢救护理

1. 将孕妇安置在单人暗室，空气流通，保持环境安静，避免声、光刺激。治疗护理操作要轻柔，并相对集中，以防诱发再次抽搐。

2. 床边加用床栏防止坠地摔伤；开口器或纱布包裹的压舌板，置于患者上、下臼齿之间，防止抽搐时舌咬伤。

3. 专人看护，每小时一次测量血压、脉搏、呼吸，做好特别护理纪录，详细记录病情变化、检查结果及治疗和护理经过，供医生拟定下一步治疗方案做参考。

4. 将孕妇置平卧位，头偏向一侧以保持呼吸道通畅，昏迷或未完全清醒时应禁食、禁水，取出义齿，备好气管插管及吸引器，随时吸出呕吐物及呼吸道分泌物，以免呕吐物引起窒息或吸入性肺炎。

5. 吸氧，留置尿管，记录24小时尿量。

6. 遵医嘱用药，观察疗效及不良反应。

7. 送检血、尿常规，递交眼底检查、心电图检查等报告单或会诊单。

8. 做好皮肤、口腔、外阴部的护理，防止压疮及感染。

9. 观察胎心音、胎动的变化，注意宫缩及阴道流血情况，有临产先兆者做好接产准备。

10. 做好手术准备，配合终止妊娠。

第三节　前置胎盘

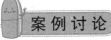 **案例讨论**

[案例]

某孕妇23岁，G_2P_0。因停经35周，阴道流血3天，复发1小时入院。入院时产科检查：宫高35cm，腹围102cm，胎方位LOA，胎心音138次/分，无宫缩，子宫张力不大，宫体无压痛，未行肛查。B超：头位，宫内单活胎，BPD 9.3cm，FL 7.1cm，AFI 16.9cm，胎盘在子宫前后壁Ⅱ级，下缘覆盖宫颈内口，胎儿颈部见U形压迹。

[讨论]

1. 请简述初步诊断及诊断依据。

2. 请简述该病的治疗方案。

妊娠28周后，胎盘附着在子宫下段，甚至胎盘下缘达到或覆盖宫颈口，其位置低于胎儿先露部，称为前置胎盘。是妊娠晚期阴道出血的主要原因之一。

一、病因

目前尚不清楚，可能的因素：子宫内膜病变或损伤（多次刮宫、多产、子宫手术史等）、吸烟、吸毒等是前置胎盘的高危因素；双胎妊娠时胎盘面积过大、受精卵滋养层发育迟缓等。

1. 子宫内膜病变或损伤 多次刮宫、多产、引产、剖宫产、感染、放置宫内节育器等引起的子宫内膜炎、子宫内膜损伤等病变，使子宫蜕膜发育不全，孕卵植入后血供应不足，为了摄取足够营养，刺激胎盘不断扩大面积，而伸展到子宫下段。

2. 受精卵滋养层发育迟缓 受精卵到达子宫腔以后，滋养层尚未发育到可以着床的阶段，继续向下移，着床在子宫下段而发育成前置胎盘。

3. 胎盘异常 双胎妊娠、妊娠合并糖尿病等引起胎盘面积过大、副胎盘及膜状胎盘等均可使胎盘延伸到子宫下段接近子宫颈内口，形成前置胎盘。

二、分类

根据胎盘下缘与宫颈内口的关系，将前置胎盘分为3类（图7-4）。

1. 完全性前置胎盘 胎盘组织完全覆盖宫颈内口，又称中央性前置胎盘。

2. 部分性前置胎盘 胎盘组织部分覆盖宫颈内口。

3. 边缘性前置胎盘 胎盘附着于子宫下段，下缘达宫颈内口边缘，未覆盖宫颈内口，又称低置胎盘。

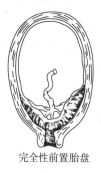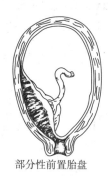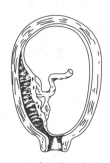

完全性前置胎盘　　　　　部分性前置胎盘　　　　　边缘性前置胎盘

图7-4　前置胎盘类型

三、临床表现

（一）症状

妊娠晚期或临产时，发生无诱因、无痛性反复阴道流血，是前置胎盘的主要症状。宫颈口扩张，附着于子宫下段及宫颈内口的胎盘前置部分不能相应伸展而与其附着处分离，血窦破裂出血。阴道流血发生的早晚、出血量与前置胎盘类型有关。完全性前置胎盘初次出血时间早，量多，多在妊娠28周左右，称为"警戒性出血"；边缘性前置胎盘出血较晚，多在妊娠37~40周或临产后，量少；部分性前置胎盘初次出血时间、出血量及次数介于两者之间。

（二）体征

大量出血时患者出现面色苍白、脉搏细数、四肢厥冷、血压下降等休克表现；多次出血者可出现贫血，贫血程度与外出血量成正比。腹部检查：子宫软，无压痛，大小与妊娠周数相符；易并发胎位异常如臀位、胎儿窘迫，甚至胎死宫内。有时耻骨联合上可闻及胎盘杂音。

四、诊断及鉴别诊断

（一）病史及临床表现

有前置胎盘的高危因素及上述症状、体征，可作出初步诊断。

（二）辅助检查

1. B 型超声检查 能清楚显示子宫壁、胎盘、胎先露部及宫颈的位置，并根据胎盘下缘与宫颈内口的关系，确定前置胎盘类型。准确率达95％以上。B 型超声诊断前置胎盘需注意妊娠周数，妊娠中期 B 型超声检查发现胎盘前置者不宜诊断为前置胎盘，应称为胎盘前置状态。

2. 产后检查胎盘及胎膜 前置部位的胎盘母体面有陈旧性凝血块附着，胎膜破口距胎盘边缘距离 <7cm，可诊断边缘性前置胎盘。

3. 阴道检查 一般只做阴道窥器视诊，不应行颈管内指诊，禁止肛查。

（三）鉴别诊断

前置胎盘主要应与重型胎盘早剥、脐带帆状附着、前置血管破裂、胎盘边缘血窦破裂、宫颈病变等产前出血相鉴别。

五、对母儿的影响

常发生产后出血、植入性胎盘、羊水栓塞；还易引起产褥感染、胎儿窘迫，甚至胎死宫内，早产儿及围生儿病死率增高。

六、处理

处理原则是抑制宫缩、制止出血、纠正贫血和预防感染。根据妊娠周数、产次、胎位、胎儿是否存活、阴道流血量、有无休克、是否临产及前置胎盘类型等，综合判定。

（一）期待疗法

适用于妊娠 <34 周、胎儿体重 <2000g、胎儿存活、阴道流血量少、一般情况良好的孕妇，确保孕妇安全的前提下，继续延长胎龄至足月或接近足月。

住院期间绝对卧床休息，左侧卧位（以防活动引起出血）；间断吸氧，3 次/天，1 小时/次，以增加胎儿血氧供应；加强营养，禁止肛查及阴道检查；禁性生活；保持外阴清洁，会阴冲洗 2 次/天，防止逆行感染。给予镇静剂及止血药纠正贫血，必要时给予宫缩抑制剂；密切监测胎儿宫内发育情况，给予地塞米松 5 ~ 10mg 肌注，2 次/天，连用 2 ~ 3 天，促进胎肺成熟。

> **考点提示**
>
> 前置胎盘的临床表现、体征和期待疗法的指征。

（二）终止妊娠

1. 终止妊娠指征 ①孕妇发生休克，无论胎儿成熟与否，为了母亲安全应终止妊娠。②胎龄达 36 周以上，胎肺已成熟。③胎龄未达孕 36 周，出现胎儿窘迫征象，或胎儿电子监护发现胎心异常。④胎儿已死亡或出现难以存活的畸形，如无脑儿。

2. 终止妊娠方法

（1）剖宫产 剖宫产是处理前置胎盘的主要手段。适用于：①完全性前置胎盘，持续大量阴道流血的完全性前置胎盘；②出血量较多，先露高浮，短时间内不能结束分娩的部分性和边缘性前置胎盘；③胎心异常。

（2）阴道分娩 适用于枕先露、阴道流血不多、无头盆不称和胎位异常，估计在短时间内能结束分娩的边缘性前置胎盘，可予试产。人工破膜后，胎头下降压迫胎盘前置部位而止血，并可促进子宫收缩加快产程。破膜后胎先露下降不理想，仍有出血，应立即剖宫产。

（三）预防产后出血和感染

当胎儿娩出后，及早使用宫缩剂预防产后出血。产时产后给予抗菌药物预防感染，并注意纠正贫血。

（四）紧急情况时处理

在基层农村如有阴道大量出血患者，而当地无医疗条件处理，应先输血输液，在消毒条件下用无菌纱布进行阴道填塞、腹部加压包扎以暂时压迫止血，迅速护送到上级医院治疗。

第四节　胎盘早剥

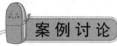

案 例 讨 论

[案例]

李女士，30岁，停经38周，下腹持续性坠胀伴阴道不规则流血1小时。患者既往月经规律，定期行产前检查，也未发现明显异常。一天前外出散步时不慎摔倒，腹部着地，无重体力活动史及性生活史。1小时前突然出现持续性下腹坠胀，伴阴道不规则流血，量多于月经量，休息后无好转来我院就诊。

[讨论]

1. 该患者的初步诊断是什么？

2. 为明确诊断还应做哪些检查？

3. 该患者的治疗方案是什么？

妊娠20周后或分娩期，正常位置的胎盘在胎儿娩出前，部分或全部从子宫壁剥离，称为胎盘早剥。是妊娠晚期严重并发症之一，起病急，发展快，若处理不及时可危及母儿生命。

一、病因

胎盘早剥确切的原因及发病机制尚不清楚，可能与下列因素有关：①孕妇患重度子痫前期、慢性高血压、慢性肾炎或全身血管病变；②外伤尤其是腹部直接受到撞击或挤压等机械性因素；③宫腔内压力骤减（双胎妊娠第一胎儿娩出过速、羊水过多时破膜后羊水流出过快）；④子宫静脉压突然升高（仰卧位低血压综合征）等有关。

二、病理及病理生理改变

主要病理改变是底蜕膜出血并形成血肿，使胎盘从附着处分离。按病理类型可分3种（图7-5）。

1. 显性剥离　又称显性出血（外出血），底蜕膜出血形成胎盘后血肿，胎盘剥离面逐渐扩大，血液冲开胎盘边缘沿胎膜与子宫壁之间经宫颈管向外流出。

2. 隐性剥离 又称隐性出血（内出血），底蜕膜出血形成胎盘后血肿，胎盘边缘仍附着于子宫壁或胎先露部固定已衔接，使胎盘后血液不能外流，而积聚于胎盘与子宫壁之间。

3. 混合性剥离 又称混合性出血，当内出血过多时，血液仍可冲开胎盘边缘与胎膜，经宫颈管外流，形成混合性出血。

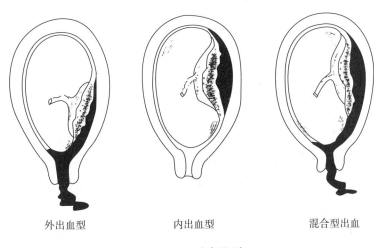

外出血型　　　　　　内出血型　　　　　　混合型出血

图 7-5　胎盘早剥

胎盘早剥发生内出血时，血液积聚于胎盘与子宫壁之间，血液越积越多，压力越来越大，使血液浸入子宫肌层，引起肌纤维分离，断裂、变性。当血液浸及子宫浆膜层时，子宫表面呈蓝紫色瘀斑，尤其在胎盘附着处更明显，称为子宫胎盘卒中。由于子宫肌层损伤，会导致子宫收缩不良，引起严重的产后出血。

严重的胎盘早剥，由于剥离处的胎盘绒毛及蜕膜释放大量组织凝血活酶，进入母体血液循环，激活凝血系统，导致弥散性血管内凝血（DIC），在肾、肺等器官内形成微血栓，引起脏器缺血及功能障碍。DIC 继续发展可激活纤维蛋白溶解系统，产生大量纤维蛋白降解产物（FDP），引起纤溶亢进，由于消耗大量凝血因子及产生大量 FDP，引起严重凝血功能障碍，造成难以控制的大出血。

三、分度及临床表现

妊娠晚期或临产时，突然发生持续性腹痛，伴有或不伴有阴道流血，是胎盘早剥的主要症状。根据病情严重程度，将胎盘早剥分为 3 度。

1. Ⅰ度 多见于分娩期。胎盘剥离面积小，患者常无腹痛或腹痛轻微，贫血体征不明显。腹部检查子宫软，大小与妊娠周数相符，胎位清楚，胎心率正常。

2. Ⅱ度 胎盘剥离面达胎盘面积 1/3 左右。主要症状为突然发生持续性腹痛、腰酸或腰背痛，疼痛程度与胎盘后积血量成正比。无阴道流血或流血量不多，贫血程度与阴道流血量不相符。子宫大于妊娠周数，宫底随胎盘后血肿增大而升高。胎盘附着处压痛明显（胎盘位于后壁则不明显），宫缩有间歇，胎位可触清，胎儿存活。

3. Ⅲ度 胎盘剥离面超过胎盘面积 1/2。患者出现恶心、呕吐、面色苍白、四肢湿冷、脉搏细数、血压下降等休克症状，休克程度多与阴道流血量不成正比。腹部检查子宫硬如板状，于宫缩间歇时不能松弛，胎位扪不清，胎心消失。若无凝血功能障碍属Ⅲa，有凝血功能障碍属Ⅲb。

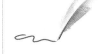

四、诊断及鉴别诊断

（一）诊断

依据病史、症状、体征及下列辅助检查可作出诊断。

1. B 型超声检查　典型声像图显示胎盘与子宫壁之间，出现边缘不清的液性低回声区，胎盘异常增厚或胎盘边缘"圆形"裂开，同时可见胎儿的宫内状况，并可排除前置胎盘。

2. 实验室检查　主要了解贫血程度及凝血功能。

（1）血常规检查。

（2）检测肾功能及二氧化碳结合力。

（3）DIC 筛选试验：包括血小板计数、凝血酶原时间、血纤维蛋白原测定。结果可疑者，进一步做纤溶确诊试验，包括凝血酶时间、优球蛋白溶解时间和血浆鱼精蛋白副凝试验。血纤维蛋白原 <250mg/L 为异常，<150mg/L 对凝血功能障碍有诊断意义。情况紧急时，可抽取肘静脉血 2ml 于干燥试管中，轻叩管壁，7 分钟后若无血块形成或形成易碎的软凝血块，表明凝血功能障碍。

（二）鉴别诊断

Ⅰ度临床表现不典型，主要与前置胎盘鉴别，B 型超声检查有助于鉴别。Ⅱ度及Ⅲ度胎盘早剥症状与体征均较典型，诊断多无困难，主要与先兆子宫破裂鉴别。

> **考点提示**
>
> 胎盘早剥的症状和体征及与前置胎盘的鉴别诊断。

五、并发症

胎盘早剥的并发症：DIC、产后出血、急性肾衰竭、羊水栓塞等。

六、对母儿的影响

胎盘早剥可增加贫血、剖宫产、产后出血、DIC 的发生率。胎盘早剥出血可引起胎儿急性缺氧，新生儿窒息率、早产率明显升高，围生儿死亡率增高。

七、处理

处理原则为纠正休克，及时终止妊娠，防治并发症。

（一）纠正休克

采取头低足高位、保暖、给氧；迅速建立静脉通路，输血输液补足血容量，改善血液循环。最好输新鲜血，既补充血容量，又补充凝血因子，使血细胞比容尽快提高到 0.30 以上，尿量 >30ml/h。休克抢救成功与否，取决于补液量和补液速度。

（二）及时终止妊娠

一旦确诊Ⅱ型或Ⅲ型胎盘早剥，应及时终止妊娠。根据孕妇病情轻重、胎儿宫内状况、产程进展、胎产式等，决定终止妊娠方式。

1. 阴道分娩　适用于外出血为主，Ⅰ度胎盘早剥患者一般情况良好，宫口已扩张，估计短时间内能结束分娩者。①人工破膜使羊水缓慢流出，宫腔容积缩小。②用腹带裹紧腹部压迫胎盘，使其不再继续剥离，由于宫腔压力降低，可防止凝血活酶进入血液循环，可阻断和预防 DIC。必要时静脉滴注缩宫素缩短第二产程。③产程中应密切观察心率、血压、宫底高度、阴道流血量以及胎儿宫内状况，一旦发现病情加重或出现胎儿窘迫征象，应及时剖宫产结束分娩。

2. 剖宫产　适用于：①Ⅱ度胎盘早剥，特别是初产妇，不能在短时间内结束分娩者；②Ⅰ度胎盘早剥，出现胎儿窘迫征象，需抢救胎儿者；③Ⅲ度胎盘早剥，产妇病情恶化，胎儿已死，不能立即分娩者；④破膜后产程无进展者。剖宫产取出胎儿与胎盘后，立即注射宫缩剂并按摩子宫。发现有子宫胎盘卒中，配以按摩子宫和热盐水纱垫湿热敷子宫，多数子宫收缩转佳。若发生难以控制的大量出血，可在输新鲜血、新鲜冰冻血浆及血小板的同时，行子宫次全切除术。

第五节　羊水量异常

一、羊水过多

正常妊娠时羊水量随孕周的增加而增多，妊娠足月时羊水量约为800ml，凡在妊娠任何时期羊水量超过2000ml者，称羊水过多。羊水过多的发病率，文献报道为0.5%～1%，若合并妊娠糖尿病者，其发生率高达20%。

（一）病因

羊水过多的确切原因还不十分清楚，临床见于以下几种情况。

1. 胎儿畸形　羊水过多孕妇中，约25%合并胎儿畸形，其中以神经系统和上消化道畸形最常见，如无脑儿、脑膨出与脊柱裂胎儿，因为脑脊膜裸露，脉络膜组织增殖，渗出液增加，导致羊水过多。无脑儿和严重脑积水儿，缺乏中枢吞咽功能，无吞咽反射及缺乏抗利尿激素致尿量增多使羊水过多；消化道畸形的胎儿主要为食管或小肠闭锁，不能吞咽羊水而导致羊水过多。

2. 多胎妊娠　多胎妊娠并发羊水过多是单胎妊娠的10倍，尤以单卵双胎居多，且常发生在其中体重较大的胎儿。因单卵双胎之间血液循环相互沟通，占优势胎儿，循环血量多，尿量增加，致使羊水过多。

3. 孕妇和胎儿的各种疾病　如糖尿病、ABO或RH血型不合、重症胎儿水肿、妊娠期高血压疾病、急性肝炎、孕妇严重贫血。糖尿病孕妇的胎儿血糖也增高，引起多尿而排入羊水中。母儿血型不合时，绒毛水肿影响液体交换，导致羊水过多。

4. 胎盘脐带病变　胎盘绒毛血管瘤、脐带帆状附着有时也能引起羊水过多。

5. 特发性羊水过多　约占30%，不合并任何孕妇、胎儿或胎盘异常，其原因至今不明。

（二）临床表现

1. 急性羊水过多　多发生在妊娠20～24周，由于羊水快速增多，数日内子宫急剧增大，似妊娠足月或双胎妊娠大小，在短时间内由于子宫极度增大，横膈上抬，不能平卧，出现呼吸困难，甚至发绀。孕妇表情痛苦，腹部张力过大，腹部胀痛，孕妇行走不便仅能端坐。胃肠道受压出现消化不良、呕吐、便秘。检查见腹部皮肤发亮，腹壁紧张，由于增大的子宫压迫下腔静脉，影响血液回流，引起下肢及外阴部水肿及腹壁静脉曲张。子宫大于妊娠月份，触之有液体震动感，胎体有漂浮感，胎位不清，胎心音遥远或听不清。

2. 慢性羊水过多　常发生在妊娠28～32周，羊水可在数周内缓慢增多，孕妇多能适应。腹部检查：子宫大于妊娠月份，腹壁紧张皮肤发亮、变薄，有液体震颤感，胎位不清，有时扪及胎儿有浮沉胎动感，胎心遥远或听不到。羊水过多容易并发妊娠期高血压疾病、胎位异常、早产。破膜后因子宫骤然缩小，可以引起胎盘早剥，破膜时脐带可随羊水滑出造成脐带脱垂。产后因子宫过大易引起子宫收缩乏力而导致产后出血。

（三）诊断及鉴别诊断

1. 根据上述病史及体征　急性羊水过多诊断多不困难，慢性羊水过多有时诊断不易明确。

2. 辅助检查

（1）B 型超声检查　是羊水过多的重要辅助检查方法。标准有两个：①以最大羊水暗区垂直深度测定表示羊水量的方法（AFV）：AFV≥8cm 诊断为羊水过多。AFV 在 8 ~ 11cm 为轻度羊水过多，12 ~ 15cm 为中度羊水过多，>15cm 为重度羊水过多。②羊水指数法（AFI）：以经脐横线与腹白线将子宫分为 4 个象限，测定各象限最大垂直深度相加而得，AFI≥25cm 诊断为羊水过多，AFI 25 ~ 35cm 为轻度羊水过多，36 ~ 45cm 为中度羊水过多，>45cm 为重度羊水过多。

（2）羊膜囊造影及胎儿造影　可了解胎儿有无消化道畸形，但是羊膜囊造影可能引起早产、宫腔内感染，且造影剂、放射线对胎儿有一定损害，应慎用。

（3）甲胎蛋白（AFP）的检测　神经管缺损易合并羊水过多，羊水 AFP 平均值超过同期正常妊娠平均值 3 个标准差以上，母体血清 AFP 平均值超过同期正常妊娠平均值 2 个标准差以上，有助于临床的诊断。

在诊断羊水过多时，应注意与葡萄胎、双胎妊娠、巨大儿等相鉴别。

（四）对母儿的影响

1. 对母体的影响　易并发妊娠期高血压疾病；妊娠时子宫肌纤维的过度伸展可引起宫缩乏力及产后出血等并发症；突然破膜导致宫腔内压力骤减，易导致胎盘早剥和休克。

2. 对胎儿的影响　易发生胎位异常；破膜时脐带可随羊水滑出，造成脐带脱垂、胎儿窘迫；胎儿畸形及早产儿发生率较高；围生儿死亡率明显增高。

（五）处理

其处理主要取决于胎儿有无畸形和孕妇自觉症状的严重程度。

1. 羊水过多合并胎儿畸形　处理原则为及时终止妊娠。

（1）慢性羊水过多　孕妇一般情况尚好，无明显心肺压迫症状，采用经腹羊膜腔穿刺，放出适量羊水后注入乳酸依沙吖啶 50 ~ 100mg 引产。

（2）人工破膜　采用高位破膜，使羊水缓慢流出，以免宫腔内压力骤减引起胎盘早剥。在破膜放羊水过程中应当注意血压、脉搏及阴道流血情况。破膜后 12 ~ 24 小时仍未临产，可使用缩宫素、前列腺素等引产。

2. 羊水过多胎儿正常　应根据羊水过多的程度与胎龄而决定处理方法。

（1）症状严重孕妇无法忍受（胎龄不足 37 周时），应穿刺放羊水，用 15 ~ 18 号腰椎穿刺针经腹羊膜腔穿刺，以每小时 500ml 速度放出羊水，一次放羊水量不超过 1500ml，以孕妇症状缓解为度。放羊水应严格消毒防止感染，酌情用镇静保胎药以防早产。3 ~ 4 周后可重复，以减低宫腔内压力。

（2）前列腺素合成酶抑制剂—吲哚美辛　妊娠晚期羊水主要由胎儿尿液形成，吲哚美辛有抗利尿的作用，用吲哚美辛以期望抑制胎儿排尿治疗羊水过多。具体用量为 2.2 ~ 2.4mg/（kg·d），分三次口服。用药期间，每周做一次 B 型超声进行监测。鉴于吲哚美辛有使胎儿动脉导管闭合的副作用，故不宜长时间应用，妊娠 >34 周不宜使用。

（3）妊娠已近 37 周，在确定胎儿已成熟的情况下，行人工破膜，终止妊娠。

（4）症状较轻可以继续妊娠，注意休息，低盐饮食，酌情用镇静药，严密观察羊水量的变化。

二、羊水过少

妊娠晚期羊水量少于 300ml 者，称为羊水过少。羊水过少时羊水黏稠、浑浊呈暗绿色。近年报道发病率为 0.4% ~4% 。

（一）病因

羊水过少原因不明，临床多见下列情况。

1. 胎儿畸形　以泌尿系统畸形为主，如胎儿先天肾缺如、肾发育不全、输尿管或尿道狭窄或梗阻所致的尿少或无尿。

2. 胎盘功能异常　过期妊娠、胎儿生长受限、妊娠期高血压疾病、胎盘退行性变，均可导致胎盘功能的异常。胎儿脱水，宫内慢性缺氧引起胎儿血液循环重新分配，保障脑和心脏的血供，而肾血流量下降，以及胎儿成熟过度，其肾小管对抗利尿激素的敏感性增高，胎尿减少致羊水过少。

3. 羊膜病变　某些原因不明的羊水过少可能与羊膜本身病变有关。

4. 母亲因素　孕妇脱水、血容量不足时，孕妇血浆渗透压增高，使胎儿血浆渗透压相应增高，胎尿减少。孕妇服用某些药物，如利尿剂、布洛芬、卡托普利等。

（二）临床表现

孕妇于胎动时感腹痛，检查见腹围、宫高比同期正常妊娠小，子宫敏感性高，轻微刺激即可引发宫缩，临产后阵痛剧烈，宫缩多不协调，宫口扩张缓慢，产程延长。胎儿臀先露多见。若羊水过少发生在妊娠早期，胎膜可与胎体粘连，造成胎儿畸形，甚至肢体短缺。若发生在妊娠中、晚期，子宫周围的压力直接作用于胎儿，容易引起胎儿肌肉骨骼畸形，如斜颈、曲背、手足畸形。现已证实，妊娠时吸入羊水有助于胎肺的膨胀发育，羊水过少可导致肺发育不全。羊水过少容易发生胎儿窘迫与新生儿窒息，增加围生儿死亡率。

（三）诊断

1. 症状和体征　根据孕妇的症状及宫高、腹围增长较慢的情况初步判断是否有羊水过少。

2. B 超检查　主要检查方法，羊水最大暗区垂直深度测定法（AFV）：最大羊水池深度 ≤2cm 为羊水过少；≤1cm 为严重羊水过少。羊水指数法（AFI）：AFI≤5cm 诊断为羊水过少，≤8cm 诊断为羊水偏少。国外分析结果显示，使用 AFV 法诊断羊水过少，能降低不必要的干预，且不增加围生儿不良预后的发生。除羊水池外，B 型超声还可同时发现胎儿畸形，羊水和胎儿交界不清，胎儿肢体挤压卷曲，胎盘胎儿面与胎体明显接触等。

3. 羊水直接测量　破膜后直接测量羊水少于 300ml 即可诊断。直接测量法最大的缺点是不能早期诊断。

4. 胎心电子监护仪　子宫收缩时可以出现胎心的晚期减速，结合以上结果可诊断羊水过少。

（四）处理

1. 终止妊娠　羊水过少是胎儿危险的重要信号。若妊娠已足月，胎儿可存活者，应及时终止妊娠。破膜时，若羊水少且黏稠，有严重胎粪污染，同时出现胎儿窘迫的表现，估计短时间内不能结束分娩，在除外胎儿畸形后，应选择剖宫产结束分娩，可明显降低围生儿死亡率。

2. 期待疗法　若妊娠未足月，且辅助检查未发现有胎儿畸形，可行增加羊水量保守期待治疗。可采用母体补液疗法以及羊膜腔灌注疗法。母体补液疗法分为饮水疗法及静脉补液两种方式。对患有妊娠合并症者，短时间内输入较多液体容易使患者心、肺功能负荷增加，因此需慎用母体补液疗法。

第六节　多胎妊娠

一次妊娠同时有两个或两个以上胎儿称多胎妊娠，以双胎妊娠多见。近年来由于促排卵药物的应用，特别是辅助生殖技术的广泛开展，多胎妊娠的发生率明显上升。多胎妊娠属高危妊娠，孕产妇、围生儿的发生率及死亡率均增加，应特别予以重视。本节主要讨论双胎妊娠。

一、分类

（一）双卵双胎

由两个卵子分别受精形成的双胎妊娠，约占双胎妊娠的70%，两个卵子其发生与种族、年龄、胎次、遗传、促排卵药的应用及宫内移植多胚胎有关。因双卵双胎的两个胎儿基因不同，故胎儿性别、血型可以相同也可以不同，容貌与一般的兄弟姐妹相似，两个受精卵可形成自己独立的胎盘、胎囊。它们发育时可以紧靠与融合在一起，但两者间血液循环并不相通，胎囊之间的中隔由两层羊膜及两层绒毛膜组成，有时两层绒毛膜可融成一层（图7-6）。

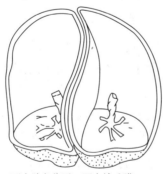
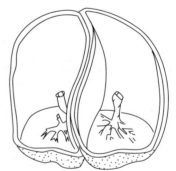

两个胎盘分开，两个绒毛膜　　　　两个胎盘分开，两个绒毛膜已融合，
　　　　　　　　　　　　　　　　　　两层羊膜

图7-6　双卵双胎的胎盘胎膜示意图

（二）单卵双胎

由一个受精卵分裂而成的双胎妊娠，称单卵双胎。约占双胎妊娠的30%。单卵双胎的发生原因不明，其发生不受种族、年龄、胎次、遗传、医源的影响。由于胎儿的基因相同，故其性别、血型、容貌等相似。单卵双胎的胎盘和胎膜按受精卵形成时间的不同而异。

1. 双羊膜囊双绒毛膜　若受精卵分裂发生在桑椹期（早期囊胚），相当于在受精后 3 日内分裂，将形成两个独立的受精卵、两个羊膜囊。两个羊膜囊间隔有两层绒毛膜、两层羊膜，两个胎盘。这种类型的单卵双胎，常被误认为双卵双胎，此种类型占单卵双胎的 30% 左右。

2. 双羊膜囊单绒毛膜　若受精卵分裂发生在受精后第 4～8 日，胚胎发育处于囊胚期，已分化出滋养细胞，羊膜囊尚未形成。胎盘为一个，两个羊膜囊间中隔为两层羊膜。此类型约占单卵双胎的 68%。

3. 单羊膜囊单绒毛膜　在羊膜囊形成后即受精后第 9～13 日，两个胎儿共存于一个羊膜囊内，共有一个胎盘。此种类型占单卵双胎的 1%～2%。

4. 联体双胎　若受精卵分裂发生在受精后第 13 日以上，原始胚盘形成之后，则可能导致不同程度、不同形式的联体儿。联体儿的发生率为单卵双胎的 1/1500。

二、诊断

1. 病史及临床表现　双卵双胎通常早孕反应较重；中期妊娠后体重增加迅速，腹部增大明显，下肢水肿、静脉曲张等压迫症状出现早而明显；妊娠晚期常出现呼吸困难，活动不便。需注意家族史与是否接受过促排卵药物治疗。

2. 产前检查　有下列情况应考虑双胎妊娠：①子宫比孕周大；②孕中晚期触及多个小肢体，两胎头或三个以上胎极；③胎头较小，与子宫大小不成比例；④在不同部位听到两个频率不同的胎心。同时计数 1 分钟，胎心率相差 10 次以上，或两胎心音之间隔有无音区。

3. 辅助检查

（1）B 型超声检查　对双胎的诊断和监护有较大帮助。B 型超声在妊娠 5 周后，宫腔内可见 2 个妊娠囊，妊娠 6 周后，可见到两个原始心管搏动。B 型超声对中晚期的双胎诊断率几乎达 100%。

（2）多普勒胎心仪　孕 12 周后听到两个频率不同的胎心音。

三、并发症

1. 孕妇并发症

（1）贫血　双胎妊娠合并贫血是单胎的 2～3 倍，与铁及叶酸缺乏有关。

（2）妊娠期高血压疾病　比单胎妊娠高 3～4 倍，且发病早、程度重、容易发生心肺并发症及子痫、早产、胎儿窘迫、死胎、死产，围生儿死亡率增高。

（3）羊水过多　单卵双胎常在妊娠中期发生急性羊水过多，与双胎输血综合征及胎儿畸形有关。

（4）胎膜早破　发生率为 14%，可能与宫腔压力增高有关。

（5）胎盘早剥　是双胎妊娠产前出血的主要原因，可能与妊娠期高血压疾病发病率增高有关。第一个胎儿娩出后，宫腔容积骤然缩小，是胎盘早剥的另一常见原因。

（6）宫缩乏力　子宫肌纤维过度伸展，常发生原发性子宫收缩乏力，导致产程延长。

（7）产后出血　经阴道分娩的双胎，平均产后出血量≥500ml，与子宫肌纤维过度伸展致子宫收缩乏力及胎盘附着面积增大有关。

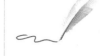

2. 围生儿并发症

（1）早产 约50%双胎妊娠并发早产，其风险为单胎妊娠的7～10倍，多因胎膜早破或宫腔内压力过高及严重母儿并发症所致。

（2）胎儿生长受限 是多胎妊娠最常见的并发症，可能与胎儿拥挤、胎盘占蜕膜面积相对较小有关。此外，两个胎儿间生长不协调，与双胎输血综合征、一胎畸形或一胎胎盘功能严重不良有关。

（3）双胎输血综合征 是双羊膜囊单绒毛膜单卵双胎的严重并发症。通过胎盘间的动静脉吻合支，血液从动脉向静脉单项分流，使一个胎儿成为供血儿，另一个胎儿成为受血儿。造成供血儿贫血、血容量减少，致生长受限，肾灌注不足、羊水过少，甚至因营养不良而死亡；受血儿血容量增多，动脉压增高，各器官体积增大，胎儿体重增加，可发生充血性心力衰竭，胎儿水肿，羊水过多。双羊膜囊单绒毛膜单卵双胎，产后检查若两个胎儿体重相差≥20%，血红蛋白相差>50g/L，提示双胎输血综合征。

（4）脐带异常 单羊膜囊双胎易发生脐带相互缠绕、扭转，可致胎儿死亡。脐带脱垂也是双胎常见并发症。

（5）胎头交锁及胎头碰撞 胎头交锁多发生在第一胎为臀先露，第二胎为头先露者，分娩时第一胎头部尚未娩出，而第二胎头部已入盆，两个胎儿颈部交锁，造成难产；两个胎儿均为头先露，同时入盆，造成胎头碰撞引起难产。

（6）胎儿畸形 发生率是单胎妊娠的2～3倍，有些畸形为单卵双胎所特有，如联体双胎、无心畸形等。

四、处理

1. 妊娠期处理及监护

（1）补充足够的营养 进食足够的蛋白质、维生素、铁剂、叶酸、钙剂等，预防贫血和妊娠期高血压疾病。

（2）防治早产 是双胎产前监护的重点。双胎孕妇应增加每日卧床的时间，减少活动量。若在34周以前发生产兆，应给予宫缩抑制剂。一旦出现宫缩或阴道流液，应住院治疗。

（3）及时防治妊娠期并发症 发现妊娠期高血压疾病、妊娠期肝内胆汁淤积症等应及早治疗。

（4）监护胎儿生长发育情况及胎位变化 发现胎儿畸形应及早终止妊娠，尤其是联体双胎。如无明显畸形，则定期B超检测胎儿生长情况。B超发现胎位异常，一般不予纠正。但妊娠晚期确定胎位对选择分娩方式有帮助。

2. 终止妊娠的指征 ①合并急性羊水过多，有压迫症状，孕妇腹部过度膨胀，呼吸困难，严重不适；②胎儿畸形；③母亲有严重并发症，如子痫前期或子痫，不能继续妊娠时；预产期已到尚未临产，胎盘功能减退者。

3. 分娩期处理

（1）阴道分娩 多数能经阴道分娩。产程中应注意：①严密观察胎心变化；②产妇应有良好体力，应保证产妇足够的摄入量及睡眠；③注意宫缩及产程进展，对胎头已衔接者，可在产程早期进行人工破膜，加速产程进展，如宫缩乏力，可在严密监护下，给予低浓度缩宫素静脉滴注；④第二产程必要时行会阴侧切，减轻胎头受压。第一胎儿娩出后，必须立即夹紧胎盘侧脐带，以防第二胎儿失血。助手应在腹部固定第二胎儿为纵产式，并密切观察胎心、宫缩及阴道流血情况，及时阴道检查了解胎位及排除脐带脱垂，及早发现胎盘早剥。若无异常，等待自然分娩，通常在 20 分钟左右第二个胎儿娩出，若等待 15 分钟仍无宫缩，可行人工破膜并静脉滴注低浓度缩宫素，促进子宫收缩。若发现脐带脱垂、胎盘早剥，立即用产钳助产或臀牵引，迅速娩出胎儿。

若胎头高浮，应行内倒转胎位术及臀牵术。若第二胎儿为肩先露，先行外转胎位术转成臀位，不成功改用联合转胎位术娩出胎儿。必要时第二胎采用剖宫产术终止妊娠。

（2）剖宫产指征 ①异常胎先露如第一胎儿肩先露、臀先露；②宫缩乏力致产程延长，经保守治疗效果不佳；③胎儿窘迫，短时间内不能经阴道分娩者；④严重妊娠并发症需尽快终止妊娠；⑤联体双胎孕周 >26 周。

无论阴道分娩还是剖宫产，均需积极防治产后出血：①临产时应备足血；②胎儿娩出前需建立静脉通路；③第二胎儿娩出后立即使用缩宫素，并使其作用维持到产后两小时以上。

本章小结

·异位妊娠以输卵管妊娠壶腹部最常见，主要病因是输卵管慢性炎症，典型的症状是停经后腹痛及少量阴道出血。内出血多时有休克征。治疗以手术为主，纠正休克的同时剖腹探查，切除病侧输卵管。若为保留生育功能，也可切开输卵管取出孕卵。

·妊娠期高血压疾病是妊娠期特有的疾病。本病严重影响母婴健康，是孕产妇和围生儿发病和死亡的主要原因之一。病理生理变化是全身小动脉痉挛，主要临床表现为妊娠20周后出现高血压、水肿、蛋白尿。严重者头痛、视物模糊、恶心、呕吐、持续性右上腹痛等，治疗原则是休息、解痉、镇静、降压、合理扩容、必要时利尿、适时终止妊娠。

·前置胎盘是妊娠晚期的严重并发症。前置胎盘分为完全性前置胎盘、部分性前置胎盘、边缘性前置胎盘，主要症状是无诱因无痛性反复发生的阴道出血，处理原则是制止出血，抑制宫缩，预防感染。

·胎盘早剥主要症状为妊娠晚期突然腹痛，可伴有或不伴有阴道出血，处理原则为纠正休克，技术终止妊娠，防治并发症。

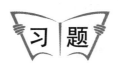 习题

扫码"练一练"

一、选择题

【A1/A2 型题】

1. 输卵管妊娠的最常见原因是
    A. 输卵管炎　　　　B. 受精卵游走　　　　C. 内分泌失调
    D. 输卵管手术　　　E. 精神神经功能紊乱

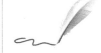

2. 输卵管妊娠破裂常发生在妊娠第

    A. 4 周   B. 6 周   C. 8 周

    D. 10 周   E. 12 周

3. 羊水过多的定义是指妊娠的任何时期羊水量超过

    A. 800ml   B. 1000ml   C. 1200ml

    D. 1500ml   E. 2000ml

4. 妊娠期高血压疾病，用大剂量硫酸镁治疗，最早出现的中毒反应是

    A. 呼吸加快   B. 呼吸减慢   C. 尿量增多

    D. 膝腱反射亢进   E. 膝腱反射减弱

5. 为妊娠高血压疾病的妇女进行翻身实验时，若仰卧位舒张压较左侧卧位大于等于多少时提示有发生先兆子痫的倾向

    A. 10mmHg   B. 15mmHg   C. 20mmHg

    D. 25mmHg   E. 30mmHg

6. 为完全性前置胎盘孕妇终止妊娠时，主要的处理手段是

    A. 阴道自然分娩

    B. 剖宫产术

    C. 阴道分娩，产钳助产

    D. 阴道分娩，胎头吸引器助产

    E. 阴道分娩试产，失败后剖宫产术

7. 诊断前置胎盘较安全可靠的方法是

    A. 阴道检查   B. 肛门检查   C. X 线检查

    D. B 超检查   E. 化验检查

8. 胎盘早期剥离主要病理变化是

    A. 壁蜕膜出血   B. 包蜕膜出血   C. 底蜕膜出血

    D. 真蜕膜出血   E. 羊膜下出血

9. 形成双羊膜囊双绒毛膜单卵双胎的受精卵分裂发生在受精后

    A. 0~3 天   B. 4~6 天   C. 7~8 天

    D. 9~13 天   E. 14~21 天

10. 侯女士，35 岁，妊娠 36 周检查并被诊断为妊高征，2 小时前突然发生持续性腹痛伴阴道少量流血。首先考虑为

    A. 先兆流产   B. 先兆临产   C. 先兆子宫破裂

    D. 前置胎盘   E. 胎盘早剥

11. 某孕妇孕前基础血压为 120/80mmHg. 宫内孕 31 周出现水肿，34 周出现头痛。查体：BP 21.3kPa（150/110mmHg），水肿（+），尿蛋白定量 5.5g/24 小时。最可能的诊断是

    A. 子痫前期（轻度）   B. 子痫前期（重度）   C. 先兆子痫

    D. 妊娠合并慢性肾炎   E. 原发性高血压合并妊娠

12. 羊水过少的诊断是指妊娠晚期羊水量少于

    A. 200ml   B. 300ml   C. 500ml

D. 500ml　　　　　E. 800ml

13. 关于胎盘早期剥离，下列叙述正确的是

A. 孕妇贫血程度与阴道出血量成正比

B. 以无诱因、无痛性阴道反复流血为特点

C. 是妊娠早期的一种严重出血性并发症

D. 重型胎盘早剥孕妇的子宫硬如板状，有压痛

E. 确诊后可选择期待疗法或终止妊娠

【A3/A4 型题】

(14 ~ 16 题共用题干)

某孕妇，29 岁，结婚 5 年，夫妇同居，未避孕，从未怀孕过，平素月经周期规律，现停经 44 天，在抬举重物时突感右下腹剧烈疼痛伴阴道点滴出血半天。体检：BP 13.3/6.7 kPa（100/50 mmHg），白细胞总数 9.5×10^9/L，妇科检查见阴道内有少许暗红色血，宫颈举痛明显，后穹隆饱满。

14. 该孕妇最可能的诊断是

A. 先兆流产　　　　B. 稽留流产　　　　C. 异位妊娠破裂

D. 阑尾炎　　　　　E. 习惯性流产

15. 该患者确诊的主要方法是

A. 尿 hCG 检查　　　B. 宫颈活体组织检查　　　C. 子宫颈黏液检查

D. 后穹隆穿刺　　　E. 腹部检查

16. 对该患者的护理中，错误的是

A. 严密观察生命体征变化　　　　　B. 立即取平卧位

C. 检测胎心变化　　　　　　　　　D. 立即输液，做好输血准备

E. 立即行灌肠术前准备

(17 ~ 20 题共用题干)

某 29 岁孕妇，宫内孕 34 周，忧郁面容，脸色苍白来院，主诉既往身体健康，月经规律。查体：血压 160/95 mmHg，脉搏 110 次/分，尿蛋白（+），轻度右侧脚踝水肿，无头痛表现。

17. 此患者最可能的诊断是

A. 一过性血压增高　　　B. 子痫前期　　　　C. 妊娠合并慢性高血压

D. 妊娠期高血压疾病　　E. 急性胎盘早剥

18. 对该妇女进行治疗，首选药物是

A. 催产素促进宫缩　　　B. 硫酸镁　　　　C. 扩充血容量

D. 利尿治疗　　　　　　E. 使用降压药物

19. 若对该孕妇积极解痉治疗，应该准备用来解毒的药物是

A. 10% 葡萄糖酸钙　　　B. 10% 葡萄糖酸钠　　　C. 5% 碳酸氢钠

D. 1% 硼酸　　　　　　E. 10% 氯化钾

20. 该患者发生抽搐时，首要的护理措施是

A. 立即通知医生　　　B. 加床档防止受伤　　　C. 观察病情并详细记录

D. 保持呼吸道通畅　　　E. 将患者安排在单人暗室

(21~22 题共用题干)

某孕妇，宫内孕 36 周，忽感剧烈腹痛难忍，血压 140/100mmHg。检查：阴道无流血，子宫似足月妊娠大小，硬如木板，有压痛，胎心 90 次/分，胎位不清。

21. 该孕妇最可能的诊断是

A. 妊娠期高血压疾病　　B. 早产临产　　　　　C. 前置胎盘

D. 胎盘早期剥离　　　　E. 不完全性子宫破裂

22. 对该孕妇的正确处理是

A. 及时终止妊娠　　　　B. 等待孕足月自然分娩　C. 积极使用降压药物

D. 及时抑制宫缩　　　　E. 积极补充血容量

二、思考题

1. 异位妊娠常发生在哪个部位？常见病因有哪些？

2. 妊娠期高血压疾病有哪些分类？

3. 前置胎盘的常见病因有哪些？

4. 胎盘早剥有哪几种分类？

（王　娟）

第八章　妊娠合并症

第一节　妊娠合并心脏病

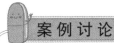 **案例讨论**

[案例]

王女士，27岁，已婚，妊娠28周。有先天性心脏病病史，从事体力劳动后感到胸闷、气短、呼吸困难，休息时无明显不适。从未进行产前检查。体检：血压99/68mmHg，心率98次/分，呼吸22次/分，心尖区听到2级收缩期杂音，性质粗糙，肺部无啰音，无发绀。实验室检查无明显异常。

[讨论]

1. 该患者的初步诊断及诊断依据是什么？

2. 该患者心功能分级属几级？

3. 该患者的初步治疗计划是什么？

妊娠合并心脏病是导致孕产妇死亡的重要原因之一。在我国孕产妇死因顺位中，它高居第2位，为非直接产科死因的第1位，是严重的妊娠合并症。

一、妊娠、分娩、产褥各期对心血管系统的影响

（一）妊娠期

孕妇总血容量于妊娠第6周开始增加，妊娠32~34周达高峰，较妊娠前增加30%~45%；血容量增加导致心排血量增加和心率加快；妊娠晚期子宫增大、膈肌上升使心脏向

左向上移位，心尖搏动向左移位 2.5～3cm，使大血管轻度扭曲，在心尖区可听到Ⅰ～Ⅱ级柔和吹风样收缩期杂音。这些变化均使心脏负担加重。

（二）分娩期

分娩期为心脏负担最重的时期。第一产程，每次宫缩有 250～500ml 的血液被挤入体循环，使回心血量增加，心排血量约增加 24%，同时有血压增高、脉压增宽及中心静脉压升高；第二产程，除子宫收缩外，产妇屏气用力，使肺循环压力增加，同时腹压增加使血液涌入心脏，故心脏负担最重，易出现发绀；第三产程，胎儿娩出后腹压骤减，大量血液向内脏灌注，回心血量骤减；胎盘娩出后，胎盘循环停止，子宫血窦内大量血液进入体循环，使回心血量骤增，造成血流动力学急剧变化。此时，患心脏病的产妇极易发生心力衰竭。

（三）产褥期

产后 3 日内心脏负担仍较重。除子宫收缩使一部分血液进入体循环外，孕期组织间潴留液体也开始回到体循环，使血容量明显增加。心脏病产妇此时仍易发生心力衰竭。

综上所述，妊娠 32～34 周、分娩期及产后 3 日内，心脏负担较重，是心脏病孕产妇最易发生心力衰竭的时期，即最危险的时期。

> **考点提示**
>
> 心脏病对于妊娠期、分娩期、产褥期的影响。

二、心脏病种类和对妊娠的影响

在妊娠合并心脏病中，先天性心脏病最常见，其次为风湿性心脏病、妊娠期高血压疾病性心脏病、围生期心肌病、心肌炎等。

（一）先天性心脏病

1. 左向右分流型　最常见，如房间隔缺损、室间隔缺损、动脉导管未闭，对妊娠的影响不大。

2. 右向左分流型　如法洛四联症及艾森门格综合征，多有复杂的心血管畸形，故不宜妊娠，已妊娠者应于孕早期终止妊娠。右向左分流型先天性心脏病患者经手术治疗后心功能为Ⅰ～Ⅱ级者，可在严密观察下继续妊娠。

3. 无分流型　如肺动脉口狭窄、主动脉缩窄等不宜妊娠，已妊娠者应于孕早期终止妊娠。

知识链接

法洛四联症

法洛四联症（TOF）是一种常见的先天性心脏畸形。其基本病理为室间隔缺损、肺动脉狭窄、主动脉骑跨和右心室肥厚。法洛四联症在儿童发绀型心脏畸形中居首位。法洛四联症患儿的预后主要取决定肺动脉狭窄程度及侧支循环情况，重症者有 25%～35% 在 1 岁内死亡，50% 死于 3 岁内，70%～75% 死于 10 岁内，90% 会夭折。主要是由于慢性缺氧引起，红细胞增多症，导致继发性心肌肥大和心力衰竭而死亡。

（二）风湿性心脏病

轻度二尖瓣狭窄、二尖瓣关闭不全及主动脉瓣关闭不全者一般能耐受妊娠。其中，二尖瓣狭窄伴肺动脉高压者，若已妊娠宜早期终止。主动脉瓣狭窄严重者应手术矫正后再考虑妊娠。

（三）妊娠期高血压疾病性心脏病

及时诊断并有效治疗，一般能度过妊娠期及分娩期，产后病因消除，病情会逐渐缓解，多不遗留器质性心脏病变。

三、妊娠合并心脏病对胎儿的影响

心脏病孕妇心功能良好者，胎儿相对安全。心脏病变较重，妊娠后心功能恶化者，流产、早产、死胎、胎儿生长受限、胎儿窘迫及新生儿窒息的发生率均明显增高。围生儿死亡率是正常妊娠的 2 ~ 3 倍。

四、妊娠合并心脏病常见并发症

妊娠合并心脏病常见并发症有心力衰竭、亚急性感染性心内膜炎、静脉栓塞和肺栓塞，均为心脏病孕产妇的死亡原因。

五、诊断

（一）妊娠合并心脏病的诊断依据

1. 妊娠前　有心脏病病史或风湿热病史。

2. 心功能异常的临床表现　劳力性呼吸困难，经常性夜间端坐呼吸、咯血，经常出现胸闷、胸痛等临床症状；发绀、杵状指、持续性颈静脉怒张；心脏听诊有舒张期 2 级以上或粗糙的全收缩期 3 级以上杂音；有心包摩擦音、舒张期奔马律和交替脉等体征。

3. 辅助检查　心电图有严重心律失常，如心房颤动、心房扑动、三度房室传导阻滞、ST 段及 T 波异常改变等。X 线检查显示心脏显著扩大，尤其个别心腔扩大。超声心动图检查示心肌肥厚、瓣膜运动异常、心内结构畸形。

（二）心脏病患者心功能分级

纽约心脏病协会将心脏病患者心功能分为 4 级。

Ⅰ级：一般体力活动不受限制。

Ⅱ级：一般体力活动轻度受限制，活动后心悸、轻度气短，休息时无症状。

Ⅲ级：一般体力活动明显受限制，休息时无不适，轻微日常工作即感不适、心悸、呼吸困难，或既往有心力衰竭史者。

Ⅳ级：一般体力活动严重受限制，不能进行任何体力活动，休息时有心悸、呼吸困难等心力衰竭表现。

（三）早期心力衰竭的诊断

早期心力衰竭的表现：①轻微活动后即出现胸闷、心悸、气短；②休息时心率每分钟超过 110 次，呼吸每分钟超过 20 次；③夜间常因胸闷而坐起呼吸，或到窗口呼吸新鲜空气；④肺底部出现少量持续性湿啰音，咳嗽后不消失。

（四）心脏病患者妊娠耐受能力的判断

1. 心脏病变较轻，心功能 Ⅰ ~ Ⅱ 级，既往无心力衰竭史，可以妊娠。

2. 心脏病变较重、心功能Ⅲ～Ⅳ级、既往有心力衰竭史、有肺动脉高压、右向左分流型先天性心脏病、严重心律失常、风湿热活动期、心脏病并发细菌性心内膜炎、急性心肌炎、年龄 >35 岁心脏病病程较长，发生心力衰竭的可能性极大，不宜妊娠。

六、处理

（一）妊娠前

心脏病孕产妇的主要死亡原因是心力衰竭和严重感染。对心脏病育龄妇女，要求做到孕前咨询，以明确心脏病的类型、程度、心功能状态，并确定能否妊娠。

（二）妊娠期

1. 终止妊娠　不宜妊娠的心脏病孕妇，应在妊娠 12 周前行人工流产，如已发生心衰，应先控制心衰后再终止妊娠。妊娠超过 12 周者，因终止妊娠必须用较复杂的手术，其危险性不亚于继续妊娠和分娩，因此不主张终止妊娠，应密切监护，积极防治心力衰竭，使之度过妊娠期与分娩期。

2. 防治心力衰竭

（1）允许妊娠者从妊娠早期开始，定期进行产前检查。在妊娠 20 周前，应每 2 周行产前检查 1 次。在妊娠 20 周后，尤其是妊娠 32 周以后，发生心衰的机会增加，产前检查应每周 1 次。定期产前检查能及早发现心衰的早期征象，若发现早期心衰征象应立即住院。孕期经过顺利也应在妊娠 36～38 周提前住院待产。是否进行系统产前检查的心脏病孕妇，心衰发生率和孕产妇死亡率可相差 10 倍。

（2）避免过劳及情绪激动。充分休息，每日至少有 10 小时睡眠。合理饮食，给予高蛋白、高维生素、低盐、低脂饮食，补充铁剂预防贫血。限制体重过度增长，整个孕期不超过 12kg 为宜，以免增加心脏负担。妊娠 16 周以后，每日食盐量不超过 4～5g。防治各种心衰的诱因，如防治上呼吸道感染、纠正贫血、治疗心律失常、妊娠期高血压疾病等。

（3）及早治疗心力衰竭。多不主张预防性应用洋地黄。对早期心力衰竭者给予作用和排泄较快的制剂，如地高辛 0.25mg，每日 2 次口服，2～3 日后可根据临床效果改为每日 1 次，不要求达到饱含量，以备心力衰竭加重时能有加大剂量的余地，病情好转即停药。妊娠晚期发生心力衰竭，原则是待心力衰竭控制后再行产科处理，应放宽剖宫产指征。

（三）分娩期

1. 阴道分娩　适用于心功能Ⅰ～Ⅱ级、胎儿不大、胎位正常、宫颈条件良好者。

（1）第一产程　安慰及鼓励产妇，消除紧张情绪。适当应用地西泮、哌替啶等镇静剂。注意观察血压、脉搏、呼吸、心率。一旦发现心力衰竭征象，应取半卧位，高浓度面罩吸氧，并给毛花苷 C 0.4mg 加 25% 葡萄糖溶液 20ml 缓慢静脉注射，必要时 4～6 小时重复给药 0.2mg。产程开始后即应给予抗生素预防感染。

（2）第二产程　要避免屏气加腹压，应行会阴切开、胎头吸引或产钳助产，尽可能缩短第二产程。

（3）第三产程　胎儿娩出后，产妇腹部放置沙袋，以防腹压骤降而诱发心力衰竭。可静脉注射或肌内注射缩宫素 10～20U，禁用麦角新碱，以防静脉压增高。产后出血过多者，应适当输血、输液，但需注意输液速度不可过快。

2. 剖宫产　对有产科指征及心功能Ⅲ～Ⅳ级者，均应择期剖宫产。近年主张对心脏病产妇放宽剖宫产指征。不宜再妊娠者，可同时行输卵管结扎术。

（四）产褥期

产后 3 日内，尤其是 24 小时内仍是发生心力衰竭的危险时期，产妇需充分休息并密切监护。应用广谱抗生素预防感染，直至产后 1 周左右无感染征象时停药，心功能在 III 级以上者不宜哺乳。不宜再妊娠者，可在产后 1 周行绝育术。

第二节　妊娠合并糖尿病

案例讨论

［案例］

张女士，37 岁，既往体健，结婚 1 年，现妊娠 16 周。停经 8 周时产前检查一次，现在是第二次来医院产前检查。体检：身高 150cm，体重 60kg，血压 100/70mmHg，心率 98 次/分，呼吸 22 次/分。实验室检查：空腹血糖 8.9mmol/L，其他无明显异常。张女士否认既往糖尿病病史。其母亲患 2 型糖尿病，现用胰岛素治疗。

［讨论］

1. 该患者最可能的诊断是什么？

2. 需要进一步做什么检查以帮助诊断？

3. 该患者的治疗方案是什么？

糖尿病孕妇有两种情况：一种为妊娠前已有糖尿病，称为糖尿病合并妊娠；另一种为妊娠前糖代谢正常或有潜在糖耐量异常，妊娠后才出现或首次发现糖尿病，称为妊娠期糖尿病（GDM），在糖尿病孕妇中占 80% 以上。糖尿病孕妇的临床经过复杂，对母儿危害较大。

一、妊娠期糖代谢的特点及妊娠期糖尿病的发病机制

妊娠早期，因胎儿发育不断从母血摄取葡萄糖、孕妇排糖量增加等原因，孕妇血浆葡萄糖水平随妊娠进展而降低，空腹血糖较非孕妇低，长时间空腹易发生低血糖及酮症酸中毒。到妊娠中晚期，随着胎盘生乳素、雌激素、孕酮等抗胰岛素样物质的增加，孕妇对胰岛素的敏感性随孕周增加而下降。为维持正常糖代谢水平，胰岛素需求量必须增加，胰岛素分泌受限的孕妇，妊娠期不能维持这一生理代偿变化而导致血糖升高，使原有糖尿病加重或出现妊娠期糖尿病。

二、妊娠与糖尿病的相互影响

1. 妊娠对糖尿病的影响　妊娠可使既往无糖尿病的孕妇发生妊娠期糖尿病，使原有糖尿病患者的病情加重，易发生糖尿病酮症酸中毒及低血糖。

2. 糖尿病对妊娠的影响　高血糖可使流产、早产、羊水过多、孕妇感染及发生妊娠期高血压疾病等发生率增高；还可使巨大胎儿、胎儿畸形、胎死宫内、新生儿呼吸窘迫综合征及新生儿低血糖等发生率增高。

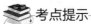
考点提示

糖尿病对于孕妇和胎儿的影响。

三、临床表现及诊断

妊娠期糖尿病孕妇多无明显症状，空腹血糖有时可能正常，因此应注意防止漏诊。

1. 病史　有糖尿病家族史；有巨大儿分娩史及不明原因反复流产史、死胎、死产、胎儿畸形史；有足月新生儿呼吸窘迫综合征分娩史；年龄 >30 岁、肥胖等，均为妊娠期糖尿病的高危因素。

2. 临床表现　妊娠期有三多症状（多饮、多食、多尿），或外阴阴道假丝酵母菌感染反复发作，孕妇体重 >90kg，本次妊娠并发羊水过多或巨大胎儿者，应警惕合并糖尿病的可能。

3. 实验室检查

（1）尿糖测定　尿糖阳性应做空腹血糖检查及糖筛查试验。

（2）空腹血糖测定　两次或两次以上空腹血糖 ≥7.0mmol/L 者，可诊断为糖尿病。

（3）糖筛查试验　妊娠 24~28 周行妊娠期糖尿病筛查。

（4）葡萄糖耐量试验　我国多采用 75g 糖耐量试验。

> **知 识 链 接**
>
> #### 葡萄糖耐量试验
>
> 一般妊娠 24~28 周的孕妇采用 75g 葡萄糖耐量试验，方法：空腹 8~14 小时后，将 75g 葡萄糖溶于 300ml 水中，于 5 分钟内喝完，采集空腹、服糖水后 1 小时、2 小时肘静脉血。
>
> 75g 葡萄糖耐量试验的诊断标准：空腹、服糖水后 1 小时、2 小时的血糖值分别为 5.1mmol/L、10.0mmol/L、8.5mmol/L。任何一点血糖值达到或超过上述标准即诊断为糖尿病。

四、糖尿病分级

有助于判断病情严重程度及预后：A 级，妊娠期出现或发现的糖尿病；B 级，显性糖尿病，20 岁以后发病，病程 <10 年；C 级，发病年龄 10~19 岁，或病程 10~19 年；D 级，10 岁前发病，或病程 ≥20 年，或合并单纯性视网膜病；F 级，糖尿病性肾病；R 级，眼底有增生性视网膜病变或玻璃体积血；H 级，冠状动脉粥样硬化性心脏病；T 级，有肾移植史。

五、处理

1. 糖尿病患者于妊娠前应确定糖尿病严重程度。D、F、R 级糖尿病不宜妊娠，已妊娠应尽早终止。

2. 器质性病变较轻、血糖控制良好者，可在积极治疗、密切监护下继续妊娠。

（1）饮食疗法　控制饮食是糖尿病治疗的基础。妊娠期应力求通过饮食控制使血糖维持在正常范围，同时又能保证母儿所需的营养。控制餐后 1 小时血糖值在 8mmol/L 以下。此外每日补充钙剂 1~1.2g、叶酸 5mg、铁剂 15mg。

（2）药物治疗　对饮食治疗不能控制血糖者，胰岛素为主要治疗药物。胰岛素用量一般从小剂量开始，并根据病情、孕期进展及血糖值加以调整。应用胰岛素治疗应注意防止低血糖及酮症酸中毒。孕妇不宜用磺脲类及双胍类降糖药，以免药物通过胎盘干扰胎儿代谢导致胎儿死亡或畸形。

（3）加强孕期监护　妊娠各期均应密切监测血糖变化，及时调整胰岛素用量。每月测定肾功能及糖化血红蛋白含量，同时进行眼底检查。缩短产前检查间隔时间，妊娠中期2周一次，妊娠32周以后应每周检查一次。注意血压、水肿、尿蛋白情况。监测胎儿发育、胎儿成熟度、胎儿胎盘功能等情况，必要时及早住院待产。

（4）终止妊娠的时间　原则上应尽量推迟终止妊娠的时间，力求使胎儿达到最大成熟度而又避免胎死宫内。血糖控制良好，孕晚期无合并症、胎儿宫内状态良好，应等待至妊娠38~39周终止妊娠。若有母儿合并症，血糖控制不满意，应尽早行羊膜腔穿刺抽取羊水，了解胎肺成熟情况，并注入地塞米松促进胎儿肺成熟后终止妊娠。

（5）分娩方式　妊娠合并糖尿病本身不是剖宫产指征，有巨大胎儿、胎盘功能不良、胎位异常或其他产科指征者，应行剖宫产。对糖尿病病程>10年，伴有视网膜病变及肾功能损害、重度子痫前期、有死胎死产史的孕妇，应放宽剖宫产指征。

（6）新生儿处理　新生儿应留脐血检查血糖，均按早产儿处理，出生后30分钟开始定时滴服25%葡萄糖液。注意防止新生儿低血糖、呼吸窘迫综合征等。

第三节　妊娠合并急性病毒性肝炎

案例讨论

[案例]

张女士，28岁，停经35周，纳差、乏力、尿色加深一周。患者于一周前无明显诱因下出现乏力，进食后恶心、腹胀，无呕吐、腹痛、腹泻。同时发现尿色加深，呈浓茶水色，不伴发热，无皮肤黄染。停经12周产检是一切正常。现肝功能检查：总胆红素（TBIL）179.6μmol/L，直接胆红素（DBIL）120.4μmol/L，丙氨酸氨基转移酶（ALT）213U/L，门冬氨酸氨基转移酶（AST）179U/L，谷氨酰转肽酶（GGT）151U/L，碱性磷酸酶（ALP）109U/L。

[讨论]

1. 该孕妇初步诊断及依据是什么？

2. 还需要进一步做哪些检查？

3. 该孕妇的下一步治疗方案是什么？

病毒性肝炎严重威胁孕产妇的生命安全。目前确定的肝炎病毒主要有5种：甲型（HAV）、乙型（HBV）、丙型（HCV）、丁型（HDV）和戊型（HEV）。其中乙型肝炎病毒感染最常见。

一、妊娠对病毒性肝炎的影响

妊娠的某些生理变化可增加肝脏负担，使原有肝损害进一步加重，重症肝炎的发生率较非孕期明显增加。

二、病毒性肝炎对妊娠的影响

1. 对母体的影响　妊娠早期，可加重早孕反应；妊娠晚期，妊娠期高血压疾病的发生率增高；重症肝炎可引起播散性血管内凝血（DIC），导致产后大出血。

2. 对胎儿的影响　肝炎病毒可通过胎盘感染胎儿，故流产、早产、死胎、死产和新生儿死亡率明显增高。妊娠早期感染者可发生胎儿畸形。

3. 母婴传播　主要见于乙型肝炎病毒。①宫内传播：通过胎盘垂直传播；②产时传播：为主要传播途径，胎儿通过产道时吞咽含 HBV 的母血、羊水、阴道分泌物而感染；③产后传播：通过母乳喂养、接触母亲唾液而感染。

三、诊断

1. 病史及临床表现　与病毒性肝炎患者密切接触史，或半年内曾有接受输血、注射血制品史。主要症状有食欲减退、恶心、呕吐、腹胀、肝区疼痛等，继而出现乏力、畏寒、发热等。部分患者有皮肤巩膜黄染、尿色深黄，肝脏肿大，肝区有叩击痛。

2. 辅助检查　血清丙氨酸氨基转移酶（ALT）增高；血清总胆红素在 171μmol/L 以上；尿胆红素阳性；病原学检查，相应肝炎病毒血清学抗原抗体检测出现阳性。

> **知识链接**
>
> ### "大三阳"与"小三阳"
>
> 乙肝五项也称为乙肝两对半，包括乙肝表面抗原（用 HBsAg 表示）、乙肝表面抗体（用抗－HBS 表示）、e 抗原（用 HBeAg 表示）、e 抗体（用抗－HBe 表示）、核心抗体（用抗－HBc 表示）。乙肝五项检查，便是抽出患者静脉血，检测血液中乙肝病毒的血清标志。若一、三、五项阳性，其余两项阴性。俗称"大三阳"，这种乙肝五项结果情况说明是急、慢性肝炎，传染性较强；若一、四、五项是阳性，其余两项阴性，称"小三阳"，说明是急、慢性肝炎，传染性较弱。

四、处理

卧床休息，加强营养，进高蛋白、高碳水化合物、高维生素、低脂饮食。积极进行保肝治疗，避免用对肝脏有损害的药物，注意预防感染。产科处理如下。

（一）妊娠期

妊娠早期若肝炎为轻症，经积极治疗后，可继续妊娠。慢性活动性肝炎，妊娠后对母儿威胁较大，故适当治疗后应终止妊娠。妊娠中晚期，加强母儿监护，适时终止妊娠。

（二）分娩期

主张剖宫产。经阴道分娩，分娩前数日肌注维生素 K$_1$，每日 20～40mg，备新鲜血液，阴道手术助产缩短第二产程，防止软产道损伤和胎盘残留，胎肩娩出后立即静注缩宫素以减少产后出血。

（三）产褥期

产后严密监测肝功能变化，予对症治疗。控制感染是防止肝炎病情恶化的关键，应选用对肝脏无损害或损害较小的广谱抗生素，如头孢菌素或氨苄西林等控制感染。不宜哺乳者应尽早退乳，退乳时不用对肝脏有损害的雌激素，可口服生麦芽或乳房外敷芒硝。

五、乙型肝炎病毒母婴传播阻断

（一）HBV 母婴垂直传播途径

1. 产前宫内感染　即经胎盘感染，是产后免疫接种失败的主要原因。目前导致活产新生儿发生宫内 HBV 感染的机制尚不够清楚，多数认为妊娠晚期胎盘成熟期孕妇胎盘受无形或有形损伤，使母血经胎盘渗漏入胎儿造成感染。也有提出 HBV 感染胎盘可能是通过细胞与细胞间传递或称渗透式的细胞转移过程等。这两种途经均可在胎盘中完成而不需要其他因素的介入，同时指出胎盘 HBV 感染多发生在妊娠晚期，妊娠中期胎盘 HBV 感染的机会较低。

2. 产时感染　是母婴传播的主要途径，分娩时胎儿吞入 HBV 感染的羊水，接触了母体阴道分泌物，产道内血液，以及皮肤黏膜擦伤后与 HBV 感染的母血接触均可被感染。一般认为，母亲血清中 HBV DNA 含量越高，母儿传播可能性越大。目前还没有足够的证据证明剖宫产可降低母婴传播的风险。

3. 产后水平感染　新生儿通过母乳、母亲唾液感染。

（二）HBV 母婴传播阻断

HBV - DNA 或 HBeAg 阳性孕妇所分娩的新生儿，采取被动免疫和主动免疫相结合的方法，以阻断乙型肝炎病毒的母婴传播。

1. 被动免疫法　乙型肝炎免疫球蛋白可使新生儿即刻获得被动免疫，使新生儿暂时不受 HBV 感染。

2. 主动免疫法　新生儿对疫苗的免疫应答良好。近年基因工程乙肝疫苗已大量使用，具有不含血液成分，安全性好的特点。

3. 联合免疫　乙型肝炎疫苗按上述方法进行，乙肝免疫球蛋白改为出生后 6 小时内和一个月时各肌注 200IU，有效保护率可达 94%。

HBV - DNA 或 HBeAg 阳性孕妇，其初乳中乙肝病毒 DNA 阳性率高，原则上不宜哺乳。但如肝功能正常，新生儿进行了联合免疫，可以哺乳。

本章小结

妊娠合并心脏病是导致孕产妇死亡的重要原因之一，妊娠 32～34 周后、分娩期及产后 3 日内，心脏负担较重，是心脏病孕产妇最易发生心力衰竭的时期，因此要依据心功能分级来决定妊娠是否继续以及分娩的方式。妊娠合并糖尿病主要是妊娠期糖尿病，应进行空腹血糖测定和 75g 糖耐量试验进行确诊，根据血糖的高低选择合适的治疗方式，避免并发症的发生，注意新生儿低血糖的发生。妊娠合并病毒性肝炎是产科常见的传染病，以乙型病毒性肝炎最为常见。新生儿宜采取被动免疫和主动免疫相结合的方法，以阻断乙型肝炎病毒的母婴传播。妊娠合并重症肝炎是孕产妇死亡的主要原因之一，应早期诊治。

扫码"练一练"

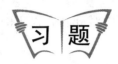

一、选择题

【A1／A2 型题】

1. 妊娠合并心脏病孕产妇死亡的主要原因是

    A. 合并妊娠期高血压疾病   B. 剖宫产术

    C. 羊水栓塞   D. 感染与心力衰竭

    E. 产后出血

2. 妊娠合并心脏病者，心功能Ⅲ级的诊断标准是

    A. 一般体力活动稍受限

    B. 体力活明显受限，或既往有心衰病史

    C. 休息状态下出现心衰症状

    D. 心脏扩大

    E. 劳力性呼吸困难

3. 于妊娠合并心脏病孕妇，下列错误的是

    A. 休息时宜左侧卧位

    B. 妊娠16周以后，限制食盐的摄入

    C. 定期评估心功能

    D. 鼓励产妇屏气用力，缩短第二产程

    E. 心功能Ⅰ～Ⅱ级的产妇可母乳喂养

4. 先天性心脏病孕妇与分娩时正确的处理方法是

    A. 除有产科指征外不需做剖宫产术

    B. 胎儿娩出后，腹部立即放置沙袋24小时

    C. 预防产后出血应静脉注射麦角新碱

    D. 无感染征象不需使用抗生素

    E. 鼓励产妇早起下床活动，促进子宫恢复

5. 心脏病患者早孕，中止妊娠的错误指征是

    A. 一般体力活动时有心悸或轻度气短

    B. 活动量少于一般日常体力活动时即感疲劳、心悸、呼吸困难

    C. 风湿性心脏病心率快难于控制者

    D. 严重二尖瓣狭窄伴有肺动脉高压的风湿性心脏病

    E. 伴有严重的内科并发症如慢性肺炎

6. 有关妊娠合并糖尿病的处理，错误的是

    A. 定期产科和内科复查   B. 所生婴儿一律按早产儿护理

    C. 预防感染应保持皮肤清洁   D. 建议人工喂养婴儿

    E. 产后避免使用药物避孕及宫内器具避孕

7. 妊娠合并糖尿病需使用药物治疗时应选用

A. 降糖灵（苯乙双胍）　　B. 消渴丸　　　　C. 胰岛素

D. 优降糖（格列本脲）　　E. 中药

8. 妊娠合并心脏病判断心衰的确切指标是

　　A. 活动时心率每分钟超过 110 次

　　B. 心尖部闻及 2 级收缩期杂音

　　C. 咳泡沫状痰，肺底部有持续性湿啰音

　　D. 足踝部出现凹陷性水肿

　　E. 心界增大

9. 关于妊娠期合并重症肝炎的护理，错误的是

　　A. 每日蛋白质的摄入量小于 0.5g/kg

　　B. 口服新霉素或甲硝唑抑制大肠杆菌，减少毒素的产生和吸收

　　C. 每日肥皂水灌肠，减少游离氨的产生

　　D. 严密观察有无肝性脑病的前驱症状

　　E. 每日入夜量为前日尿量加 500ml 液体量

10. 下述不是乙型病毒性肝炎母婴传播途径的是

　　A. 母婴垂直传播　　　　　　　　B. 分娩时胎儿接触母血、羊水等

　　C. 母乳喂养　　　　　　　　　　D. 粪 – 口途径传播

　　E. 密切生活接触

11. 孕妇 26 岁，妊娠 9 周，既往日常活动时即感心悸，近 1 周夜间常因胸闷须坐起。检查：心率 120 次/分，肺底部有湿啰音，心界向左扩大，双下肢水肿（＋）。其正确的处理是

　　A. 积极治疗，控制病情，继续妊娠

　　B. 加强监护至产后 42 天

　　C. 立即终止妊娠

　　D. 控制心力衰竭后终止妊娠

　　E. 控制心力衰竭后，观察病情变化若再出现心衰，考虑终止妊娠

12. 初孕妇 23 岁，妊娠 38 周，枕左前位，合并先心病，心功能Ⅱ级，规律宫缩，宫口开大 8cm，S^{+1}，其治疗护理措施为

　　A. 立即行剖宫产术结束妊娠

　　B. 待宫口开全后，鼓励产妇屏气缩短第二产程

　　C. 严密观察产程，宫口开全后行阴道助产，缩短第二产程

　　D. 给予缩宫素，加强子宫收缩

　　E. 给予洋地黄类药物，预防心衰

13. 初孕妇 28 岁，2 型糖尿病，妊娠 37 周，近 2 日自感头痛、头晕、视物模糊。血压 170/115mmHg，其正确的质量措施为

　　A. 控制血糖，密切观察病情变化至满 40 周

　　B. 立即行剖宫产术结束妊娠

　　C. 降压、利尿、扩容，控制血糖，促进胎儿肺成熟后终止妊娠

　　D. 应用缩宫素引产

E. 应用抗生素预防感染

14. 初孕妇 24 岁，孕 24 周来院作产前检查，HbsAg（＋）、HbeAg（＋）。评估其母婴传播的可能性为

  A. 胎儿已受感染的可能性大

  B. 乙肝病毒不通过胎盘传播感染胎儿

  C. 分娩时可通过接触母血传播，但接触母亲唾液不传播

  D. 按程序注射乙肝疫苗可阻断母婴传播

  E. 其婴儿将不会成为乙肝病毒携带者

15. 初孕妇 29 岁，妊娠 36 周，近 2 周恶心、呕吐、食欲下降，右季肋部胀痛。检查：皮肤无黄染，肝区叩痛（＋），胎心 144 次/分，头浮，血清转氨酶水平中度升高，HbsAg（＋），给予重症护理。其原因为

  A. 易引起胎盘早期剥离   B. 易发生早产

  C. 易合并妊娠高血压疾病   D. 易发生产后 DIC

  E. 易发展为肝性脑病

16. 孕妇 30 岁，孕 2 产 0，妊娠 35 周，风湿性心脏病，二尖瓣狭窄，心功能Ⅱ级，血红蛋白 80g/L。对母体危害较小的是

  A. 胎儿宫内生长受限   B. 胎儿宫内窘迫   C. 死胎、死产

  D. 感染   E. 胎儿畸形

【A3/A4 型题】

（17～19 题共用题干）

一孕妇，24 岁，妊娠合并风湿性心脏病，于妊娠 22 周时因上呼吸道感染出现呼吸困难，不能平卧，心律不齐，心律 126 次/分。住院治疗 4 周后出院。现孕 35 周。检查：血压 120/80mmHg，脉搏 88 次/分，心尖部闻及舒张期杂音，日常劳动无不适症状。

17. 该孕妇的心功能分级是

  A. Ⅰ级   B. Ⅱ级   C. Ⅲ级

  D. Ⅳ级   E. Ⅱ～Ⅲ级

18. 为该孕妇作饮食指导时，错误的项目是

  A. 补充铁剂   B. 补充钙剂   C. 补充维生素 E

  D. 适度补锌   E. 整个孕期孕妇体重增加不超过 12.5kg

19. 目前其最适宜的治疗措施为

  A. 若无产科指征等待自然分娩   B. 待临产后急诊剖宫产

  C. 待胎儿成熟后滴注缩宫素引产   D. 待胎儿成熟后择期剖宫产

  E. 待自然临产，宫口开全后阴道助产

（20～22 题共用题干）

一孕妇妊娠足月合并黄疸，因臀部胎膜早破行急诊剖宫产术。术后实验室检查结果如下：HbsAg（＋）、HbsAb（－）、HbcAb（＋）、HbeAg（＋）、HbeAb（－）。

20. 患者应接受的治疗为

  A. 注射高效价乙肝疫苗免疫球蛋白

  B. 注射血清免疫球蛋白

　　C. 注射乙肝疫苗

　　D. 注射乙肝疫苗及高效价乙肝疫苗免疫球蛋白

　　E. 无须上述治疗

21. 新生儿应接受的治疗为

　　A. 注射高效价免疫球蛋白

　　B. 注射乙肝疫苗

　　C. 注射乙肝疫苗及高效价免疫球蛋白

　　D. 注射血清免疫球蛋白

　　E. 无须上述治疗

22. 该产妇术后发生阴道流血，失血量超过 1000ml，其最可能的原因是

　　A. 子宫收缩乏力　　　　B. 胎盘残留　　　　　　C. 羊水栓塞

　　D. 血小板减少　　　　　E. 凝血功能障碍

（23～24 题共用题干）

孕妇，现孕 35 周，1 个月前曾患上呼吸道感染，治愈，但仍自觉心悸。

23. 以下病史和体征不支持早期心衰诊断的是

　　A. 孕 35 周，合并风心病，心悸　　　B. 休息时心率超过 110 次/分

　　C. 休息时呼吸超过 20 次/分　　　　　D. 足踝水肿，休息后消退

　　E. 夜间常需起床开窗，呼吸新鲜空气

24. 孕妇现已安全度过 38 周，骨盆检查正常，胎心、胎位正常，不规则宫缩，宫颈管消失，宫口开大 2cm，活动时伴心悸、胸闷。其正确的治疗护理措施为

　　A. 持续低流量吸氧，平卧位　　　　　B. 严密监护，等待自然临产

　　C. 静点缩宫素引产　　　　　　　　　D. 宫口开全后助产

　　E. 尽早剖宫产终止妊娠

二、思考题

1. 如何判断早期心衰？

2. 妊娠合并心脏病的孕妇在什么情况下应该终止妊娠？

3. 糖尿病对于孕妇和胎儿有什么影响？

（王　娟）

第九章 胎儿发育异常及死胎

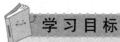

学习目标

1. **掌握** 死胎的临床表现、诊断及治疗。
2. **熟悉** 无脑儿、脊柱裂、脑积水的诊断及处理；胎儿生长受限的定义。
3. **了解** 胎儿生长受限的主要危险因素；死胎的病因。
4. 具备对胎儿发育异常及死胎的诊断及处理能力。
5. 关心患者，能与患者及家属进行沟通，选择合理的治疗方案。

第一节 胎儿发育异常

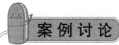

[案例]

女，32岁，G_1P_0，现停经35周。3周前B型超声检查显示胎儿偏小，加强营养及静脉滴注丹参等治疗，并连续监测发现：宫高、腹围值连续3周均在第10百分位数以下，胎儿发育指数小于-3，孕妇每周体重增加均小于0.5kg。B型超声检查：HC/AC比值小于正常同孕周平均值的第10百分位数，BPD每周增长小于1.7mm，现羊水指数为6cm，胎儿体重约1800g。脐动脉S/D值4.1。自觉胎动正常，无腹痛，无阴道流血、流液。

[讨论]

1. 诊断及诊断依据是什么？
2. 针对该孕妇的情况，应如何处理？

一、胎儿先天畸形

胎儿先天畸形是指胎儿在宫内发生的结构异常。发生的原因主要与遗传、环境、食物、药物、病毒感染等有关。发生胎儿畸形的孕妇多无不适，诊断的关键在于对胎儿进行仔细的超声扫描及染色体核型分析、脐血管穿刺取血行实验室检查等。临床上最常见的严重胎儿畸形有无脑儿、脊柱裂、脑积水。

（一）无脑儿

无脑儿是胎儿先天畸形中最常见的一种，是前神经孔闭合失败所致。女胎比男胎多4倍，特殊外观为无颅盖骨，双眼突出成"蛙样"面容，脑髓暴露，颈短，无大脑，仅见颅底或颅底部分脑组织。无脑儿不可能存活。若伴羊水过多常早产，不伴羊水过多常为过期妊娠。无脑儿分两种类型，一种是脑组织变性坏死突出颅外，另一种是脑组织未发育。

1. 诊断　腹部触诊时，感觉胎头较小。肛门和阴道检查时，可扪及凹凸不平的颅底部。无脑儿应与面先露、小头畸形、脑脊膜膨出相鉴别。B 型超声诊断率高，基本能早期确诊孕 14 周后 B 型超声探查见不到圆形颅骨光环，头端有不规则"瘤结"。无脑儿孕妇尿 E_3 呈低值，羊水甲胎蛋白（AFP）呈高值。

2. 处理　一经确诊应引产，分娩多无困难。偶有胎肩娩出困难，需耐心等待。若因伴有脑脊膜膨出造成分娩困难，可行毁胎术或穿刺脑膨出部位放其内容物。

（二）脊柱裂

脊柱裂属脊椎管部分未完全闭合的状态（图 9 - 1），发生率有明显的种族和地域差别，多发生在胸腰段。脊柱裂有 3 种：隐性脊柱裂、脊髓脊膜膨出和脊髓裂。

1. 诊断　较大的脊柱裂产前 B 型超声诊断率高，妊娠18 ~ 20 周是发现的最佳时机，B 型超声探及某段脊柱两行强回声的间距变宽，或形成角度呈 V 或 W 形，脊柱短小呈不规则弯曲，不完整或伴有不规则囊性膨出物可确诊。但隐性脊柱裂产前 B 型超声常难以发现。开放性脊柱裂孕妇血及羊水甲胎蛋白（AFP）都高于正常。

2. 处理　应根据脊柱裂的严重程度、孕周、孕妇及家属的意愿决定是否继续妊娠。严重者应终止妊娠。

（三）脑积水

脑积水是指脑脊液过多（500 ~ 3000ml）地蓄积于脑室系统内，致脑室系统扩展和压力升高，常压迫正常脑组织。表现为颅腔体积增大，颅缝明显增宽，囟门显著增大。脑积水常伴脊柱裂、足内翻等畸形。

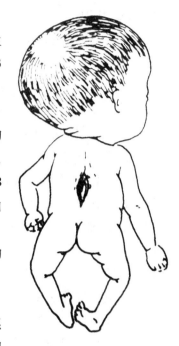

图 9 - 1　脊柱裂

1. 诊断　腹部触诊可触到宽大的胎头，若为头先露，胎头高浮，跨耻征阳性。阴道检查胎先露高，颅缝宽，骨质薄软、有弹性。B 型超声检查有助于诊断。

2. 处理　应根据脑积水的严重程度、出现的孕周、是否合并其他畸形、孕妇及家属的意愿决定是否继续妊娠。需终止妊娠者不论头先露还是臀先露均可根据宫口开大程度，在B 型超声指引下经腹或阴道穿刺囟门或颅缝放脑积液，使胎头缩小而娩出。

知识链接

唇裂及唇腭裂

唇裂及唇腭裂是较常见的胎儿先天畸形。发病率为 1‰，再发危险为 4%。唇裂时腭板完整，唇腭裂时有鼻翼及牙齿生长不全。严重腭裂可通至咽部，严重影响喂养。产前超声诊断只能发现明显的唇裂，腭裂较难在产前发现。在新生儿期整形矫正治疗效果较好。

二、胎儿生长受限

小于孕龄儿（SGA）是指出生体重低于同胎龄应有体重第 10 百分位数以下或低于其平

均体重 2 个标准差的新生儿。这类胎儿的新生儿病死率高。

但并非所有的出生体重低于同胎龄应有体重第 10 百分位数者都是病理性生长受限，25% ~60% 的 SGA 是因为产次或种族或父母身高、体重等因素而造成的"健康小样儿"。可将 SGA 分成以下 3 种情况。①正常的 SGA。胎儿结构及多普勒血流评估均未发现异常。②异常 SGA：存在结构异常或者遗传性疾病的胎儿。③胎儿生长受限（FGR）：指无法达到其应有生长潜力的 SGA。胎儿出生体重小于 2500g 者定义为低出生体重儿。

（一）病因

病因复杂，有些尚不明确，主要危险因素有如下。

1. 孕妇因素 占 50% ~60%。

（1）营养因素 孕妇偏食、妊娠剧吐、摄入蛋白质及维生素不足，胎儿出生体重与母体血糖水平呈正相关。

（2）妊娠并发症或合并症 如妊娠期高血压疾病、胎盘早剥、多胎妊娠、过期妊娠、心脏病、肾炎、贫血等，使胎盘血流量减少，灌注下降。

（3）其他 孕妇年龄、地区、体重、身高、吸烟、吸毒、酗酒、宫内感染、母体接触放射线或有毒物质等。

2. 胎儿因素 研究证实，生长激素、胰岛素样生长因子、瘦素等调节胎儿生长的物质在脐血中降低，可能会影响胎儿内分泌和代谢。胎儿先天发育异常、基因或染色体异常时，也常伴有胎儿生长受限。

3. 胎盘、脐带因素 胎盘异常，脐带过长、过细，脐带扭转、打结等导致胎儿血供不足。

（二）分类及临床表现

1. 内因性匀称型 FGR 属于原发性胎儿生长受限，一般发生在妊娠 17 周之前，多因基因或染色体异常、病毒感染、接触放射性物质及其他有毒物质引起。

特点：体重、身长、头径均相称，但小于该孕龄正常值。外表无营养不良表现，器官分化或成熟度与孕龄相符，但各器官的细胞数均减少，脑重量轻；胎盘小、但组织无异常。胎儿无缺氧表现。胎儿出生缺陷发生率高，围生儿死亡率高，预后不良。产后新生儿常出现脑神经发育障碍，伴小儿智力障碍。

2. 外因性不匀称型 FGR 属于继发性胎儿生长受限，胚胎早期发育正常，至孕晚期才受到有害因素的影响，如合并妊娠期高血压疾病、过期妊娠等致慢性胎盘功能不全。

特点：新生儿发育不匀称，身长、头径与孕龄相符而体重偏低。外表呈营养不良或过熟儿状态，各器官细胞数量正常，但细胞体积缩小，以肝脏最为明显。胎盘体积正常，但常有梗死、钙化、胎膜黄染等。出生后躯体发育正常，容易发生低血糖。

3. 外因性匀称型 FGR 为上述两型的混合型，其病因有母儿双方因素，多因缺乏叶酸、氨基酸、微量元素或有害药物影响等所致。致病因素在整个妊娠期间均产生影响。

特点：新生儿身长、体重、头径相称，但均小于孕龄正常值，外表有营养不良表现。各器官体积均缩小。胎盘小，外表正常。胎儿宫内缺氧少见，但存在代谢不良。新生儿常有明显的生长与智力障碍。

（三）诊断

在妊娠期不容易准确诊断 FGR，往往分娩后才能确诊。密切关注胎儿发育情况是提高

FGR 诊断率和准确率的关键。

1. 临床指标　用于低危人群的筛查。

（1）宫高、腹围　连续 3 周均在第 10 百分位数以下者，为筛选 FGR 指标，预测准确率达 85% 以上。

（2）计算胎儿发育指数　胎儿发育指数 = 宫高(cm) - 3 ×（月份 + 1），指数在 -3 ~ +3 为正常，小于 -3 提示有 FGR 可能。

（3）妊娠晚期孕妇每周体重增长 <0.5kg 或停滞，可能为 FGR。

2. 辅助检查

（1）B 型超声测量　①测量胎儿头围与腹围（HC/AC）：比值均小于正常同孕周平均值的第 10 百分位数，应考虑可能为 FGR；②测量胎儿双顶径（BPD）：每周增长 <2.0mm，或每 3 周增长 <4.0mm，或每 4 周增长 <6.0mm，妊娠晚期每周增长 <1.7mm，均应考虑有 FGR 可能。③多数 FGR 出现羊水过少、胎盘老化的 B 型超声图像。

（2）彩色多普勒超声检查　脐动脉舒张期血流缺失或倒置，对诊断 FGR 意义大。妊娠晚期 S/D 值 ≤3 为正常值，脐血 S/D 值升高时应考虑有 FGR 的可能。

（3）抗磷脂抗体（ACA）测定　研究表明 ACA 与 FGR 的发生有关。

（四）治疗

1. 妊娠期治疗　治疗越早效果越好，妊娠 32 周前开始治疗效果较好，妊娠 36 周后治疗效果差。治疗原则：积极寻找病因、补充营养、改善胎盘循环、加强胎儿监测、适时终止妊娠。

（1）一般治疗　卧床休息、均衡饮食、吸氧，这种方法在匀称型 FGR 妊娠孕妇中未得到证实。

（2）静脉补充营养　通过静脉营养给予母体补充氨基酸、能量合剂及葡萄糖，但治疗效果不理想。

（3）药物治疗　常用药物有 β - 肾上腺素激动剂、硫酸镁、丹参。低分子肝素、阿司匹林用于抗磷脂抗体综合征引起的 FGR 有效。

2. 胎儿健康状况监测　常用的监测方法：无应激试验（NST）、胎儿生物物理评分（BPP）、胎儿血流监测。根据临床表现，胎儿监测应该从确诊 FGR 开始或妊娠 28 ~ 30 周以后。在多普勒血流正常的胎儿中，只要监测结果可靠，监测频率通常每周 1 次。如果多普勒血流异常，应每周 2 次 NST 或 BPP，监测频率取决于病情发展，直至胎儿分娩。

3. 产科处理

（1）继续妊娠指征　胎儿尚未足月，胎儿状况良好，胎盘功能正常，孕妇无合并症及并发症。可以在密切监护下妊娠至足月，但不应超过预产期。

（2）终止妊娠指征　①治疗后 FGR 未见好转，胎儿停止生长 3 周以上；②NST、BPP 及胎儿血流监测等提示胎儿缺氧；③胎盘老化，伴有羊水过少等胎盘功能低下表现；④妊娠合并症、并发症病情加重，继续妊娠将危害母婴健康或生命者，均应尽快终止妊娠。若孕周不足 34 周者，应促胎肺成熟后再终止妊娠。

（3）分娩方式选择　FGR 胎儿对缺氧耐受力差，胎儿胎盘贮备不足，应适当放宽剖宫产指征。

1）阴道分娩：胎儿情况良好，胎盘功能正常，胎儿成熟，Bishop宫颈成熟度评分≥7分，羊水量及胎位正常，无其他禁忌者，可经阴道分娩；另一种是胎儿难以存活，无剖宫产指征时予以引产。

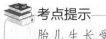

考点提示

胎儿生长受限的分类及临床表现、诊断、治疗为考点。

2）剖宫产：胎儿病情危重，产道条件欠佳，阴道分娩对胎儿不利，均应行剖宫产结束分娩。

第二节 死 胎

妊娠20周后胎儿在子宫内死亡称为死胎。胎儿在分娩过程中死亡称死产。

一、病因

1. 胎盘及脐带因素 如前置胎盘、胎盘早剥、血管前置、脐带打结、脐带脱垂、脐带绕颈缠体、脐带帆状附着、急性绒毛膜羊膜炎等。

2. 胎儿因素 如胎儿严重畸形、严重遗传性疾病、胎儿生长受限、胎儿宫内感染、母儿血型不合、双胎输血综合征等。

3. 孕妇因素 严重的妊娠合并症、并发症，如妊娠期高血压疾病、糖尿病、心血管疾病、各种原因引起的休克等。子宫局部因素，如子宫收缩力过强或张力过大、子宫破裂、子宫畸形等。

二、临床表现

孕妇自觉胎动停止，子宫不再继续增大，乳房胀感消失。腹部检查发现宫底高度小于停经周数，无胎心及胎动。胎儿死亡后约80%在2~3周内自然娩出。若死亡后3周胎儿仍未排出，退行性变的胎盘组织释放凝血活酶进入母血循环，激活血管内凝血因子，引起DIC。胎死宫内4周以上DIC发生概率明显增高。

【诊断】根据孕妇自觉胎动停止，子宫停止增长，检查听不到胎心，子宫比妊娠周数小，可考虑为死胎，B型超声检查可确诊。

考点提示

死胎的临床表现、诊断及治疗为考点。

【处理】死胎一经确诊，尽早引产。胎儿死亡时间不长可直接引产；胎儿死亡超过4周，应常规行凝血功能检查，若纤维蛋白原<1.5g/L，血小板计数<100×10⁹/L时，应给予肝素治疗，待凝血指标恢复正常后再引产，术前备新鲜血液，以防产后出血，并注意预防感染。原则上尽量阴道分娩，剖宫产仅限于特殊情况下使用。产后建议尸体解剖及胎盘、脐带及胎膜病理检查及染色体检查，尽力寻找死胎发生的原因，做好产后咨询。

本章小结

·无脑儿、脊柱裂、脑积水根据临床表现及B型超声检查多能做出诊断。无脑儿一经确诊应引产。脊柱裂及脑积水根据严重程度、孕周、孕妇及家属的意愿决定是否继续妊娠。

·在妊娠期不容易准确诊断 FGR，往往分娩后才能确诊，密切关注胎儿发育情况是提高 FGR 诊断率和准确率的关键。FGR 治疗越早效果越好，治疗原则：积极寻找病因、补充营养、改善胎盘循环、加强胎儿监测、适时终止妊娠。

·根据孕妇自觉胎动停止，子宫停止增长，检查听不到胎心，子宫比妊娠周数小，可考虑为死胎，B 型超声检查可确诊。死胎一经确诊，应该详尽完善病史，尽早引产。

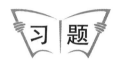

扫码"练一练"

一、选择题

【A1/A2 型题】

1. 关于脑积水的描述正确的是

    A. 腹部可触到宽大的胎头，若为头先露，胎头高浮

    B. 羊水中甲胎蛋白降低

    C. 孕妇尿 E_3 呈高值

    D. 应行剖宫产终止妊娠

    E. B 型超声诊断很困难

2. B 型超声发现脊柱裂的最佳时机是

    A. 妊娠 16～28 周　　　　B. 妊娠 18～20 周　　　　C. 妊娠 20～22 周

    D. 妊娠 22～24 周　　　　E. 妊娠 24～26 周

3. 关于胎儿生长受限正确的描述是

    A. 胎儿出生体重 <2000g

    B. 胎儿发育指数正常值为 > +3

    C. 胎儿出生体重低于同孕龄体重的第 5 百分位数

    D. 胎儿出生体重低于同孕龄平均体重的 3 个标准差

    E. 子宫长度、腹围值连续 3 周测量在第 10 百分位数以下为筛选 FGR 的指标

4. 胎儿生长受限最常见的病因是

    A. 臀先露　　　　　　　B. 脐带过细　　　　　　C. 妊娠期高血压

    D. 胎盘病变　　　　　　E. 前置胎盘

5. 关于内因性匀称型胎儿生长受限正确的是

    A. 多属于继发性胎儿生长受限

    B. 胎儿常有缺氧表现

    C. 其病因是孕妇合并有妊娠期高血压、糖尿病等

    D. 各个器官细胞数量正常，但器官分化及成熟度与该孕龄不相符

    E. 体重、身长、头径相称，但均小于该孕龄正常值

6. 关于外因性不匀称型胎儿生长受限正确的是

    A. 多属于原发性胎儿生长受限

    B. 胎儿一般无缺氧表现

    C. 胎儿发育不匀称，身长、头径与孕龄不相符，体重偏低

D. 胎儿各个器官细胞数量正常，但细胞体积缩小

E. 其病因包括基因或染色体异常、病毒感染、接触射线及其他有毒物质

7. 胎儿生长受限继续妊娠的指征有

A. 孕妇妊娠合并症、并发症在妊娠期控制良好，妊娠未足月

B. 有胎儿宫内缺氧表现，电子胎心监护反应差

C. 在治疗过程中发现妊娠合并症、并发症病情加重

D. 经治疗后 FGR 毫无改善，胎儿停止生长 3 周以上

E. 胎儿 35 周，胎儿生物物理评分提示胎儿缺氧

8. 关于死胎正确的是

A. 胚胎死于子宫内

B. 胎儿死亡后立即释放促凝血物质入血

C. 胎儿分娩过程中死亡称死产，也是死胎的一种

D. 孕妇自觉胎动停止，子宫停止生长即可诊断死胎

E. 胎儿死亡不久，B 超即可见到颅板塌陷，颅骨重叠，呈袋状变形

9. 初孕妇，平素月经规则，现停经 32 周，近 3 周体重无明显增加，宫高 23cm。B 超提示羊水过少。NST、BPP 及胎儿血流监测提示胎儿缺氧。本例的处理方案是

A. 密切监护下继续妊娠　　　　　　　B. 待其足月后再终止妊娠

C. 立即终止妊娠　　　　　　　　　　D. 待其 34 周立即终止妊娠

E. 积极促胎肺成熟后终止妊娠

10. 初产妇，平素月经规则，现停经 30 周。停经 19 周开始自觉胎动，但近 4 周自觉胎动消失，行 B 超检查发现"宫内死胎，胎儿大小相当于 26 周"。该患者引产前必须特别注意

A. 监测血糖　　　　　B. 肾功能检查　　　　　C. 心功能检查

D. 行凝血功能检查　　　E. 肝功能检查

11. 30 岁孕妇，停经 20 周行产前检查，B 超探及腰部脊柱间距宽，脊柱不规则弯曲，化验 AFP 呈高值。本例最可能的诊断是

A. 无脑儿　　　　　B. 脑积水　　　　　C. 脊柱裂

D. 脑膨出　　　　　E. 脑脊膜膨出

【A3/A4 型题】

(12 ~ 14 题共用题干)

初孕妇，28 岁，停经 34 周，宫高、腹围值连续 3 周均在第 10 百分位数以下，孕妇每周体重增加均小于 0.5kg。B 超检查 BPD 每周增长小于 1.5mm，羊水指数 10cm，胎盘 I 级，脐动脉血流 S/D = 3.4，NST、生物物理评分正常。

12. 上述病例的诊断是

A. 正常晚期妊娠　　　　B. 胎儿生长受限　　　　C. 羊水过多

D. 巨大胎儿　　　　　　E. 胎儿窘迫

13. 不正确的治疗是

A. 补充叶酸

B. 静脉补液如氨基酸、脂肪乳、葡萄糖等

C. 补充维生素 C、E、B 族

D. 低分子肝素治疗

E. 静脉滴注丹参

14. 终止妊娠的指征是

A. OCT 试验呈阴性

B. 脐动脉血流 S/D = 2.9

C. B 超动态检测 BPD 每周增加 2.0mm

D. 治疗效果良好，已 40 周

E. 孕妇体重每周增加 0.5kg

(15 ~ 17 题共用题干)

27 岁初产妇，妊娠 24 周，下腹膨隆不明显，宫底高度在脐耻之间，尚未自觉有胎动。无腹痛及阴道流血。

15. 该患者的诊断应该考虑为

A. 死胎   B. 胎儿窘迫   C. 胎儿生长受限

D. 胎儿畸形   E. 羊水过少

16. 若要明确诊断，应做下列检查中的

A. 羊水穿刺检查   B. B 型超声检查   C. 尿 E_3 检查

D. 羊膜镜检   E. 胎儿纤维连结蛋白检查

17. 若已确诊，该如何处理

A. 立即剖宫产   B. 住院严密观察，等待自然分娩

C. 行毁胎术   D. 胎儿头皮牵引术

E. 先促宫颈成熟，再静脉滴注缩宫素引产

二、思考题

1. 诊断胎儿生长受限的依据有哪些？

2. 胎儿生长受限继续妊娠的指征有哪些？

3. 确诊为死胎的依据有哪些？死胎如何处理？

（杨祖艳）

第十章 正常分娩

妊娠满 28 周（196 日）及以后的胎儿及其附属物，从临产开始至从母体全部娩出的过程，称为分娩。妊娠满 28 周至不足 37 周（196~258 日）期间分娩者称为早产；妊娠满 37 周至不满 42 周（259~293 日）期间分娩者称为足月产；妊娠满 42 周（294 日）及以后分娩者称为过期产。

第一节 决定分娩的因素

决定分娩的因素是产力、产道、胎儿和精神心理因素，若这些因素均正常且能相互适应，胎儿可顺利经阴道娩出。

一、产力

产力是将胎儿及附属物从子宫腔内逼出的力量，包括子宫收缩力、腹肌和膈肌收缩力、肛提肌收缩力。

（一）子宫收缩力

子宫收缩力是临产后的主要力量，贯穿于整个分娩过程。临产后的子宫收缩能使宫颈管缩短直至消失，宫口扩张，胎先露下降，胎儿及附属物的娩出。临产后宫缩有以下特点：

1. 节律性 宫缩的节律性是临产重要标志。正常宫缩是宫体不随意、有规律地阵发性收缩并有疼痛。每次宫缩由弱渐强，维持一段时间，随后由强渐弱，直至消失进入间歇期（图 10-1）。临产开始时，宫缩持续 30 秒，间隙 5~6 分钟。随着产程进展，宫缩间歇期渐短，持续时间渐长，宫口开全（10cm）后，宫缩间歇期仅 1~2 分钟，持续时间 60 秒。宫缩时子宫壁血管受挤压，胎盘血液循环暂时受阻，血流量减少。间歇时子宫壁放松，血流恢复。宫缩节律性对胎儿有利。

2. 对称性和极性 正常宫缩起自两侧子宫角部，以微波形式迅速向子宫底部集中，左右对称，故称为对称性。宫缩以每秒 2cm 速度从宫底向下段扩散，并逐渐减弱。子宫底部收缩力最强，约是下段收缩力的 2 倍。此为子宫收缩的极性。

扫码"看一看"

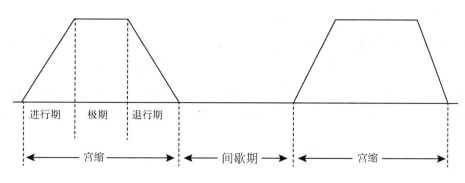

图 10 - 1 临产后正常宫缩节律性示意图

3. 缩复作用 每当宫缩时，子宫体部肌纤维缩短、变宽，间歇时肌纤维放松，但不能恢复到原来的长度而较前略短，此种现象称为缩复作用。随着缩复作用进行，子宫上段越变越厚，下段越变越长且薄，上下段交界处厚薄不同形成一环状沟，称为生理性缩复环。

（二）腹肌和膈肌收缩力

腹肌和膈肌收缩力是第二产程娩出胎儿的重要辅助力量。当宫口开全后，宫缩时胎先露下降压迫盆底组织和直肠，反射性引起排便感。产妇在宫缩时主动屏气，腹肌和膈肌收缩使腹压增高，促使胎儿娩出。若过早运用腹压易导致产妇疲劳和宫颈水肿。在第三产程腹肌和膈肌收缩可促使已剥离的胎盘娩出。

（三）肛提肌收缩力

宫口开全后，胎先露压迫盆底组织，反射性引起肛提肌收缩。肛提肌收缩力可协助胎先露在骨盆腔内进行内旋转，还能协助胎头仰伸，促进胎儿、胎盘娩出。

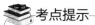
> **考点提示**
> 子宫收缩力的特性和决定分娩的因素。

二、产道

产道是胎儿娩出的通道，分为骨产道和软产道。

（一）骨产道

骨产道指真骨盆，是产道的重要部分。骨产道的大小、形状与分娩的关系密切（详见第二章）。

（二）软产道

软产道是由子宫下段、宫颈、阴道及骨盆底软组织构成的弯曲管道。

1. 子宫下段的形成 是由非孕时长约 1cm 的子宫峡部随孕周逐渐拉长。到妊娠末期被拉长形成子宫下段。临产后长达 7~10cm，成为软产道的一部分。由于子宫的缩复作用，子宫上段肌壁越来越厚，子宫下段肌壁被牵拉越来越薄，由于子宫上下段的肌壁厚薄不同，在两者之间的子宫内面形成以环状隆起，称为生理缩复环。此环在腹部不易见到。

2. 宫颈的变化

（1）宫颈管消失 临产前宫颈管长 2~3cm，临产后规律宫缩的牵拉，胎先露和前羊水囊的压迫，使宫颈内口肌纤维向上向外牵拉，宫颈管形成漏斗形，随后宫颈管逐渐缩短直至消失。初产妇多是宫颈管先消失，宫口后扩张；经产妇多是宫颈管缩短与扩张同时进行。

（2）宫口扩张 临产前，初产妇的宫颈口仅容纳一指尖，经产妇能容一指。临产后子宫收缩及缩复向上向外牵拉，前羊水和胎先露直接压迫宫颈外口，使宫颈外口逐渐扩张，

扫码"看一看"

直到宫口开全（10cm），足月胎头方能通过。

3. 骨盆底、阴道及会阴的变化　前羊水囊及胎先露部下降将阴道上部撑开，破膜后胎先露下降直接压迫骨盆底，软产道形成一个向前弯的长筒，前壁短后壁长。阴道黏膜展平，使阴道腔加宽，肛提肌向下、向两侧扩展，肌纤维拉长变薄，使厚约5cm的会阴体变薄到仅2~4mm，有利于胎儿通过。分娩时若会阴保护不当，容易造成裂伤。

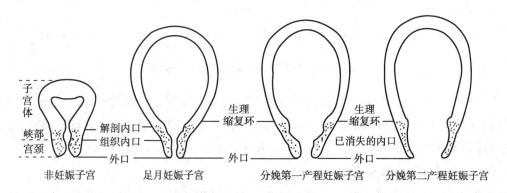

图10-2　子宫下段形成及宫颈变化

三、胎儿

胎儿能否顺利通过产道，除产力、产道外，还取决于胎儿大小、胎位及有无胎儿畸形。

（一）胎儿大小

在分娩过程中，胎儿大小是决定分娩难易的重要因素之一。胎头是胎体中最大的部分。胎儿过大致胎头径线大时，尽管骨盆正常，也可引起相对性骨盆狭窄，造成难产。

（二）胎位

若为纵产式，胎体纵轴与母体纵轴相一致，容易通过产道。枕先露较臀先露易娩出，因是胎头先通过产道。若为横产式，胎体纵轴与母体纵轴垂直，足月活胎不能通过产道，对母儿威胁极大。

（三）胎儿畸形

胎儿某一部分发育异常，如脑积水、联体儿、脊柱裂等，由于胎头或胎体过大，易造成难产。

四、精神心理因素

分娩虽是生理现象，但分娩对于产妇来说是一种持久而强烈的应激源。它既可以产生生理上的应激，也可以产生精神心理上的应激。产科医护人员必须认识到心理因素对分娩的影响。产妇往往因为怕疼痛、怕难产、怕胎儿畸形、怕出血等而出现害怕和恐惧心理。产妇这种情绪改变会产生一系列变化，如心率加快、呼吸急促，致使子宫缺氧、收缩乏力、宫口扩张缓慢、胎先露下降受阻，产程延长。应耐心安慰产妇，开展家庭式产房，允许丈夫或家人及有经验的人员陪伴分娩，使产妇保持良好的精神状态，体力充沛，顺利分娩。

第二节　分娩机制

分娩机制是指胎儿先露部通过骨产道时，骨盆各平面的不同形态，被动地进行一系列适应性转动,以最小径线通过产道的全过程。临床上以枕左前位最多见,故以枕左前位为例说明分娩机制。

一、衔接

胎头双顶径进入骨盆入口平面,颅骨最低点接近或达到坐骨棘水平,称为衔接。胎头以半俯屈状态进入骨盆入口,以枕额径衔接,故胎头矢状缝位于骨盆入口右斜径上,胎头枕骨在骨盆左前方(图10-3),初产妇预产期前1~2周内胎头衔接,经产妇多在临产后胎头衔接。若初产妇已临产而胎头仍然未衔接,应警惕头盆不称。

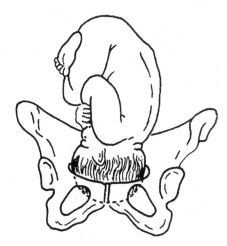

图 10 - 3 胎头衔接

二、下降

胎头沿骨盆轴前进的动作称为下降。下降动作间歇性贯穿于分娩全过程。胎头在下降过程中完成了俯屈、内旋转、仰伸、复位及外旋转等,临床上以胎头下降程度作为判断产程进展的重要标志。

三、俯屈

胎头以枕额径进入骨盆后,继续下降至骨盆底时,胎头枕部遇肛提肌阻力,处于半俯屈状态的胎头借杠杆作用进一步俯屈,使下颏接近前胸,由衔接时的枕额径变为枕下前囟径,胎头以最小径线适应产道,有利于胎头下降(图10-4)。

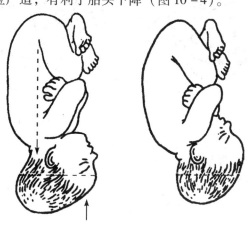

图 10 - 4 胎头俯屈

四、内旋转

胎头到达中骨盆为适应骨盆纵轴而旋转，使其矢状缝与中骨盆及骨盆出口平面前后径相一致的动作称为内旋转。当胎头枕部到达骨盆底，肛提肌收缩将胎头枕部推向骨盆前方，胎头向前中线旋转45°时，后囟转至耻骨弓下方，称内旋转（图10－5）。此动作在第一产程末完成。

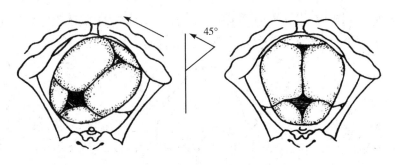

图10－5　胎头内旋转

五、仰伸

完成内旋转后，当胎头下降达阴道外口时，宫缩和腹压迫使胎头下降，而肛提肌收缩力又将胎头向前推进，两者合力使其发生仰伸。胎头枕骨达耻骨联合下缘时，以耻骨下缘为支点，使胎头顶、额、鼻、口、颏相继娩出（图10－6）。

六、复位及外旋转

胎头娩出时，胎儿双肩径沿骨盆入口左斜径下降。为使胎头与胎肩恢复正常关系，胎头枕部顺时针旋转45°，称为复位。此时胎肩位于骨盆的左斜径上，为适应骨盆出口前后径大于横径的特点，胎肩向中线转动45°，胎儿双肩径转成与骨盆出口前后径相一致的方向，胎头枕部需在外继续顺时针旋转45°，以保持胎头与胎肩的垂直关系，称为外旋转（图10－7）。

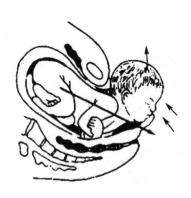

图10－6　胎头仰伸

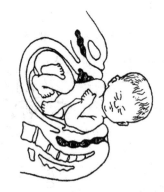

图10－7　胎头外旋转

七、胎儿娩出

胎儿完成外旋转后，前肩在耻骨弓下先娩出，随后后肩从会阴前缘娩出。胎体及胎儿下肢随之相继娩出（图10－8）。

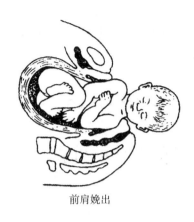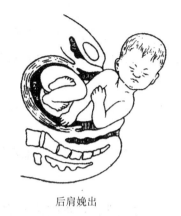

前肩娩出　　　　　　　　　后肩娩出

图 10 - 8　胎肩娩出

第三节　先兆临产、临产和产程

分娩开始前，产妇出现一些预示临产即将开始的症状，称先兆流产。

一、先兆临产

（一）假临产

孕妇在分娩发动前 1～2 周，子宫可出现不规则的收缩，即假临产。其特点是：宫缩持续时间短（＜30 秒）且不恒定，间歇时间长且不规律，宫缩强度不增加，常在夜间出现，清晨消失，宫缩引起下腹部轻微胀痛，宫颈管不缩短，宫口不扩张，给予镇静剂能抑制宫缩。

（二）胎儿下降感

孕妇在分娩发动前 1～2 周，胎先露入盆，宫底下降。多数初孕妇感到上腹部较前舒适，进食量增多，呼吸较畅快。

（三）见红

在分娩发动前 24～48 小时内，因宫颈内口附近的胎膜与该处的子宫壁分离，毛细血管破裂而有少量出血，血液与宫颈管内的黏液相混排出，称见红，是分娩即将开始的比较可靠征象。若阴道流血量较多，超过平时月经量，不应认为是先兆临产，属异常现象，应查明原因，及时处理。

二、临产的诊断

临产开始的标志为有规律且逐渐增强的子宫收缩，持续 30 秒或以上，间歇 5～6 分钟，同时伴有进行性宫颈管消失、宫口扩张和胎先露部下降。

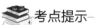　**考点提示**

先兆临产和临产的诊断。

三、总产程及产程分期

总产程即分娩全过程，是指从规律宫缩开始直到胎儿胎盘娩出。临床分为 3 个产程。

（一）第一产程

第一产程又称宫颈扩张期。是从规律宫缩开始到宫口开全。初产妇的宫颈较紧，宫口扩张较慢，需 11～12 小时；经产妇的宫颈较松，宫口扩张较快，需 6～8 小时。

（二）第二产程

第二产程又称胎儿娩出期。从宫口开全到胎儿娩出。初产妇需 1～2 小时，不超过 2 小时；经产妇通常数分钟即可完成，一般不超过 1 小时。

（三）第三产程

第三产程又称胎盘娩出期。从胎儿娩出到胎盘娩出，需 5～15 分钟，不应超过 30 分钟。

第四节　分娩的临床经过及处理

一、第一产程的临床经过及处理

（一）临床表现

1. 规律宫缩　产程开始时，子宫收缩力弱，持续时间较短（约 30 秒），间歇时间长（5～6 分钟）。随着产程进展，持续时间逐渐延长（50～60 秒）且强度不断增加，间歇时间逐渐缩短（2～3 分钟）。当宫口开全时，宫缩持续时间长达 1 分钟或以上，间歇时间仅 1～2 分钟。

2. 宫口扩张　通过肛查或阴道检查，可以确定宫口扩张程度。由于宫缩及缩复作用，宫颈管逐渐缩短直至展平，宫口逐渐扩张。宫口潜伏期扩张速度较慢，进入活跃期后宫口扩张速度加快。当宫口开全（10cm）时，宫口边缘消失，子宫下段及阴道形成宽阔管道。

3. 胎头下降　是决定胎儿能否经阴道分娩的重要观察项目。伴着宫缩和宫口扩张，胎儿先露部下降。潜伏期胎头下降不明显，活跃期胎头下降加快。一般宫口开大 4～5cm 时胎头应达坐骨棘水平。在第一产程中，应定时行肛门检查，以明确胎头颅骨最低点的位置。

4. 胎膜破裂　简称破膜，宫缩时子宫羊膜腔内压力增高，胎先露部下降，将羊水阻断为前后两部，在胎先露部前面的羊水量约 100ml 称前羊水，形成的前羊水囊，有助于宫口扩张。宫缩继续增强，子宫羊膜腔内压力增高，增到一定程度时胎膜自然破裂。破膜多发生在宫口近开全时。

（二）观察产程及处理

为了细致观察产程，做到检查结果记录及时，发现异常能尽早处理，目前多采用产程图（图 10 - 9）。产程图横坐标为临产时间（小时），纵坐标左侧为宫口扩张程度（cm），

扫码"看一看"

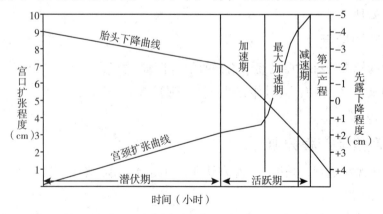

图 10 - 9　产程图

纵坐标右侧为先露下降程度（cm），产程图描记出宫口扩张曲线及胎头下降曲线，是产程图中重要的两项，最能说明产程进展情况，并能指导产程的处理。

1. 子宫收缩　产程中必须定时连续观察并记录宫缩持续时间、间歇时间及强度，掌握其规律并及时记录。检测宫缩最简单的方法是助产人员将手掌放于产妇腹壁上，宫缩时宫体隆起变硬，间歇时松弛变软。用胎儿监护仪描记宫缩曲线，可以看出宫缩强度、频率和每次宫缩持续时间，是反映宫缩的客观指标。包括外监护和内监护。外监护临床上最常用，将宫缩压力探头固定于产妇腹壁宫体近宫底部，连续描记40分钟，内监护可用于胎膜已破，宫口至少扩张1cm的产妇。将冲水塑料导管通过宫口置入羊膜腔内，外端连接压力探头，宫腔压力通过液体传导至压力探头，记录宫腔静止压力及宫缩时压力。所得结果比较准确，但会引起宫腔内感染，临床较少使用。

2. 胎心

（1）用听诊器　于潜伏期在宫缩间歇时每隔1~2小时听胎心一次。进入活跃期后，宫缩频时应每15~30分钟听胎心一次，每次听诊1分钟。此法简便，但仅能获得每分钟的胎心率，不能分辨瞬间变化，不能识别胎心率的变异及其与宫缩、胎动的关系，容易忽略胎心率的早期改变。

（2）用胎心监护仪　描记的胎心曲线多用外监护。观察胎心率的变异及其与宫缩、胎动的关系。此法能判断胎儿在宫内的状态，明显优于用听诊器。

3. 宫口扩张及胎头下降　描记出宫口扩张曲线及胎头下降曲线，是产程图中重要的两项，最能说明产程进展情况，并能指导产程的处理。只有掌握宫口扩张及胎头下降的规律性，才能避免在产程进展中进行不适当干预。

（1）宫口扩张曲线　在第一产程中分为潜伏期和活跃期。潜伏期是指从规律宫缩开始至宫口扩张3cm，约8小时，最大时限为16小时，超过16小时为潜伏期延长。此期间宫口扩张速度较慢，平均每2~3小时扩张1cm，活跃期是指宫口扩张3~10cm，约需4小时，最大时限为8小时，超过8小时称活跃期延长。活跃期又划分为3期，从宫口扩张3~4cm为加速期，约需1.5小时；从宫口扩张4~9cm为最大加速期，约需2小时；从宫口扩张9~10cm为减速期，约需30分钟。

（2）胎头下降曲线　是以胎头颅骨最低点与坐骨棘平面的关系标明。坐骨棘平面是判断胎头高低的标志。胎头颅骨最低点平坐骨棘平面时，以"0"表示；在坐骨棘平面上1cm，以"-1"表达；在坐骨棘平面下1cm时，以"+1"表达，余依此类推（图10-10）。潜伏期胎头下降不明显，活跃期下降加快，平均每小时下降0.86cm，一般宫口开大到4~5cm时胎头应达坐骨棘水平，胎头下降程度可作为估计分娩难易的有效指标之一。

4. 胎膜破裂　胎膜多在宫口近开全时自然破裂，前羊水流出。一旦胎膜破裂，应立即听胎心，观察羊水性状、颜色和流出量，并记录破膜时间。先露为胎头时若羊水呈黄绿色混有胎粪，警惕胎儿窘迫，应立即行阴道检查明确有无脐带脱垂，并给予紧急处理。羊水清而胎头仍浮动未入盆时，应卧床休息，防止脐带脱垂。破膜超过12小时尚未分娩应给予抗炎药物，预防感染。

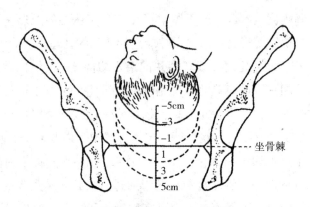

-5cm
-3
-1
坐骨棘
1
3
5cm

图 10-10 胎头高低的判定

5. 精神安慰 产妇的精神状态能够影响宫缩和产程进展。特别是初产妇，由于产程较长，容易产生焦虑、紧张和焦躁情绪，不能按时进食和很好休息。助产人员应安慰产妇并耐心讲解分娩是生理过程，增强产妇对自然分娩的信心，调动产妇的积极性，与助产人员密切合作，以便能顺利分娩。

6. 血压 于第一产程期间，宫缩时血压常升高 5~10mmHg，间歇期恢复原状。应每隔4~6 小时测量一次。若发现血压升高，应酌情增加测量次数，并给予相应处理。

7. 饮食 鼓励产妇少量多次进食，吃高热量易消化食物，并注意摄入足够水分，以保证精力和体力充沛。

8. 活动与休息 临产后，若宫缩不强，未破膜，产妇可在病室内活动，加速产程进展。若初产妇宫口近开全，或经产妇宫口已扩张 4cm 时，应行左侧卧位。胎膜已破，胎头未衔接，应指导产妇卧床休息。

9. 排尿与排便 临产后，应鼓励产妇每 2~4 小时排尿一次，以免膀胱充盈影响宫缩及胎头下降。因胎头压迫引起排尿困难者，应警惕有头盆不称，必要时导尿。初产妇宫口扩张 <4cm，经产妇 <2cm 时应行温肥皂水灌肠，既能清除粪便避免分娩时排便污染，又能通过反射作用刺激宫缩，加速产程进展。但胎膜早破、阴道流血、胎头未衔接、胎位异常、有剖宫产史、宫缩强估计 1 小时内即将分娩以及患严重心脏病等，均不宜灌肠。

10. 肛门检查 临产后应适时在宫缩时进行，次数不应过多。肛查能了解宫颈软硬程度、厚薄，宫口扩张程度；查清前羊膜囊是否破裂；了解骨盆腔的现状和大小；确定胎位以及胎头下降程度。每 2~4 小时检查 1 次，肛查不清或有异常者，可行阴道检查，但需在严格消毒下进行。

肛门检查方法：产妇仰卧、两腿屈曲分开，检查者站在产妇右侧，用消毒纸遮盖阴道口，避免粪便污染阴道，右手示指戴指套蘸肥皂水轻轻伸入直肠，隔着直肠壁和阴道后壁进行指诊。在直肠内的示指向后触及尾骨尖端，了解尾骨的活动度，再查两侧坐骨棘是否突出并确定胎头高低，然后用指端掌侧探查宫口，摸清其四周边缘，估计宫口扩张情况，宫口开全时摸不到宫口边缘。未破膜者在胎头前方可触到有弹性的前羊膜囊；已破膜则能直接触到胎先露部。阴道检查有取代肛门检查趋势。

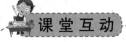

课堂互动

学生思考：第一产程的临床经过包括哪些？

教师回答：规律性宫缩、宫口扩张、胎先露下降和胎膜破裂。

二、第二产程的临床经过及处理

（一）临床表现

宫口开全后，宫缩较前加强，持续1分钟或以上，间歇期仅1~2分钟。当胎头下降至骨盆出口压迫骨盆底组织时，产妇有排便感，不自主地向下屏气。随着产程进展，会阴逐渐膨隆且变薄，肛门松弛。胎头在宫缩时露出阴道口，间歇时又缩回，称为胎头拨露。经过几次拨露后，胎头双顶径越过骨盆出口，宫缩间歇时不再回缩，称为胎头着冠。此时，会阴扩张变薄，产程继续进展，胎头枕骨从耻骨弓下露出，出现胎头仰伸、复位及外旋转后，前肩和后肩相继娩出，胎体很快娩出，后羊水涌出。

（二）观察产程及处理

1. 密切观察胎心 此期宫缩频而强，需密切观察胎儿有无急性缺氧，应勤听胎心，每隔5~10分钟听1次。必要时连续胎心监护，如发现胎心异常，应立即吸氧，行阴道检查，并尽早结束分娩。

2. 指导产妇屏气 宫口开全后，指导产妇正确运用腹压。方法是让产妇双足蹬在产床上，两手握住产床上的把手，宫缩时先行深吸气屏住，然后如排便样向下用力。在宫缩间歇时，产妇全身肌肉放松，安静休息。宫缩再次来临时，再做同样的屏气动作，以加速产程进展。

3. 接产准备 初产妇宫口开全后，经产妇宫口开4cm且宫缩规律有力时，应将产妇送至产房做好接生准备。让产妇仰卧在产床上，两腿屈曲分开，露出外阴部，将消毒便盆置于臀下，用无菌纱布球蘸肥皂水擦洗外阴部。顺序是大阴唇、小阴唇、阴阜、大腿内上1/3、会阴及肛门周围。然后用温开水冲掉肥皂水。为防止冲洗液流入阴道，用消毒干纱布球盖住阴道口，最后用0.1%苯扎溴铵液消毒外阴，取下阴道口的纱布和臀下的便盆，以消毒巾铺于臀下（图10-11）。接生者按无菌操作常规洗手、戴手套及穿手术衣，打开产包，铺好消毒巾准备接生。

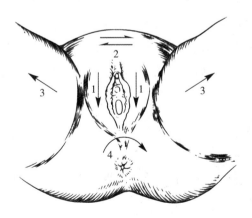

图10-11 外阴部擦洗顺序

4. 接产

（1）接产步骤 接产者站在产妇的右侧，当胎头拨露使会阴后联合紧张时，应开始保护会阴。方法：在会阴部盖消毒巾，接产者右肘支在产床上，右手拇指与其他四指分开，利用手掌大鱼际肌顶住会阴部。同时左手持纱布轻压胎头枕部协助俯屈。宫缩间歇时右手放松，以免压迫过久引起会阴水肿。当枕骨从耻骨弓下露出，左手应按分娩机制协助胎头仰伸。右手保护好会阴，此时嘱产妇张口哈气消除腹压作用，在宫缩间歇时稍向下屏气，使胎头缓慢娩出。胎头娩出后，右手继续保护会阴，左手从鼻根向下颏部挤压，挤出口鼻内的黏液和羊水，然后协助胎头复位和外旋转，继而左手轻压胎头，使胎儿前肩娩出，再上托胎头，协助后肩娩出，双肩娩出后，才可松开保护会阴的右手，最后双手协助胎体及下肢以侧位娩出（图 10 - 12），并记录胎儿娩出的时间。胎儿娩出后，在产妇臀下方一弯盘接血，以测出血量。

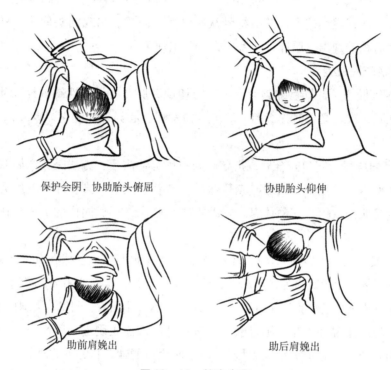

保护会阴，协助胎头俯屈　　　　　　协助胎头仰伸

助前肩娩出　　　　　　　　　　助后肩娩出

图 10 - 12　接产步骤

胎儿娩出后 1～2 分钟内断扎脐带，在距脐带根部 15～20cm 处，用两把血管钳钳夹，在两钳之间剪断脐带。当胎头娩出时，发现脐带绕颈一周且较松的时候可用手将脐带顺肩推下或沿胎头滑下，若脐带绕颈较紧，或绕颈辆周已上可用两把止血钳将其夹住，从中间剪短脐带注意误伤及皮肤，松解脐带后再协助胎肩娩出（图 10 - 13）。

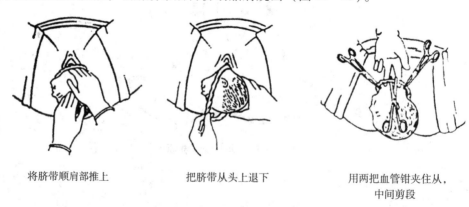

将脐带顺肩部推上　　　　　把脐带从头上退下　　　　　用两把血管钳夹住从，
　　　　　　　　　　　　　　　　　　　　　　　　　　　　中间剪段

图 10 - 13　脐带绕颈的处理

（2）会阴切开 会阴过紧或胎儿过大，估计分娩时会阴撕裂不可避免者，或母儿有病理情况需结束分娩者，应行会阴切开术。

三、第三产程的临床经过及处理

（一）临床表现

胎儿娩出后，子宫底降至脐平，产妇感到轻松，宫缩暂停，数分钟后宫缩又重新出现。由于子宫腔容积明显缩小，胎盘不能相应缩小与子宫壁发生错位而剥离。剥离面有出血，形成胎盘后血肿。由于子宫继续收缩，使剥离面积增加，致使胎盘完全剥离而排出。

1. 胎盘剥离的征象 ①宫体变硬呈球形，胎盘剥离后降至子宫下段，下段扩张，宫体呈狭长形被推向上，宫底升高达脐上；②剥离的胎盘降至子宫下段，阴道口外露的脐带自行延长；③阴道少量流血；④用手掌尺侧在产妇耻骨联合上方轻压子宫下段时，子宫体上升而外露的脐带不再回缩。

2. 胎盘剥离及娩出方式

（1）胎儿面娩出式 胎盘先从中央剥离，而后向周围扩大，其特点是胎盘先娩出，随后见少量阴道流血。这种方式多见。

（2）母体面娩出式 胎盘先从边缘剥离，血液沿剥离面流出，其特点是先有较多量阴道流血，而后胎盘娩出。这种方式少见。

（二）第三产程的观察及处理

1. 新生儿处理

（1）清理呼吸道 胎儿娩出后及时清除口鼻腔内的黏液和羊水，以免发生吸入性肺炎。当呼吸道吸净后而仍无哭声，可用手轻拍新生儿足底促其啼哭。新生儿大声啼哭表示呼吸道已通畅。

（2）阿普加评分（Apgar评分） 用以判定有无新生儿窒息及窒息程度，是以出生后1分钟内的心率、呼吸、肌张力、喉反射及皮肤颜色5项体征为依据（表10-1）。每项0~2分，满分10分，≥8分属正常新生儿，4~7分为轻度窒息，需处理才能恢复；0~3分为重度窒息，需紧急抢救。缺氧严重者应在出生后5分钟、10分钟时再次评分，直至连续两次评分≥8分。1分钟评分反映在宫内的情况。是出生当时的情况，5分钟及医护评分反映则反映复苏效果，与预后关系密切。阿普加评分以呼吸为基础，皮肤颜色最灵敏，心率是最后消失的指标。

表10-1 新生儿阿普加评分

生后1分钟内应得分数			
体征	0分	1分	2分
心率	0	<100次/分	≥100次
呼吸	0	浅慢，且不规则	佳，哭声响
肌张力	松弛	四肢稍屈曲	四肢屈曲，活动好
喉反射	无反应	有些动作	咳嗽、恶心
皮肤颜色	青紫苍白	躯干红润，四肢青紫	全身红润

（3）脐带处理 有双重棉线、气门芯结扎法。①双重棉线结扎法：用75%乙醇消毒脐

轮周围，在距脐根0.5cm处用粗丝线结扎第一道，再在结扎线外0.5cm处结扎第二道。结扎时松紧适度，以防脐出血，避免用力过大造成脐带断裂。在第二道结扎线外0.5cm处剪断脐带，挤出残余血液，用2.5%碘酒或20%高锰酸钾液消毒脐带断面，用无菌纱布盖好，用脐带布包扎。②气门芯法：用75%乙醇消毒脐根部周围，用一止血钳套上气门芯，距脐根部0.5cm处钳夹脐带，在钳夹远端0.5cm处剪去脐带，牵引气门芯上短线，套于钳夹部位下的脐带上，取下止血钳，其他处理同双棉线结扎法。除以上两种外还有脐带夹、血管钳等方法。

（4）新生儿标记　擦净新生儿足底胎脂，打足印及拇指印于新生儿病历上，经体格检查后，给新生儿系上标明性别、体重、出生时间、母亲姓名和床号的手腕带和包被并记录。将新生儿抱给母亲进行早接触、早吸吮。

2. 协助胎盘娩出　正确处理胎盘娩出可减少产后出血的发生。接产者切忌在胎盘尚未完全剥离前用手按揉、下压宫底或牵拉脐带，以免胎盘部分胎膜残留而出血或拉断脐带，甚至造成子宫翻出。确定胎盘已完全剥离后，应及时协助胎盘娩出，在宫缩时让产妇向下稍屏气，接生者左手轻按宫底，右手轻轻牵拉脐带，使胎盘娩出。当胎盘娩出至阴道口时，用双手捧住胎盘，向一个方向旋转并缓慢向外牵拉，直至胎盘、胎膜完全娩出（图10-14）。胎盘胎膜排出后，按摩子宫促进子宫收缩以减少出血。若排出过程中胎膜发生断裂，可用血管钳钳住断端，再继续向原方向旋转，直到胎盘完全排出为止。

3. 检查胎盘和胎膜　将胎盘铺平，先用纱布轻轻擦去母体面血块，观察胎盘的形状、颜色、有无钙化及小叶有无缺损。然后将脐带提起，检查胎膜是否完整，破裂口的高低，边缘有无断裂血管，及时发现副胎盘。若有副胎盘、部分胎盘残留或胎膜残留时，应在无菌操作下伸手入宫腔取出残留组织。测量胎盘大小、厚度和脐带长度，准确测量出血量并记录。

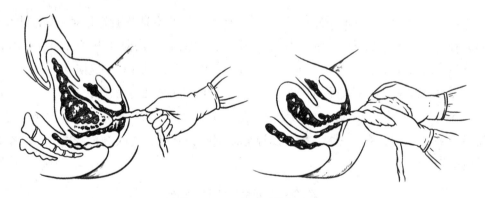

图10-14　协助胎盘娩出

4. 检查软产道　胎盘娩出后，应仔细检查会阴、小阴唇内侧、尿道口周围、阴道及宫颈有无损伤。如有损伤，应及时缝合。

5. 预防产后出血　产后2小时是产后出血高危期，注意子宫收缩强度、宫底高度、膀胱是否充盈、阴道流血量、会阴和阴道有无血肿等。正常分娩出血量一般不超过300ml。如既往有产后出血史或易发生宫缩乏力的产妇，可在胎儿前肩娩出时肌注麦角新碱0.2mg，或缩宫素10U加于25%葡萄糖液20ml内静脉快速注入，也可在胎儿娩出后立即脐静脉快速注入生理盐水20ml内加缩宫素10U，均能促使胎盘迅速剥离而减少出血。

6. 产后观察　应在产房观察 2 小时，注意产妇子宫收缩情况、子宫底高度、膀胱是否充盈、阴道出血量、会阴阴道有无血肿，并应监测血压、脉搏。若子宫收缩不良应给予宫缩剂，若产妇有肛门坠胀感，应行肛门检查，确诊后及时处理。

知识链接

分娩镇痛

分娩时产生的剧烈疼痛可导致体内一系列神经内分泌反应，使产妇血管收缩、胎盘血流减少、酸中毒等，对产妇及胎儿产生不良影响，因此良好的分娩镇痛非常有意义。目前常用的分娩镇痛药物包括：①麻醉性镇痛药芬太尼、舒芬太尼和瑞芬太尼；②局麻药利多卡因、布比卡因和罗哌卡因；③吸入麻醉药氧化亚氮。这些药物均能通过胎盘进入胎儿体内。分娩镇痛的方法包括：①连续硬膜外镇痛；②产妇自控硬膜外镇痛；③腰麻－硬膜外联合阻滞；④微导管连续腰麻镇痛；⑤产妇自控静脉瑞芬太尼镇痛；⑥氧化亚氮吸入镇痛。此六种镇痛方法可用于第一和第二产程。分娩镇痛的适应证：①无剖宫产适应证；②无硬膜外禁忌证；③产妇志愿。分娩禁忌证：①产妇拒绝；②凝血功能障碍；③局部皮肤感染，或全身感染未控制；④难治性低血压或低血容量；⑤对所使用药物过敏等。

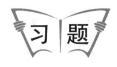

本章小结

· 妊娠满 28 周及以后的胎儿及其附属物，从母体全部娩出的过程，称为分娩。

· 决定分娩的四因素是产力、产道、胎儿和精神心理因素。

· 分娩机制是指胎儿通过衔接、下降、俯屈、内旋转、仰伸、复位、外旋转、肩娩出等一系列适应性转动。

· 分娩分为三个产程：第一产程宫口扩张是观察产程进展的要领；第二产程正确指导产妇使用腹压是缩短产程的关键，同时密切观察胎先露下降、宫缩、胎心变化，并适时接产。

· 新生儿娩出后应准确处理并立即进行 Apgar 评分，胎盘娩出后仔细检查是否完整，分娩结束后仔细检查软产道，积极预防产后出血。

习 题

扫码"练一练"

一、选择题

【A1/A2 型题】

1. 分娩过程中的主要产力是

　A. 子宫收缩力　　　　　B. 肛提肌收缩力　　　　　C. 腹肌收缩力

　D. 膈肌收缩力　　　　　E. 骨骼肌收缩力

2. 正常分娩时，胎头以哪条径线通过产道

    A. 枕下前囟径   B. 枕额径   C. 枕颏径

    D. 双顶径   E. 前后径

3. 临产后肛查了解胎头下降程度以哪项为标志

    A. 骶岬   B. 骶骨   C. 坐骨结节

    D. 坐骨棘   E. 坐骨切迹

4. 子宫颈口开全是指

    A. 宫口开大 4cm   B. 宫口开大 10cm   C. 宫口开大 8cm

    D. 宫口开大 8~10cm   E. 宫口开大 6cm

5. 出生 1 分钟的新生儿，心率 94 次/分，无呼吸，四肢稍屈，无喉反射，口唇青紫全身苍白。Apgar 评分评为

    A. 4 分   B. 3 分   C. 2 分

    D. 1 分   E. 5 分

6. 临产的标志

    A. 见红、规律宫缩、宫口不开   B. 规律宫缩、破膜、胎头下降

    C. 见红、破膜、规律宫缩   D. 规律宫缩、伴胎头下降、宫口扩张

    E. 假宫缩、伴胎头下降、宫口扩张

7. 先兆临产较可靠的征象是

    A. 假临产   B. 见红   C. 胎儿下降感

    D. 胎动活跃   E. 规律性子宫收缩

8. 关于正常分娩的临床表现，下列正确的是

    A. 初产妇临产后胎头多数已入盆   B. 胎膜破裂多在第二产程期间

    C. 产妇屏气用力标志宫口开全   D. 生理缩复环多在平脐部位看到

    E. 生理缩复环多在脐上看到

9. 下列不是胎盘剥离征象的是

    A. 宫底升高   B. 宫体变硬呈球形   C. 阴道少量出血

    D. 于耻骨上压子宫下段脐带回缩   E. 脐带自行下降

10. 新生儿娩出后，首先应

    A. 用各种刺激使大声啼哭   B. 清理呼吸道

    C. 无呼吸者给予呼吸兴奋剂   D. 脐带结扎

    E. 保暖

11. 24 岁，初产妇，妊娠 39^{+1} 周。规律宫缩 7 小时。血压 110/70mmHg，骨盆外测量未见异常，预测胎儿体重为 2650g。枕左前位。胎心 144 次/分，肛查宫口开大 3cm。本例正确的处置是

    A. 不予干涉，观察产程进展

    B. 静脉滴注缩宫素

    C. 静脉推注地西泮（安定）

    D. 10% 葡萄糖注射液内加维生素 C 静脉滴注

    E. 人工破膜

12. 初产妇，胎儿娩出 5 分钟后，阴道多量流血达 350ml，暗红色，有凝血块。首先考虑的是

　　A. 宫颈裂伤　　　　　　B. 凝血功能障碍　　　　　C. 子宫收缩乏力

　　D. 胎盘部分剥离　　　　E. 子宫胎盘卒中

13. 胎儿娩出 15 分钟，阴道出血量 160ml，首要的处理是

　　A. 肌注缩宫素　　　　　B. 缝合会阴伤口　　　　　C. 牵拉脐带

　　D. 快速娩出胎盘　　　　E. 按摩子宫

【A3/A4 型题】

(14 ~ 16 题共用题干)

28 岁初产妇，妊娠 39^{+1} 周，规律宫缩 2 小时，枕右前位，胎心良好。骨盆外测量正常，B 超测胎头双顶径 9.3cm，羊水平段 3.9cm。

14. 此时最恰当的处置应是

　　A. 行剖宫产术　　　　　B. 静脉滴注缩宫素　　　　C. 缓慢静注能量合剂

　　D. 肌内注射维生素 K　　E. 严密观察产程进展

15. 若产妇宫缩正常，胎头 S^{+3}。宫口开大 4cm，此时最恰当的处理应是

　　A. 人工破膜　　　　　　B. 静脉滴注缩宫素　　　　C. 让产妇于宫缩时加腹压

　　D. 行温肥皂水灌肠　　　E. 行剖宫产术

16. 若宫口开全，宫缩减弱，肛查发现盆腔后部空虚，胎头双顶径到达坐骨棘平面（S^{+3}）。阴道检查：胎头前囟在骨盆左前方。此时的处理方法应是

　　A. 行剖宫产术

　　B. 会阴侧切，转正胎头，产钳助娩

　　C. 静脉滴注缩宫素加速产程进展，经阴道分娩

　　D. 吸氧同时，静注地西泮

　　E. 静注葡萄糖液内加维生素 C，同时肌注哌替啶

二、思考题

1. 先兆临产有哪些表现？

2. 临产的诊断有哪些？

3. 第一产程的临床表现有哪些？如何处理？

4. Apgar 评分包括哪些方面？

5. 胎盘剥离征象有哪些？

（张爱荣）

第十一章 异常分娩

学习目标

1. **掌握** 宫缩乏力的诊断及处理；骨盆狭窄的诊断及处理原则。
2. **熟悉** 宫缩过强的诊断及处理原则；胎位异常的诊断及分娩机制。
3. **了解** 子宫收缩乏力的病因及对母儿的影响；软产道异常的类型及处理。
4. 具有观察异常产程的能力，能及时发现难产倾向，有正确处理难产的能力。
5. 关爱产妇，能及时与产妇及家属沟通发生的异常情况；能对产妇进行健康指导。

产力、产道、胎儿及精神心理因素是影响分娩的主要因素。任何一个或一个以上的因素异常且各因素之间不能相互适应而使分娩进展受阻，称为异常分娩或难产。顺产和难产在一定条件下可以相互转化。顺产处理不当可造成难产，给母儿造成严重的危害；难产处理得当，也可转为顺产，使母儿转危为安。

第一节 产力异常

产力异常主要是指子宫收缩力异常，即在分娩过程中，子宫收缩的节律性、对称性及极性不正常或强度、频率有改变。子宫收缩力异常临床分为子宫收缩乏力和子宫收缩过强两类，每类又分为协调性和不协调性两种，以协调性宫缩乏力多见（图11－1）。

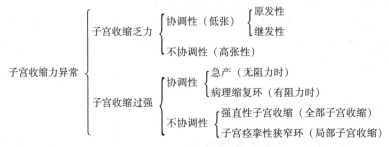

图11－1 子宫收缩力异常的分类

案例讨论

[案例]

初产妇，25岁，G_1P_0孕39周临产。早晨8：00查宫口开大4cm，宫缩持续30秒，间歇7～8分钟，12：30查：宫口开大仍为4cm，胎膜未破，胎位ROA，胎先露固定，骨盆、胎心均正常。

[讨论]

1. 该案例初步诊断为什么？主要诊断依据是什么？
2. 请写出处理原则。

一、子宫收缩乏力

（一）原因

1. 头盆不称或胎位异常 由于胎先露下降受阻，不能紧贴子宫下段及宫颈内口，因而不能引起反射性子宫收缩，导致宫缩乏力。

2. 子宫因素 子宫壁过度膨胀使肌纤维过度伸展（如多胎妊娠、巨大胎儿、羊水过多等）、多次妊娠分娩使肌纤维变性、子宫畸形（如双角子宫等）、子宫发育不良、子宫肌瘤等，均可引起宫缩乏力。

3. 精神因素 产妇因恐惧而导致精神过度紧张，使大脑皮质功能紊乱而影响子宫收缩。尤其是高龄初产妇，对分娩产生强烈的恐惧。

4. 内分泌失调 临产后产妇体内雌激素、缩宫素、前列腺素分泌不足，孕激素下降缓慢，可使子宫肌的敏感性降低，收缩力减弱。

5. 药物影响 临产后过多应用镇静剂、镇痛剂及麻醉药，如苯巴比妥、硫酸镁、吗啡、哌替啶等，可抑制宫缩。

6. 其他 营养不良、贫血、进食少、过度疲劳、膀胱充盈、体力消耗大、水及电解质紊乱，均可导致宫缩乏力。

（二）临床表现和诊断

1. 协调性宫缩乏力 子宫收缩具有正常的节律性、对称性和极性，但收缩力弱，持续时间短，间歇期长且不规律，宫缩<2次/10分钟。当宫缩高峰时，宫体隆起不明显，手指按压宫底部，肌壁不坚硬且有凹陷，又称低张性宫缩乏力。常见于中骨盆及骨盆出口平面狭窄、胎头位置异常等，对胎儿影响不大。

2. 不协调性宫缩乏力 子宫收缩失去正常的节律性、对称性和极性，兴奋点可来自子宫的一处或多处，甚至极性倒置，节律不协调，宫缩时子宫底部弱而下段强。宫缩间歇期子宫壁不完全松弛，子宫肌纤维处于持续性紧张状态，子宫壁张力较正常高，故又称高张性宫缩乏力。常见于头盆不称和胎位异

> **考点提示**
> 协调性子宫收缩乏力的特点及临床表现。

常。产妇自觉下腹部持续疼痛、拒按，烦躁不安，甚至出现脱水、电解质紊乱、肠胀气、尿潴留；可因胎盘循环障碍，出现胎儿宫内窘迫。产科检查：下腹部有压痛，胎位触不清，胎心异常甚至消失，宫口扩张缓慢或停滞、胎先露下降延缓或停滞，故此种宫缩为无效宫缩。

3. 产程曲线异常 宫缩乏力可使产程延长或停滞导致产程曲线异常。有以下几种表现（图11－2）。

（1）潜伏期延长 从临产规律宫缩开始至宫口扩张3cm称潜伏期。初产妇约需8小时，最大时限16小时，超过16小时称潜伏期延长。

（2）活跃期延长 从宫口扩张3cm开始至宫口开全称活跃期。初产妇约需4小时，最大时限8小时，若超过8小时称活跃期延长。

（3）活跃期停滞 进入活跃期后，宫口不再扩张达4小时以上称活跃期停滞。

（4）第二产程延长 初产妇第二产程超过2小时，经产妇超过1小时尚未分娩称第二产程延长。

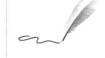

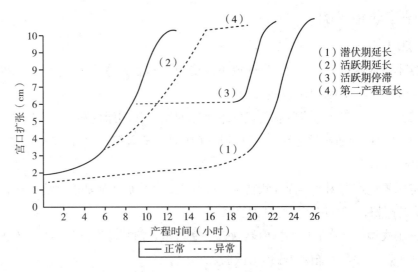

图 11-2 异常的宫颈扩张曲线

（5）第二产程停滞　第二产程达 1 小时以上胎头下降无进展称第二产程停滞。

（6）胎头下降延缓　活跃期晚期及第二产程，胎头下降速度初产妇 < 1.0cm/h，经产妇 < 2.0cm/h 称胎头下降延缓。

> **考点提示**
>
> 潜伏期延长、活跃期延长及停滞、第二产程延长及停滞、滞产的定义。

（7）胎头下降停滞　活跃期晚期胎头停留在原处不下降 1 小时以上称胎头下降停滞。

（8）滞产　总产程超过 24 小时称滞产。

（三）对母儿的影响

1. 对产妇的影响　宫缩乏力易引起：①产后大出血；②产程延长，产妇体力消耗容易导致疲乏、肠胀气、尿潴留，严重时可引起脱水、酸中毒、低钾血症等；③产程延长，使阴道检查次数及手术产率增加，从而增加产后感染的机会；④第二产程延长膀胱受压，易导致组织缺血、水肿、坏死，形成尿瘘。

2. 对胎儿的影响　不协调性宫缩乏力因子宫壁持续处于紧张状态，易发生胎儿窘迫，甚至胎死宫内。协调性宫缩乏力手术产率高，新生儿产伤率增多。

（四）预防

1. 加强产前教育，使孕妇正确认识分娩，便于消除其紧张恐惧心理。

2. 临产前后鼓励多进食，必要时静脉补充营养。

3. 加强产时监护，避免过多使用镇静药物，及时发现和处理头盆不称及胎位异常。

4. 目前国内设康乐待产室和家庭化病房，让爱人及其他家属陪伴，可预防精神紧张所致的宫缩乏力。

（五）处理

1. 协调性宫缩乏力　首先查找原因，若发现头盆不称或胎位异常，估计不能经阴道分娩者应及时行剖宫产术；估计能经阴道分娩者，应采取措施加强宫缩。

（1）第一产程

1）一般处理：消除紧张情绪，鼓励进食，不能进食者用 10% 葡萄糖液 500ml 加维生素 C 2.0g 静脉滴注；及时纠正酸中毒及电解质紊乱；初产妇宫口开大 <4cm、胎膜未破者给予

温肥皂水灌肠；不能自行排尿者可行针刺合谷、三阴交、太冲等穴位，必要时行导尿术。过度疲劳时，可给予哌替啶 100mg 肌内注射，经过休息全身情况改善后，宫缩多可回复正常。

2）加强宫缩：经以上处理无效，可用以下措施。①人工破膜：宫口扩张≥3cm、无头盆不称、胎头已衔接者。破膜后，胎头直接紧贴子宫下段及宫颈内口，引起反射性子宫收缩加强，加速产程进展。破膜时必须检查有无脐带先露，了解羊水的形状，判断胎儿宫内情况。破膜应在宫缩间歇时进行。②地西泮静脉推注：适用于宫口扩张缓慢及宫颈水肿时，地西泮能使宫颈平滑肌松弛，软化宫颈，促进宫口扩张，常用剂量为 10mg，间隔 4~6 小时可重复应用，与缩宫素联合应用效果更佳。③缩宫素静脉滴注：适用于协调性宫缩乏力、胎心良好、胎位正常、头盆相称者。将缩宫素 2.5U 加于 5% 葡萄糖溶液 500ml 内，从 4~5 滴/分开始，根据宫缩强弱进行调整，通常不超过 60 滴/分，直至宫缩持续 40~60 秒，间歇 2~3 分钟，不敏感者，可酌情增加缩宫素的剂量，最高浓度不超过 1%。滴注过程中应有专人守护，严密观察宫缩、胎心率及血压情况。若 10 分钟内宫缩超过 5 次，宫缩持续 1 分钟以上或胎心率有变化，应立即停滴缩宫素。发现血压升高，应减慢滴注速度，以免引起子宫破裂或胎儿窘迫。切记在胎儿娩出之前肌注、静注、大剂量静滴缩宫素。

经上述处理，若产程仍无进展或出现胎儿窘迫征象时，应及时行剖宫产术。

（2）第二产程　若无头盆不称也应给予缩宫素静滴加快产程进展；若胎头双顶径已达坐骨棘平面，等待自然分娩或行会阴切开及阴道助产；若胎头双顶径位于坐骨棘以上或出现胎儿窘迫征象，应行剖宫产术。

（3）第三产程　为预防产后出血，当胎儿前肩娩出时，静脉推注缩宫素 10U，或缩宫素 10~20U 静脉滴注，使宫缩增强。破膜超过 12 小时或总产程超过 24 小时，肛门检查或阴道检查次数过多，应使用抗生素预防感染。

2. 不协调性宫缩乏力　处理原则是调节宫缩，使其恢复为协调性宫缩。给予哌替啶 100mg、吗啡 10~15mg 肌注或地西泮 10mg 静脉推注，使产妇充分休息后多能恢复协调性宫缩。宫缩未转为协调之前禁用缩宫素。经上述处理，不协调性宫缩乏力未得到纠正，或出现胎儿窘迫征象，或伴头盆不称，均应行剖宫产术。

二、子宫收缩过强

（一）协调性子宫收缩过强

1. 临床表现及诊断　宫缩的节律性、对称性和极性均正常，仅收缩力过强、过频（10 分钟内有 5 次以上宫缩），宫口扩张速度≥5cm/h（初产妇）或≥10cm/h（经产妇），若产道无梗阻，宫口迅速开全，胎先露迅速下降，在短时间内结束分娩。总产程 <3 小时者称急产，经产妇多见。若产道有梗阻（如有骨盆狭窄、头盆不称、胎位异常等），可出现子宫病理性缩复环甚至导致子宫破裂。

2. 对母儿的影响　①对产妇的影响：易导致软产道撕裂、子宫破裂、产褥感染、胎盘滞留和产后出血。②对胎儿、新生儿的影响：可引起胎儿窘迫、新生儿窒息甚至死亡，还易引起新生儿颅内出血、新生儿坠地外伤、新生儿感染机会增加。

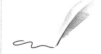

3. 处理 有急产史的孕妇，在预产期前 1~2 周应提前住院待产。临产后不宜灌肠。提前做好接产及抢救新生儿窒息的准备。胎儿娩出时，嘱产妇勿向下屏气，同时行会阴侧切。产后仔细检查软产道，有撕裂应及时缝合。未消毒接产给予抗生素预防感染。必要时新生儿注射破伤风抗毒素 1500U 和抗生素预防感染，新生儿肌注维生素 K_1 10mg 预防颅内出血。出现病理缩复环者，应立即抑制子宫收缩，并尽快行剖宫产结束分娩。

（二）不协调性子宫收缩过强

子宫收缩失去正常的特点，表现为强直性宫缩与痉挛性狭窄环。

1. 强直性子宫收缩

（1）临床表现及诊断 几乎均由分娩受阻、缩宫素使用不当等外界因素造成。子宫肌全部出现强直性痉挛性收缩，宫缩间歇期短或无间歇。产妇烦躁不安，持续性腹痛，拒按。胎位触不清，胎心听不清。可出现病理缩复环、血尿等先兆子宫破裂征象。

（2）处理 及时给予宫缩抑制剂抑制子宫收缩，如 25% 硫酸镁 20ml 加于 5% 葡萄糖液 20ml 内缓慢静脉推注（不少于 5 分钟），或肾上腺素 1mg 加于 5% 葡萄糖液 250ml 内静脉滴注。若异常宫缩不能缓解，或有梗阻性难产因素、出现病理性缩复环、胎儿窘迫，应行剖宫产术。

2. 子宫痉挛性狭窄环

（1）临床表现及诊断 可因产妇精神过度紧张、缩宫素使用不当、阴道和子宫腔内操作不当而引起。子宫壁局部肌肉呈痉挛性不协调性收缩形成的环状狭窄，持续不放松，称为子宫痉挛性狭窄。狭窄环多发生在宫颈外口或胎体较细部位，如胎颈、胎腰等处。产妇持续性腹痛，烦躁不安，宫颈扩张缓慢，胎先露部下降停滞，胎心不规则。阴道检查在宫腔内可触及不随宫缩上升的较硬而无弹性的狭窄环。若发生在第三产程，可引起胎盘滞留。

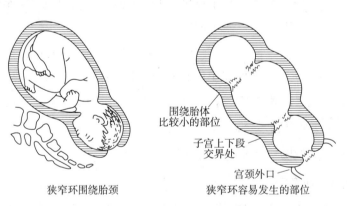

狭窄环围绕胎颈　　狭窄环容易发生的部位

图 11-3　子宫痉挛性狭窄环

（2）处理 应立即消除诱因，如停用缩宫素、停止手术操作等，若无胎儿窘迫征象，可给予镇静剂如哌替啶 100mg、吗啡 10mg 肌注，也可给 25% 硫酸镁 20ml 加于 5% 葡萄糖注射液 20ml 内缓慢静注或沙丁胺醇 4.8mg 口服，待狭窄环自然消失。若狭窄环不能松解，宫口未开全，先露位置较高或出现胎儿窘迫，应立即行剖宫产术。若胎死宫内，宫口已开全，可行乙醚麻醉经阴道分娩。

第二节 产道异常

产道异常包括骨产道异常及软产道异常,临床上以骨产道异常为多见。

一、骨产道异常

骨盆径线过短或形态异常,使骨盆腔小于胎先露可通过的限度,先露部不能下降,导致分娩不能顺利进行,称为狭窄骨盆。

案例讨论

[案例]

初产妇,28 岁,G_1P_0,孕 40 周临产。查体:宫缩持续 30 ~ 40 秒,间歇 4 ~ 5 分钟,髂棘间径 21cm,髂嵴间径 23cm,骶耻外径 16cm,出口横径 7cm,出口后矢状径 6.5cm;胎位 LOA,先露未入盆,胎心 144 次/分,估计胎儿体重约 3600g。

[讨论]

1. 该案例初步诊断为什么?主要诊断依据是什么?

2. 恰当的处理原则是什么?

(一)狭窄骨盆的分类

1. 骨盆入口平面狭窄 常见于扁平骨盆,入口平面前后径短。骨盆入口平面狭窄程度可分为 3 级:Ⅰ 级为临界性狭窄,骶耻外径 18cm,入口前后径 10cm,绝大多数可经阴道分娩。Ⅱ 级为相对性狭窄,骶耻外径 16.5 ~ 17.5cm,入口前后径 8.5 ~ 9.5cm,需经头位试产判断胎头能否衔接。Ⅲ 级为绝对性狭窄,骶耻外径 ≤16cm,入口前后径 ≤8.0cm,胎头不能入盆,必须行剖宫产。包括单纯扁平骨盆(图 11 - 4)和佝偻病性扁平骨盆(图 11 - 5)。

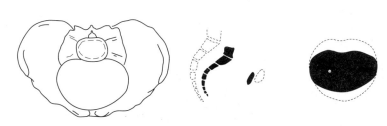

图 11 - 4 单纯扁平骨盆

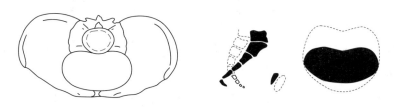

图 11 - 5 佝偻病性扁平骨盆

2. 中骨盆及骨盆出口平面狭窄 中骨盆及出口平面狭窄程度可分为3级：Ⅰ级为临界性狭窄，坐骨棘间径10cm，坐骨结节间径 <7.5cm；Ⅱ级为相对性狭窄，坐骨棘间径8.5～9.5cm，坐骨结节间径6.0～7.0cm；Ⅲ级为绝对性狭窄，坐骨棘间径≤8.0cm，坐骨结节间径≤5.5cm，包括漏斗骨盆（图11-16）和横径狭窄骨盆（图11-17）。

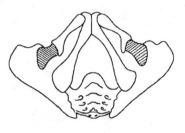

图 11-6　漏斗骨盆

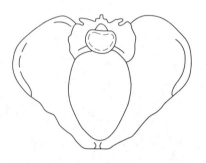
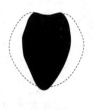

图 11-7　横径狭窄骨盆

3. 骨盆三个平面狭窄 骨盆形态正常，但每个平面径线均小于正常值2cm或更多，称为均小骨盆，多见于身材矮小、体型匀称的妇女（图11-8）。

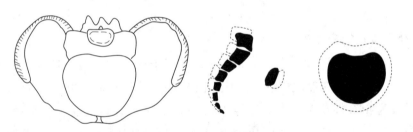

图 11-8　均小骨盆

4. 畸形骨盆 骨盆失去正常的形态及对称性，主要包括骨软化症骨盆和偏斜骨盆（图11-9）。一般不能经阴道分娩。

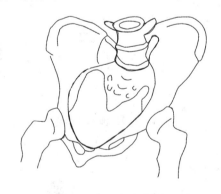

图 11-9　偏斜骨盆

（二）狭窄骨盆的诊断

1. 病史 询问有无佝偻病、脊髓灰质炎、脊柱和髋关节结核、骨软化症以及外伤史。

2. 一般检查 观察孕妇身高、体形，步态有无跛足，有无脊柱及髋关节畸形，米氏菱形窝是否对称，有无尖腹及悬垂腹等。测量身高，孕妇身高 <145cm应警惕均小骨盆，体

形粗壮、颈部较短者，警惕漏斗骨盆；跛行者警惕偏斜骨盆。

3. 腹部检查

（1）估计头盆关系　若已临产，胎头仍未入盆，应做跨耻征检查，估计头盆关系，检查头盆是否相称。方法：孕妇排空膀胱，仰卧、两腿伸直，检查者将手放在耻骨联合上方，将浮动的胎头推向骨盆腔方向。若胎头低于耻骨联合平面，表示胎头可以入盆，头盆相称，称为胎头跨耻征阴性；若胎头与耻骨联合在同一平面，表示可疑头盆不称，称为胎头跨耻征可疑阳性；若胎头高于耻骨联合平面，表示头盆明显不称，称为胎头跨耻征阳性。对出现跨耻征阳性的孕妇，应让其取半卧位两腿屈曲，再以同法检查胎头是否能入盆，若能入盆，提示骨盆倾斜度异常，而不是头盆不称。

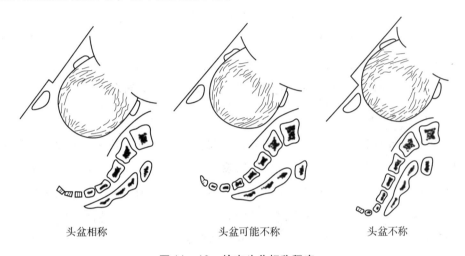

头盆相称　　　　　头盆可能不称　　　　　头盆不称

图 11-10　检查头盆相称程度

（2）骨盆测量　①骨盆外测量：骶耻外径 <18cm 为扁平骨盆，坐骨结节间径 <8cm，耻骨弓角度 <90°，为漏斗型骨盆。各径线值小于正常值 2cm 或以上，可诊断为均小骨盆。②骨盆内测量：对角径 <11.5cm 属扁平骨盆。坐骨棘间径 <10cm，坐骨切迹 <2 横指，属中骨盆平面狭窄。坐骨结节间径 <7.5cm，与出口后矢状径之和 <15cm 属骨盆出口平面狭窄。

（三）狭窄骨盆对母儿的影响

骨盆狭窄影响胎先露入盆、下降、内旋转等，易致胎位异常，引起继发性宫缩乏力和胎膜早破、脐带脱垂、胎儿窘迫、新生儿产伤、感染及颅内出血。产程延长可导致产后出血、产后感染、生殖道瘘，同时胎膜早破也可增加感染的机会。严重梗阻性难产不及时处理，可致子宫破裂。

（四）狭窄骨盆分娩时的处理

首先要明确狭窄骨盆类型和程度，结合胎位、胎儿大小、胎心率、宫缩强弱、宫口扩张程度、胎先露下降程度、破膜与否，以及产妇年龄、产次、既往分娩史进行综合判断，决定分娩方式。

1. 骨盆入口平面狭窄的处理

（1）若为绝对性狭窄，明显头盆不称、胎头跨耻征阳性者，足月活胎不能经阴道分娩，应行剖宫产。

（2）若为相对性狭窄，轻度头盆不称，胎头跨耻征可疑阳性者：骶耻外径 16.5 ～17.5cm，骨盆入口前后径 8.5～9.5cm，足月活胎体重 <3000g，胎心率及产力正常，应严

密监护行试产。胎膜未破者在宫口扩张 3cm 时行人工破膜。破膜后宫缩加强，产程进展顺利，多能经阴道分娩。在试产过程中，应严密观察宫缩、胎心及产程进展情况。试产中不宜使用镇痛和镇静剂。试产 2～4 小时，胎头仍不能入盆，或出现先兆子宫破裂征象，或伴有胎儿窘迫征象，应及时剖宫产。胎膜已破，为减少感染应适当缩短试产时间。

2. 中骨盆狭窄的处理 若宫口开全，胎头双顶径达坐骨棘水平或更低，可经阴道徒手旋转胎头为枕前位，待其自然分娩或助产。若胎头双顶径未达坐骨棘水平，或出现胎儿窘迫征象，应行剖宫产。

3. 骨盆出口平面狭窄的处理 不应进行试产，应在临产前对胎儿大小、头盆关系做充分估计分娩方式。若出口横径与出口后矢状径之和 >15cm 时，胎儿体重 <3000g，多能经阴道分娩；两者之和 <15cm，足月胎儿不能经阴道分娩，应行剖宫产。

4. 骨盆三个平面狭窄的处理 估计胎儿不大，胎位正常，头盆相称，宫缩好，可以试产；胎儿较大，明显头盆不称，胎儿不能通过产道，应尽早剖宫产。

5. 畸形骨盆的处理 畸形严重、明显头盆不称者，应及早剖宫产。

二、软产道异常

软产道异常所导致的难产较少见，容易被忽视。因此，应于妊娠早期常规行双合诊检查，了解软产道有无异常；临产后，应仔细观察，综合分析，及时正确处理，使分娩能顺利进行。软产道异常的类型有外阴异常（包括会阴坚韧、外阴瘢痕）、阴道异常（包括阴道横隔、阴道纵隔、阴道囊肿和肿瘤）和宫颈异常（包括宫颈外口粘合、宫颈水肿、宫颈坚韧、宫颈瘢痕、宫颈癌、宫颈肌瘤、子宫下段异常等）。

处理原则：临产后根据软产道异常阻碍分娩的程度，选择适当的分娩方式。

第三节　胎位异常

分娩时，枕前位为正常胎位，其余均为异常胎位。胎位异常是造成难产的常见原因之一，包括胎头位置异常、臀先露及肩先露。在胎头位置异常中，以持续性枕后位或持续性枕横位较常见。

一、持续性枕后位、持续性枕横位

分娩过程中，胎头以枕后位或枕横位衔接，胎头枕部因强有力的宫缩绝大多数能向前旋转135°或90°自然分娩。若胎头枕骨持续位于骨盆后方或侧方，直至分娩后期也不能转向前方，致使分娩困难者，分别称为持续性枕后位或持续性枕横位。多由骨盆狭窄（如漏斗骨盆、横径狭窄骨盆）、胎头俯屈不良、宫缩乏力等引起。

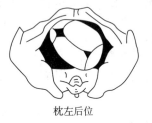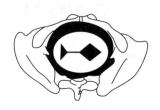

枕左后位　　　　　　　　　枕右后位　　　　　　　　枕右横位

图 11－11　持续性枕后位或持续性枕横位

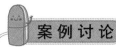

[案例]

初产妇，28 岁，G_1P_0，孕 40 周，宫口开全 2 小时，胎儿未娩出。查体：宫底部为臀，腹壁明显触及胎儿肢体，胎心 144 次/分；胎头下降程度为"+3"，矢状缝在骨盆左斜径上，大囟门在右前方，骨盆无明显异常。

[讨论]

1. 该案例初步诊断为什么？主要诊断依据是什么？

2. 处理原则是什么？

（一）诊断

1. 临床表现 临产后胎头衔接较晚及俯屈不良，枕后位、枕横位的胎先露不易紧贴子宫颈及子宫下段，易发生协调性宫缩乏力，使产程延长，主要表现为活跃期晚期及第二产程延长。枕后位时，枕骨持续位于骨盆后方压迫直肠，可出现肛门坠胀及排便感，使产妇在宫口未开全时过早使用腹压，导致宫颈前唇水肿和产妇疲劳，影响产程进展。当阴道口见到胎发，经过多次宫缩时屏气却不见胎头继续下降时，应想到可能是持续性枕后位。

2. 腹部检查 宫底触及胎臀，胎背偏向母体后方或侧方不易触及，在前腹壁易触及胎儿肢体。胎心音多在脐下一侧偏外侧听得最清楚。枕后位时，因胎背伸直，前胸贴近母体腹壁，胎心在胎儿肢体侧的胎胸部位也能听到。

3. 肛门检查及阴道检查 宫口开大或开全时，①枕后位：若盆腔后部空虚，触及胎头矢状缝与骨盆斜径一致，前囟门在右（左）前方、后囟门在左（右）后方，耳郭朝向骨盆后方，则为枕后位。②枕横位：胎头矢状缝位于骨盆横径上，前后囟门分别在骨盆左右两侧方，耳郭朝向骨盆侧方，为枕横位。

4. B 型超声检查 根据胎头枕部及颜面的位置，能准确探清胎头位置。

（二）分娩机制

在强有力宫缩而又无明显头盆不称情况下，多数枕横位或枕后位可向前旋转 90°或 135°而自然分娩。枕后位胎头也可向后旋转 45°，使矢状缝与骨盆前后径一致，胎儿枕骨朝向骶骨，呈正枕后位娩出。枕横位在下降过程中无内旋转，枕后位胎头也可仅向前旋转 45°，呈持续性枕横位，多需用手或胎头吸引器协助转成枕前位再娩出。

考点提示

持续性枕横位及枕后位的特点。

（三）对母儿的影响

胎位异常易致宫缩乏力，产程延长，需手术助产，易发生软产道损伤、产后出血、感染，胎头长时间压迫软产道，可发生缺血坏死脱落，形成生殖道瘘。胎儿受压易致胎儿窘迫和新生儿窒息。

（四）处理

持续性枕后位、枕横位在骨盆无异常、胎儿不大时，可以试产，并严密观察宫缩、胎心音、胎头下降及宫口扩张程度。

1. 第一产程 应保证产妇充分的营养与休息，让产妇向胎背的对侧方向侧卧，以利胎头枕部转向前方。宫口开全之前，嘱产妇不要过早屏气用力，以免引起宫颈前唇水肿，影响产程进展。宫口开大 3 ~ 4cm，进入活跃期后排除头盆不称后可行人工破膜，反射性增强宫缩，推动胎头内旋转。若宫缩欠佳应尽早静脉滴注缩宫素。经过上述处理，效果不佳，每小时宫口开大 <1cm 或产程无进展，试产过程中出现胎儿窘迫征象，均应剖宫产。

2. 第二产程 宫口开全后，若产程进展缓慢，应行阴道检查。胎头双顶径达坐骨棘平面或更低，徒手将胎头枕部转向前方，或自然分娩，或阴道助产（低位产钳术或胎头吸引术）。若转为枕前位有困难，也可向后转为正枕后位，再以产钳助产。以枕后位娩出者，需做较大会阴侧切，以免造成会阴裂伤。若胎头位置较高疑有头盆不称，需行剖宫产。

3. 第三产程 及时使用缩宫素，预防产后出血。产后仔细检查软产道，有裂伤应及时缝合。产后给予抗生素预防感染。

二、臀先露

案 例 讨 论

[案例]

初产妇，38 岁，G_1P_0，孕 40 周，临产。查体：宫底部触及圆而硬有浮球感的胎体，耻骨联合上方触及宽、软、不规则的胎体，胎心率 140 次/分，在产妇脐上左侧听得最清楚。骨盆无异常，估计胎儿体重约 3700g。

[讨论]

1. 该案例初步诊断为什么？主要诊断依据是什么？

2. 应做何项检查确诊？处理原则是什么？

臀先露是最常见的异常胎位，占分娩总数的 3% ~ 4%，多见于经产妇。因胎头比胎臀大，分娩时后出胎头无明显变形，往往娩出困难，加之易发生脐带脱垂、新生儿产伤等，使围生儿死亡率增高。

（一）分类

根据胎儿两下肢所取的姿势分为以下 3 类。

1. 单臀先露或腿直臀先露 胎儿双髋关节屈曲，双膝关节伸直，以胎臀为先露，最多见。

2. 完全臀先露或混合臀先露 胎儿双髋关节及双膝关节均屈曲如盘膝而坐。以臀部和双足为先露。较多见。

3. 不完全臀先露或足先露 以一足或双足、一膝或双膝、一足一膝为先露。膝先露是暂时的，分娩开始后转为足先露，较少见。

（二）诊断

1. 临床表现 胎臀不能紧贴软产道，常导致宫缩乏力，宫口扩张缓慢，产程延长。在第一产程活跃期，可见胎足脱出阴道，单臀者可见胎粪排出。

2. 腹部检查　子宫呈纵椭圆形，宫底触到圆而硬、按压有浮球感的胎头；耻骨联合上方触到不规则、软而宽的胎臀，胎心在脐右上方或左上方听得最清楚。

3. 肛门检查及阴道检查　肛门检查时盆腔内空虚，能触及软而不规则的胎臀或触到胎足、胎膝。若不能确诊，可做阴道检查。宫口扩张 2cm 以上，胎膜已破，能直接触到胎臀、外生殖器及肛门。应注意与颜面鉴别。若为颜面，可触及口与两颧骨突出点呈三角形，手指放入口内可触及牙龈和弓状的下颌骨。若为胎臀，可触及肛门与两坐骨结节在一条直线上，手指放入肛门内有环状括约肌收缩感，取出手指可见有胎粪。触及胎足时，应与胎手鉴别，胎足趾短而平齐，且有足跟，胎手指长，指端不平齐（图11－12）。

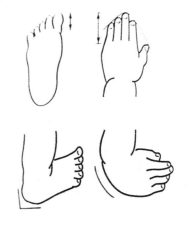

图 11－12　胎足及胎手的区别

4. B 型超声检查　能准确探清臀先露类型以及胎儿大小、胎头姿势。

（三）对母儿的影响

1. 对产妇的影响　因胎臀不规则，不能紧贴子宫下段及宫颈，易继发宫缩乏力和胎膜早破，增加产后出血及感染的机会；若宫口未开全强行牵拉，容易造成宫颈撕裂，甚至延及子宫下段导致子宫破裂。

2. 对胎儿及新生儿的影响　因胎膜早破，易发生脐带脱垂，致使胎儿窘迫，甚至死亡；分娩时后出胎头困难，常发生颅内出血、骨折、臂丛神经损伤等产伤。

（四）处理

1. 妊娠期　加强产前检查，尽早发现臀位，妊娠 30 周前臀先露多能自行转为头先露，不需处理。妊娠 30 周后仍为臀先露应予矫正。方法：①胸膝卧位：排空膀胱，松解裤（图11－13），每日 2 次，每次 15 分钟，连做 1 周后复查，这种姿势可使胎臀退出盆腔，借助重心改变，完成胎位矫正。②激光照射或艾灸至阴穴：每日 1 次，每次 15～20 分钟，5 次为一疗程。与膝胸卧位联合应用效果更好。③外倒转术：用于上述矫正方法无效者，于妊娠 32～34 周行外倒转术，因有发生胎盘早剥、脐带缠绕的危险，应慎用。术前半小时口服沙丁胺醇 4.8mg，最好在 B 超监视下进行。外倒转术进行过程中若出现剧烈腹痛、胎心音改变应立即停止操作，并退回到原来的位置观察半小时。

知识链接

外倒转术的方法

　　最好在 B 型超声及胎儿电子监测下进行，孕妇平卧，双下肢屈曲稍外展，暴露腹部，查清胎位听胎心率。双手插入胎先露下方向上提拉使先露部松动，双手分别把握胎头和胎臀，一手将胎头向胎儿腹侧，保持胎头俯屈，轻轻向骨盆入口推移，另一手将胎臀向上推移，与推胎臀动作配合，直至转成头先露。动作轻柔，间断进行。转成功后用两块毛巾裹成卷置于胎头两侧，用腹带适当束缚腹部，以免胎位回转。腹带不能过松也不能过紧，以刚好坐下舒适为宜。

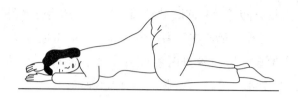

图 11 - 13　胸膝卧位

2. 分娩期　临产初期作出正确判断，决定分娩方式。

（1）剖宫产　狭窄骨盆、软产道异常、胎儿体重 >3500g、胎儿窘迫、高龄初产、有难产史、不完全臀先露等，均应行剖宫产结束分娩。

（2）阴道分娩

第一产程：应左侧卧休息，不宜站立走动，少做肛查，禁止灌肠，避免胎膜破裂。一旦破膜立即听胎心，抬高床尾。若胎心异常，应行阴道检查，了解有无脐带脱垂。若有脐带脱垂，胎心尚好，宫口未开全，立即剖宫产。若无脐带脱垂，严密观察胎心及产程进展。宫口未开全，宫缩时在阴道口见到胎足或胎臀，应消毒外阴之后，使用"堵"外阴方法，即宫缩时用无菌巾以手掌堵住阴道口（图 11 - 14），直至宫口开全。其目的是避免胎足过早脱出，并让胎臀下降，使宫口及阴道充分扩张，以便胎头顺利娩出。

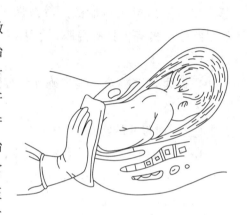

图 11 - 14　用手堵外阴

"堵"外阴时，应每 10 ~ 15 分钟听胎心音一次，注意检查宫口扩张情况。一旦宫口开全，就不用再堵外阴，以免出现意外。注意子宫形态以防发生子宫破裂，并做好接产和抢救新生儿窒息的准备。

第二产程：导尿排空膀胱。初产妇应作会阴侧切术。有 3 种分娩方式：①自然分娩：胎儿娩出不作任何牵拉。极少见。②臀位助产：当胎臀自然娩出至脐部后，胎肩及后出胎头由接产者协助娩出。脐部娩出后，应在 2 ~ 3 分钟娩出胎头，最长不能超过 8 分钟。后出胎头用单叶产钳协助娩出效果好。③臀牵引术：胎儿全部由接产者牵拉娩出，对胎儿损伤大，一般情况下应禁止使用。

> **考点提示**
>
> 臀位分娩从脐部娩出到胎头娩出需要的时间。

第三产程：胎盘娩出后，肌注缩宫素或麦角新碱防止产后出血。仔细检查软产道，若有损伤应及时缝合。给予抗生素预防感染。

三、肩先露

胎体纵轴与母体纵轴相垂直，胎体横卧于骨盆入口之上，以肩为先露，称为肩先露。除死胎及早产儿胎体可折叠娩出外，足月活胎不能经阴道娩出。这是对母儿最不利的胎位，若不及时处理，容易造成子宫破裂，导致母儿死亡。根据胎头及肩胛骨与母体骨盆的关系分肩左前、肩右前、肩左后、肩右后。

（一）诊断

1. 临床表现　肩先露时，胎肩不能紧贴子宫下段及宫颈内口，易发生宫缩乏力；胎肩对宫颈压力不均，容易发生胎膜早破；破膜后羊水外流，胎儿上肢或脐带容易脱出，导致胎儿窘迫甚至死亡；随着宫缩加强，胎肩及一部分胸廓被挤入盆腔内，胎体折叠弯曲，胎颈拉长，上肢脱出于阴道口外，但胎头和胎臀仍被阻于骨盆入口上方，形成嵌顿性（忽略性）肩先露（图11-15）。若宫缩继续增强，可形成病理缩复环，是子宫破裂的先兆，甚至子宫破裂。

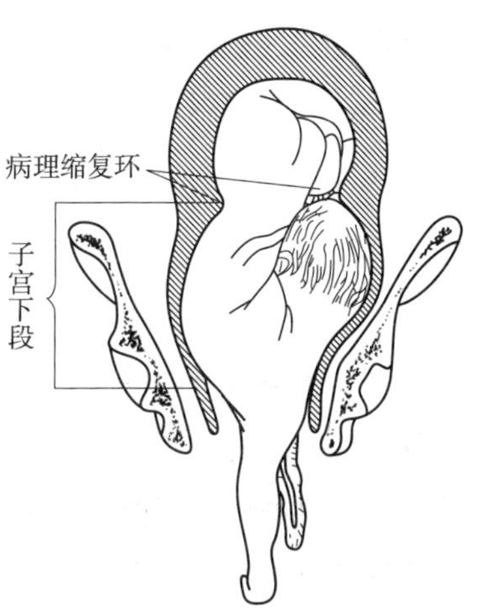

2. 腹部检查 子宫呈横椭圆形，子宫底高度低于妊娠周数。宫底部及耻骨联合上方空虚，子宫横径宽，在母体腹部两侧分别触及胎头及胎臀。肩前位时，腹部一侧可触及宽而平坦的胎肩；肩后位时，腹部可扪及不规则的胎儿肢体，胎心在脐周两侧最清楚。

图 11-15 忽略性肩先露

3. 肛门检查及阴道检查 胎膜未破者，先露位置高，肛查不易触及。若胎膜已破、宫口已扩张者，阴道检查可触及肩胛骨、肋骨及腋窝，有时还可触及脱垂的脐带及胎手。可根据腋窝尖端指向母体左方或右方，肩胛骨朝向母体前方或后方确定胎位。

4. B 型超声检查 能明确胎位。

（二）处理

1. 妊娠期 与臀位处理相同。

2. 分娩期 根据胎产次、胎儿大小、胎儿是否存活、宫口扩张程度、胎膜是否破裂、有无并发症等，决定分娩方式。

（1）剖宫产 ①足月活胎；②出现先兆子宫破裂或子宫破裂征象，术中若发现子宫感染严重，应切除子宫。

（2）阴道分娩 胎儿已死，无先兆子宫破裂征象，宫口近开全，可在全麻下行断头术或碎胎术。阴道助产后或毁胎术后，应常规检查软产道有无裂伤，有裂伤应及时缝合。注意防止产后出血及感染。

四、巨大儿

胎儿出生体重达到或超过4000g者，称为巨大儿，常见于妊娠合并糖尿病、父母身材高大、孕妇营养过度、过期妊娠。

（一）诊断

1. 病史 询问产妇既往有无糖尿病史、巨大儿分娩史、父母身材是否高大、是否营养过度及过期妊娠。

2. 临床表现 孕妇自觉腹部迅速增大，可出现呼吸困难。宫高腹围大于妊娠月份，胎体大，先露高浮，胎心音位置高于正常。若宫高≥35cm，腹围≥110cm，或宫高＋腹围＞140cm，提示巨大儿。

3. 实验室及其他检查 疑糖尿病者，孕产妇应做血糖、尿糖检查。若B型超声探查胎儿双顶径≥10.0cm时，巨大儿的可能性大。

（二）处理

孕期加强产前检查，如有糖尿病，应积极治疗。有明显头盆不称或胎位异常者，应行剖宫产。怀疑巨大儿者可行试产，严密观察产程，慎用缩宫素，不宜试产过久。适当放宽剖宫产指征。若经阴道分娩者，要防止肩难产。当胎头在会阴部暴露而又缩回，可能发生肩难产，应立即组织多名人员抢救，同时做好抢救新生儿的准备。

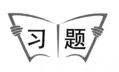

本章小结

·异常分娩包括产力异常、产道异常、胎位异常及巨大儿，产力异常包括宫缩乏力与宫缩过强。每类又分协调性和不协调性。临床上多见为协调性宫缩乏力，特点为宫缩具有节律性、对称性和极性，仅收缩力弱，持续时间短，间歇时间长且不规律。当宫缩高峰时，按压宫底可有凹陷，对胎儿影响不大，使用缩宫素效果好。不协调性宫缩乏力特点为子宫收缩失去正常的节律性、对称性和极性，兴奋点可来自子宫的一处或多处，甚至极性倒置。宫缩间歇期子宫壁不完全松弛，对胎儿影响大，禁用缩宫素。

·常见产程异常有潜伏期延长、活跃期延长、滞产等。分娩时应避免产程延长发生。

·产道异常主要指骨盆入口平面狭窄、中骨盆及出口平面狭窄、三个平面均狭窄、畸形骨盆。相对性狭窄可试产 2~4 小时，无效者及绝对性狭窄行剖宫产。

习 题

扫码"练一练"

一、选择题

【A1/A2 型题】

1. 单纯扁平骨盆的特点为

    A. 骨盆入口前后径短而横径正常

    B. 骨盆入口横径短而前后径稍长

    C. 骨盆呈漏斗状

    D. 骨盆各平面径线值均小于正常值 2cm 或以上

    E. 骨盆不对称

2. 持续性枕横位的特点为

    A. 胎头矢状缝一直位于骨盆横径上   B. 后囟一直在骨盆前方

    C. 后囟一直在骨盆后方   D. 耳郭一直朝向骨盆后方

    E. 耳郭一直朝向骨盆前方

3. 活跃期停滞是指进入活跃期后，宫口不再扩张达

    A. 2 小时以上   B. 4 小时以上   C. 6 小时以上

    D. 82 小时以上   E. 10 小时以上

4. 滞产是指总产程超过

    A. 24 小时   B. 14 小时   C. 18 小时

    D. 12 小时   E. 20 小时

5. 胎头跨耻征阳性提示

    A. 头盆相称   B. 胎头可入盆   C. 头盆可能不称

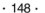

　　D. 胎头低于耻骨联合前表面　　　　　　　E. 头盆不称

　6. 急产是指总产程

　　　A. 不足半小时　　　　　B. 不足 1 小时　　　　C. 不足 2 小时

　　　D. 不足 4 小时　　　　　E. 不足 3 小时

　7. 孕 27 周出现臀位，应首选何种方法矫正胎位

　　　A. 胸膝卧位　　　　　　B. 内倒转术　　　　　C. 外倒转术

　　　D. 艾灸至阴穴　　　　　E. 不需矫正

　8. 可允许"试产"的是

　　　A. 明显头盆不称

　　　B. 坐骨结节间径与后矢状径之和 <15cm

　　　C. 入口平面轻度狭窄，臀位

　　　D. 中骨盆平面狭窄

　　　E. 轻度头盆不称

　9. 关于骨盆狭窄的处理，正确的是

　　　A. 凡骨盆出口平面狭窄均应试产

　　　B. 凡骨盆入口平面狭窄均应试产

　　　C. 试产时间为 2~4 小时

　　　D. 均小骨盆，若胎儿不大、胎位正常、头盆相称、产力好，可以试产

　　　E. 中骨盆狭窄时，即使宫口开全，胎头双顶径达坐骨棘水平以下，也应行剖宫产术

　10. 关于臀位的诊断，正确的是

　　　A. 胎心在脐下两侧听得最清楚

　　　B. 子宫呈横椭圆形

　　　C. 宫底可触及圆而硬、有浮球感的胎头

　　　D. 胎心在脐周围听得最清

　　　E. B 超不能确诊

　11. 不协调性宫缩乏力首选

　　　A. 哌替啶　　　　　　　B. 阿托品　　　　　　C. 甘露醇

　　　D. 硫酸镁　　　　　　　E. 肼屈嗪

　12. 初孕妇，23 岁，妊娠 38 周，宫缩持续 35 秒，间歇 4~5 分钟，胎心率 150 次/分，头先露 S^{+2} 已 1 小时无进展，阴道检查无异常，应诊断为

　　　A. 不协调性宫缩乏力　　B. 协调性宫缩乏力　　C. 胎位异常

　　　D. 胎儿窘迫　　　　　　E. 骨产道异常

　13. 初产妇，孕 39 周，临产 17 小时，查：骨盆正常，宫口开大 6cm，胎儿不大，ROA，S^{-1}，胎心 144 次/分，宫缩 30 秒/6~7 分，胎膜未破，恰当处理为

　　　A. 人工破膜　　　　　　B. 静滴缩宫素　　　　C. 阴道助产

　　　D. 灌肠　　　　　　　　E. 静推地西泮

　14. 初产妇，28 岁，孕 39 周，于晨 4：00 临产，上午 10：00 宫口开大 3cm，晚 20：00 宫口开大 7cm。应诊断为

　　　A. 活跃期延长　　　　　B. 潜伏期延长　　　　C. 活跃期停滞

· 149 ·

D. 第二产程延长　　　　　E. 第二产程停滞

【A3/A4 型题】

(15～16 题共用题干)

初产妇，28 岁，孕 39 周，临产 4 小时，查体：宫口开大 8cm，先露 S=0，胎膜未破，头先露，有宫缩，但子宫体部不硬，持续时间 30 秒，间隔 5 分钟，胎心率 136 次/分，B 超胎儿的双顶径为 9.0cm。

15. 出现以上情况可能是

　　A. 胎儿过大　　　　　　B. 子宫收缩乏力　　　　　C. 骨盆狭窄

　　D. 子宫收缩过强　　　　E. 胎儿畸形

16. 该病例最正确的处理是

　　A. 立即剖宫产　　　　　B. 人工破膜　　　　　　　C. 静脉滴注缩宫素

　　D. 哌替啶　　　　　　　E. 产钳助产

(17～19 题共用题干)

24 岁，初产妇，妊娠 39 周，阵发性腹痛 18 小时，10～15 分钟宫缩一次，持续 30 秒，宫口开大 3cm。

17. 出现上述临床表现的原因是

　　A. 子宫收缩极性异常　　B. 子宫收缩缩复作用异常　　C. 腹肌收缩力异常

　　D. 子宫收缩对称性异常　E. 子宫收缩节律性异常

18. 此时的处理原则是

　　A. 哌替啶　　　　　　　B. 人工破膜　　　　　　　C. 立即剖宫产

　　D. 肌注缩宫素　　　　　E. 肌注麦角新碱

19. 若进入第二产程，胎头 S+3，胎心率 90 次/分，此时的处理是

　　A. 等待自然分娩　　　　B. 行产钳术　　　　　　　C. 静滴缩宫素

　　D. 静滴地西泮　　　　　E. 立即剖宫产

二、思考题

1. 简述协调性宫缩乏力的诊断及处理。

2. 详细描述产程异常的种类。

(张兴平)

第十二章　分娩期并发症

第一节　胎膜早破

胎膜早破是指在临产前胎膜自然破裂。这是分娩期常见的并发症，可引起早产、脐带脱垂、羊膜腔感染等。

一、病因

1. 生殖道感染　病原微生物上行性感染可引起胎膜炎，使胎膜局部张力下降而破裂。

2. 营养因素　孕妇缺乏维生素 C、铜、锌和吸烟等因素使得胎膜抗张能力下降而引起胎膜早破。

3. 宫颈内口松弛　先天或严重宫颈陈旧性裂伤，导致宫颈内口松弛，使前羊水囊失去正常支撑力而造成胎膜破裂。

4. 宫腔内压力升高　宫腔内压力升高常见于双胎妊娠、羊水过多、剧烈咳嗽和排便困难等。

5. 创伤和机械性刺激　常见的有妊娠晚期的性交、腹部受撞击、羊膜镜检、羊膜腔穿刺、外倒转术可诱发胎膜破裂。

二、临床表现及诊断

1. 阴道流液　孕妇突感有较多的液体从阴道流出，不能控制，量可多可少。阴道窥器检查可见到宫颈口有液体流出，上推胎头可有液体由阴道口流出，液体可混有胎粪或胎脂。

2. 阴道液 pH 测定　可用试纸法测定，如 pH 试纸变蓝（pH≥6.5）可诊断，因阴道 pH 为 4.5～5.5，而羊水 pH 为 7.0～7.5。

3. 阴道液体涂片检查　阴道液涂片干燥镜检有羊齿状结晶出现为羊水；用0.5‰亚甲蓝染色检查见淡蓝色或不着色的胎儿上皮及毳毛；用0.5%硫酸尼罗兰染色，镜下可见橘黄色胎儿上皮细胞，均可诊断为羊水。

4. 羊膜镜检查　可直视胎先露部，看不到前羊膜囊。

5. 羊膜腔感染检测

（1）羊水细菌培养　是诊断羊膜腔感染的金标准。

（2）羊水涂片革兰染色检测　如找到细菌则可诊断为羊膜炎，特异性高，但敏感性较差。

（3）血C反应蛋白（CRP）测定　CRP≥8mg/L，提示羊膜腔有感染。

（4）羊水涂片计数白细胞　≥30个/ml，提示羊膜腔感染，此法特异性较高。

三、治疗

治疗原则应根据破膜时间、胎儿情况及母体情况来决定，可立即终止妊娠或期待疗法，预防感染和脐带脱垂。

1. 期待疗法　适用于妊娠28-35周、无感染、胎儿宫内状况良好，羊水池深度≥3cm者。

（1）一般处理　绝对卧床，必要时抬高臀部，勤听胎心音，以防脐带脱垂。保持外阴清洁，避免不必要的肛门检查及阴道检查。密切观察体温、脉搏、阴道流液的性状和白细胞计数，便于及早发现感染及早治疗。

（2）保持外阴清洁，破膜超过12小时者，应给予抗生素以预防感染。

（3）促进胎肺成熟　妊娠<35周，应给予地塞米松10mg或倍他米松12mg静脉滴注，每日一次，共2次。

（4）抑制宫缩　常用沙丁胺醇、利托君、25%硫酸镁等药物预防早产。

（5）纠正羊水过少　孕周<35周，羊水池深度≤2cm，可进行羊膜腔输液补充羊水，减轻脐带受压。

2. 终止妊娠　发现明显感染征象或胎儿成熟，应立即终止妊娠。

（1）阴道分娩　妊娠>35周，胎肺成熟，宫颈成熟，静脉滴注缩宫素引产。

（2）剖宫产　胎位异常，胎头高浮，羊膜腔有感染，在抗感染同时行剖宫产，并做好新生儿窒息抢救的准备。

四、预防

1. 加强产前检查，妊娠晚期禁止性生活，不宜过劳，避免腹压突然增加。

2. 积极治疗和预防下生殖道感染。

3. 加强营养，注意维生素、锌、铜、钙补充。

4. 宫颈内口松弛者，与妊娠14～18周行宫颈环扎术并卧床休息。

5. 骨盆狭窄、胎位异常孕妇应提前住院待产，临产后卧床休息，不宜灌肠，少做肛查。

第二节 子宫破裂

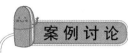

[案例]

初孕妇，30 岁。妊娠 40 周。规律宫缩 4 小时入院。因产程不佳，给予缩宫素静脉滴注，加强宫缩，2 小时后下腹疼痛难忍，孕妇烦躁不安，呼吸急促，心率 110 次/分，胎心率 100 次/分，子宫下段有明显压痛，导尿见血尿。

[讨论]

1. 该案例最可能的诊断是什么？

2. 应该怎样处理？

子宫破裂是指子宫体部或子宫下段于妊娠晚期或分娩期发生的破裂。这是产科极严重的并发症，威胁母儿生命。

一、病因

（一）胎先露下降受阻

胎先露下降受阻是引起子宫破裂最常见的原因。当有骨盆狭窄、头盆不称、胎位异常、胎儿发育异常（如脑积水）、软产道阻塞时，均可使胎先露下降受阻，为克服阻力引起强烈宫缩导致子宫下段被牵拉变薄而发生破裂。

（二）子宫因素

瘢痕子宫（剖宫产、子宫肌瘤摘除术后）、子宫畸形、子宫发育不良、子宫肌壁病理改变（多产、多次刮宫、感染）等均可在强烈宫缩时发生破裂。

（三）手术创伤

多发生于不适当或粗暴的阴道助产手术，如宫口未开全时行产钳或臀牵引术、忽略性横位强行内倒转术。胎盘植入时强行剥离胎盘，也可造成子宫破裂。

（四）子宫收缩剂使用不当

未正确掌握缩宫素的适应证或剂量过大，或未正确使用前列腺素类制剂等，均可引起子宫收缩过强，加之瘢痕子宫或产道梗阻可发生子宫破裂。

二、临床表现及诊断

子宫破裂多发生于分娩期，大多数分为先兆子宫破裂和子宫破裂两个阶段。

（一）先兆子宫破裂

常见于有梗阻性难产的产妇。临产后，胎先露部下降受阻，强有力的宫缩使子宫下段逐渐变薄拉长而宫体增厚变短，两者间形成明显环状凹陷。随产程进展，此凹陷逐渐上升达脐平甚至脐上，称病理缩复环（图 12 - 1）。此时子宫下段压痛明显，子宫外形呈葫芦状，胎心率改变或听不清，产妇下腹剧痛难忍，烦躁不安，呼叫，呼吸、脉搏加快。膀胱受压充血，出现排尿困难或血尿。若不及时处理，将发生子宫破裂。子宫病理缩复环、下腹部压痛、血尿、胎心率改变是先兆子宫破裂的四大主要表现。

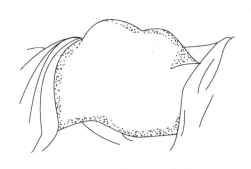

图 12 - 1 先兆子宫破裂

（二）子宫破裂

1. 不完全性子宫破裂 子宫肌层全部或部分破裂，浆膜层完整，宫腔与腹腔不相通，胎儿及其附属物仍在宫腔内。腹部检查：子宫轮廓清楚，仅在破裂处有明显压痛。若破裂累及子宫两侧血管，可导致急性大出血或形成阔韧带内血肿，此时在宫体一侧可扪及逐渐增大且有压痛的包块。胎心音多数不规则或消失。

2. 完全性子宫破裂 子宫壁全层破裂，宫腔与腹腔相通。子宫破裂时，产妇突感腹部撕裂样剧痛，随后宫缩骤然停止，腹痛稍缓解后，又出现持续性腹痛，伴有面色苍白、呼吸急促、脉搏细数、血压下降等休克征象。腹部检查：全腹压痛及反跳痛，叩诊有移动性浊音。在腹壁下可清楚扪及胎体，宫体缩小于胎儿一侧，胎动和胎心音消失。阴道检查：阴道可有鲜血流出，宫口较原来回缩，下降的先露部回升，有时可触及子宫破裂口，若诊断明确，则不必做阴道检查。

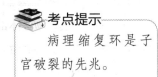

考点提示

病理缩复环是子宫破裂的先兆。

三、诊断及鉴别诊断

根据典型子宫破裂病史、症状、体征容易诊断。B 型超声能协助确定破口部位及胎儿与子宫的关系。

主要与胎盘早剥及难产并发腹腔感染相鉴别。

四、处理

（一）先兆子宫破裂

应立即抑制宫缩，肌注哌替啶 100mg 或静脉全身麻醉，并立即剖宫产。

（二）子宫破裂

一旦确诊，无论胎儿是否存活，均应在抢救休克同时及时手术治疗，以抢救产妇生命。手术中需根据产妇状态、子宫破裂程度、感染程度及产妇有无子女决定是否保留子宫。手术前后给予大量广谱抗生素控制感染。

严重休克者应就地抢救，若必须转院者应输血、输液、包扎腹部后方可转送。

五、预防

子宫破裂严重危及孕产妇及胎儿生命，应尽力避免发生，故积极预防十分重要。

1. 避免多次人工流产，节制生育、减少多产。有剖宫产史及子宫肌瘤摘除史者，需避孕 2 年方可再次妊娠。

2. 加强产前检查，及时发现胎位异常、胎儿异常及产道异常，并给予纠正。瘢痕子宫、产道异常者，提前入院待产。

3. 严格掌握宫缩剂应用指征。头盆不称、胎儿过大、胎位异常或疤痕子宫产前均禁用缩宫素；胎儿娩出前禁止肌内注射缩宫素；应用缩宫素引产时，小剂量静脉缓慢滴注，并专人守护，严密观察宫缩及胎心，发现异常，及时处理。

4. 正确掌握产科手术助产的指征及操作常规，阴道助产术后应仔细检查宫颈及宫腔，及时发现损伤给予修补。严格掌握剖宫产指征，术中严格无菌操作，防止感染。

第三节　产后出血

案例讨论

[案例]

患者女，25 岁，G_2P_0，妊娠 39 周。阵发性腹痛 3 小时入院待产，宫缩 15 小时。查宫口开大 5cm，予缩宫素静脉滴注，6 小时后娩出一女婴，12 分钟后胎盘娩出。检查胎盘胎膜完整，软产道无裂伤。产后观察 2 小时，见阴道仍有出血，呈间歇性，流血量约 800 ml，有凝血块，腹部触摸宫体柔软。患者自觉口渴，无头晕、心悸等症状，测血压 85/60 mmHg，脉搏 110 次/分。

[讨论]

1. 该案例诊断及诊断依据是什么？

2. 针对该患者的情况，应如何处理？

产后出血是指胎儿娩出后 24 小时内出血量超过 500ml。剖宫产超过 1000ml。约 80% 发生在产后 2 小时内，是分娩期严重的并发症，是我国目前孕产妇死亡的首要原因，其发生率占分娩总数的 2% ~ 3%。

一、病因

主要原因有子宫收缩乏力、胎盘因素、软产道裂伤和凝血功能障碍。这些原因可共存和相互影响。

（一）子宫收缩乏力

子宫收缩乏力是产后出血最常见原因。占产后出血总数的 70% ~ 80%。凡影响子宫收缩和缩复的因素均可引起子宫收缩乏力。

1. 全身性因素　产妇精神过度紧张、恐惧；临产后过多使用麻醉剂、镇静剂；产程延长、产妇衰竭、合并急慢性全身性疾病等。

2. 局部因素　子宫肌纤维过度伸展，如双胎妊娠、巨大胎儿、羊水过多等；子宫病变，如子宫畸形、子宫肌瘤等；子宫壁损伤，如剖宫产史、肌瘤剔除术后、产次过多、急产，子宫肌纤维退行性变（分娩过多、过密）等。

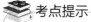
考点提示

产后出血的定义、病因。

（二）胎盘因素

1. 胎盘滞留　胎盘多在胎儿娩出后 15 分钟内娩出。若超过 30 分钟胎盘尚未娩出，称为胎盘滞留，将导致出血。常见原因：①胎盘剥离后而滞留：由于宫缩乏力、膀胱充盈等因素，胎盘从宫壁全部剥离后未能排出而滞留在宫腔内，影响子宫收缩。②胎盘剥离不全：多见于第三产程处理不当，过早牵拉脐带或按压子宫使胎盘部分自子宫壁剥离。由于部分胎盘尚未剥离，影响宫缩，剥离面血窦开放引起出血不止。③胎盘嵌顿：宫缩剂使用不当或粗暴按压子宫等，使子宫颈内口附近肌纤维发生痉挛性狭窄环，使已剥离的胎盘嵌顿在狭窄环以上，影响宫缩，多引起隐性出血。

2. 胎盘植入　指胎盘绒毛侵入或穿透子宫肌层，并根据其侵入子宫肌层的深度分为3种类型：①胎盘粘连，胎盘绒毛粘附于子宫肌层表面为胎盘粘连；②胎盘植入，胎盘绒毛侵入子宫肌壁间；③穿透性胎盘植入，胎盘绒毛穿过子宫肌层达到或超过子宫浆膜层，甚至侵及膀胱或直肠。

3. 胎盘、胎膜残留　部分胎盘小叶、副胎盘或部分胎膜残留于宫腔内，影响子宫收缩而引起出血。

（三）软产道裂伤

多见于宫缩过强、产程进展过快、胎儿过大、阴道助产手术不当、软产道组织弹性差，可致会阴阴道裂伤。

（四）凝血功能障碍

较少见。常见有妊娠合并重症肝炎、宫内死胎滞留过久、胎盘早剥、重度子痫前期及羊水栓塞等，均可引起凝血功能障碍，子宫出血不止难以控制。

二、临床表现

1. 阴道出血　不同原因引起的产后出血，阴道流血的表现不同。胎儿娩出后立即发生阴道流血，色鲜红，应考虑软产道损伤；胎儿娩出后，胎盘娩出之前，阴道流血量多，色暗红，间断性，考虑胎盘因素；胎盘娩出后的阴道流血量较多，考虑为子宫收缩乏力或胎盘胎膜残留所致。胎儿娩出后持续性阴道流血，且血液不凝固，应考虑凝血功能障碍。若流血虽然不多，但产妇失血表现明显，伴阴道疼痛，应考虑隐匿性软产道损伤，如阴道血肿。

2. 休克表现　产妇流血多，可出现头晕、出冷汗、烦躁、脉搏细数、血压下降等休克表现。

三、诊断

产后出血的诊断关键是出血量的测量和出血原因的诊断。

1. 测量失血量　常用测定方法如下。

（1）称重法　失血量＝［分娩后敷料湿重（g）－分娩前敷料干重（g）］/1.05（血液比重 g/ml）。

（2）容积法　用弯盘或专用的产后接血器收集血液后用量杯测定失血量。

（3）面积法　血湿面积按 $10cm \times 10cm = 10ml$，即每 $1cm^2$ 为 $1ml$ 失血量，粗略估计失血量。

（4）休克指数法　休克指数＝脉率/收缩压（mmHg），$SI = 0.5$ 为血容量正常；$SI = 1.0$，失血量为 $500 \sim 1500ml$；$SI = 1.5$，失血量为 $1500 \sim 2500ml$；$SI = 2.0$，则失血量为 $2500 \sim 3500ml$；$SI > 2.0$，提示失血量大于 $2500ml$。

2. 出血原因的诊断　根据阴道出血发生时间、量、胎儿、胎盘娩出之间的关系可初步判断产后出血的原因。

（1）子宫收缩乏力 出血多为间歇性、暗红色、有血凝块。有时阴道流血量不多，但按压宫底有大量血液或血块自阴道涌出。产妇可出现失血性休克表现。腹部检查宫底较高或子宫松软如袋状，轮廓不清，按摩子宫及应用缩宫剂后子宫变硬、流血减少。

（2）胎盘因素 胎儿娩出后10分钟内胎盘未娩出伴阴道大量流血，暗红色，应考虑胎盘因素，如胎盘部分剥离、粘连、嵌顿、植入。胎盘残留是引起产后出血的常见原因，应常规检查胎盘及胎膜是否完整；如胎盘胎儿面有断裂血管，应想到副胎盘残留。

（3）软产道裂伤 胎儿娩出后，立即出现阴道持续出血，鲜红色，能自凝，应考虑软产道裂伤，应仔细检查软产道。①宫颈裂伤：常发生在宫颈3点、9点处，宫颈裂伤＜1cm，无明显出血，宫颈裂伤＞1cm时，可引起多量出血；②阴道、会阴裂伤：分为4度：Ⅰ度裂伤指会阴皮肤及阴道入口黏膜撕裂，出血不多；Ⅱ度裂伤指裂伤已达会阴体筋膜及肌层，未伤及肛门括约肌，出血较多；Ⅲ度裂伤指裂伤向会阴深部扩展，肛门括约肌已断裂，直肠黏膜尚完整；④Ⅳ度裂伤指肛门、直肠和阴道完全贯通，直肠腔外露，组织损伤严重，出血量不一定多。

（4）凝血功能障碍 如子宫收缩良好，胎盘胎膜完整，检查软产道无损伤，而产妇出现持续性阴道流血，血液不凝固，同时出现全身多部位出血，应考虑凝血功能障碍。根据病史、出血特点及有关凝血功能的实验室检查，可作出诊断。

课堂互动

学生思考：产后出血可导致希恩综合征，请问什么是希恩综合征？有哪些表现？

教师解答：希恩综合征又称席汉综合征，由于产后大出血，尤其是伴有长时间的失血性休克，使垂体前叶组织缺氧、变性坏死，继而纤维化，最终导致垂体前叶功能减退的综合征。典型表现为产后出血导致休克后的产褥期，长期衰弱乏力，无乳、闭经，继发不孕，性欲减退，阴道干燥，阴毛及毛发脱落，头发、眉毛稀疏；乳房及生殖器萎缩，精神淡漠、嗜睡、反应迟顿、畏寒、无汗，皮肤干燥、粗糙、纳差、便秘、体温偏低、脉搏缓慢、血压降低，面色苍白、贫血，多有水肿、体重下降。

四、处理

处理原则：针对出血的原因迅速止血、纠正休克及防治感染。

（一）止血

1. 子宫收缩乏力性出血 最有效的止血方法是加强宫缩。导尿排空膀胱后采用以下方法。

（1）按摩子宫 ①经腹按摩子宫法：术者一手置于子宫底，拇指在子宫前壁，其余四指在子宫后壁，均匀有节律按摩，并压迫宫底，挤出宫腔内积血，直至宫缩恢复正常为止（图12－2）；如效果不佳，改为腹部－阴道双手按摩子宫法（图12－3）。②腹部－阴道双手按摩子宫法：术者一手戴无菌手套握拳置于阴道前穹隆，顶住子宫前壁，另一手自腹部按压子宫后壁使宫体前屈，双手相对紧紧压迫并按摩子宫。一般5～10分钟即可奏效。

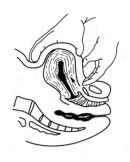
图 12 - 2 腹部按摩子宫法

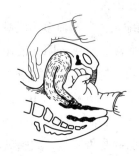
图 12 - 3 腹部 - 阴道双手按摩子宫法

（2）应用宫缩剂 按摩子宫同时，应用宫缩剂：①缩宫素 10U 加于 10% 葡萄糖 500ml 中静脉滴注。必要时缩宫素 10U 直接行宫体注射。②麦角新碱 0.2 ~ 0.4mg 肌注（心脏病、妊娠期高血压疾病、高血压患者慎用）。③前列腺素类药物：米索前列醇 200μg 舌下含服；卡前列甲酯栓 1mg 置于阴道后穹隆；地诺前列酮 0.5 ~ 1mg 直接注入子宫体。

（3）宫腔填塞纱条法 经以上方法无效，在缺乏输血和手术的条件下，应用此法为良好的应急措施。方法：助手在腹部固定子宫，术者持卵圆钳将特制无菌不脱脂纱布条（长 1.5 ~ 2cm、宽 6 ~ 8cm、4 ~ 6 层）塞入宫腔内，自宫底由内向外填紧宫腔，压迫止血（图 12 - 4），若留有空隙可造成隐性出血。术后观察血压、脉搏、宫底高度，24 小时取出。取出前静脉滴注宫缩剂 10U，并给抗生素预防感染。

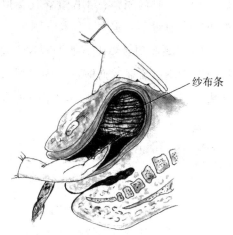
纱布条

图 12 - 4 宫腔内纱布填塞法

（4）子宫压缩缝合法 常用 B - Lynch 缝合法。在剖宫产时使用更方便。将子宫从腹壁切口托出，用两手托住并挤压子宫体，如果出血明显减少或停止，则缝合成功可能性大（图 12 - 5）。

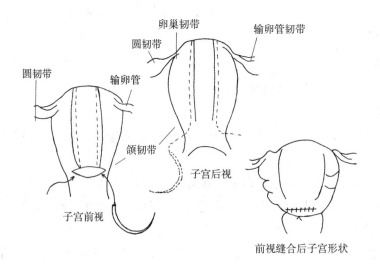

卵巢韧带
圆韧带
输卵管韧带
圆韧带
输卵管
颌韧带
子宫后视
子宫前视
前视缝合后子宫形状

图 12 - 5 子宫压缩缝合法

（5）结扎子宫动脉或髂内动脉 经上述处理无效，出血不止，为抢救产妇生命先经阴道结扎子宫动脉上行支，若无效可经腹结扎子宫动脉或髂内动脉。

（6）髂内动脉或子宫动脉栓塞术 经股动脉穿刺，将介入导管直接插入髂内动脉或子宫动脉，注入明胶海绵颗粒栓塞动脉。栓塞剂可于2~3周后吸收，血管复通。

（7）切除子宫 用上述几种方法无效，危及产妇生命时，可进行子宫次全切除术或子宫全切术。

2. 胎盘因素 处理前先排空膀胱。

（1）胎盘已剥离而滞留者，一手轻按宫底刺激子宫收缩，嘱产妇屏气用力，另一手轻轻牵拉脐带协助胎盘娩出。

（2）胎盘剥离不全或粘连 应徒手剥离胎盘，注意无菌操作。

（3）胎盘嵌顿者 可在全身麻醉下，待子宫狭窄环松解后用手取出胎盘。

（4）胎盘植入 应立即停止剥离，考虑行子宫切除术，切忌用手指强行挖取。近年，对初产妇，出血少的病例，可采取甲氨蝶呤（MTX）、5-氟尿嘧啶（5-FU）和中药等保守治疗。

（5）胎盘胎膜组织残留 徒手取出困难时，可行钳刮术或用大号刮匙刮取。

3. 软产道裂伤 应彻底止血，按解剖层次逐层缝合裂伤。宫颈裂伤有活动性出血应缝合，缝合第一针应超过裂口顶端0.5cm，以防日后宫颈口狭窄。修补阴道后壁和会阴缝合时，不留死腔，避免缝线穿透直肠黏膜，缝合完毕常规做肛门指检。

4. 凝血功能障碍 首先应排除子宫收缩乏力、胎盘因素、软产道损伤等原因。尽快输新鲜全血，补充血小板、纤维蛋白原或凝血酶原复合物、凝血因子等。

五、预防

（一）重视产前保健

积极治疗全身性疾病，对于合并凝血功能障碍、重症肝炎等不宜继续妊娠的妇女，及时终止妊娠。加强产前检查，有产后出血危险的孕妇，督促提前到有抢救条件的医院住院分娩。

（二）正确处理产程

1. 第一产程 密切观察产妇情况及产程进展，消除紧张情绪，注意饮食，防止产程延长。

2. 第二产程 指导产妇正确使用腹压，防止胎儿娩出过快；提高接产技术，认真保护会阴；当胎肩娩出后，立即肌注缩宫素10U。

3. 第三产程 是预防产后出血的关键。胎儿娩出后，不宜过早牵拉脐带，可等待15分钟；胎盘娩出后应仔细检查胎盘、胎膜是否完整，检查软产道有无撕裂或血肿；准确收集并测量产后出血量。

（三）加强产后观察

产妇留在产房观察2小时，严密观察产妇一般情况、生命体征、宫缩和阴道流血情况。产后鼓励产妇及时排空膀胱，不能排空者应予导尿；早期哺乳可刺激子宫收缩，减少阴道流血量。

第四节　羊水栓塞

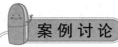

案例讨论

[案例]

某女，30 岁，初孕妇。于 2016 年 11 月 12 日下午 4：00 "以孕 39 周，不规则腹痛 6 小时" 入院。

查体：T 37.2℃，P 80 次/分，R 19 次/分，BP 100/70mmHg。入院后待产，宫缩为 50～60 秒/1～2 分，2 小时后胎膜破裂，破膜后不久，产妇突然发生寒战，烦躁不安，接着发绀，呼吸困难，心率加快，血压 70/40mmHg。

[讨论]

1. 本病例的诊断可能是什么？

2. 该产妇急救措施有哪些？

在分娩过程中羊水突然进入母体血液循环引起急性肺栓塞、过敏性休克、弥散性血管内凝血、急性肾衰竭或骤然死亡等一系列严重的综合征，称为羊水栓塞。羊水栓塞是导致产妇死亡主要原因之一。发生于足月妊娠和妊娠 10～14 周钳刮术时，死亡率高达 60% 以上。

一、病因

羊水进入母体血液循环有三条途径：经宫颈内膜静脉、胎盘附着处的血窦、病理状态下开放的子宫壁血窦。

一般认为羊水栓塞是由于胎粪污染的羊水中的有形成分如胎脂、毳毛、胎粪、角化上皮细胞，进入母体血循环引起。发生羊水栓塞的基本条件：①强烈宫缩使羊膜腔内压力过高；②胎膜破裂；③宫颈或宫体损伤处有开放的静脉或血窦。高龄产妇、多产妇、过强宫缩、急产、胎膜早破、前置胎盘、胎盘早剥、子宫破裂、剖宫产术等，均可诱发羊水栓塞。

二、病理生理

1. 肺动脉高压　羊水中有形成分如胎脂、毳毛、上皮细胞等形成栓子，经肺动脉进入肺循环阻塞小血管引起机械性栓塞，羊水中有形物质还可激活凝血系统，使肺毛细血管内形成弥散性微血栓，进一步阻塞肺小血管。肺小血管阻塞反射性引起迷走神经兴奋，支气管痉挛、支气管内分泌物增多，使肺通气、肺换气减少。肺小血管阻塞引起肺动脉高压导致急性右心衰竭，继而导致呼吸循环功能衰竭、休克，甚至死亡。

2. 过敏性休克　羊水中有形成分为致敏原，进入母体血液循环，引起 I 型变态反应，发生过敏性休克。

3. 弥散性血管内凝血（DIC）　羊水中含有大量促凝物质，进入母血后，在血管内形成大量微血栓，消耗大量凝血因子和纤维蛋白原，导致 DIC。同时羊水中含有纤溶激活酶，可激活纤溶系统。由此，产妇的血液系统由高凝状态迅速转变为纤溶亢进，血液不凝，发生严重产后出血。

三、临床表现

羊水栓塞多数发病急骤、病情凶险，多发生在分娩过程中，尤其是胎儿娩出前后短时间内。典型临床表现可分三个阶段。

1. 呼吸循环衰竭和休克 多发生于分娩过程中。破膜不久，产妇突然出现寒战、呛咳、气急、烦躁不安，继而出现呼吸困难、发绀、抽搐、昏迷；脉搏细数、血压急剧下降；心率加快、肺底部湿啰音。严重者产妇仅惊叫一声或打一哈欠后，于数分钟内死亡。

2. DIC 出血 渡过呼吸循环衰竭和休克期，进入凝血功能障碍阶段，出现难以控制的大量阴道流血、切口渗血、全身皮肤黏膜出血、血尿以及消化道大出血。产妇可死于出血性休克。

3. 急性肾衰竭 后期存活的患者出现少尿（或无尿）和尿毒症表现。主要为循环功能衰竭引起的肾缺血、缺氧，导致肾脏器质性损害。

典型病例基本按顺序出现，但有时不全出现，或出现的症状不典型，钳刮术中出现羊水栓塞可仅表现为一过性呼吸急促、胸闷。

四、诊断

根据诱因、临床症状及体征，可初步诊断，并立即进行抢救。在抢救同时应做以下检查。①血涂片查找羊水有形成分：查取下腔静脉，镜检见到羊水有形成分可以确诊。②床旁胸部 X 线摄片：可见双肺弥散性点片状浸润影，沿肺门周围分布，伴右心扩大。③床旁心电图：提示右心房、右心室扩大，ST 段下降。④实验室检查：进行血小板、凝血酶原时间及纤维蛋白原定量等与 DIC 有关的检查。

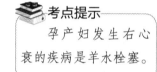

考点提示

孕产妇发生右心衰的疾病是羊水栓塞。

若患者死亡行尸检，见血液中查到羊水有形物质；肺小动脉或毛细血管有羊水有形成分栓塞。

五、处理

一旦出现羊水栓塞的临床表现，应立即抢救。抗过敏、纠正呼吸循环功能衰竭和改善低氧血症、抗休克、防止 DIC 和肾衰竭发生。紧急处理还包括下腔静脉保留插管，既可测量中心静脉压指导补充血容量，又可抽血找羊水成分及做其他必要的血液化验。

（一）解除肺动脉高压，改善低氧血症

1. 吸氧 保持呼吸道通畅，立即面罩给氧，或行气管插管正压供氧，必要时气管切开。保证供氧，减轻肺水肿，改善脑缺氧。

2. 解除肺动脉高压 应用解痉药，缓解肺动脉高压，改善肺血流灌注，预防右心衰竭所致的呼吸循环衰竭。①盐酸罂粟碱：是首选药物，30～90mg 加于 25% 葡萄糖液 20ml 中缓慢静脉推注，日量不超过 300mg。可松弛平滑肌、扩张肺、脑血管及冠状动脉，降低小血管阻力。②阿托品：1mg 加于 10%～25% 葡萄糖液 10ml，每 15～30 分钟静脉推注 1 次，直至面色潮红、症状缓解为止；与盐酸罂粟碱合用效果更佳。③氨茶碱：250mg 加于 25% 葡萄糖液 20ml 中缓慢静注，松弛支气管平滑肌，解除肺血管痉挛。

（二）抗过敏，抗休克

1. 抗过敏　大剂量糖皮质激素，氢化可的松 100～200mg 加入 5%～10% 葡萄糖注射液 50～100ml 快速静脉滴注，以后依病情 300～800mg 加入 5% 葡萄糖注射液 250～500ml 继续静脉滴注维持，日量可达 500～1000mg，或地塞米松 20mg 加入 25% 葡萄糖注射液静脉推注后再加 20mg 于 5%～10% 葡萄糖液中静脉滴注。

2. 补充血容量　尽快补充新鲜血液和血浆，扩容用低分子右旋糖酐 24 小时输入 500～1000ml。补足血容量后血压仍不回升，可用多巴胺 20～40mg 加于 10% 葡萄糖液 250ml 中静脉滴注，根据血压调整速度。

3. 纠正心衰　用毛花苷 C 0.2～0.4mg 加入 10% 葡萄糖液 20ml 中静脉推注，或毒毛花苷 K 0.125～0.25mg 同法静脉缓注，4～6 小时重复用药。

4. 纠正酸中毒　常用 5% 碳酸氢钠 250ml 静脉滴注，并及时纠正电解质紊乱。

（三）防治弥散性血管内凝血

1. 肝素　羊水栓塞初期血液呈高凝状态时短期内使用肝素效果佳。

课堂互动

学生提问：肝素过量有什么后果？怎么办？

教师回答：肝素过量有出血倾向，如伤口渗血、产后出血、血肿、颅内出血。可以用鱼精蛋白对抗。

2. 补充凝血因子　输新鲜血或血浆、纤维蛋白原等。

3. 抗纤溶药物　纤溶亢进时，用氨基己酸（4～6g）、氨甲苯酸（0.1～0.3g）、氨甲环酸（0.5～1.0g）加于 0.9% 氯化钠注射液或 5% 葡萄糖液 100ml 静脉滴注。纤维蛋白原 2～4g/次，使血纤维蛋白原达 1.5g。

（四）预防感染

应选用对肾脏毒性较小的广谱抗生素预防感染。

（五）预防肾衰竭

血容量补足后仍少尿应选用呋塞米 20～40mg 静脉注射，或 20% 甘露醇 250ml 快速静脉滴注（10ml/min），扩张肾小球动脉预防肾衰竭。

（六）产科处理

原则上先进行抢救，待病情好转后再处理产科情况。在第一产程发病应立即考虑剖宫产，在第二产程发病应在抢救产妇的同时，可及时阴道助产结束分娩。对发生无法控制的产后出血，应在抢救休克的同时行子宫全切术。

六、预防

人工破膜应在子宫收缩间隙时进行，让羊水缓慢流出，不行人工剥膜；严格掌握缩宫素使用的指征，静脉滴注过程中，应有专人守护，避免宫缩过强，且不可在强宫缩时行人工破膜；中期妊娠引产时，宜先破膜放羊水，再钳刮，先取胎儿后取胎盘；刮宫前不用缩宫素，术中减少子宫的损伤。

第五节　脐带先露与脐带脱垂

案例讨论

[案例]

初孕妇，27岁，于2017年3月13日下午5：30"以孕40周，阵发性腹痛3小时"入院。产科检查：宫高32cm，腹围100cm，胎方位RSA，胎心140次/分，于脐右上方听清楚，宫缩规律，30~40秒/4~5分。肛查宫颈管消失，宫口开大3cm，胎膜未破，先露臀，未入盆。予缩宫素静脉滴注，4小时后突然破膜，立即听胎心率100次/分，胎心监护提示多发性晚期减速。

[讨论]

1. 本病例的诊断可能是什么？

2. 该产妇应如何处理？

胎膜未破时脐带位于胎先露部前方或一侧，称脐带先露，或隐性脐带脱垂（图12-6）。胎膜已破裂，脐带脱出宫颈口外，降至阴道内甚至露于外阴部，称脐带脱垂（图12-7）。若脐带受压，血运受阻，可使胎儿窘迫或死亡，严重威胁胎儿的生命。

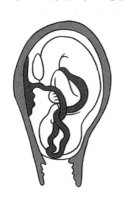

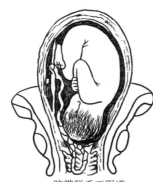

脐带脱垂于阴道

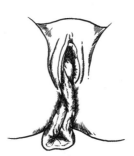

脐带脱垂于会阴

图12-6　脐带先露

图12-7　脐带脱垂

一、病因

凡阻碍胎先露部衔接的因素均可造成脐带脱垂。①胎头不能衔接：胎头入盆困难如骨盆狭窄、头盆不称等。②胎位异常如臀先露、肩先露、枕后位等。③脐带过长。④羊水过多或胎儿过小。

二、对母儿的影响

1. 对母体影响　脐带脱垂对母体无直接影响，为抢救胎儿增加剖宫产率，增加组织损伤与感染的机会。

2. 对胎儿的影响　胎膜未破时，先露的脐带一过性受压导致胎心率异常；胎先露部已衔接、胎膜已破者，脐带受压引起胎儿缺氧，甚至胎心消失，以头先露最严重。若脐带血

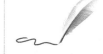

循环阻断超过 7～8 分钟，则胎死宫内。

三、诊断

若胎膜未破，于胎动、宫缩后胎心率突然变慢，改变体位、上推胎先露部及抬高臀部后胎心迅速恢复者，应考虑有脐带先露的可能，临产后应行胎心监护。若在耻骨联合上方闻及脐带杂音，阴道检查扪及前羊水囊内有条索状物时，即可确诊为脐带先露。若胎膜已破，胎心率出现异常，应立即行阴道检查，了解有无脐带脱垂和脐带血管有无搏动。在胎先露侧或下方以及阴道内触及脐带者，或脐带脱出于外阴者，即可确诊。B 型超声及彩色多普勒超声检查有助于确诊。

四、处理

（一）脐带先露

若经产妇、胎膜未破、宫缩良好者，吸氧，取头低臀高位，密切观察胎心率，等待胎头衔接，宫口逐渐扩张，胎心仍保持良好者，可经阴道分娩。若为初产妇、足先露、肩先露者，应行剖宫产术。若胎心消失，脐带搏动停止，则等待自然分娩。

（二）脐带脱垂

发现脐带脱垂，胎心尚好，胎儿存活，应争取尽快娩出胎儿。

1. 宫口开全 胎头已入盆，行产钳术或胎头吸引术，臀先露应行臀牵引术。

2. 宫颈未开全 产妇立即取头低臀高位，将胎先露部上推，术者将手放在阴道内阻止胎先露下降；并给予抑制宫缩药，缓解或减轻脐带受压；严密监测胎心，同时尽快行剖宫产。

五、预防

临产后对头盆不称、胎头浮动及胎位异常者应卧床休息，不灌肠，减少肛查或阴道检查，破膜后应行胎心监护；人工破膜应在宫缩间隙时进行，采取高位破膜，让羊水缓慢流出；妊娠晚期及临产后，B 型超声检查有助于尽早发现脐带先露。

第六节　胎儿窘迫

案例讨论

[案例]

某女，23 岁，孕 39 周，产科检查：宫高 30cm. 腹围 100cm，LOA，胎心 168 次/分，宫缩规律。肛查宫颈管消失，宫口开大 3cm，胎膜未破，先露头，已入盆。B 型超声检查：LOA，胎头双顶径 9.3cm，胎盘成熟度Ⅱ级，羊水最大深径 4～5cm，胎心 170 次/分，脐带绕颈一周。入院后给予该产妇吸氧、左侧卧位等处理，同时进行胎心监护，10 分钟出现 3 次晚期减速。

[讨论]

1. 本病例的完整诊断是什么？

2. 该产妇此时应如何处理？

胎儿在子宫内有缺氧征象危及胎儿健康和生命者，称胎儿窘迫。分为两种：急性胎儿窘迫和慢性胎儿窘迫，急性常发生在分娩期，慢性发生在妊娠晚期。

一、病因

系母血含氧量不足、母胎间血氧运输及交换障碍或胎儿自身因素所致。

1. 母血含氧量不足 常见的因素有：①急性失血及重度贫血，如前置胎盘、胎盘早剥；②红细胞吸氧量不足（如心力衰竭、重度贫血等）；③各种原因引起的休克与急性感染发热；④缩宫素使用不当造成宫缩过强及不协调宫缩；⑤孕妇应用麻醉药及镇静剂过量抑制呼吸。

2. 母胎间血氧运输及交换障碍 常见有：①脐带异常，如脐带绕颈、脱垂、扭转，脐带过长或过短；②胎盘功能低下，如重度子痫前期、慢性肾炎、糖尿病、过期妊娠等。

3. 胎儿自身因素 胎儿严重的心血管疾病、呼吸系统疾病，胎儿畸形、胎儿宫内感染、母儿血型不合、颅内出血及颅脑损伤等。

二、临床表现及诊断

（一）急性胎儿窘迫

多因脐带异常、前置胎盘、胎盘早剥、宫缩过强、产程延长及休克等引起。

1. 胎心率异常 胎心率的异常是急性胎儿窘迫的一个重要征象。在缺氧初期，交感神经兴奋，胎心率 >160 次/分；缺氧继续加深，则迷走神经兴奋，胎心率 <110 次/分，尤其是 <100 次/分，或胎心率不规则，为胎儿危险的征象。若胎心率 <100 次/分，基线变异频率 <5 次/分，伴频繁晚期减速或重度变异减速时提示胎儿缺氧严重，可随时胎死宫内。

2. 胎动异常 缺氧初期胎动频繁，是胎儿缺氧所致的挣扎状态。若缺氧进一步加重，则胎动逐渐由强变弱，次数逐渐减少，直至消失。

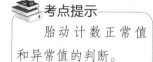

考点提示

胎动计数正常值和异常值的判断。

3. 羊水胎粪污染 羊水中胎粪污染不是胎儿窘迫的征象。羊水胎粪污染时如果胎心音监护正常，不需进行特殊处理；如果胎心音监护异常，存在宫内缺氧情况，会引起胎粪吸入综合征，造成不良的胎儿结局。

4. 酸中毒 破膜后，采集胎儿头皮血进行血气分析，可反映胎儿宫内安危的情况。如果 $pH < 7.2$（正常值 $7.25 \sim 7.35$）、$PO_2 < 10mmHg$（正常值 $15 \sim 30mmHg$）、$PCO_2 > 60mmHg$（正常值 $35 \sim 55mmHg$），可诊断为酸中毒。

（二）慢性胎儿窘迫

多发生在妊娠晚期，临产后转为急性胎儿窘迫，多因重度子痫前期、慢性肾炎、糖尿病等所致。

1. 胎动减少或消失 胎动减少为胎儿缺氧的重要表现，胎动 <6 次/2 小时或减少 50% 者提示胎儿缺氧的可能。临床常见胎动消失 24 小时后胎心消失，每日监测胎动可预测胎儿安危。

2. 胎儿电子监护异常 胎儿缺氧时胎心率可出现以下异常情况：①在无胎动与宫缩时，胎心率 >160 次/分或 <110 次/分持续 10 分钟以上；②基线变异频率 <5 次/分；③无应激

试验无反应型：即持续监护 20 ~ 40 分钟，胎动时胎心率加速 ≤15 次/分，持续时间 ≤15 秒；④OCT 可见频繁重度变异减速或晚期减速。

3. 胎儿生物物理评分 根据 B 型超声监测胎动、胎儿呼吸运动、胎儿肌张力、羊水量及胎儿电子监护（NST）结果进行综合评分（每项 2 分，满分为 10 分）：≤3 分提示胎儿窘迫。4 ~ 7 分为胎儿可疑缺氧。

4. 胎盘功能低下 连续监测 24 小时尿雌三醇 <10mg，血清胎盘生乳素 <4mg/L 或突然降低 50%，提示胎盘功能低下。

> **考点提示**
>
> 胎儿窘迫的临床表现。

三、处理

（一）急性胎儿窘迫

1. 一般处理 左侧卧位，面罩或鼻导管吸氧，每天 2 ~ 3 次，每次 30 分钟。积极治疗孕期合并症及并发症。

2. 病因治疗 积极寻找原因，停用缩宫素，排除如心衰、贫血、脐带脱垂等。

3. 尽快终止妊娠

（1）剖宫产 宫颈未开全或预计短时间内无法阴道分娩的。其指征是：①胎心率低于 110 次/分钟；②正弦波；③胎儿电子监护 CST 或 OCT 出现频繁晚期减速或重度变异减速；④胎儿头皮血 pH <7.20。

（2）阴道分娩 宫口已开全，胎儿双顶径已达坐骨棘平面以下 3cm 者，吸氧同时应尽快阴道助产娩出胎儿。

4. 做好新生儿抢救和复苏准备 胎粪污染者应在胎头娩出后立即清理上呼吸道，新生儿活力差则要立即气管插管，洗净气道后再行正压通气。

5. 心理支持 给孕产妇及家属提供病情信息，对胎儿不幸死亡的孕产妇及家属，应提供支持和关怀，提供必要的帮助，面对及接受现实。

（二）慢性胎儿窘迫

应针对病因，视孕周、胎儿成熟度和胎儿缺氧程度决定处理。

1. 一般处理 左侧卧位，定时吸氧，每日 2 ~ 3 次，每次 30 分钟。定期产前检查，积极治疗妊娠合并症及并发症。

2. 期待疗法 孕周小估计胎儿娩出后存活可能性小，应保守治疗以延长胎龄，同时给予地塞米松促胎肺成熟，等待胎儿成熟后终止妊娠。

3. 终止妊娠 妊娠近足月，胎动减少，OCT 出现频繁晚期减速或重度变异减速、胎儿生物物理评分 <4 分，均应剖宫产。

本章小结

· 胎膜早破是指胎膜在临产前发生破裂，其主要症状有临产前孕妇突感不能控制的液体自阴道流出，肛诊时触不到前羊水囊。若流出液 pH ≥6.5 时，提示胎膜早破。治疗原则应根据破膜时间、胎儿的情况及母体的情况决定，可终止妊娠或期待疗法，预防感染和预防脐带脱垂。

· 先兆子宫破裂的四大表现为病理缩复环、血尿、子宫下段压痛、胎心音有改变。处理原则为立即抑制子宫收缩，同时行剖宫产。

·产后出血是指胎儿娩出后 24 小时内失血量超过 500ml，剖宫产时超过 1000ml，多发生在产后 2 小时内，是我国孕产妇死亡的首要原因。其病因有子宫收缩乏力、胎盘因素、软产道损伤、凝血功能障碍。首选措施为按摩子宫及应用宫缩剂。

·羊水栓塞是极其严重的分娩期并发症，典型的表现是破膜后突然出现呼吸困难、血压下降、出血等，一旦怀疑应立即抢救，首选盐酸罂粟碱。

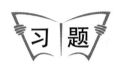

习 | 题

扫码"练一练"

一、选择题

【A1/A2 型题】

1. 产后出血最常见的原因是

    A. 胎盘植入　　　　　　B. 宫缩乏力　　　　　　C. 胎盘胎膜残留

    D. 凝血功能障碍　　　　E. 软产道损伤

2. 产后宫缩乏力性出血时的临床表现正确的是

    A. 胎儿娩出后即见血液不断流出

    B. 血色暗红无凝块

    C. 宫缩时出血量增多

    D. 胎盘未剥离前即出血不止，多伴有第三产程延长

    E. 宫体软，轮廓不清

3. 产后出血是指胎儿娩出后 24 小时内出血量超过

    A. 200ml　　　　　　　B. 300ml　　　　　　　C. 400ml

    D. 500ml　　　　　　　E. 600ml

4. 下列不是胎儿窘迫的临床表现的是

    A. 胎心率 <110 次/分　　B. 胎动 <2 次/小时　　C. 羊水胎粪污染

    D. B 超检查羊水减少　　E. 胎心率 >170 次/分

5. 胎膜早破对母儿的影响不包括

    A. 宫内感染　　　　　　B. 脐带脱垂　　　　　　C. 早产

    D. 影响产程进展　　　　E. 产褥感染

6. 枕先露时，出现以下哪种情况不是胎儿窘迫诊断依据

    A. 胎儿头皮血 pH 为 7.18　　　　　　B. 胎心监护早期减速

    C. 胎动变弱　　　　　　　　　　　　D. 宫缩时胎心 110 次/分

    E. 破膜后羊水 I 度污染

7. 先兆子宫破裂与重型胎盘早剥所共有的临床表现是

    A. 伴有头盆不称　　　　B. 剧烈腹痛　　　　　　C. 子宫呈板状硬，不放松

    D. 均有外伤史　　　　　E. 均伴有多量阴道出血

8. 下列胎盘因素中，不会引起出血症状的是

    A. 胎盘剥离不全　　　　B. 胎盘全部粘连　　　　C. 胎盘嵌顿

D. 胎盘部分植入   E. 胎盘胎膜残留

9. 一旦发生羊水栓塞，首选药物是

　　A. 硫酸镁　　　　　　　　B. 麦角新碱　　　　　　　　C. 葡萄糖酸钙

　　D. 盐酸罂粟碱　　　　　　E. 5% 碳酸氢钠

10. 以下关于羊水栓塞的治疗，错误的是

　　A. 使用肾上腺皮质激素抗过敏　　　　B. 治疗凝血功能障碍

　　C. 使用抗生素预防感染　　　　　　　D. 使用解痉药物解除支气管痉挛

　　E. 等待自然分娩

11. 下列不是羊水栓塞常见原因的是

　　A. 子宫破裂　　　　　　　B. 前置胎盘　　　　　　　　C. 胎盘早剥

　　D. 胎膜破裂　　　　　　　E. 子宫收缩乏力

12. 经产妇，横位，胎儿已死，腹部有一环形凹陷，随宫缩不断上升。正确处理为

　　A. 立即剖宫产　　　　　　　　　　　B. 毁胎，阴道分娩

　　C. 行内转胎位术，阴道分娩　　　　　D. 等待死胎自然娩出

　　E. 给镇静剂并观察后再处理

13. 李女士，初产妇，孕 39 周分娩，胎儿娩出后即发生阴道持续性出血，量约 500ml，呈鲜红色，很快凝集成血块，此时胎盘尚未娩出，查宫缩良好，根据上述情况，考虑出血原因的最大可能是

　　A. 胎盘滞留　　　　　　　B. 凝血功能障碍　　　　　　C. 宫缩乏力

　　D. 胎盘残留　　　　　　　E. 软产道损伤

14. 李某，初产妇孕 39 周，临产 7 小时，宫口开 2cm，以 5% 葡萄糖液 500ml 加催产素 5U，40 ~ 50 滴/分静脉点滴，34 小时后宫口开大 7cm。产妇述下腹剧烈疼痛、呕吐、烦躁，检查下腹部明显压痛，胎心 170 次/分。最可能的诊断是

　　A. 子宫破裂　　　　　　　B. 先兆子宫破裂　　　　　　C. 胎盘早剥

　　D. 前置胎盘　　　　　　　E. 妊娠合并急性胰腺炎

15. 初产妇，孕 40 周，胎儿估计 4000g，在人工破膜 + 催产素静脉点滴下，5 小时宫口开大 8cm，突然脐下 2 指处可见病理缩复环，导尿呈浅粉色。最适宜的处理为

　　A. 立即行剖宫产术　　　　　　　　　B. 给予镇静剂后等待自然分娩

　　C. 即停用催产素，等待自然分娩　　　D. 给予镇静剂后行阴道助产

　　E. 立即行产钳助产术

16. 初孕妇，30 岁，40 周，头位，临产已 3 小时。产检：宫口开大 2cm，臀先露，S^{-2}，胎膜自然破裂，胎心音监护 90 次/分，阴道检查触及条索状物。最恰当的处理是

　　A. 可静脉滴注小剂量缩宫素　　　　　B. 立即进行胎吸助产

　　C. 立即剖宫产　　　　　　　　　　　D. 头低臀高，立即剖宫产

　　E. 再观察 1 小时

17. 初产妇，23 岁，妊娠 40 周，规律宫缩 12 小时，已破膜，产检：LOA，胎心音 90 次/分，宫口开全，胎头 S^{+3}。正确的处理是

　　A. 滴催产素　　　　　　　　　　　　B. 会阴切开产钳助产

　　C. 胎头吸引术助产　　　　　　　　　D. 会阴切开后头皮钳牵引助产

E. 立即剖宫产

18. 王某，妊娠 40 周临产，因宫口开大缓慢，以 5% 葡萄糖加入催产素 5U 静脉点滴，但产妇烦躁不安，疼痛难忍，腹部检查发现病理缩腹环且有压痛，胎心尚在正常范围内，血尿。其处理方法为

 A. 产钳术助产

 B. 继续滴催产素，待宫口开全后做会阴切开助产

 C. 会阴切开后头皮钳牵引助产

 D. 胎头吸引术助产

 E. 停滴催产素并立即剖宫产

19. 章某，23 岁，初产妇，妊娠 40 周，规律宫缩 12 小时，自然破膜 2 小时，宫口开大 3cm，胎心 114 次/分，胎心监护频繁出现晚期减速。本病例正确处置应是

 A. 急查尿雌激素/肌酐比值

 B. 吸氧，左侧卧位

 C. 静脉注射缩宫素加速产程进展

 D. 静脉注射 25% 葡萄糖液内加维生素 C

 E. 立即行剖宫产

【A3/A4 型题】

(20～22 题共用题干)

23 岁，初产妇，妊娠，40 周，规律宫缩 7 小时入院。查：髂棘间径 24cm，坐骨结节间径 7.5cm，ROA，胎心 144 次/分。肛查宫口开大 5cm，S ＝ +1。2 小时后产妇呼叫腹痛难忍。检查：宫缩 1 分钟 1 次，持续 40 秒，宫缩时胎心 102 次/分，子宫下段压痛明显。阴道检查宫口开大 5cm，头先露。

20. 此时产程受阻的原因是

 A. 中骨盆狭窄 B. 骨盆入口狭窄 C. 骨盆出口狭窄

 D. 扁平骨盆 E. 漏斗骨盆

21. 此时，最可能的诊断是

 A. 不协调性子宫收缩过强 B. 胎儿窘迫

 C. 先兆子宫破裂 D. 不协调性子宫收缩乏力

 E. 重型胎盘早剥

22. 应采取的措施是

 A. 停止静滴缩宫索，继续观察产程

 B. 即刻做宫缩应激试验，若异常行剖宫术

 C. 立即肌注哌替啶或地西泮

 D. 立即行剖宫产术

 E. 等待宫口开全行产钳术

(23～25 题共用题干)

赵某，23 岁，初产妇，在家中经阴道自然分娩。当胎儿及胎盘娩出后，出现时多时少阴道持续性流血已 1 小时，送来急诊。

23. 为确定诊断，需追问对本例有价值的病史是
   A. 高龄初产妇　　　　B. 滞产　　　　　　C. 贫血
   D. 新生儿3200g　　　E. 臀先露经阴道分娩

24. 引起该孕妇出血的原因可能是
   A. 胎盘完全粘连　　　B. 胎盘嵌顿　　　　　C. 子宫收缩乏力
   D. 凝血障碍　　　　　E. 软产道损伤

25. 仔细检查见产妇流出的血液有凝血块，此时首选处置应是
   A. 输液输血补充血容量　　B. 迅速补给纤维蛋白原　　C. 静脉滴注缩宫素
   D. 静脉推注麦角新碱　　　D. 消毒纱条填塞宫腔

二、思考题

1. 子宫收缩乏力性出血的病因有哪些？怎样止血？

2. 羊水栓塞典型的临床表现分为哪三个阶段？

3. 如何诊断急性胎儿窘迫？

（张兴平）

第十三章　正常产褥

从胎盘娩出至产妇全身各器官除乳腺外恢复或接近正常未孕状态所需的一段时期，称产褥期，一般为6周。

第一节　产褥期母体变化

一、生殖系统的变化

（一）子宫变化

产褥期子宫变化最大。子宫在胎盘娩出后逐渐恢复至未孕状态的全过程称为子宫复旧。大概需要6周时间，主要变化为宫体肌纤维缩复和子宫内膜再生。

1. 宫体肌纤维缩复　子宫复旧不是肌细胞数目减少而是肌浆中的蛋白质被分解排出致肌细胞缩小。胎盘娩出后，宫体逐渐缩小，于产后1周子宫缩小至约妊娠12周大小，在耻骨联合上方可触及。于产后10日，子宫降至骨盆腔内，腹部检查触不到宫底。子宫于产后6周恢复到孕前大小。子宫重量也逐渐减少，分娩结束时约为1000g，产后1周时约为500g，产后2周时约为300g，产后6周恢复至50~70g。

2. 子宫内膜再生　胎盘、胎膜娩出后，遗留的蜕膜分为2层：表层随恶露自阴道排出；子宫内膜基底层逐渐再生新的功能层，内膜缓慢修复，约于产后第3周，除胎盘附着部位外，宫腔表面均由新生内膜覆盖。胎盘附着部位全部修复需至产后6周。

3. 子宫血管变化　胎盘娩出后，胎盘附着面面积仅为原来的一半，导致开放的螺旋动脉和静脉窦压缩变窄。数小时后血管内形成血栓，出血渐减少直至停止。若在新生内膜修复期间，胎盘附着面因复旧不良出现血栓脱落，可导致晚期产后出血。

4. 宫颈及子宫下段变化　胎盘娩出后的宫颈外口呈环状如袖口。产后2~3日，宫口仍可容纳2指。1周后宫颈内口关闭，宫颈管复原。产后4周宫颈恢复至非孕时形态。分娩时常发生宫颈外口3点及9点处轻度裂伤，使初产妇的宫颈外口由产前圆形（未产型），变为产后"一"字形横裂（已产型）（图13-1）。产后子宫下段肌纤维缩复，逐渐恢复为非孕时的子宫峡部。

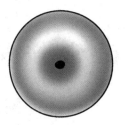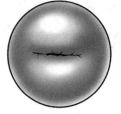

未产妇的子宫颈口　　　　经产妇子宫颈口

图 13 - 1　未产型宫口与已产型宫口

（二）阴道变化

分娩后阴道黏膜皱襞因过度伸展而减少甚至消失，约在产后 3 周重新出现阴道黏膜皱襞，但于产褥期结束时还不能完全恢复至未孕时的阴道紧张度。

（三）外阴变化

分娩后外阴轻度水肿，于产后 2~3 日内逐渐消退。会阴部若有轻度裂伤或会阴切开缝合后，均能在 3~4 日愈合。处女膜在分娩时撕裂，形成残缺的处女膜痕。

（四）盆底组织变化

盆底肌及其筋膜在分娩中弹性减弱，且常伴部分撕裂。若能于产褥期坚持做产后健身操，有可能恢复至接近未孕状态。若盆底肌及其筋膜发生严重撕裂造成骨盆底松弛、过早参加重体力劳动及分娩次数过多，均可导致阴道壁脱垂及子宫脱垂。

二、乳房的变化

乳房的主要变化是泌乳。母乳喂养对母儿均有益处。哺乳有利于产妇生殖器官及有关器官组织得以更快恢复。吸吮是保持乳腺不断泌乳的关键环节。不断排空乳房也是维持乳汁分泌的重要条件。由于乳汁分泌量与产妇营养、睡眠、情绪和健康状况密切相关，保证产妇休息、足够睡眠和可口营养丰富饮食，并避免精神刺激至关重要。初乳是指产后 7 日内分泌的乳汁。初乳中含蛋白质及矿物质较成熟乳多，脂肪和乳糖含量较成熟乳少，极易消化，是新生儿早期最理想的天然食物。产后 14 天的乳汁为成熟乳，初乳及成熟乳均含大量抗体，有助于新生儿抵抗疾病。哺乳期用药时，应考虑该药物对新生儿的不良影响。

三、循环系统的变化

胎盘娩出后，大量血液从子宫涌入产妇体循环，加之妊娠期潴留的组织间液回吸收，产后 72 小时内，产妇血容量增加 15%~25%，应注意预防心衰的发生。血容量于产后 2~3 周恢复至未孕状态。

四、血液系统的变化

产褥早期血液仍处于高凝状态，可减少产后出血量。纤维蛋白原、凝血酶、凝血酶原在产后 2~4 周内降至正常。血红蛋白水平于产后 1 周左右回升。白细胞总数于产褥早期仍较高，可达 $(15~30) \times 10^9/L$，一般 1~2 周恢复正常。淋巴细胞稍减少，中性粒细胞增多。血小板数增多。红细胞沉降率于产后 3~4 周降至正常。

五、消化系统的变化

产后胃肠蠕动及肌张力减弱，需 1~2 周逐渐恢复。产后 1~2 日内产妇常感口渴，喜进流食或半流食。产褥期缺少运动，饮食单一，腹肌及盆底肌松弛，故容易便秘。

六、泌尿系统的变化

产后 1 周内尿量增多。妊娠期发生的肾盂及输尿管扩张，产后需 2～8 周恢复正常。在产褥期，膀胱肌张力降低，对膀胱内压的敏感性降低，加之外阴切口疼痛、不习惯卧床排尿、器械助产、区域阻滞麻醉，易发生尿潴留，尤其在产后 12 小时内。

七、内分泌系统的变化

分娩后雌激素及孕激素水平急剧下降，产后 1 周降至未孕时水平。胎盘生乳素于产后 6 小时不能测出。哺乳产妇的催乳激素水平于产后下降，不哺乳产妇的催乳激素水平于产后 2 周降至非孕时水平。

月经复潮及排卵时间受哺乳影响。不哺乳产妇通常在产后 6～10 周月经复潮。哺乳产妇平均在产后 4～6 个月恢复排卵。月经复潮较晚者，首次月经来潮前多有排卵，故哺乳产妇月经虽未复潮，却有受孕可能。

八、腹壁的变化

妊娠期出现的下腹正中线色素沉着，在产褥期逐渐消退。初产妇妊娠纹呈紫红色，经产妇的妊娠纹呈银白色。腹壁皮肤受增大的妊娠子宫影响，部分弹力纤维断裂，产后腹壁明显松弛，腹壁紧张度需在产后 6～8 周恢复。

第二节　产褥期临床表现

一、生命体征

正常产妇产后体温多在正常范围内。有的体温可在产后 24 小时内略升高，一般不超过 38℃，产后 3～4 日出现乳房胀大，发热，37.8～39℃，称为泌乳热，一般持续 4～16 小时。产后脉搏在正常范围内。产后腹压降低，由妊娠期的胸式呼吸变为胸腹式呼吸，呼吸深慢，每分钟 14～16 次。血压于产褥期平稳，变化不大。

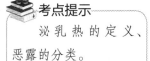

考点提示

泌乳热的定义、恶露的分类。

二、子宫复旧

胎盘娩出后，宫底在脐下一指。产后第 1 天平脐，以后每日下降 1～2cm，产后 10 日子宫降入骨盆腔内，腹部检查在耻骨联合上方扪不到子宫底。

三、产后宫缩痛

产褥早期因子宫收缩引起产后宫缩痛，持续 2～3 日自然消失。多见于经产妇哺乳时反射性缩宫素分泌增多，使疼痛加重。不需特殊用药。

四、恶露

产后随子宫蜕膜脱落，含有血液、坏死蜕膜等组织经阴道排出，称为恶露。因其颜色、内容物及时间不同，恶露分为以下几种。

1. 血性恶露　血性恶露持续 3～4 日，色鲜红，量多。

2. 浆液恶露　浆液恶露持续 10 日左右，因含多量浆液得名，色淡红。

3. 白色恶露　白色恶露约持续 3 周，因含大量白细胞，色泽较白得名。

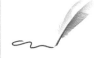

正常恶露有血腥味，但无臭味，持续 4~6 周，总量为 250~500ml，若子宫复旧不全或宫腔内残留胎盘、多量胎膜或合并感染时，恶露增多，血性恶露持续时间延长并有臭味。

五、褥汗

产后皮肤排泄功能旺盛，排出大量汗液，以夜间睡眠和初醒时更明显，不属病态，多于产后 1 周后自行好转。

第三节　产褥期处理及保健

产褥期母体各系统变化很大，虽属生理范畴，处理不当易发生感染和其他病理情况。

一、产褥期处理

（一）产后 2 小时内的处理

产后 2 小时极易发生产后出血、子痫、心衰等，应在产房严密观察产妇的血压、脉搏、子宫收缩情况及阴道流血量，并注意宫底高度及膀胱是否充盈等。发现子宫收缩乏力，应按摩子宫并给予子宫收缩剂。若产妇自觉肛门坠胀，多有阴道后壁血肿，应进行肛查，确诊后给予及时处理，产后 1 小时内应进行三早（早接触、早吸吮、早开奶）。若产后 2 小时一切正常，将产妇连同新生儿送回病室，仍需勤巡视。

（二）饮食

产后 1 小时可让产妇进流食或清淡半流食，以后可进普通饮食。食物应富有营养，足够热量和水分。若哺乳，应多进食蛋白质、热量丰富的食物，并适当补充维生素和铁剂。

（三）排尿与排便

产后 5 日内尿量明显增多，应鼓励产妇尽早自行排尿。产后 4 小时内应让产妇排尿。若排尿困难，除鼓励产妇坐起排尿。诱导排尿可选用以下方法：①让产妇听流水声诱导排尿。②热敷下腹部，按摩膀胱，刺激膀胱肌收缩。③针刺关元、气海、三阴交、阴陵泉等穴位。④肌注甲硫酸新斯的明 1mg 兴奋膀胱逼尿肌促其排尿。⑤若使用上述方法均无效时应予导尿，留置导尿管 1~2 日，并给予抗生素预防感染。

产后因卧床休息、食物缺乏纤维素，加之肠蠕动减弱，产褥早期腹肌、盆底肌张力降低，容易发生便秘，应鼓励产妇多吃蔬菜及早日下床活动。若发生便秘，可口服缓泻剂、开塞露塞肛或肥皂水灌肠。

（四）观察子宫复旧及恶露

每日应在同一时间手测宫底高度，以了解子宫复旧情况。每日应观察恶露数量、颜色及气味。若子宫复旧不全，色红且持续时间长，应及早给予子宫收缩剂。若合并感染、恶露有腐臭味且有子宫压痛，应给予抗生素控制感染。

（五）会阴处理

每日用 0.05% 聚维酮碘溶液擦洗会阴 2~3 次，平时应尽量保持会阴部清洁及干燥。会阴部有水肿者，用 50% 硫酸镁液湿热敷，产后 24 小时后可用红外线照射外阴。会阴部有缝线者，应每日检查切口有无红肿、硬结及分泌物。会阴侧切的应采取健侧卧位，并于产后 3~5 日内拆线。若伤口感染，应提前拆线引流或行扩创处理，并定时换药。

（六）观察情绪变化

经历妊娠及分娩的激动与紧张后，产妇精神极度放松；对哺育新生儿的担心、产褥期的不适等均可造成产妇情绪不稳定，尤其在产后 3～10 日，易发生抑郁，应帮助产妇减轻身体不适，并给予精神关怀、鼓励、安慰，使其恢复自信，并交代家属给予配合。

（七）推荐母乳喂养，按需哺乳

产后半小时内开始哺乳，此时乳房内乳量虽少，可通过新生儿吸吮动作刺激泌乳。母婴同室，做到早接触、早吸吮。重视心理护理的同时，指导正确的哺乳方法。尽量做到按需哺乳，哺乳前，应洗手并用温开水清洁乳房及乳头。

下述情况的处理方法如下。

1. 乳胀 多因乳房过度充盈及乳腺管阻塞所致。哺乳前湿热敷 3～5 分钟，并按摩、拍打、抖动乳房，频繁哺乳、排空乳房。

2. 催乳 若出现乳汁不足，鼓励乳母树立信心，指导哺乳方法，按需哺乳、夜间哺乳，适当调节饮食，也可用中药催乳饮催乳。

3. 乳头皲裂 大多是由于婴儿含接姿势不良引起。预防的方法是哺乳后挤少许乳汁涂在乳头和乳晕上，短暂暴露和干燥，皲裂严重者应停止哺乳，可挤出或用吸乳器将乳汁吸出后喂给新生儿。

4. 退奶 最简单的方法是停止哺乳，不排空乳房，少进汤汁。其他的退奶方法：①生麦芽 60～90g，水煎当茶饮，每日一剂，连服 3～5 日；②芒硝 250g 分装两纱布袋内，敷于两乳房并包扎，湿硬时更换。

二、产褥期保健

（一）饮食起居

合理饮食，保持身体清洁，产妇居室应清洁通风，注意休息，至少 3 周后才能进行全部家务劳动。

（二）适当活动及做产后保健操

经阴道自然分娩的产妇，产后 6～12 小时内即可起床轻微活动，于产后第 2 日可在室内随意走动，再按时做产后健身操。行会阴后－侧切开或行剖宫产的产妇，可适当推迟活动时间，待拆线后伤口不感疼痛时，也应做产后保健操（图 13－2）。

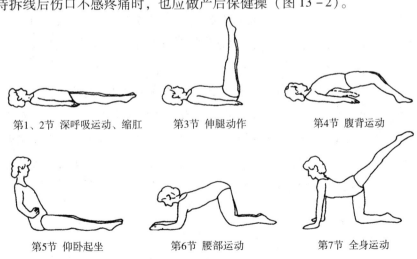

第1、2节 深呼吸运动、缩肛　　第3节 伸腿动作　　第4节 腹背运动

第5节 仰卧起坐　　第6节 腰部运动　　第7节 全身运动

图 13－2　产后保健操

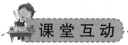

课堂互动

学生思考：如何指导产妇进行产后保健操，其中最重要的是哪节？

教师解答：指导产妇出院后坚持做产后保健操，遵循运动量由小到大、由弱到强的原则，循序渐进地练习。最重要的是腰部运动，因为它可以预防产妇子宫脱垂。

（三）计划生育指导

产褥期内禁止性生活，产后 42 天检查无异常已恢复性生活者，应采取避孕措施，原则是哺乳者以工具避孕为宜，不哺乳者可选用药物避孕。

（四）产后检查

产后检查包括产后访视和产后健康检查两部分。产妇出院后，社区医疗保健人员在产妇出院后 3 日内、14 日、28 日分别做 3 次产后访视，内容包括：产妇饮食、睡眠、大小便、哺乳情况；子宫复旧及恶露情况；观察会阴切口、剖宫产切口等，若发现异常应给予及时指导。

产妇应于产后 6 周去医院常规随诊，包括全身检查及妇科检查，同时应带婴儿来医院做一次全面检查。

知识链接

母乳喂养的优点

世界卫生组织已将保护、促进和支持母乳喂养作为卫生工作的重要环节。母乳喂养对母婴健康均有益。

1. 对婴儿有益 ①提供营养及促进发育：母乳中所含营养物质最适合婴儿的消化吸收，生物利用率高，其质与量随婴儿生长和需要发生相应改变。②提高免疫功能，抵御疾病：母乳中含有丰富的免疫蛋白和免疫细胞。前者如分泌型免疫球蛋白，乳铁蛋白、溶菌酶、纤维结合蛋白、双歧因子等；后者如巨噬细胞、淋巴细胞等。母乳喂养能明显降低婴儿腹泻、呼吸道和皮肤感染率。③有利于牙齿的发育和保护：吸吮时的肌肉运动有助于面部正常发育，且可预防因奶瓶喂养引起的龋齿。④母乳喂养时，婴儿与母亲皮肤频繁接触、母婴间情感联系对婴儿建立和谐、健康的心理有重要作用。

2. 对母亲有益 ①有助于防止产后出血：吸吮刺激使催乳激素产生的同时促进缩宫素的产生，缩宫素使子宫收缩，减少产后出血。②哺乳期闭经：哺乳者的月经复潮及排卵较不哺乳者延迟，母体内的蛋白质、铁和其他营养物质通过产后闭经得以储存，有利于产后恢复，有利于延长生育间隔。③降低母亲患乳腺癌、卵巢癌的危险性。此外，母乳温度适宜，喂养婴儿方便。

本章小结

·产褥期是指从胎盘娩出至产妇全身各器官（除乳房外）恢复或接近正常未孕状态所需的一段时期，一般为 6 周。

·胎盘娩出后，宫底在脐下一指，产后第一天平脐，以后每天下降 1~2cm。产后 1 周子宫缩小至约妊娠 12 周大小，在耻骨联合上方可触及。于产后 10 日，子宫降至骨盆腔内，腹部检查触不到宫底。

·最容易发生产后抑郁的时间是产后 3~10 日，即依赖独立期。

·泌乳热是指产后 3~4 日出现乳房血管、淋巴管极度充盈，乳房胀大，伴发热 37.8~39℃，一般持续 4~16 小时，体温即下降，不属病态，但需排除其他原因尤其是感染引起的发热。

·恶露分为：血性恶露、浆液恶露、白色恶露，其中血性恶露持续 3~4 日，浆液恶露持续 10 日左右，白色恶露约持续 3 周干净。

·产后 2 小时内应在产房严密观察生命体征，子宫收缩情况及阴道流血量，并注意宫底高度及膀胱是否充盈等。

·会阴部有水肿者，可用 50% 硫酸镁液或者 95% 乙醇湿热敷，产后 24 小时后可用红外线照射外阴。会阴部有缝线者，应每日检查切口有无红肿、硬结及分泌物。

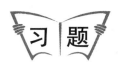

扫码"练一练"

一、选择题

【A1/A2 型题】

1. 胎盘附着部位的子宫内膜完全修复需到产后

    A. 3 周　　　　　　　B. 4 周　　　　　　　C. 5 周

    D. 6 周　　　　　　　E. 8 周

2. 初产妇，25 岁。会阴侧切分娩体重 3.4g 健康男婴。其正常产褥期的临床表现是产后

    A. 1 周血容量恢复至未孕状态

    B. 4 周宫颈恢复至未孕状态

    C. 2 周恶露开始转为浆液性

    D. 24 小时体温 38.2℃

    E. 第 1 天宫底达脐下 3 指

3. 关于产褥期血液系统的变化，正确的是

    A. 产褥早期血液转为低凝状态

    B. 红细胞沉降率于产后 1~2 周降至正常

    C. 红细胞计数及血红蛋白值逐渐增多

    D. 白细胞总数于产褥早期较低

E. 血小板数减少

4. 正常产褥期的临床表现正确的是
   A. 产后脉搏一般偏快
   B. 产后第一天宫底平脐
   C. 产后 0 天内血性恶露
   D. 产后呼吸浅快
   E. 产后 24 小时内体温超过 38℃ 属正常

5. 关于恶露的特点，正确的是
   A. 白色恶露含少量胎膜
   B. 浆液恶露持续 3 天
   C. 正常恶露持续 4~6 周
   D. 血性恶露持续 7 天
   E. 血性恶露含有蜕膜及细菌

6. 符合正常产褥期子宫复旧规律的是哪项
   A. 产后 30 天，子宫体恢复正常大小
   B. 产后 4 周时子宫颈完全恢复正常形态
   C. 产后 4 天宫颈内口关闭
   D. 产后子宫底每天下降 3cm
   E. 产后 1 周，子宫于腹部不可扪及

7. 下列哪项正确地描述了初乳与成熟乳的比较
   A. 初乳及成熟乳中，均含有大量免疫球蛋白 IgA
   B. 初乳中含有较多蛋白质，主要是白蛋白
   C. 初乳中脂肪及糖类含量较高
   D. 初乳持续约 3 天以后，逐渐变为成熟乳汁
   E. 大多数药物不经母血渗入乳汁中

8. 关于恶露，下列哪项不正确
   A. 血性恶露有少量胎膜和坏死蜕膜组织
   B. 浆液性恶露有较多坏死蜕膜组织
   C. 白色恶露中含有细菌
   D. 浆液性恶露持续时间为 1 周
   E. 血性恶露持续时间为 3 天

9. 关于初乳，下列哪项不正确
   A. 呈淡黄色，含有丰富的脂质
   B. 含蛋白质多
   C. 含乳糖较少
   D. 含 β 胡萝卜素多
   E. 含大量免疫抗体，如分泌型 IgA

10. 母乳喂养时，避免母亲乳头皲裂最主要的措施是
    A. 喂哺前消毒乳头
    B. 喂哺后清洗乳头
    C. 苯甲酸雌二醇涂乳头以防皲裂
    D. 让新生儿早吸吮多吸吮母乳
    E. 保持新生儿正确吸吮母乳的姿势

11. 正常产后第 3 天，乳房胀满而痛，无红肿，乳汁少，伴低热。解决方法首选
    A. 皮硝敷乳房
    B. 生麦芽煎汤喝
    C. 用吸奶器吸乳
    D. 让新生儿多吸吮双
    E. 少喝汤水

（张　洁）

第十四章 异常产褥

学习目标

1. **掌握** 产褥感染的临床表现、诊断和处理。

2. **熟悉** 产褥感染与产褥病率的定义；产褥感染的病因、病理和鉴别诊断；晚期产后出血的临床表现、诊断和处理；产后抑郁症的临床表现。

3. **了解** 晚期产后出血的病因；产后抑郁症的诊断和处理。

4. 具备对产褥感染患者进行正确诊断和处理的能力。

5. 能与患者及家属进行沟通，开展产褥期健康教育。

第一节 产褥感染

案例讨论

[案例]

某初产妇，28 岁。孕 40 周时，因"胎膜早破"入院。曾在分娩过程中出现持续性枕横位，行产钳助产术。现术后第 3 天，产妇出现发热。查体：T 39.1℃，P 105 次/分，BP 130/85mmHg，咽部略充血，乳房无红肿，有胀痛，下腹部有压痛，无反跳痛。查体：恶露红色，浑浊，有臭味，宫底达脐上一横指，有明显压痛。血常规：白细胞计数 16.3×10^9/L。

[讨论]

1. 该患者最可能的诊断及诊断依据是什么？

2. 针对该患者的情况，应如何处理？

在分娩时和产褥期，生殖道受到病原体的侵袭，引起局部或全身的炎症变化，称为产褥感染。发病率约为 6%，其与子痫、产科出血以及妊娠合并心脏病为孕产妇死亡的四大病因。在分娩 24 小时以后的 10 日内，每日至少用口表测量 4 次体温，其中有 2 次达到或超过 38℃，则称为产褥病率。产褥感染是造成产褥病率的主要原因，上呼吸道感染、血栓性静脉炎、泌尿系统感染等情况，也可导致产褥感染。

 考点提示

产褥感染、产褥病率的定义为常考点，注意两者区分。

一、病因

1. 诱因 分娩降低或破坏女性生殖道自然防御功能和自净作用，增加了病原体入侵生殖道的机会，如产妇贫血、慢性疾病、体质虚弱、妊娠晚期性生活、羊膜腔感染、胎膜早

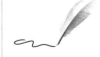

破、产后出血过多、阴道助产等产科手术操作等均可增加感染的机会。这些情况均是导致产褥感染的诱因。

2. 病原体种类 正常妇女和孕妇生殖道内有大量细菌寄生，如需氧菌、厌氧菌等，以厌氧菌为主。很多非致病菌在一定条件下可以致病。

需氧性链球菌（β-溶血性链球菌致病性最强）是导致外源性感染的主要致病菌。大肠杆菌、类杆菌、葡萄球菌、产气荚膜杆菌、沙眼衣原体、支原体、淋病奈瑟菌等均可导致产褥感染。

3. 感染来源

（1）内源性感染 病原菌来源于产妇自身。正常孕妇生殖道寄生着大量的细菌，多数并不致病，属于条件致病菌。当产妇机体抵抗力降低和细菌数量、毒力增加等感染诱因出现时，寄生于正常孕妇生殖道的病原体由非致病菌转化成致病菌而导致感染。

（2）外源性感染 外界致病菌因医务人员消毒不严、产妇接触被污染的物品、手术器械、或者临近预产期性生活、产后卫生条件差等均可造成感染。

据有关研究表明，由于孕妇自身生殖道内的病原体除了可以引起产褥感染，还能通过胎膜等间接感染胎儿，从而导致胎膜早破、早产等的发生。因此，内源性感染与外源性感染相比，前者更为重要。

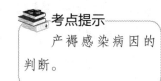

考点提示

产褥感染病因的判断。

二、病理及临床表现

发热、疼痛、恶露异常是产褥感染的 3 大主要症状。感染发生的部位、炎症累及的范围不同，临床表现也不相同，可分为以下几种情况。

1. 急性外阴、阴道、宫颈炎 会阴侧切或裂伤口感染时，产妇常由于会阴部疼痛而不能取坐位。表现为局部伤口红肿、伤口裂开，甚至有脓液流出，触之较硬。阴道裂伤处的感染主要表现为阴道黏膜充血水肿，甚至形成溃疡，脓性分泌物增多，裂伤处缝线脱落常可导致晚期产后出血。深度宫颈裂伤感染通常向深部蔓延，可引起盆腔结缔组织炎。

2. 急性子宫内膜炎、子宫肌炎 病原体从胎盘剥离面侵入子宫蜕膜层称子宫内膜炎。子宫内膜是产褥感染时最常受累的部位。若病原体侵入子宫肌层则称为子宫肌炎。

课堂互动

现已掌握产褥感染的三大主要症状分别是发热、疼痛和恶露异常，也了解炎症的表现。

学生思考：子宫内膜炎和子宫肌炎有哪些临床表现？

教师解答：子宫内膜炎主要表现为恶露量多有臭味，子宫复旧延缓。子宫肌炎主要表现为发热、下腹疼痛加剧，子宫复旧不良、有压痛、恶露增多有臭味、白细胞总数增高等。

3. 急性盆腔结缔组织炎、急性输卵管炎 病原体沿盆腔两侧结缔组织扩展，出现急性炎性反应而形成炎性包块。产妇常表现为寒战、高热，伴剧烈下腹痛，内诊于宫旁可触及包块或组织增厚，严重者可形成"冰冻骨盆"。淋病奈瑟菌沿生殖道黏膜通过上行感染可致输卵管、盆腔、腹腔可形成脓肿，患者出现高热不退，血常规显示白细胞增多，以中性粒细胞增多明显。

4. 急性盆腔腹膜炎及弥漫性腹膜炎 炎症在子宫内膜炎、子宫肌炎等的基础上，进一步发展扩散，则可发展为盆腔腹膜炎，若再进一步发展，则发展成为弥漫性腹膜炎。主要表现为全身中毒症状，如恶心、呕吐、高热、畏寒、腹胀，腹部检查有明显压痛、反跳痛或腹肌紧张。腹腔内渗出大量纤维蛋白，可引起肠粘连。渗出液积聚在直肠子宫陷凹，形成局部脓肿，若脓肿累及膀胱和肠管时，则可出现排尿困难、腹泻、里急后重等。若急性期未彻底治疗而发展为慢性盆腔炎，可导致不孕。

5. 血栓性静脉炎 常见病原体为厌氧菌，主要有以下两种情况。

（1）盆腔内血栓性静脉炎 该病变多见于单侧，常发生于产后1~2周，病变多累及阴道静脉、子宫静脉、卵巢静脉、髂内静脉和髂总静脉。主要表现为弛张热，寒战与高热交替，持续数周，很难与盆腔结缔组织炎相鉴别。

（2）下肢血栓性静脉炎 常继发于盆腔静脉炎，病变多累及大隐静脉、股静脉和腘静脉。病变轻、部位深，通常无明显阳性体征，若病变加重，影响到静脉回流，则可下肢持续性疼痛、水肿、皮肤发白，习称"股白肿"，栓塞部位有局限性压痛或可触及有压痛硬索状的静脉。常发生于产后2~3周，主要通过彩色超声检查来协助诊断。

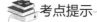 **考点提示**

产褥感染临床表现：三大主要症状结合累及不同部位时最有代表性的局部症状。

6. 脓毒血症和败血症 脓毒血症是由感染的血栓脱落进入血液循环而引起的，常并发肺、肾、脑脓肿以及感染性休克。败血症是由大量细菌进入血液循环并繁殖而形成的，主要表现为全身明显中毒症状，可危及生命。

三、诊断与鉴别诊断

1. 病史 对分娩经过及相关病史进行详细询问，若产后出现发热的情况，在尚未明确具体病因之前，应首先考虑产褥感染所致。

2. 体格检查 对局部以及全身情况进行检查，尤其要注意子宫有无压痛、子宫复旧、恶露情况以及腹部、会阴伤口情况等，有助于明确感染部位及其程度。

3. 辅助检查 检测血、尿常规，若血清C-反应蛋白>8mg/L，有助于感染的早期诊断。超声、CT、磁共振等辅助检查结合上述体格检查，有助于对产褥感染形成的静脉血栓、炎性包块以及脓肿进行定性和定位诊断。

4. 明确病原体 明确病原体对诊断和治疗非常重要。通过行病原体培养、病原体抗原、分泌物涂片和特异抗体检测，有助于明确病原体。

5. 鉴别诊断 主要与泌尿系统感染、上呼吸道感染、急性乳腺炎等相鉴别。

四、治疗

1. 一般治疗 嘱产妇采取半卧位，加强营养，进食易消化的食物，给予足够维生素，注意纠正水、电解质失衡，对于病情严重者，可以少量多次输血或血浆。保持外阴清洁，高热者可物理降温。

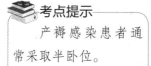 **考点提示**

产褥感染患者通常采取半卧位。

2. 局部病灶处理 外阴伤口或腹部切口可进行局部热敷或红外线照射治疗，若已化脓，则尽早将缝线拆除引流；清除宫腔残留物；盆腹腔脓肿则根据其部位高低，采取经腹壁或经阴道后穹隆将脓肿切开引流。

3. 抗生素的应用 其基本原则为根据不同致病菌选用有效抗菌药物。可根据药敏试验结果选用高效广谱抗生素。对于中毒症状严重者，为提高机体应激能力，可短期选用肾上腺皮质激素。

4. 血栓性静脉炎的治疗 嘱产妇卧床休息，将患肢抬高。在给予大量抗生素治疗的同时，可加用肝素，通常将肝素150U/（kg·d）置于5%葡萄糖液500ml中静脉滴注，每6小时一次，待体温下降后减量，改为每日2次，一般连用4~7日；尿激酶40万U加于5%葡萄糖液或0.9%氯化钠溶液500ml中，静脉滴注，连用10日，在用药过程中，应注意监测凝血功能。可用活血化瘀中药治疗，也可口服双香豆素等。

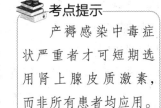

考点提示

产褥感染中毒症状严重者才可短期选用肾上腺皮质激素，而非所有患者均应用。

5. 手术治疗 若子宫感染严重、脓毒血症、败血症等经积极治疗，病情不能得到控制，应及时行手术治疗，将感染源子宫切除，从而抢救患者生命。

五、预防

加强孕期卫生宣传保健，增强体质，临产前2个月禁止性生活和盆浴。积极治疗孕期阴道炎等慢性病和并发症。正确处理产程，产妇用具严格消毒，接产严格无菌操作，正确掌握手术指征，避免出现产道损伤、滞产和产后出血等。产褥期保持外阴清洁，鼓励早期起床活动，提倡母乳喂养。

考点提示

为预防产褥感染，应鼓励患者早期起床活动。产褥期内、临产前2个月禁止性生活。

第二节 晚期产后出血

晚期产后出血是指分娩24小时后，在产褥期内发生的产后出血，最常见于产后1~2周。表现为持续或间断少量阴道流血，也可为急剧大量流血。若失血过多导致严重贫血甚至休克。

一、病因与临床表现

1. 胎盘、胎膜残留 胎盘胎膜残留，容易发生变性、坏死，在其脱落时，会引起基底部血管暴露而导致出血，常于产后10日左右出现。其主要表现为血性恶露持续时间延长，突然大量出血或反复出血。查体发现子宫复旧不良，宫口松弛。

2. 蜕膜残留 蜕膜通常于产后1周内脱落排出。若有残留，其临床表现不易与胎盘残留相鉴别，可将宫腔刮出组织行病理检查，有坏死蜕膜，但无绒毛。

3. 子宫胎盘附着面感染或复旧不全 分娩后，子宫胎盘附着处的血管即有血栓形成，内膜修复，此过程需6~8周。如果胎盘附着面出现感染或复旧不全，可引起晚期产后出血，多于在产后2周左右发生。主要表现为突然阴道大量流血。查体发现子宫较大，质软，有压痛，宫口松弛。

4. 剖宫产术后子宫切口裂开 主要发生于子宫下段横切口，常于术后2~3周出现。主要表现为阴道大量流血，导致严重贫血甚至休克。

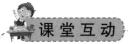 **课堂互动**

子宫下段剖宫产横切口术后愈合不良，常发生于横切口两侧端。掌握了子宫的解剖结构和相应的缝合技术。

学生思考：引起子宫下段剖宫产术后子宫切口裂开的原因有哪些？

教师解答：剖宫产术后切口裂开发生原因主要有以下几点：子宫下段剖宫产术时，横切口两侧的子宫动脉分支可能受损而影响局部供血；子宫下段横切口位置选择不当；缝合技术不当等。

5. 其他 产后妊娠滋养细胞疾病、黏膜下子宫肌瘤等也可导致晚期产后出血。

二、诊断

1. 病史与体征 详细询问行剖宫产术的指征、具体术式、术中和术后的情况。通常会出现以下情况：产后恶露持续时间长，有异味；反复阴道流血或突然大出血，可导致贫血，甚至休克，危及生命。全身检查时应注意是否存在血液系统疾病。在备血、输液、积极纠正休克和有抢救条件下可行双合诊检查。子宫大而软，宫口松弛，内有血块或残留组织。对于宫颈部位的血凝块不可强行清除。

2. 辅助检查 血常规、B型超声检查、宫腔分泌物涂片或培养；若有切除子宫标本或宫腔刮出组织，将其送病理检查。

三、治疗

1. 少量或中等量阴道流血 应给予子宫收缩剂、广谱抗生素、中药治疗和支持疗法。

2. 胎盘、胎膜以及蜕膜残留 行刮宫术，操作时动作轻柔，将刮出组织送病理检查。术后继续给予子宫收缩剂和抗生素。

3. 剖宫产术后子宫切口裂开 如果患者出血量不多，一般情况良好，应住院给予宫缩剂、抗生素治疗并严密观察。如果出血量多需积极抢救，此时应慎重行刮宫术，可行剖腹探查术。若切口周围炎性反应较轻，组织坏死范围较小，可对切口进行清创缝合以及子宫动脉、髂内动脉结扎或栓塞止血而将子宫保留。否则，应行子宫全切术或低位子宫次全切除术。

4. 肿瘤 根据肿瘤具体情况做相应处理。

四、预防

1. 对于产后2小时内阴道流血较多或怀疑有胎盘胎膜残留的情况下，应对胎盘、胎膜仔细检查，如有残缺，应及时将其取出；若不能排除，应行宫腔探查，术后给予抗生素预防感染。

2. 行剖宫产术时应注意：合理选择切口，术中避免横切口两侧角部撕裂、合理缝合，术后积极纠正贫血和控制感染。

第三节 产后抑郁症

分娩后产妇出现抑郁症状称为产后抑郁症，是产褥期精神综合征中最常见的一种类型，一般在产后 2 周内出现。据国外报道，其发生率约为 30%。主要表现为焦虑、易激惹、沮丧、心情压抑、情感淡漠、孤独、害羞、不愿与人交往、与家人关系不协调，处理事物的能力下降，常失去照料婴儿和生活自理的能力，严重时甚至还会陷入错乱或嗜睡状态。

一、诊断

产后抑郁症的诊断标准至今尚未统一。1994 年，美国精神病学会制定了产后抑郁症的诊断标准，具体内容如下。

1. 在产后 2 周内，至少出现下列 5 条症状，同时必须具有前两条症状。

（1）情绪抑郁。

（2）对多数或全部活动明显缺乏兴趣或愉悦。

（3）体重显著增加或下降。

（4）睡眠过度或失眠。

（5）精神运动性阻滞或兴奋。

（6）乏力或疲劳。

（7）遇事皆感毫无意义或自罪感。

（8）注意力不集中或思维力减退。

（9）反复出现死亡想法。

2. 于产后 4 周内发病。

二、治疗

产后抑郁症的治疗主要采用心理治疗和药物治疗两种。

1. 心理治疗　对产妇要多加关心和照顾，进行心理疏导，消除婚姻关系紧张等心理因素，养成良好的睡眠习惯，调整好家庭关系。

2. 药物治疗　适用于中重度抑郁症及心理治疗无效患者。应在专科医师指导下应用，首选不进入乳汁的抗抑郁症药物，如选择性 5 - 羟色胺再吸收抑制剂等。

三、预后

患者预后良好，于 1 年内治愈的患者约占 70%，持续 1 年以上的患者仅占极少数。但是如果再次妊娠，其复发率约为 20%，并且有可能影响到其第二代的认知能力。

本章小结

· 产褥感染是指在分娩时和产褥期，生殖道受到病原体的侵袭，引起局部或全身的炎症变化，是造成产褥病率的主要原因。其病原体以厌氧菌为主。

· 产褥感染主要临床表现为发热、疼痛和恶露异常。根据病原体累及部位不同，临床表现也不完全相同。明确病原体可有助于产褥感染的诊断和治疗。产褥感染的治疗主要包括清除宫腔残留组织、脓肿切开引流、根据药敏结果选择有针对性的高效抗生素等。

· 晚期产后出血是指是指分娩 24 小时后，在产褥期内发生的产后出血，最常见于产后 1~2 周。其病因有胎盘胎膜残留等。主要表现为持续或间断少量阴道流血，也可为急剧大量流血。若有组织残留，刮宫多能奏效。

·产后抑郁症是分娩后产妇出现抑郁症状，一般在产后2周内出现。可采取心理治疗和药物治疗。

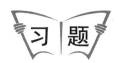

扫码"练一练"

一、选择题

【A1/A2型题】

1. 产褥病率的主要原因是

    A. 风湿热   B. 上呼吸道感染   C. 乳腺炎

    D. 产褥感染   E. 泌尿系感染

2. 有关产褥感染，下列正确的是

    A. 多为单种细菌感染

    B. 凡产褥期体温升高均为产褥感染所致

    C. 产褥感染的主要症状是发热、疼痛、异常恶露

    D. 产后未发生产褥感染，阴道分泌物培养不出细菌

    E. 以上都不对

3. 造成产褥感染的诱因除外

    A. 前置胎盘   B. 产妇体质虚弱   C. 阴道助产

    D. 胎膜早破   E. 乳胀

4. 关于产褥感染的预防，不对的是

    A. 产后注意个人卫生   B. 如有必要，可给予广谱抗生素预防感染

    C. 防滞产   D. 预防贫血

    E. 产后产妇应充分休息，不宜早日下床活动

5. 严重的产褥感染可形成"冰冻骨盆"的是

    A. 急性子宫肌炎   B. 急性子宫内膜炎   C. 急性盆腔结缔组织炎

    D. 急性盆腔腹膜炎   E. 急性输卵管炎

6. 不是产褥感染的诊断依据的是

    A. 咳嗽，有浓痰   B. 产钳助产   C. 恶露良多，有臭味

    D. 发热   E. 会阴伤口化脓

7. 阴道分娩后晚期产后出血最常见的原因是

    A. 子宫胎盘附着面复旧不良   B. 感染

    C. 胎盘胎膜残留   D. 蜕膜残留

    E. 子宫黏膜下肌瘤

8. 在产褥感染处理中错误的是

    A. 纠正全身一般情况   B. 禁用肾上腺皮质激素，避免感染扩散

    C. 选用有效抗生素   D. 盆腔脓肿可经腹或后穹隆切开引流

    E. 半卧位以利引流

9. 产褥期是指胎盘娩出至产后

A. 6 周　　　　　　　B. 8 周　　　　　　　C. 10 周

D. 12 周　　　　　　E. 2 周

10. 关于产褥感染的细菌及病原，错误的是

　　A. 大肠埃希菌是外源性感染的主要菌种

　　B. 支原体和衣原体不是产褥感染的病原体

　　C. 厌氧性链球菌与大肠埃希菌混合感染，有异常臭气味

　　D. 葡萄球菌种以金黄色葡萄球菌致病力最强

　　E. B 族链球菌产生外毒素与溶组织酶，使其致病力、毒力、播散能力较强，引起严重感染

11. 下列有关产褥感染说法，正确的是

　　A. 产褥感染是指产褥期生殖道受病原体感染

　　B. 分娩期与产褥期生殖道受病原体感染引起局部及全身的炎症变化

　　C. 产褥感染也包括泌尿系统感染

　　D. 产褥感染与产褥病率含义相同

　　E. 以上都不正确

12. 盆腔感染宜取的卧位是

　　A. 头低足高位　　　B. 侧卧位　　　　　C. 仰卧位

　　D. 半坐卧位　　　　E. 俯卧位

13. 产褥病率的定义是

　　A. 分娩后 24 小时至 10 天内每日测口表体温 4 次，体温两次达到或超过 38℃者

　　B. 分娩后 24 小时后每 4 小时测体温一次，体温两次达到或超过 38℃者

　　C. 分娩后 24 小时至 1 个月内每日测体温 4 次，体温两次达到或超过 38℃者

　　D. 分娩后每 4 小时测体温一次，有两次体温达 38℃者

　　E. 产褥期内有两次体温达到或超过 38℃者

14. 有关产褥感染的预防说法，不正确的是

　　A. 产褥期禁止性生活　　B. 指导正确母乳喂养　　C. 加强孕期卫生宣教

　　D. 产褥期可以适当性生活　E. 保持会阴清洁

15. 28 岁产妇，产后 8 日，发热、腹痛 5 日入院。体温 39.2℃，血压 90/60mmHg，急性痛苦病容。下腹压痛。妇科检查：子宫如妊娠 4 个月大，触痛明显。子宫右侧触及有压痛实性肿块。本例应诊断为

　　A. 急性盆腔结缔组织炎　　B. 急性子宫内膜炎　　　　C. 弥漫性腹膜炎

　　D. 急性子宫肌炎　　　　　E. 急性盆腔腹膜炎

16. 25 岁，足月妊娠，自然分娩后第 3 天，体温 38.8℃，下腹痛，血性恶露，浑浊有臭味。宫体平脐，有压痛，WBC 15.8×10^9/L，中性粒细胞占比 80%。最可能的诊断是

　　A. 急性子宫内膜炎及子宫肌炎　　　　　　　B. 急性输卵管炎

　　C. 急性子宫颈炎　　　　　　　　　　　　　D. 急性盆腔腹膜炎

　　E. 败血症

17. 产妇，32 岁，剖宫产一男活婴。产后 1 周，寒战、高热，左下肢持续性疼痛 1 天，恶露量多，头晕、乏力，体温 39.5℃，脉搏 120 次/分，血压 110/70mmHg。最可能的诊断是

　　A. 血栓性静脉炎　　　　　B. 子宫肌炎　　　　　C. 败血症

　　D. 盆腔腹膜炎　　　　　E. 盆腔结缔组织炎

18. 产妇，26岁。孕38周时胎膜早破入院，48小时后因持续性枕横位以产钳术助娩一活男婴3300g，术后3天发热，达39℃。检查发现咽部轻度充血，乳房胀满疼痛，局部皮肤不红，按之无波动感。宫底脐下一横指，宫底有压痛，下腹部无反跳痛，恶露浑浊，稍有异味。最可能的诊断是

　　A. 上呼吸道感染　　　　　B. 乳腺炎　　　　　C. 急性子宫内膜及肌炎

　　D. 盆腔腹膜炎　　　　　E. 急性宫颈炎

【A3/A4型题】

（19～20题共用题干）

产妇，37岁。G_1P_0，胎膜已破3天，临产2天，胎动消失半天，由乡卫生院转来。体检：体温39.9℃，脉搏124次/分，血压90/60mmHg，胎位LOA，先露S^{+2}，胎心110次/分。胎儿监测晚期减速。宫体有压痛，尿色清，宫口开大2cm，血常规显示白细胞计数$2.2×10^9/L$。

19. 下列诊断，错误的是

　　A. 胎儿宫内窘迫　　　　　B. 高龄初产　　　　　C. 先兆子宫破裂

　　D. 胎膜早破　　　　　E. 产时感染

20. 产后24小时，产妇寒战高热，体温高41℃，心率140次/分，血压45/15mmHg，子宫压痛，下腹反跳痛，用升压药无效。即刻处理中最恰当的是

　　A. 纠正酸中毒和抗感染　　　　　B. 静滴抗生素以抗感染

　　C. 抗休克抗感染同时行子宫切除术　　　　　D. 抗休克抗感染同时输注白蛋白

　　E. 使用肾上腺皮质激素以抗休克

二、思考题

1. 血栓性静脉炎有哪些临床表现？

2. 产褥感染如何进行治疗？

3. 晚期产后出血的病因有哪些？

（吴凤兰）

第十五章　高危妊娠的监测

第一节　概　述

案例讨论

[案例]

女性，25 岁。主诉停经 39⁺ 周，阵发性腹痛 1 小时入院。整个妊娠经过顺利，定期产前检查未见异常。夫妇双方身体健康，孕 1 产 0。否认异常妊娠家族史。入院体检未见异常。临产 6 小时，宫口开大 3cm，宫缩 40 秒/4~5 分，弱，自然破膜 1 小时，胎心 140 次/分。予静点缩宫素加强宫缩，宫缩 50 秒/1~2 分，胎心 100 次/分。胎儿心电监护提示：频繁晚期减速。

[讨论]

1. 该产妇的初步诊断是什么？
2. 请给该产妇拟定恰当的处理方案。

一、定义

高危妊娠是指妊娠期有个人或社会不良因素及有某种并发症或合并症可能危害孕妇、胎儿及新生儿或者导致难产者。具有高危妊娠因素的孕妇称高危孕妇。

二、范畴

高危妊娠包括了所有的病理产科，导致高危妊娠的因素包括以下方面。

（一）社会经济因素及个人因素

孕妇的年龄、文化程度、经济状况、婚姻状况、营养状况等都可能影响妊娠的进展。孕妇年龄 <18 岁或者≥35 岁，受教育时间 <6 年，孕妇及其丈夫职业稳定性差，收入低下，居住条件差，未婚或独居，营养低下，孕前营养不良或肥胖，身高≤145cm，孕期未做或极晚做产前检查。

（二）疾病因素

1. 不良妊娠史　如自然流产、异位妊娠、早产、死产、死胎、难产、新生儿死亡、新生儿溶血性黄疸、新生儿畸形或有先天性、遗传性疾病，巨大儿。

2. 妊娠合并症　如恶性肿瘤、血液病、病毒感染、性病、心脏病、糖尿病、高血压、肾脏病、肝炎、甲状腺功能亢进、明显生殖器发育异常、智力低下、明显的精神异常。

3. 产科并发症　如妊娠期高血压疾病、前置胎盘、胎盘早期剥离、羊水过多或过少、妊娠期接触大量放射线、化学性毒物或服用过多对胎儿有影响的药物。

4. 不良生活方式　吸烟、饮酒、吸毒等也是影响妊娠的危险因素。

第二节　高危妊娠的监测

一、高危妊娠筛查

在确定妊娠后应对所有的孕妇进行危险因素的初筛，以后每次或于妊娠早、中、晚期进行三次筛查。孕妇危险因素的筛查，包括个人基本情况、社会因素、既往疾病史和孕产史、本次妊娠情况等。

二、高危妊娠监护

高危妊娠监护包括胎儿生长发育监测、胎儿宫内安危监测、胎盘功能及胎儿成熟度监测。

（一）胎儿生长发育监测

1. 确定胎龄　目前主要根据末次月经时间来计算胎龄。若末次月经记不清楚或月经不准，可根据早孕反应时间及胎动出现的时间来推算胎龄，也可做 B 超扫描胎儿身体不同部位的参数来确定胎龄。孕早期以胎儿顶臀长度（GRL）来评估胎龄；孕 12 周时，可通过测量胎头双顶径（BPD）来明确胎龄；孕晚期 32 周后，随着胎头增长缓慢，可同时测量胎儿腹围或头围/腹围比值（HC/AC）和股骨长度（FL）来评估胎龄。

2. 宫高及腹围　宫高是指耻骨联合上缘中点到宫底的长度。腹围是指用软尺经脐绕腹 1 周的数值，并根据其数值估算胎儿大小。估算方法：胎儿体重（g）＝子宫高度（cm）×腹围（cm）＋200。

3. B 超　B 超检查可确定子宫大小及是否与孕周相符。在妊娠早期，B 超检查可在孕 5 周时见到胚芽和原始心管搏动，妊娠 18～20 周 B 超可以进行胎儿结构异常的筛查与诊断。此外，超声检查还能显示胎儿数目，胎位有无胎心搏动，以及胎盘位置等。

（二）胎儿安危的监测

1. 胎心听诊　是临床上了解胎儿在子宫内安危的最简单的方法。可用听诊器或超声多普勒胎心仪监测，正常胎心率为 110～160 次/分。听诊时需与子宫杂音、腹主动脉音、胎动音、脐带杂音鉴别。

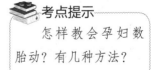
考点提示

怎样教会孕妇数胎动？有几种方法？

2. 胎动计数　胎动计数是判断胎儿安危最简便有效的方法之一。若胎动计数≥6 次/2 小时为正常，<6 次/2 小时或减少 50% 者提示胎儿缺氧可能。

3. 胎儿电子监护　是筛选胎儿宫内窘迫、评判胎盘功能的首选方法。监护可以在妊娠

34 周开始，高危妊娠孕妇酌情提前。

胎儿电子监护有两种功能，监测胎心率及预测胎儿宫内储备能力。

（1）监测胎心率　指用胎儿电子监护仪记录胎心率。它有两种基本变化：胎心率基线及胎心率一过性变化。

1）胎心率基线：指在没有胎动及宫缩的情况下记录 10 分钟的胎心率平均值，即每分钟的心搏次数。胎心率基线包括胎心基线率水平及胎心率变异。

胎心率基线水平：正常胎心率为 110～160 次/分，胎心率 >160 次/分或 <110 次/分，持续 10 分钟，称为心动过速或心动过缓。胎心率的基线变异即基线摆动包括胎心率的摆动振幅及摆动频率，摆动振幅为胎心率上下摆动波的高度，正常范围为 6～25 次/分，摆动频率为 1 分钟内波动的次数，正常 ≥6 次（图 15－1）。胎心率的基线摆动是判断胎儿宫内安危的最重要指标之一。胎心率基线摆动减少或消失最常见于胎儿慢性缺氧及酸中毒，胎心率基线摆动活跃可见于急性缺氧早期或脐带因素。

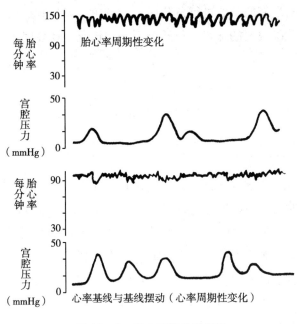

图 15－1　胎心率基线及摆动

2）胎心率一过性变化：胎心率发生暂时性加速或减慢，随后又恢复至基线水平，称为胎心率一过性变化，是判断胎儿宫内安危的重要指标。

加速：是指宫缩时胎心率基线暂时增加，增加范围 >15 次/分，并且持续时间 >15 秒。这表示胎儿有良好的反应，可能是由于宫缩时胎儿躯干或脐静脉受压引起反射性心率加速。

减速：是指宫缩时胎心率出现短暂的减慢，分为三种情况。①早期减速：胎心率减速几乎与宫缩同时开始，胎心率最低点在宫缩的高峰，即波谷对波峰，宫缩结束胎心率恢复到原水平。胎心率下降幅度 <50 次/分，持续时间短，恢复快（图 15－2）。早期减速常见于第一产程后期，宫缩时胎头受压引起脑血流一过性减少，反射性引起心率减慢。若持续出现早期减速、减速幅度过大，提示脐带因素或羊水过少。②变异减速：胎心率变异形态不规则，减速与宫缩无恒定关系，持续时间长短不一，下降幅度大，>70 次/分，恢复迅速（图 15－3）。变异减速通常是由宫缩时脐带受压兴奋迷走神经引起的，嘱孕妇改变体位或给予吸氧可迅速改善或消失。③晚期减速：胎心率减速多在宫缩高峰后开始出现，即波谷落后于波峰，时间差在 30 ~ 60 秒下降缓慢，下降幅度 < 50 次/分，持续时间长，恢复慢（图 15 - 4）。晚期减速通常提示胎盘功能不良，胎儿宫内缺氧。

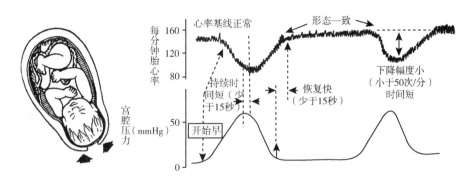

图 15 - 2　早期减速

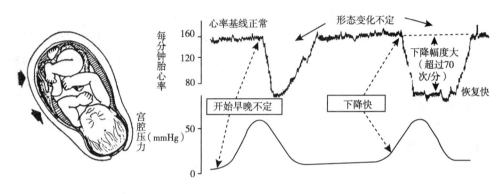

图 15 - 3　变异减速

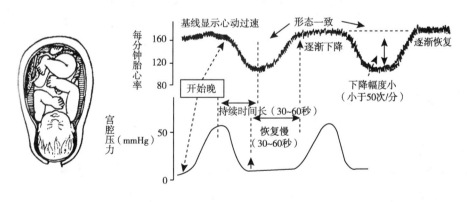

图 15 - 4　晚期减速

（2）预测胎儿宫内储备能力　包括无应激试验和缩宫素激惹试验。

1）无应激试验：指在无宫缩、无外界负荷刺激下，对胎儿进行胎心率宫缩图的观察和记录，以了解胎儿在子宫内的储备能力。试验前 12 小时内一般不用镇静剂，分为反应型 NST、可疑型 NST 和无反应型 NST。①反应型 NST：表现为胎心率基线在 110 ~ 160 次/分；20 分钟内至少有 2 次加速，加速时胎心率加速 ≥ 15 次/分，持续时间 ≥ 15 秒，反应型 NST 提示胎儿宫内情况良好。②可疑型 NST：表现为胎心率基线在 100 ~ 110 次/分或 160 次/分但 < 30 分钟；20 分钟内（加速时胎心率加速 ≥ 15 次/分，持续时间 ≥ 15 秒）< 2 次，可疑

型 NST 提示胎儿宫内可能缺氧，应复查 NST。③无反应型 NST：表现为胎心率基线在 <100 次/分或 >160 次/分，持续时间超过 30 分钟；20 分钟内加速（加速时胎心率加速 ≥15 次/分，持续时间 ≥15 秒）<1 次，无反应型 NST 提示胎儿宫内缺氧，需全面评估胎儿情况，必要时终止妊娠。NST 的评估及处理见。

　　2）缩宫素激惹试验：是通过使用缩宫素诱导子宫收缩，并用监护仪记录胎心率变化，观察 20 分钟内宫缩时胎心的变化。

　　4. 胎儿心电图监测　胎儿心电图监测是通过置电极于母体腹壁或胎儿体表记录胎儿心脏活动的电位变化及其在心脏传导过程的图形，通过胎儿心脏活动的客观指标及早诊断胎儿宫内缺氧及先天性心脏病。

　　5. 羊膜镜检查　分娩期胎膜未破，宫口能容受时可用羊膜镜观察羊水情况。

三、胎盘功能监测

　　胎盘是供给胎儿营养和排泄胎儿代谢产物的器官，通过检查胎盘功能，可以间接了解胎儿在宫内的安危情况

　　1. 胎动　胎动大于 6 次/2 小时为正常，胎盘功能低下时，胎动次数减少。

　　2. 雌三醇（E3）　孕妇尿中雌三醇正常值为 >15mg/4h，10～15mg/24h 为警戒值，<10mg/24h 为危险值，也可采用孕妇随意尿测雌激素/肌酐（E/C）比值，估计胎盘功能，E/C 比值 >15 为正常值，11～15 为警戒值，<10 为危险值。

　　3. 血清胎盘生乳素（hPL）　妊娠足月为 4～11mg/L。若该值在妊娠足月时 <4mg/L 或突然下降 50%，提示胎盘功能低下。

　　4. 血清妊娠特异性糖蛋白（Psβ1 - G）　妊娠足月时，该值 <170mg/L 提示胎盘功能低下。

　　5. 其他　如缩宫素酶值测定、缩宫素激惹试验、阴道脱落细胞检查可判断胎盘功能。

四、胎儿成熟度监测

　　了解胎肺成熟度是提高早产儿存活的关键。可以通过临床评估、超声检查及羊水分析，

来测定胎儿成熟度。

1. 临床评估 孕周≥37 周时肺透明膜病发病率几乎为零。此外,胎儿发育指数 < - 3 提示胎儿未成熟;-3 ～ +3,提示胎儿成熟;>3 提示胎儿过大、羊水过多或双胎。

2. 超声检查 双顶径≥8.5 提示胎儿成熟。胎盘Ⅲ级提示胎儿已成熟。

3. 羊水成熟度分析

(1)卵磷脂/鞘磷脂比值(L/S) 若 L/S≥2,提示胎儿肺成熟。

(2)磷脂酰甘油(PG) 羊水中测出 PG 提示胎肺成熟,PG 判断胎肺成熟的准确率高于 L/S 比值。

(3)肌酐值 肌酐值≥176.8μmol/L(2mg/dL),提示胎儿肾成熟。

(4)胆红素类物质 羊水中胆红素类物质值 <0.02,提示胎儿肝脏成熟。

(5)淀粉酶值 羊水中淀粉酶,若该值≥450U/L,提示胎儿唾液腺成熟。糖尿病、无脑儿、妊娠期高血压疾病、消化道畸形等时呈低值。

(6)脂肪细胞出现率 羊水中脂肪细胞达 20%,提示胎儿已成熟。

第三节 高危妊娠妇女的处理

了解孕妇本次妊娠早期经过,是否接触过有害物质、放射线检查、病毒性感染等。

一、一般处理

1. 筛查 孕妇在孕 12 周前进行系统的收集病史及全身检查,包括盆腔检查、实验室检查,评估是否有高危因素,对不适宜妊娠者适时终止妊娠。

2. 遗传性疾病的产前诊断 对下列孕妇应在孕 16 周左右行羊水穿刺,进行产前诊断,有异常应及时终止妊娠:①孕妇年龄在 37 ~ 40 岁或以上;②上次妊娠为先天愚型或有家族史;③孕妇有先天性代谢障碍或染色体异常家族史;④孕妇曾娩出过神经管开放性畸形儿,如无脑儿、脊柱裂;⑤早期接触过可能导致胎儿先天缺陷的物质。

3. 补充营养 指导孕妇合理饮食,给予高蛋白、适当的脂肪和碳水化合物,并补充足够的维生素及钙、铁。对妊娠合并糖尿病的孕妇指导其控制饮食,注意卧床休息,取左侧卧位。

4. 增加休息 休息对高危孕妇尤其重要,休息可以改善子宫胎盘血流,建议孕妇取左侧卧位,对先兆早产、前置胎盘和妊娠期高血压疾病孕妇,更应该增加卧床休息时间。

5. 妊娠期并发症和合并症的处理 监测血压、阴道流血或流水,预防和及时处理妊娠期并发症。对合并心脏病、糖尿病、肝炎、慢性肾炎等内科疾病的孕妇应加强产前检查,做好病情监测及胎儿监护。

二、产科处理

1. 注射葡萄糖、维生素 C 对进食差、营养不良的高危孕妇,每日静脉补充能量,10% 葡萄糖液 500ml 中加入维生素 C 2g,缓慢静脉滴注,有助于提高糖原储备增强对缺氧的耐受力。

2. 间歇吸氧 给予孕妇吸氧,每日 3 次,每次 1 小时,可减轻胎儿的低氧症,增加胎儿组织的携氧能力,改善胎儿心率。

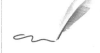

3. 产前监护 可及时发现孕妇的各种危险因素，及早采取各种措施，并监测胎儿在子宫内的生长发育情况及安危情况。

4. 分娩期监护 对采取阴道分娩的高危孕妇，产时监护至关重要，采用电子胎儿监护仪观察胎心与宫缩及胎动的关系，判断胎儿在子宫内是否缺氧，并定时观察产妇的全身情况、进食、睡眠及血压、心率等生命体征的变化，确保高危孕妇顺利度过分娩期。

5. 产褥期处理 高危产妇在产后应继续重视，必要时送高危病房进行监护，新生儿按高危儿处理。产后访视产妇具体情况而定，对各种传染性疾病、严重心脏病等原则上不宜哺乳。

三、病情观察

对高危住院孕妇做好病情观察和记录，观察一般情况及做好胎儿监护等。有异常及时报告医生，及时处理。

四、检查及处理

做好各项检查和治疗，并告知孕妇检查和治疗的目的，取得其配合。妊娠合并糖尿病患者做好血糖、尿糖监测；妊娠合并心脏病患者正确给予洋地黄类药物；并做好新生儿抢救准备。

五、家庭自我监护指导

做好家庭自我监护，包括胎动计数、胎心听诊及测量体重、血压。

第四节　高危儿的管理

一、胎儿窘迫

见第十二章。

二、新生儿窒息

新生儿窒息是指胎儿娩出后 1 分钟，仅有心跳而无呼吸，或未建立规律呼吸的缺氧状态。为新生儿死亡及伤残的主要原因之一，必须积极抢救和正确处理，以降低新生儿死亡率及预防远期后遗症。

（一）病因

1. 胎儿窘迫 各种原因造成的胎儿宫内缺氧，在出生前未纠正，出生后即表现为新生儿窒息。

2. 呼吸中枢受到抑制或损害 分娩过程中近胎儿娩出时使用麻醉剂、镇静剂，导致新生儿呼吸中枢受到抑制。

3. 其他 早产、肺发育不良、呼吸道畸形。

（二）临床表现

根据新生儿窒息程度，以 Apgar 评分为指标，分为轻度窒息和重度窒息。

1. 轻度窒息 又称为青紫窒息，Apgar 评分为 4～7 分。新生儿面部和全身皮肤呈青紫色，呼吸表浅或不规律，心跳规则有力，心率减慢为 80～110 次/分，对外界刺激有反应，喉反射存在，肌张力好，四肢稍屈。如果抢救不及时可转为重度窒息。

2. 重度窒息　又称为苍白窒息，Apgar 评分为 0～3 分。新生儿皮肤苍白，口唇暗紫，无呼吸或仅有喘息样微弱呼吸，心跳不规则且弱，心率减慢低于 80 次/分，对外界刺激无反应，喉反射消失，肌张力松弛。如果抢救不及时可导致死亡。出生后 5 分钟 Apgar 评分对估计预后有重要意义，评分越低，酸中毒和低氧血症越严重。若 5 分钟 Apgar 评分 3 分，则新生儿死亡率及日后发生脑部后遗症的风险明显增加。

（三）处理原则

1. 早期预测　估计胎儿缺氧娩出后有窒息危险者应提早做好复苏准备。

2. 及时复苏　按照 A、B、C、D、E 程序立即进行复苏及评估（A 清理呼吸道，B 建立呼吸、增加通气，C 维持正常循环，D 药物治疗，E 评价），由产科、儿科医生共同协作进行。

3. 做好保暖和监护。

（四）处理措施

1. 复苏程序　最初复苏步骤（要求在生后 15～20 秒内完成）：胎儿娩出后立即置于预热的开放式远红外线辐射抢救台上保暖，用温热干毛巾擦干头部及全身，以减少散热。取仰卧位。

（1）清理呼吸道　胎头娩出后采用挤压法清除口鼻咽部黏液及羊水。新生儿断脐后，用吸痰管或导尿管吸出咽部黏液及羊水，也可采用气管插管吸取，动作轻柔，避免损伤气道黏膜。

（2）建立呼吸　在确认呼吸道通畅后，进行人工呼吸，促进通气。①托背法：新生儿平卧，用一手托新生儿背部，慢慢抬起，使背部向上挺，脊柱极度伸展，然后慢慢放平，每 5～10 秒重复一次。②口对口人工呼吸：将消毒纱布置于新生儿口鼻部，一手托起新生儿颈部，另一只手轻压上腹部以防空气进入胃内，对准新生儿口鼻部轻轻吹气。吹气时见到胸部微微隆起时停止吹气，然后手轻压腹部，协助排气，如此一吹一压，每分钟 30 次，直至呼吸恢复。③人工呼吸器：给予持续正压呼吸或间歇正压呼吸。

（3）维持正常循环　进行胸外按压，新生儿取仰卧位，用示指、中指有节奏地按压胸骨中段，每分钟按压 90 次，按压深度为 1～2cm，每次按压后随即放松，按压时间与放松时间大致相同，按压有效者可摸到颈动脉和股动脉搏动。

（4）药物治疗　建立静脉通道，必要时用肾上腺素静脉注射刺激心跳，用 5% 碳酸氢钠纠正酸中毒，用全血、生理盐水或白蛋白进行扩容。

（5）评价　复苏过程中根据 Apgar 评分指标，随时评价患儿情况，以了解复苏效果及决定进一步抢救措施。

2. 保暖

（1）新生儿出生后立即擦干全身羊水、血液，减少散热。

（2）立即应将新生儿置于 30～32℃ 抢救床上进行抢救，维持肛温在 36.5～37℃。

（3）复苏后维持适宜的温度，以使新生儿新陈代谢及耗氧最低，利于患儿复苏。

3. 氧气吸入　呼吸道通畅后，人工呼吸的同时给予氧气吸入。

（1）鼻导管给氧　氧流量 <2L/min，每秒 5～10 个气泡，避免发生气胸。

（2）气管插管加压给氧　维持新生儿呼吸 30 次/分，压力不可过大，开始瞬间压力 15～22mmHg，逐渐减至 11～15mmHg。待新生儿皮肤转红，建立自主呼吸后拔管，给予一般吸氧。

4. 复苏后的处理

（1）复苏后仍需加强新生儿护理，保持呼吸道通畅，密切观察新生儿面色、呼吸、心率、体温，预防感染，做好重症记录。

（2）窒息新生儿复苏后，应延迟哺乳，以防吸入性肺炎。静脉给予补液，补充营养。

5. 产妇的处理 观察产妇子宫收缩及恶露情况，预防产后出血。给产妇提供情感支持，选择合适的时间告知新生儿情况，鼓励家人支持和陪伴。

本章小结

高危妊娠是指妊娠期有个人或社会不良因素及有某种并发症或合并症可能危害孕妇、胎儿及新生儿或者导致难产者。在确定妊娠后第一次检查时应对所有的孕妇进行危险因素的初筛，以后每次检查或于妊娠早期、中期和晚期进行三次筛查，及时发现高危孕妇，加强随访和管理。孕妇危险因素的筛查，包括个人基本情况、社会因素、既往疾病史和孕产史、本次妊娠情况等。高危妊娠监护包括胎儿生长发育监测、胎儿宫内安危监测、胎盘功能及胎儿成熟度监测。对高危妊娠妇女的管理包括高危妊娠的筛查及监护，并能正确对高危妊娠妇女及高危儿的管理及处理。新生儿窒息是指胎儿娩出后1分钟，仅有心跳而无呼吸，或未建立规律呼吸的缺氧状态。为新生儿死亡及伤残的主要原因之一，也是出生后最常见的紧急情况，必须积极抢救和正确处理，以降低新生儿死亡率及预防远期后遗症。

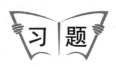

扫码"练一练"

一、选择题

【A1/A2 型题】

1. 某女，30 岁宫内孕 12 周，G_3P_0。到医院体检，护士提供的孕期检查次数合适的是

　　A. 5 次以上　　　　　　B. 6 次以上　　　　　　C. 7 次以上

　　D. 8 次以上　　　　　　E. 9 次以上

2. 李某，25 岁，妊娠 12 周，到医院建卡，护士指导检查时间错误的是

　　A. 28 周前每月一次　　B. 28 周后 2 周一次　　C. 36 周后 1 周一次

　　D. 有异常情况随时就诊　　E. 头晕、头痛与怀孕无关，内科诊治即可

3. 高危妊娠妇女监测胎儿在宫内安危状况，最简易的方法是

　　A. 胎动计数　　　　　　B. NST（无应激试验）　　C. 血 E3（雌三醇）测定

　　D. OCT（缩宫素激惹试验）　E. 血清胎盘生乳素的测定

4. 确诊为急性胎儿窘迫的临床依据是

　　A. 臀先露羊水中有胎粪　　B. 胎动 8 次/12 小时　　C. 胎心率 > 160 次/分

D. 胎儿发育迟缓　　　　　E. 胎盘功能减速

二、思考题

1. 胎心电子监护的三种减速分别是什么？它们的临床意义各是什么？

2. NST 及 OCT 的判断标准是什么？

3. 如何用 ABCDE 程序对新生儿窒息进行复苏护理？

（张　洁）

第十六章　妇科病史及检查

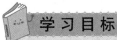
病史采集和体格检查是诊断疾病的主要依据，也是妇科临床实践的基本技能。盆腔检查是妇科所特有的检查方法。

第一节　妇科病史

病史是诊断疾病的重要依据之一，其文字资料是原始的法律文本，故要求全面、客观、真实、准确、完整而系统。采集病史是医师诊治患者的第一步，也是医患沟通、建立良好医患关系的重要时机。

一、病史采集方法

采集病史时，应做到态度和蔼、语言亲切，要细致询问病情和耐心聆听陈述。询问病史应有目的性，切勿遗漏关键性的病史内容，以免造成漏诊或误诊。可采用启发式提问，但应避免暗示和主观臆测。对危重患者在初步了解病情后，应立即抢

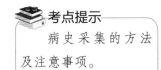 **考点提示**

病史采集的方法及注意事项。

救，以免贻误治疗。自己不能口述病情的危重患者，可询问最了解其病情的家属或亲友。外院转诊者，应检阅病情介绍作为重要参考资料。要考虑患者的隐私，对于性生活情况及有其他难言之隐患者，不可盲目信任及反复追问，可先行体格检查和辅助检查，待明确病情后再予补充。

二、病史内容

1. 一般项目　包括患者姓名、性别、年龄、籍贯、职业、民族、婚姻、住址、入院日期、病史记录日期、病史陈述者、可靠程度。

2. 主诉　患者就诊的主要症状（或体征）与持续时间。要求简明扼要，通常不超过20个字。妇科常见症状有阴道流血、白带异常、外阴瘙痒、腹痛、腹部包块等。如患者有停经、阴道流血及腹痛三种主要症状，应按其发生时间的顺序，将主诉书写为：停经48日，阴道流血5日，腹痛6小时。若患者无任何自觉症状，于妇科普查时发现子宫肌瘤，主诉

应写为：普查发现"子宫肌瘤"3日。

3. 现病史　指患者本次疾病发生、演变和诊疗的全过程，为病史的主要部分，应以主诉症状为核心，按时间顺序书写。包括起病时间、主要症状特点、有无诱因、伴随症状、诊治经过、患者的一般情况，与本次发病有关的过去发病情况及治疗经过，与鉴别诊断有关的阳性或阴性资料等。

4. 月经史　包括初潮年龄、周期、经期持续时间、经量、有无血块、经血颜色、有无痛经、经前和经期有无不适（如乳房胀痛、水肿、易激动等）及月经是否规律。常规询问并记录末次月经（LMP）时间、经量及持续时间，必要时询问前次月经（PMP）时间。若已绝经，应询问绝经年龄、绝经后有无阴道流血、阴道分泌物增多或其他不适等。如，12岁初潮，月经周期28~32日，持续4~6日，可简写为$12\dfrac{4~6}{28~32}$。

5. 婚育史　婚次及每次结婚年龄，是否近亲结婚（直系血亲及三代旁系血亲），男方年龄、职业、健康状况及有无性病史等。双方同居情况。生育情况包括初孕年龄、初产年龄、足月产、早产、流产次数及现存子女数，生育史可简写为足月产数－早产数－流产数－现存子女数，如足月产2次，无早产，流产1次，现存子女2人，记录为2-0-1-2，或用孕3产2（G_3P_2）表示。妊娠、流产及分娩的经过，分娩方式，新生儿情况，有无产后出血或产褥感染史。有无自然流产或人工流产情况。末次分娩或流产日期。采用何种避孕措施及其效果。

6. 既往史　患者过去的健康和疾病情况，包括以往健康状况、疾病史（妇科疾病、心血管疾病等）、传染病史（肝炎、结核等）、预防接种史、手术外伤史、输血史、药物过敏史。为避免遗漏，可按全身各系统依次询问。若患过某种疾病，应记录疾病名称、患病时间及诊疗转归。

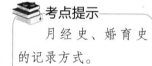
考点提示
月经史、婚育史的记录方式。

7. 个人史　询问患者生活和居住情况、出生地和曾居住地区、生活方式有无烟、酒嗜好。

8. 家族史　了解家族成员有无遗传性疾病（如血友病、白化病等），可能与遗传有关的疾病（如糖尿病、高血压、癌症等）以及传染病（如结核等）。

第二节　体格检查

体格检查应在病史采集后进行，主要包括全身检查、腹部检查和盆腔检查。除病情危急外，应按下列先后顺序进行。

一、全身检查

测量体温、脉搏、呼吸、血压，必要时测量体重和身高。观察患者神志、精神状态、面容、体态、毛发分布、全身发育情况、皮肤、浅表淋巴结、头部器官、颈、乳房（注意其发育、皮肤有无凹陷、有无包块、压痛和分泌物）、心、肺、脊柱及四肢等。

二、腹部检查

腹部检查是妇科体格检查的重要组成部分，应在盆腔检查之前进行。患者平卧位，暴露腹部，检查者站在被检者右侧，观察腹部形态和大小，有无隆起或蛙腹、瘢痕、静脉曲张、妊娠纹等。扪诊腹壁厚度，肝、脾、肾有无增大及压痛，腹部其他部位有无压痛、反跳痛和肌紧张，有无包块（如有包块，应描述包块的位置、大小、形状、质地、活动度、是否光滑、有无压痛等）。叩诊时注意鼓音和浊音分布范围，有无移动性浊音。若合并妊娠，应检查腹围、子宫底高度、胎位、胎心及胎儿大小等。

三、盆腔检查

盆腔检查为妇科特有的检查，是女性生殖器官疾病诊疗的重要手段，又称妇科检查。包括外阴、阴道、宫颈、宫体及双侧附件检查。

（一）基本要求

1. 医师应关心体贴患者，做到态度严肃、语言亲切、检查仔细、动作轻柔。检查前告知患者可能引起不适，征得患者配合。

2. 除尿失禁患者外，检查前应排空膀胱，粪便充盈者应排空粪便。

3. 为避免感染或交叉感染，一人一臀垫，检查器具均应消毒。

4. 患者取膀胱截石位，检查者面向患者，站立在患者两腿之间。

5. 月经期及阴道流血时，应避免做盆腔检查。必须检查时，应严格消毒后进行。

6. 否认性生活史者，禁做阴道和窥器检查，应行直肠－腹部诊。确需检查时，应先征得患者及其家属同意并签字后方可进行。

7. 疑有盆腔内病变的腹壁肥厚、高度紧张不合作患者，当盆腔检查不满意时，可在麻醉下进行盆腔检查，或改用超声检查。

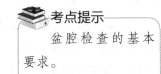
考点提示

盆腔检查的基本要求。

8. 男医生做妇科检查时，应有其他女性医护人员在场。

（二）检查内容及方法

1. 外阴部检查　观察外阴发育，阴毛多少和分布情况（女性型或男性型），有无畸形、炎症、溃疡、赘生物或肿块，注意皮肤和黏膜色泽或色素减退及质地变化，有无增厚、变薄或萎缩。分开小阴唇，暴露阴道前庭观察尿道口和阴道口，注意有无红肿、赘生物、损伤、畸形及处女膜形态。嘱患者向下屏气，观察有无阴道壁膨出、子宫脱垂或尿失禁等。

2. 阴道窥器检查　根据阴道宽窄选择阴道窥器型号。

（1）放置　将阴道窥器两叶合拢，涂以滑润剂（若拟做宫颈细胞学检查或取阴道分泌物时，改用生理盐水）。检查者用一手拇指及示指分开两侧小阴唇，暴露阴道口，另一手持窥器斜行沿阴道侧后壁插入阴道，边推进边旋转且缓慢张开两叶，暴露阴道壁、宫颈及穹隆部（图16－1）。

（2）视诊　观察阴道壁色泽、皱襞，阴道有无畸形、溃疡、赘生物、肿物等。注意阴道分泌物的量、性状、色泽，有无臭味。需做阴道分泌物悬滴法检查者在此取材。观察宫颈大小、颜色、外口形状，宫颈是否光滑，有无裂伤、糜烂样改变、外翻、肥大、息肉、囊肿、赘生物，宫颈管分泌物的量及性状，宫颈有无接触性出血等。若需做宫颈刮片、宫颈管分泌物涂片及培养应在此取材。观察后穹隆有无裂伤、瘢痕、膨出或肿物。

（3）取出　阴道壁、宫颈及穹隆部检查完毕，将阴道窥器两叶合拢，再沿阴道侧后壁缓慢取出。

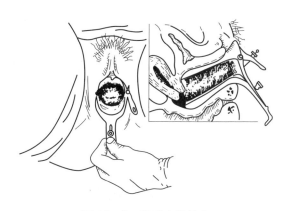

图 16-1 阴道窥器检查

3. 双合诊 是盆腔检查中最重要的项目。检查者一手戴手套，将示、中指放入阴道，另一手在腹部配合检查的方法称双合诊。目的是检查阴道、宫颈、宫体、输卵管、卵巢、子宫韧带、宫旁结缔组织及盆腔内其他器官和组织有无异常。适用于有性生活史的妇女。

检查方法：检查者一手戴无菌手套，示、中两指涂润滑剂，沿阴道后壁轻轻插入阴道内。先检查阴道通畅度、深度、弹性，有无畸形、瘢痕、结节、肿块及阴道穹隆情况，阴道内手指经阴道前壁压迫尿道，注意尿道口有无排脓。再触摸宫颈大小、形状、硬度、长度、位置、宫颈外口情况及有无接触性出血。向上或向两侧摇动宫颈，患者感到疼痛称为宫颈举痛。随后将阴道内两指放在宫颈后方，另一手掌心朝下手指平放在患者脐部，阴道内手指向上向前方抬举宫颈，腹部手指往下往后按压腹壁，并逐渐向耻骨联合方向移动，通过双手协调抬举、按压，使子宫位于两手之间，扪清子宫的位置、大小、形状、软硬度、活动度及有无压痛（图 16-2）。子宫的位置一般是前倾略前屈。扪清子宫后，阴道内两指由宫颈后方分别先后移至两侧穹隆部，尽量往上向盆腔深部扪触；同时，腹部一手从同侧下腹壁髂嵴水平开始，由上往下按压腹壁，与阴道内手指相互对合，了解该侧附件区有无肿块、增厚或压痛（图 16-3）。若扪及肿物，应查清其位置、大小、质地、形状、软硬度、活动度、与子宫的关系以及有无压痛等。正常情况下，输卵管不能扪及，卵巢偶可扪及，有酸胀感。

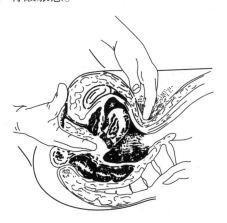

图 16-2 双合诊（检查子宫）

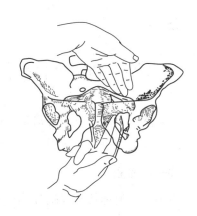

图 16-3 双合诊（检查附件）

4. 三合诊 经阴道、直肠、腹部联合检查，一手示指放入阴道，中指放入直肠，另一手置于腹部的检查方法称三合诊。具体操作方法同双合诊（图 16-4）。

三合诊用于弥补双合诊的不足。通过三合诊能扪清后倾或后屈子宫大小、发现子宫后壁、直肠子宫陷凹、宫骶韧带和盆腔后部病变，估计盆腔内病变范围，及其与子宫或直肠的关系。对诊断生殖器肿瘤、结核、子宫内膜异位症、盆腔炎等盆腔病变，是必不可少的检查方法。

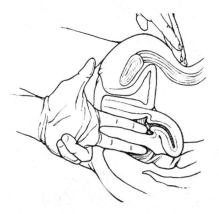

图16-4 三合诊检查

5. 直肠-腹部诊　一手示指伸入直肠，另一手在腹部配合检查，称为直肠-腹部诊（肛-腹诊）。适用于无性生活史、阴道闭锁或有其他原因不宜行双合诊及三合诊的患者。

（三）记录

盆腔检查结果按生殖器解剖部位先后顺序记录。

1. 外阴　发育情况，婚产式（未婚、已婚未产或经产），异常情况。

2. 阴道　是否通畅，黏膜情况，分泌物量、色、性状及有无气味。

3. 宫颈　大小、硬度，有无糜烂样改变、撕裂、息肉、腺囊肿，有无接触性出血、举痛及摇摆痛等。

4. 宫体　位置、大小、硬度、活动度，表面是否平整、有无突起、压痛等。

5. 附件　有无增厚、压痛及包块。包块位置、大小、硬度，是否光滑，活动度，有无压痛以及与子宫及盆壁关系等。左右两侧情况分别记录。

> **考点提示**
>
> 阴道窥器的检查方法；双合诊、三合诊、直肠-腹部诊的检查方法及临床意义。

第三节　妇科疾病常见症状的鉴别要点

妇科疾病的常见症状有阴道流血、白带异常、下腹痛、外阴瘙痒及下腹部肿块等。相同症状可由不同的妇科疾病所引起，掌握这些症状的鉴别要点对妇科疾病的诊治极为重要。

一、阴道流血

女性生殖道任何部位，包括外阴、阴道、宫颈、宫体及输卵管均可发生出血。绝大多数出血来自宫体，除正常月经外，均称阴道流血。

（一）原因

1. 卵巢内分泌功能失调　如功能失调性子宫出血、排卵期出血等。

2. 与妊娠有关的子宫出血　如流产、异位妊娠、葡萄胎、产后胎盘部分残留等。

3. 生殖器炎症 如阴道炎、急性子宫颈炎和子宫内膜炎等。

4. 生殖器肿瘤 如良性肿瘤（子宫肌瘤）、恶性肿瘤（外阴癌、阴道癌、子宫颈癌、子宫内膜癌、妊娠滋养细胞肿瘤等）及具有分泌功能的卵巢肿瘤。

5. 损伤、异物和外源性性激素 如外阴骑跨伤、阴道损伤、处女膜损伤、阴道内异物、雌激素或孕激素使用不当等。

6. 全身性疾病 如血小板减少性紫癜、再生障碍性贫血、白血病等。

（二）临床表现

1. 经量增多 月经量增多（＞80ml）或经期延长，月经周期基本正常，以子宫肌瘤最多见，其次可见于子宫腺肌病或放置宫内节育器。

2. 周期不规则的阴道流血 多为无排卵性功能失调性子宫出血，围绝经期妇女应考虑早期子宫内膜癌可能。性激素引起的"突破性出血"也表现为不规则阴道流血。

3. 无任何周期可辨的长期阴道流血 多考虑子宫颈癌或子宫内膜癌可能。

4. 经间出血 若发生在下次月经来潮前 14～15 日，历时 3～4 日，出血量少，偶可伴有下腹疼痛和不适，多为排卵期出血。

5. 经前或经后点滴出血 月经来潮前或后数日，持续少量阴道流血，常淋漓不尽。见于排卵性功能失调性子宫出血、放置宫内节育器的副作用、子宫内膜异位症。

6. 停经后阴道流血 若为育龄妇女，首先考虑与妊娠有关的疾病，如流产、异位妊娠、葡萄胎等；若为围绝经期妇女，多为无排卵性功能失调性子宫出血，但应排除生殖道恶性肿瘤。

7. 绝经后阴道流血 若流血量极少，历时 2～3 日即净，多为绝经后子宫内膜脱落引起的出血或萎缩性阴道炎；若流血量较多、流血持续不净或反复阴道流血，考虑子宫内膜癌可能。

8. 阴道流血伴白带增多 考虑晚期子宫颈癌、子宫内膜癌或子宫黏膜下肌瘤伴感染。

9. 接触性出血 于性生活或阴道检查后，立即有鲜血出现，应考虑急性子宫颈炎、宫颈癌、宫颈息肉或子宫黏膜下肌瘤的可能。

10. 间歇性阴道排出血性液体 考虑输卵管癌可能。

11. 其他 外伤后阴道流血（如骑跨伤）、新生女婴出生后数日有少量阴道流血（雌激素水平骤然下降）、幼女（如性早熟、生殖道恶性肿瘤）等。

二、白带异常

白带是由阴道黏膜渗出液、宫颈管及子宫内膜腺体分泌液等混合而成。正常白带呈白色稀糊状或蛋清样，量少，无腥臭味，称生理性白带。当白带的量及性状发生异常改变，称为病理性白带。临床常见如下情况。

1. 透明黏性白带 外观与正常白带相似，但数量显著增多，考虑卵巢功能失调、阴道腺病或宫颈高分化腺癌等。

2. 灰黄色或黄白色泡沫状稀薄白带 见于滴虫阴道炎。

3. 凝乳块状或豆渣样白带 见于假丝酵母菌阴道病。

4. 灰白色匀质鱼腥味白带 见于细菌性阴道病。

5. 脓性白带 色黄或黄绿，黏稠，有臭味，为细菌感染所致。见于淋病奈瑟菌阴道炎、急性子宫颈炎、阴道癌或宫颈癌等。

6. 血性白带 白带中混有血液，血量多少不一，考虑生殖道肿瘤、宫颈息肉、宫颈柱状上皮异位合并感染或子宫黏膜下肌瘤等。放置宫内节育器亦可引起血性白带。

7. 水样白带 持续流出淘米水样白带且奇臭者，考虑晚期子宫颈癌、阴道癌或黏膜下肌瘤伴感染；间断性排出清澈、黄红色或红色水样白带，考虑输卵管癌。

三、下腹痛

多由妇科疾病引起，也可来自内生殖器以外的疾病，应注意鉴别。

（一）急性下腹痛

起病急骤，疼痛剧烈，常伴恶心、呕吐、发热等。

1. 下腹痛伴阴道流血 有或无停经史，多与病理妊娠有关。常见于输卵管妊娠及流产。若为输卵管妊娠流产或破裂，为突发患侧下腹撕裂样剧痛，随后疼痛缓解或肛门坠胀感，伴恶心、呕吐，常并发休克；若为流产所致，疼痛常位于下腹正中，呈阵发性。

2. 下腹痛伴发热 见于急性盆腔炎、子宫内膜炎、输卵管卵巢脓肿、急性阑尾脓肿及子宫肌瘤红色变性等。

3. 下腹痛伴附件肿块 见于卵巢肿瘤或卵巢非赘生性囊肿扭转或破裂、子宫浆膜下肌瘤扭转、子宫肌瘤变性等。

（二）慢性下腹痛

起病缓慢，多为隐痛或钝痛，病程长，有时与月经周期有关。

1. 周期性的慢性下腹痛

（1）经期下腹痛 经期进行性加重的下腹坠胀痛，有时伴有性交痛，见于子宫内膜异位症或子宫腺肌病；月经前后下腹痛，见于子宫后倾后屈位、原发性痛经、宫颈狭窄和慢性盆腔炎等疾病；周期性下腹痛但无月经来潮，见于先天性生殖道畸形、术后宫腔或宫颈管粘连等。

（2）月经间期下腹痛 见于排卵期腹痛。

2. 无周期性慢性下腹疼痛 见于下腹部手术后组织粘连、盆腔炎性疾病后遗症及妇科肿瘤等。

四、外阴瘙痒

多由外阴各种不同病变引起，外阴正常者也可发生。严重者可影响患者的生活和工作。

（一）原因

1. 局部原因 外阴阴道假丝酵母菌病和滴虫阴道炎是引起外阴瘙痒最常见的原因。细菌性阴道病、萎缩性阴道炎、阴虱、湿疹、外阴尖锐湿疣、外阴鳞状上皮增生，药物过敏或不良卫生习惯等也可引起外阴瘙痒。

2. 全身原因 糖尿病、黄疸、重度贫血、妊娠期肝内胆汁淤积症、雌激素水平下降等。

3. 不明原因的外阴瘙痒。

（二）临床表现

外阴瘙痒常为阵发性发作，也可为持续性，通常夜间加重。瘙痒程度因不同疾病和不同个体有明显差异。外阴阴道假丝酵母菌病、滴虫阴道炎以外阴瘙痒、白带增多为主要症状。外阴上皮非瘤样病变以外阴奇痒为主要症状，伴有外阴皮肤色素脱失。糖尿病患者尿糖对外阴皮肤刺激，特别是并发阴道假丝酵母菌病时，外阴瘙痒特别严重。黄疸、重度贫血等慢性疾病患者出现外阴瘙痒时，常为全身瘙痒的一部分。妊娠期肝内胆汁淤积症可出现包括外阴在内的全身皮肤瘙痒。无原因的外阴瘙痒一般仅发生在生育年龄或绝经后妇女，外阴瘙痒症状严重，难以忍受，但局部皮肤和黏膜外观正常，或仅有抓痕和血痂。

五、下腹部肿块

下腹肿块可能是患者本人无意发现，或做妇科检查或超声检查时发现。可来自生殖道、肠道、泌尿道或腹壁，根据发生部位不同可分为以下情况。

（一）子宫增大

1. 妊娠子宫 有停经史，随着孕周增加子宫逐渐增大。

2. 子宫肌瘤 子宫不规则增大，或表面有单个或多个球形隆起，伴有月经的改变。

3. 子宫腺肌病 子宫均匀增大，通常不超过妊娠 3 个月子宫大，伴有进行性加重的痛经或经量增多。

4. 子宫恶性肿瘤 绝经后子宫增大伴有不规则阴道流血，应考虑子宫内膜癌、子宫肉瘤；有生育史或葡萄胎史，子宫增大、外形不规则伴有不规则流血时，应考虑妊娠滋养细胞肿瘤。

5. 宫腔阴道积血或宫腔积脓 青春期无月经来潮伴有周期性腹痛，并扪及正中下腹部肿块，考虑处女膜闭锁或阴道无孔横膈。子宫内膜癌、宫颈癌合并宫腔积脓可导致子宫增大。

6. 子宫畸形 双子宫或残角子宫可扪及子宫另一侧有与其对称或不对称的包块，两者相连，硬度相似。

（二）附件肿块

1. 输卵管妊娠 肿块位于子宫旁，大小、性状不一，有明显触痛。患者有短期停经史，随后有阴道少量流血及腹痛。

2. 附件炎性肿块 肿块多为双侧性，位于子宫两旁，与子宫有粘连，压痛明显，患者可有发热、不孕及腹痛史等。如输卵管、卵巢囊肿或脓肿，输卵管积水，盆腔包裹性积液。

3. 卵巢子宫内膜异位囊肿 多为与子宫有粘连、活动受限、有压痛的囊性肿块，可有继发性痛经、性交痛、不孕等病史。

4. 卵巢非赘生性囊肿 如黄体囊肿、黄素化囊肿。

5. 卵巢肿瘤 良性肿瘤多为单侧、囊性、形态规则、表面光滑，可活动；恶性肿瘤表现为双侧、实性、形态不规则、表面凸凹不平，活动受限、有压痛。

（三）其他部位

1. 肠道及肠系膜肿块 见于粪块嵌顿、阑尾脓肿、肠系膜肿块、结肠癌等。

2. 泌尿系肿块 见于充盈膀胱、异位肾等。

3. 腹腔肿块 见于腹腔积液、盆腔结核包裹性积液、直肠子宫陷凹脓肿等。

 考点提示

> 妇科常见症状的病因。

4. 腹壁及腹膜后肿块 见于血肿、脓肿、肉瘤、畸胎瘤等。

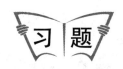

本章小结

·妇科病史采集是疾病诊治的重要步骤，要做到准确与完整。其中现病史、月经史、婚育史的采集与书写应重点掌握。

·盆腔检查是女性生殖器官疾病诊疗的重要手段。其中外阴部检查、阴道窥器检查及双合诊等方法应重点掌握。

·妇科常见症状有阴道流血、白带异常、下腹疼痛、外阴瘙痒和下腹部肿块，掌握上述症状的特征有助于疾病的诊断与鉴别诊断。

习 题

一、选择题

【A1/A2 型题】

1. 采集妇产科病史时，应避免

　　A. 询问患者家属　　　　　　　　　B. 遇患者有难言之隐，单独询问患者

　　C. 结合辅助检查了解病史　　　　　D. 索取外院病情记录

　　E. 暗示、臆测

2. 盆腔检查一般采取何体位

　　A. 自由体位　　　　　B. 平卧位　　　　　C. 膀胱截石位

　　D. 胸膝卧位　　　　　E. 臀高头低位

3. 对未婚者应用的检查方法是

　　A. 双合诊　　　　　　B. 三合诊　　　　　C. 直肠－腹部诊

　　D. 阴道扪诊　　　　　E. 均不对

4. 关于双合诊的检查方法，下面步骤不对的是

　　A. 手指沿阴道前壁进入阴道　　　　B. 沿阴道后壁进入阴道

　　C. 可涂润滑剂　　　　　　　　　　D. 应摸清阴道的深度

　　E. 宫颈扪诊

5. 盆腔检查的基本要求不包括

　　A. 检查前应解净尿液　　　　　　　B. 尽量避免经期做盆腔检查

　　C. 未婚患者禁做双合诊及阴道窥器检查　D. 所有盆腔检查均取膀胱截石位

　　E. 检查时应每人一垫单，避免交叉感染

6. 阴道窥器检查不正确的是

　　A. 选用适当大小的阴道窥器

　　B. 为减轻插入阴道口时的不适感，可用润滑剂润滑窥器两叶前端

　　C. 做宫颈刮片和阴道上 1/3 段涂片细胞学检查，亦可用润滑剂

　　D. 注意防止窥器两叶顶端直接碰伤宫颈以致宫颈出血

E. 无论放入或取出过程中，注意必须旋紧窥器中部螺丝

7. 妇科疾病的常见症状不包括

    A. 阴道流血   B. 白带异常   C. 下腹疼痛

    D. 外阴溃疡   E. 下腹包块

8. 引起阴道流血最常见的原因是

    A. 卵巢内分泌功能失调   B. 与妊娠有关的原因

    C. 生殖器肿瘤   D. 生殖器炎症

    E. 损伤、异物、药物

9. 围绝经期出血，首先应排除

    A. 生殖道恶性肿瘤   B. 功血   C. 子宫肌瘤

    D. 老年性阴道炎   E. 均不是

10. 肿块为双侧性，位于子宫两旁，与子宫粘连，压痛明显，常为

    A. 输卵管妊娠   B. 盆腔炎性包块   C. 卵巢肿瘤

    D. 绒癌   E. 输卵管癌

11. 章某，女，38岁。怀孕6次，其中足月产2次，无早产，流产3次，现存子女1人，其生育史可简写为

    A. 2 - 0 - 3 - 1   B. 6 - 3 - 0 - 2   C. 6 - 2 - 0 - 3

    D. 6 - 2 - 3 - 0   E. 3 - 2 - 1 - 0

12. 林某，女，30岁。因突发性下腹痛就诊。体检：心率105次/分，面色苍白，血压80/60mmHg。辅检：B超子宫正常大，左附件区囊性占位，盆腔中度积液。对本病例最有价值的是

    A. 有无外伤史   B. 有无停经史   C. 有无恶心、呕吐

    D. 腹痛情况   E. 有无昏厥

【B型题】

(13~14题共用备选答案)

    A. 子宫肌瘤   B. 排卵性功血   C. 流产

    D. 早期宫颈癌   E. 经间出血

13. 性交出血可考虑

14. 停经50天阴道流血最常见的是

二、思考题

1. 简述妇科双合诊的操作步骤。

2. 阴道流血的原因有哪些？

（徐 芹）

第十七章 女性生殖系统炎症

学习目标

1. **掌握** 阴道炎的病因、传播途径、诊断和治疗；子宫颈炎的病因、病理、诊断和治疗；盆腔炎性疾病的病因、传播途径、病理、诊断和治疗。

2. **熟悉** 前庭大腺炎的临床表现和治疗。

3. **了解** 女性生殖系统自然防御机制；非特异性外阴炎的病因、临床表现及治疗。

4. 具有诊治女性生殖道炎症的能力；能行阴道分泌物涂片检查；能行慢性子宫颈炎物理治疗。

5. 能与患者进行良好的沟通，开展预防女性生殖系统炎症的健康教育。

女性生殖系统炎症是妇科常见病，各年龄组均可发病，主要有外阴炎、阴道炎、宫颈炎及盆腔炎（子宫内膜炎、输卵管炎、输卵管卵巢炎、盆腔腹膜炎及盆腔组织炎）。炎症可局限于一个部位，也可同时累及几个部位。若急性期未得到彻底治愈，可转为慢性。

女性生殖道外邻肛门和尿道口，内通腹腔，病原体易于侵入，但由于女性生殖道的解剖和生理特点，使其具有完善的自然防御功能，一般不会引起炎症。

1. 女性生殖道的自然防御功能

（1）两侧大阴唇自然合拢，遮盖阴道口、尿道口。

（2）由于盆底肌肉的作用，阴道口闭合，阴道前后壁紧贴，可防止外界污染。

（3）阴道自净作用 生理情况下，卵巢分泌的雌激素使阴道上皮增生变厚，增强抵御病原体入侵的能力，同时阴道乳酸杆菌将上皮细胞中的糖原分解成乳酸，维持阴道正常的酸性环境（pH≤4.5，多在3.8～4.4），抑制其他病原体生长。

（4）宫颈内口紧闭，宫颈管腺体分泌大量黏液形成胶冻状黏液栓，阻止病原体入侵；黏液栓呈碱性，内含乳铁蛋白、溶菌酶等物质，可抑制嗜酸性细菌侵入子宫内膜。

（5）育龄妇女子宫内膜周期性剥脱，可及时清除宫腔内的感染。

（6）输卵管向宫腔单向性蠕动及输卵管黏膜上皮细胞纤毛向宫腔方向摆动，均有利于阻止病原体的侵入。

（7）生殖道免疫系统 生殖道黏膜如宫颈和子宫聚集有不同数量淋巴组织及散在淋巴细胞（T、B淋巴细胞）。此外，中性粒细胞、巨噬细胞、补体以及一些细胞因子，均在局部有重要的免疫功能，发挥抗感染作用。

2. 阴道正常微生物群 正常阴道内有微生物寄居形成阴道正常微生物群，其中乳酸杆菌占优势，并存各种厌氧菌和需氧菌。

（1）革兰阳性需氧菌及兼性厌氧菌 乳杆菌、非溶血性链球菌及表皮葡萄球菌等。

（2）革兰阴性需氧菌及兼性厌氧菌 加德纳菌（革兰染色变异，有时呈阳性）、大肠埃希菌及摩根菌等。

（3）专性厌氧菌　消化球菌、消化链球菌、类杆菌及梭杆菌等。

（4）支原体及假丝酵母菌。

3. 阴道生态系统的平衡　正常阴道内有多种微生物存在，由于阴道与这些微生物之间形成生态平衡，因此，这些微生物并不致病。乳杆菌、雌激素及阴道 pH 值在维持阴道生态平衡中起重要作用。若阴道内生态平衡被打破或外源病原体侵入，即可导致炎症发生。如雌激素水平、频繁性交和阴道灌洗等可改变阴道 pH，长期使用抗生素抑制乳杆菌生长、机体免疫力低下，均可影响阴道的生态平衡，从而引起炎症。

> **考点提示**
> 女性生殖道的自然防御功能；阴道正常微生物。

第一节　外阴及前庭大腺炎症

一、非特异性外阴炎

非特异性外阴炎是指由物理、化学因素引起的外阴皮肤或黏膜的非特异性炎症。

（一）病因

1. 阴道分泌物、月经血、尿液及粪便　常刺激外阴，若不注意皮肤清洁易引起外阴炎。

2. 疾病　尿瘘患者尿液、粪瘘患者粪便、糖尿病患者糖尿长期刺激外阴易引起炎症。

3. 其他　穿紧身化纤内裤、经期使用卫生巾导致局部通透性差，局部潮湿，可引起外阴炎。

（二）临床表现

1. 症状　外阴皮肤瘙痒、疼痛、烧灼感，于活动、性交、排尿及排便时加重。

2. 体征　外阴局部充血、肿胀、糜烂，伴有抓痕，严重者形成溃疡或湿疹。慢性炎症可使皮肤增厚、粗糙、皲裂，有时呈苔藓样变。

（三）治疗

1. 病因治疗　积极祛除病因。

2. 局部治疗　用 0.1% 聚维酮碘液或 1∶5000 高锰酸钾液坐浴（每日 2 次，每次 15 ~ 30 分钟），坐浴后局部涂抗生素软膏；或用中药熏洗外阴；急性期可选用微波或红外线局部物理治疗。

3. 全身治疗　若局部炎症较重，可给予抗生素治疗。

二、前庭大腺炎

病原体侵入前庭大腺引起的炎症，称为前庭大腺炎。育龄妇女多见。

（一）病因

多为性交、月经期、分娩等情况污染外阴部时发生炎症。主要病原体为葡萄球菌、大肠埃希菌、肠球菌、淋病奈瑟菌、沙眼衣原体等。急性炎症发作时，病原体侵犯腺管，引起前庭大腺导管炎，腺管开口因肿胀或渗出物凝聚而阻塞，脓液不能外流，积存而形成脓肿，称前庭大腺脓肿。

（二）临床表现

1. 症状　炎症多为一侧。初起时外阴局部肿胀、疼痛、灼热感，行走不便。

2. 体征　局部皮肤红肿、发热、压痛明显。脓肿形成时，疼痛加剧，可触及波动感。脓肿增大可自行破溃。腹股沟淋巴结可呈不同程度肿大。

（三）治疗

1. 急性期　卧床休息；局部保持清洁，选用清热、解毒中药坐浴或热敷；抗生素治疗。

2. 脓肿形成　切开引流及造口术，并放置引流条。

三、前庭大腺囊肿

前庭大腺囊肿系因腺管开口部阻塞，分泌物积聚于腺腔而形成。

（一）病因

1. 前庭大腺脓肿　急性期炎症消退后，腺管阻塞，脓液被吸收变为黏液不能排出。

2. 前庭大腺管损伤　如会阴侧切时损伤腺管，会阴、阴道裂伤后瘢痕形成阻塞腺管口。

3. 其他　天性腺管狭窄或腺腔内黏液浓稠，分泌物排出不畅。

（二）临床表现

1. 症状　若囊肿小且无感染，无自觉症状，多为妇科检查时发现；若囊肿大，患者可有外阴坠胀感或性交不适。

2. 体征　囊肿位于外阴部后下方，多呈椭圆形，大小不等。囊肿多为单侧，也可为双侧。

 考点提示

外阴炎、前庭大腺炎、前庭大腺囊肿的病因、临床表现。

（三）治疗

手术、CO_2 激光或微波行前庭大腺囊肿造口术。

第二节　阴　道　炎

案例讨论

[案例]

杨某，女性，已婚，29 岁，因外阴瘙痒、阴道分泌物增多 7 天，尿频、尿急、尿痛 3 天就诊。

1 周前感觉外阴瘙痒，阴道分泌物增多，3 天前出现尿频、尿急、尿痛，未进行任何治疗。妇科检查：外阴红肿，阴道内及宫颈有黄白色泡沫状稀薄分泌物附着，擦去分泌物，可见阴道黏膜充血，宫颈有出血斑点，子宫前倾前屈，大小正常，无压痛，双侧附件无异常。

血常规：Hb 110g/L，WBC 7×10^9/L，Plt 145×10^9/L。B 超：子宫及附件无异常。

[讨论]

1. 该案例诊断及诊断依据是什么？

2. 针对该患者的情况，应如何处理？

一、滴虫阴道炎

滴虫阴道炎是由阴道毛滴虫引起的阴道炎症，是性传播疾病之一。

（一）病原体

阴道毛滴虫属厌氧性寄生虫，适宜在温度25~40℃、pH 5.2~6.6的潮湿环境中生长。滴虫能在3~5℃生存21日，在46℃生存20~60分钟，在半干燥环境中生存约10小时；在pH 5以下或7.5以上环境中则不生长。月经前后阴道pH发生变化，月经后接近中性，隐藏在腺体及阴道皱襞中的滴虫得以繁殖，引起炎症发作。滴虫能消耗或吞噬阴道上皮细胞内的糖原，阻碍乳酸生成，使阴道pH升高，利于其繁殖；滴虫能消耗氧，使阴道成为厌氧环境，易致厌氧菌繁殖。滴虫不仅感染阴道，还可侵及尿道、尿道旁腺、膀胱、肾盂以及男性的包皮皱褶、尿道或前列腺。

（二）传播方式

1. 直接传播 性生活是主要的传播方式。

2. 间接传播 经公共浴池、浴巾、游泳池、坐便器、污染的器械及敷料等传播。

（三）临床表现

潜伏期为4~28日。

1. 症状 25%~50%患者初期感染无症状。

（1）外阴瘙痒 外阴及阴道瘙痒，间或有灼热、疼痛、性交痛等。

（2）阴道分泌物增多 分泌物特点为稀薄脓性、黄绿色、泡沫状、有臭味。

（3）其他症状 若合并尿路感染，可有尿频、尿痛、尿急或血尿。滴虫能吞噬精子，且阻碍乳酸生成，可影响精子在阴道内存活，可致不孕。

2. 体征 阴道黏膜充血，严重者有散在出血点，宫颈有出血斑点，形成"草莓样"宫颈，后穹隆有多量灰黄色、黄白色泡沫状稀薄液体或黄绿色脓性分泌物附着。带虫者阴道黏膜无异常改变。

（四）诊断

典型病例依据病史和体征即可做出临床诊断。在阴道分泌物中找到滴虫，即可确诊。最简便的方法是阴道分泌物悬滴法：取一滴0.9%氯化钠温溶液放于玻片上，在阴道后穹隆取少许分泌物混于盐水中，立即在低倍光镜下寻找，发现滴虫可确诊。若多次悬滴法未能发现滴虫时，可送分泌物培养，准确性达98%左右。取分泌物前24~48小时避免性交、阴道灌洗或局部用药，分泌物取出后应及时送检并注意保暖，否则滴虫活动力减弱，辨认困难。

（五）治疗

1. 全身用药 口服药物的治愈率达90%~95%。初次治疗可选择甲硝唑2g，一次顿服；或甲硝唑400mg，每日2次，连服7日；或选择替硝唑。服药后偶见胃肠道反应（如食欲减退、恶心、呕吐），偶见头痛、皮疹、白细胞减少等，一旦发现应停药。甲硝唑用药期间及停药24小时内，替硝唑用药期间及停药72小时内禁止饮酒，哺乳期用药不宜哺乳。

2. 局部用药 不能耐受口服药物或不适宜全身用药者，可选择局部用药。先用1:5000高锰酸钾液冲洗阴道，再取甲硝唑栓剂200mg，塞入阴道，每晚1次，用7~10日。

3. 妊娠合并滴虫阴道炎的治疗 用药方法同前。对胎儿有危害的药物中，甲硝唑属B

类药物，用药前应取得患者及家属的知情同意。

4. 性伴侣的治疗 性伴侣应同时进行治疗，患者及性伴侣治愈前应避免无保护性交。

5. 注意事项 为避免重复感染，患者的内裤及毛巾应煮沸 5～10 分钟以消灭病原体；治疗后检查滴虫阴性时，应于下次月经后继续治疗一个疗程，方法同前，以巩固疗效。

二、外阴阴道假丝酵母菌病

外阴阴道假丝酵母菌病（VVC）是由假丝酵母菌引起的外阴阴道炎症。

（一）病因

1. 病原体 80%～90% 的病原体为白假丝酵母菌。假丝酵母菌对热的抵抗力不强，加热至 60℃1 小时即死亡；但对干燥、日光、紫外线及化学制剂等抵抗力较强。酸性环境适宜假丝酵母菌生长，有假丝酵母菌感染的阴道 pH 多在 4.0～4.7，通常 <4.5。白假丝酵母菌为机会致病菌，10%～20% 非孕妇女及 30% 孕妇阴道中有此菌寄生，但菌量极少，呈酵母相，不引起症状。当阴道内糖原增加、酸度增高及机体免疫能力下降、假丝酵母菌大量繁殖呈菌丝相时才出现炎症症状。

2. 诱因 妊娠、糖尿病、长期应用抗生素、大量应用免疫抑制剂、接受大量雌激素治疗、穿紧身化纤内裤及肥胖等。

（二）传染途径

1. 内源性传染 主要传染方式，假丝酵母菌寄生于阴道、口腔、肠道，条件适宜可引起感染。这 3 个部位的假丝酵母菌可互相传染。

2. 直接传染 少数通过性行为传染。

3. 间接传染 极少通过公共浴池、污染的衣物及医疗敷料等传染。

（三）临床表现及分类

1. 临床表现

（1）症状 ①外阴瘙痒：外阴及阴道瘙痒、灼痛、可伴有尿频、尿痛及性交痛。②阴道分泌物增多：急性期分泌物多，分泌物呈白色稠厚凝乳状或豆腐渣样。

（2）体征 外阴红斑、水肿，小阴唇内侧及阴道黏膜附有白色稠厚凝乳状物，擦去后露出红肿黏膜面，有时可见糜烂及浅表溃疡。

2. 分类 分为单纯性外阴阴道假丝酵母菌病和复杂性外阴阴道假丝酵母菌病（表 17-1）。

表 17-1 外阴阴道假丝酵母菌病临床分类

	单纯性 VVC	复杂性 VVC
发生频率	散发或非经常发作	复发性
临床表现	轻到中度	重度
真菌种类	白假丝酵母菌	非白假丝酵母菌
宿主情况	免疫功能正常	应用免疫抑制剂、免疫功能低下、未控制糖尿病、妊娠

（四）诊断

典型病例依据病史和体征即可做出临床诊断。若在阴道分泌物中找到芽生孢子或假菌丝，即可确诊。方法是 10% 氢氧化钾溶液湿片法：取一滴 10% 氢氧化钾溶液放于玻片上，取分泌物混于溶液中，在光镜下寻找，发现芽孢和假菌丝可确诊。若有症状而多次检查均为阴性，可采用培养法。

（五）治疗

1. 消除诱因 积极治疗糖尿病，正确使用抗生素、雌激素及糖皮质激素。勤换内裤，用开水烫洗用过的内裤、盆及毛巾。

2. 单纯性 VVC 的治疗 以局部治疗为主。全身用药与局部用药的疗效相似，治愈率80% ～90% 。

（1）局部用药 可选用下列药物放于阴道内。

1）克霉唑栓剂：每晚 1 粒（150mg），连用 7 日；或每日早、晚各 1 粒（150mg），连用 3 日；或 1 粒（500mg），单次用药。

2）咪康唑栓剂：每晚 1 粒（200mg），连用 7 日；或每晚 1 粒（400mg），连用 3 日；或 1 粒（1200mg），单次用药。

3）制霉菌素栓剂：每晚 1 粒（10 万 U），连用 10 ～14 日。

（2）全身用药 对不能耐受局部用药者、未婚妇女及不愿采用局部用药者，可选用口服药物。常用药物：氟康唑 150mg，顿服。

3. 复杂性 VVC 的治疗

（1）严重 VVC 延长治疗时间。若为局部用药，延长为 7 ～ 14 日；若口服氟康唑150mg，则 72 小时后加服 1 次。症状严重者，局部应用低浓度糖皮质激素软膏或唑类霜剂。

（2）复发性外阴阴道假丝酵母菌病（RVVC）的治疗 一年内有症状并经真菌学证实的 VVC 发作 4 次或以上，称为 RVVC。发生率约 5%。抗真菌治疗分为初始治疗及巩固治疗，在初始治疗达到真菌学治愈后，给予巩固治疗至半年。初始治疗方案：若口服氟康唑150mg，则第 4 日、第 7 日各加服 1 次；若为局部治疗，延长治疗时间为 7 ～14 日。巩固治疗方案：口服氟康唑 150mg，每周 1 次，连续 6 个月；或克霉唑栓剂 500mg，塞入阴道，每周 1 次，连用 6 个月。

RVVC 应做真菌培养确诊后，方可用药治疗。治疗期间定期复查监测疗效及药物不良作用，一旦发现不良作用，立即停药。

（3）妊娠合并 VVC 的治疗 局部治疗为主，禁用口服唑类药物。

4. 性伴侣治疗 无需对性伴侣进行常规治疗。对有症状男性应进行假丝酵母菌检查及治疗，预防女性重复感染。

5. 随访 若症状持续存在或诊断后 2 个月内复发者，需再次复诊。

三、细菌性阴道病

细菌性阴道病（BV）为阴道内正常菌群失调所致的一种混合感染，但临床及病理特征无炎症改变。

（一）病因

细菌性阴道病时，阴道内乳酸杆菌减少而其他细菌大量繁殖，主要有加德纳菌、厌氧菌（动弯杆菌、类杆菌、消化链球菌等）和支原体，其中以厌氧菌居多。促使阴道菌群发生变化的原因不清楚，可能与频繁性交、多个性伴侣或阴道灌洗使阴道碱化有关。

（二）临床表现

10% ～40% 无症状。

1. 症状 阴道分泌物增多，有鱼腥臭味，偶有轻度外阴瘙痒或烧灼感。

2. 体征 阴道壁有灰白色、薄而均质的分泌物黏附，黏度很低，将分泌物从阴道壁拭去，阴道黏膜无充血。

（三）诊断

Amsel 临床诊断标准，下列 4 项中有 3 项阳性，即可临床诊断。

1. 匀质、稀薄、白色的阴道分泌物。

2. 阴道分泌物 pH > 4.5

3. 检出线索细胞 取少许阴道分泌物放在玻片上，加 1 滴生理盐水混合，高倍显微镜下寻找线索细胞 > 20%，可确诊。线索细胞即阴道脱落的表层细胞，边缘黏附大量颗粒状物（主要是加德纳菌），细胞边缘不清或呈锯齿形。

4. 胺臭味试验（whiff test）阳性 取少许阴道分泌物放在玻片上，加入 10% 氢氧化钾溶液 1～2 滴，产生鱼腥臭味。

（四）鉴别诊断

与其他阴道炎鉴别（表 17 - 2）。

表 17 - 2 细菌性阴道病与其他阴道炎的鉴别诊断

	细菌性阴道病	滴虫阴道炎	外阴阴道假丝酵母菌病
症状	分泌物增多，无或轻度瘙痒	分泌物多，轻度瘙痒	重度瘙痒，烧灼感
分泌物特点	白色、匀质，腥臭味	稀薄、脓性，泡沫状	白色、豆腐渣样
阴道黏膜	正常	散在出血点	水肿、红斑
显微镜检查	线索细胞，极少白细胞	阴道毛滴虫，多量白细胞	芽生孢子及假菌丝，少量白细胞
胺试验	阳性	可为阳性	阴性
阴道 pH	> 4.5	> 4.5	< 4.5
治疗	甲硝唑、替硝唑	甲硝唑、替硝唑	氟康唑、制霉菌素

（五）治疗

主要选用抗厌氧菌药物。全身用药与局部用药疗效相似，治愈率 80% 左右。

1. 全身用药 首选甲硝唑 400mg，口服，每日 2 次，连服 7 日；或克林霉素 300mg，口服，每日 2 次，连服 7 日。

2. 局部用药 先用 1∶5000 高锰酸钾液冲洗阴道，再取甲硝唑栓剂 200mg，塞入阴道，每晚 1 次，连用 7 日；或 2% 克林霉素软膏，阴道涂搽，每晚 1 次，连用 7 日。

3. 妊娠期细菌性阴道病的治疗 细菌性阴道病与不良妊娠结局（如绒毛膜羊膜炎、胎膜早破、早产、产后子宫内膜炎等）有关，故均需治疗。治疗方法同前。

4. 性伴侣的治疗 性伴侣不需常规治疗。

5. 随访 治疗后无症状者不需常规随访。对妊娠合并细菌性阴道病需要随访治疗效果。

四、萎缩性阴道炎

萎缩性阴道炎常见于自然绝经或人工绝经后妇女，也可见于产后闭经、卵巢早衰、卵巢切除或药物假绝经治疗的妇女。

（一）病因

卵巢功能衰退，雌激素水平降低，阴道黏膜萎缩、变薄，上皮细胞内糖原减少，阴道内 pH 增高（5.0～7.0），局部抵抗力降低，致病菌易侵入生长繁殖而引起炎症。

（二）临床表现

1. 症状

（1）外阴瘙痒　外阴及阴道瘙痒，可伴有灼热感、性交痛等。

（2）阴道分泌物增多　分泌物特征是稀薄，呈淡黄色，严重时呈脓血性白带。

2. 体征　阴道呈萎缩性改变，阴道黏膜充血，有散在点状出血点，有时见浅表溃疡。溃疡面可与对侧粘连，严重时造成阴道狭窄甚至闭锁，炎症分泌物引流不畅可导致阴道积脓或宫腔积脓。

（三）诊断

根据患者年龄、病史和临床表现，排除其他特异性炎症，即可诊断。取阴道分泌物检查，镜下见大量基底层细胞及白细胞而无滴虫及假丝酵母菌。对有血性白带者，需常规做宫颈细胞学检查、子宫内膜分段诊刮，以排除宫颈癌、子宫内膜癌。对阴道壁肉芽组织及溃疡，可行局部活组织检查，排除阴道癌。

（四）治疗

治疗原则为增加阴道抵抗力，抑制细菌生长。

1. 病因治疗　补充雌激素可增加阴道抵抗力，是治疗萎缩性阴道炎的主要方法。

（1）局部给药　雌三醇软膏，局部涂抹，每日 1～2 次，连用 14 日。

（2）全身给药　尼尔雌醇，口服，首次 4mg，以后每 2～4 周 1 次，每次 2mg，维持 2～3 个月；或替勃龙 2.5mg，每日 1 次。

> **考点提示**
> 阴道炎的病因、分泌物特点、诊断及治疗。

2. 抗生素治疗　先用 1% 乳酸冲洗阴道，再取甲硝唑栓剂 200mg，塞入阴道，每日 1 次，共 7～10 日。

第三节　子宫颈炎症

子宫颈炎症是妇科常见的疾病之一，包括宫颈阴道部炎症及宫颈管黏膜炎症。临床以急性子宫颈管黏膜炎多见，若急性子宫颈炎未经及时诊治或病原体持续存在，可导致慢性子宫颈炎症。

一、急性子宫颈炎

急性子宫颈炎指宫颈阴道部及宫颈管黏膜组织发生的急性炎症。好发于生育年龄妇女。

（一）病因

1. 病原体

（1）性传播疾病病原体　主要为淋病奈瑟菌及沙眼衣原体感染。淋病奈瑟菌除感染子宫颈管柱状上皮，还常侵袭尿道移行上皮、尿道旁腺及前庭大腺。

（2）内源性病原体　与细菌性阴道病病原体、生殖支原体感染有关。

（3）部分患者病原体不清楚。

2. 分娩、流产、妇产科手术致宫颈损伤，病原体侵入引起感染。

3. 阴道、宫颈异物并发感染。

4. 物理或化学因素刺激宫颈引起炎症。

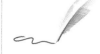

（二）病理

肉眼见宫颈红肿，宫颈管黏膜充血、水肿，脓性分泌物经宫颈外口流出。镜下见血管充血，黏膜、黏膜下组织、腺体周围有大量中性粒细胞浸润，腺腔中有脓性分泌物。

（三）临床表现

1. 症状 多无症状。有症状者主要表现为阴道黏液脓性分泌物增多，外阴瘙痒、灼热感，伴有腰酸、下腹坠痛，或可出现经间期出血、性交后出血等症状。若合并尿路感染，可出现尿急、尿频、尿痛。

2. 妇科检查 宫颈充血、水肿、黏膜外翻，有脓性分泌物从宫颈管流出，宫颈触痛，质脆，触之易出血。若为淋病奈瑟菌感染，可见尿道口、阴道口黏膜充血、水肿以及多量脓性分泌物。

（四）诊断

出现两个特征性体征之一、显微镜检查宫颈管或阴道分泌物白细胞增多，可做出急性宫颈炎的初步诊断。宫颈炎症诊断后，需进一步做衣原体及淋病奈瑟菌的检测。

1. 两个特征性体征 具备一个或两个

（1）宫颈管或宫颈管棉拭子标本上，肉眼见到脓性或黏液脓性分泌物。

（2）用棉拭子擦拭子宫颈管时，容易诱发宫颈管内出血。

2. 白细胞检测 宫颈管分泌物或阴道分泌物中白细胞增多，后者需排除引起白细胞增多的阴道炎症。

（1）宫颈管脓性分泌物涂片做革兰染色，中性粒细胞＞30/高倍视野。

（2）阴道分泌物涂片，白细胞＞10/高倍视野。

3. 病原体检测 应作衣原体及淋病奈瑟菌的检测，以及有无细菌性阴道病及滴虫阴道炎。

（1）检测淋病奈瑟菌的方法 ①分泌物涂片革兰染色：查找中性粒细胞内有无革兰阴性双球菌，但敏感性、特异性差。②淋病奈瑟菌培养：为诊断淋病的金标准方法。③核酸检测：核酸扩增方法的敏感性、特异性高。

（2）检测沙眼衣原体的方法 ①衣原体培养：临床少用。②酶联免疫吸附试验：检测沙眼衣原体抗原，为临床常用的方法。③核酸检测：核酸扩增法为检测衣原体感染敏感、特异性的方法。

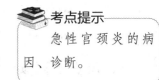

考点提示

急性宫颈炎的病因、诊断。

（五）治疗

主要为抗菌药物治疗。

1. 经验性抗生素治疗 未获得病原体检测结果前，考虑衣原体感染，用阿奇霉素1g单次顿服；或多西环素100mg，每日2次，连服7日。

2. 针对病原体的抗生素治疗 获得病原体者，针对病原体选择抗生素。

（1）单纯急性淋病奈瑟菌性宫颈炎 主张大剂量、单次给药，常用药物有头孢菌素，如头孢曲松钠250mg，单次肌内注射；或大观霉素4g，单次肌内注射。

（2）沙眼衣原体感染性子宫颈炎 治疗药物：①四环素类，如多西环素100mg，每日2次，连服7日；②红霉素类，如阿奇霉素1g，单次顿服，或红霉素500mg，每日4次，连服7日；③喹诺酮类，如氧氟沙星300mg，每日2次，连服7日。

（3）淋病奈瑟菌伴衣原体感染　同时应用抗淋病奈瑟菌和抗衣原体感染的药物。

（4）合并细菌性阴道病　同时治疗细菌性阴道病，否则将导致子宫颈炎持续存在。

3. 性伴侣的处理　若病原体为淋病奈瑟菌、沙眼衣原体，其性伴应进行相应的检查及治疗。

4. 随访　治疗后症状持续存在者，应随诊。对持续性宫颈炎症，了解有无再次感染性传播疾病，性伙伴是否已进行治疗，阴道菌群失调是否持续存在。

二、慢性子宫颈炎

慢性子宫颈炎指子宫颈间质内有大量淋巴细胞、浆细胞等慢性炎细胞浸润，可伴有子宫颈腺上皮及间质的增生和鳞状上皮化生。

（一）病因

1. 病原体感染　与淋病奈瑟菌、沙眼衣原体、厌氧菌、葡萄球菌、链球菌、肠球菌等病原体持续感染有关。

2. 其他　急性子宫颈炎症未治疗或治疗不彻底。

（二）病理

1. 慢性子宫颈管黏膜炎　由于子宫颈管黏膜皱襞较多，感染后容易形成持续性子宫颈黏膜炎。病变局限于宫颈管黏膜及黏膜下组织，宫颈阴道部外观光滑，宫颈口充血、发红，宫颈管内有黏液及脓性分泌物。

2. 子宫颈肥大　慢性炎症的长期刺激，宫颈组织充血、水肿，腺体及间质增生。此外，子宫颈深部的腺囊肿也可使子宫颈呈不同程度肥大，硬度增加。

3. 子宫颈息肉　是指子宫颈管腺体和间质的局限性增生，并向宫颈外口突出形成息肉。子宫颈息肉通常为一个或多个，呈舌型，大小不等，色红，质软而脆，易出血，可有蒂，蒂宽窄不一，根部可附在宫颈外口，也可在子宫颈管内。子宫颈息肉极少恶变。

> **知识链接**
>
> **宫颈糜烂**
>
> 　　曾将"宫颈糜烂"认为是慢性宫颈炎最常见的病理类型之一，但目前明确"宫颈糜烂"不是病理学上的上皮脱落、溃疡所致的真性糜烂，而是由于雌激素变化。原发在宫颈管内的单层柱状上皮外移，取代宫颈阴道部鳞状上皮，由于柱状上皮菲薄，其下间质透出而呈红色，肉眼观呈细颗粒状红色区。因此，"宫颈糜烂"作为慢性子宫颈炎症的诊断术语已不再恰当。子宫颈糜烂样改变只是一个临床征象，可为生理性改变，也可为病理性改变。
>
> 　　生理性柱状上皮异位多见于青春期、生育年龄妇女雌激素分泌旺盛者、口服避孕药或妊娠期。

（三）临床表现

1. 症状　多无症状。少数以阴道分泌物增多为主要症状，分泌物呈乳白色黏液状，或呈淡黄色脓性，偶有外阴瘙痒或不适；若息肉形成，可有血性白带或性交后出血；宫颈黏稠脓性分泌物不利于精子穿过，可造成不孕；若炎症侵及膀胱，可有尿急、尿频；若炎症扩散到盆腔，可有腰骶部疼痛和下腹坠痛。

2. 妇科检查 子宫颈呈糜烂样改变，或有黄色分泌物覆盖子宫颈口或从子宫颈口流出，或见子宫颈息肉或子宫颈肥大。

（四）诊断及鉴别诊断

根据临床表现可初步做出诊断，但应注意将妇科检查所发现的阳性体征与子宫颈的常见病理生理改变进行鉴别。

1. 子宫颈柱状上皮异位和子宫颈上皮内瘤变 除慢性子宫颈炎外，子宫颈生理性柱状上皮异位、子宫颈上皮内瘤变，早期子宫颈癌均呈现子宫颈糜烂样改变。对子宫颈糜烂样改变者需进行子宫颈细胞学检查和（或）HPV 检测，必要时行阴道镜及活组织检查以除外子宫颈上皮内瘤变或子宫颈癌。

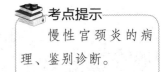

考点提示

慢性宫颈炎的病理、鉴别诊断。

2. 子宫颈腺囊肿 子宫颈腺囊肿多为子宫颈的生理性变化，是由于宫颈腺管口阻塞或狭窄，导致腺体分泌物引流受限，潴留形成囊肿。子宫颈腺管狭窄可以是转化区新生的鳞状上皮覆盖子宫颈腺管口或伸入腺管，也可以是子宫颈局部损伤或子宫颈慢性炎症使腺管口狭窄。检查见宫颈表面突出单个或多个青白色小囊泡。深部的子宫颈腺囊肿，子宫颈表面无异常，表现为子宫颈肥大，应与子宫颈癌鉴别，可行宫颈细胞学检查进行鉴别。

3. 子宫恶性肿瘤 子宫颈息肉应与宫颈恶性肿瘤、宫体恶性肿瘤鉴别。方法是将子宫颈息肉切除，病理组织学检查确诊。

（五）治疗

不同病变采用不同的治疗方法。有糜烂样改变，无临床症状的生理性柱状上皮异位，无须治疗；有糜烂样改变伴有分泌物增多、乳头状增生或接触性出血，做细胞学筛查排除子宫颈上皮内瘤变和子宫颈癌后，可采用物理治疗（包括激光、冷冻、微波等），或药物治疗（中药保妇康栓），以物理治疗最常用。

物理治疗注意事项：①治疗前，应常规筛查宫颈癌。②有急性生殖道炎症列为禁忌。③治疗时间选在月经干净后 3～7 日内进行。④在创面尚未完全愈合期间（4～8 周）禁盆浴、性交和阴道冲洗。⑤术后有阴道分泌物增多，甚至有大量水样排液，术后 1～2 周脱痂时可有少许出血。⑥物理治疗有引起术后出血、子宫颈狭窄、不孕、感染的可能。治疗后须定期复查，观察创面愈合情况直到痊愈，同时注意有无子宫颈管狭窄。

1. 慢性子宫颈管黏膜炎

（1）病因治疗 了解有无沙眼衣原体及淋病奈瑟菌的再次感染、性伴侣是否已进行治疗、阴道微生物群失调是否持续存在，祛除病因。

（2）抗生素治疗 根据宫颈管分泌物培养及药敏试验结果选用抗生素。

（3）物理治疗 对病原体不清者，可试用物理治疗。

2. 子宫颈息肉 行息肉摘除术，将切除息肉送病理组织学检查。

3. 子宫颈肥大 一般无须治疗。

第四节 盆腔炎性疾病

盆腔炎性疾病（PID）指女性上生殖道的一组感染性疾病，包括子宫内膜炎、输卵管

炎、输卵管卵巢脓肿、盆腔腹膜炎等。好发于性活跃期、有月经的妇女。炎症可局限于一个部位，也可同时累及多个部位，最常见的是输卵管炎、输卵管卵巢炎。若 PID 未能得到及时、彻底治疗，炎症反复发作，可导致盆腔炎性疾病后遗症（原称慢性盆腔炎）。

（一）女性生殖道的自然防御功能

见前述。女性生殖道的解剖、生理、生化及免疫学特点具有比较完善的自然防御功能，当此功能被破坏、或机体免疫功能降低、内分泌发生变化，或外源性致病菌侵入时，可导致炎症发生。

（二）病原体

盆腔炎性疾病的病原体有外源性及内源性两个来源，两种病原体可单独存在，但通常为混合感染。

1. 外源性病原体 主要为性传播疾病的病原体，如沙眼衣原体、淋病奈瑟菌及支原体。衣原体感染的特点是输卵管黏膜结构及功能严重破坏、盆腔广泛粘连，临床症状为轻微下腹疼痛。

2. 内源性病原体 主要为阴道内的寄居菌群，包括需氧菌及厌氧菌，可以仅为需氧菌或仅为厌氧菌感染，但多为混合感染。主要的需氧菌及兼性厌氧菌有金黄色葡萄球菌、溶血性链球菌、大肠埃希菌；厌氧菌有脆弱类杆菌、消化球菌、消化链球菌。厌氧菌感染的特点是容易形成盆腔脓肿、感染性血栓静脉炎，脓液有粪臭并有气泡。

（三）感染途径

1. 沿生殖道黏膜上行蔓延 病原体侵入外阴、阴道后，沿宫颈黏膜、子宫内膜、输卵管黏膜至卵巢及腹腔，是非妊娠期、非产褥期感染的主要感染途径。多见于淋病奈瑟菌、沙眼衣原体及葡萄球菌感染。

2. 经淋巴系统蔓延 病原体经外阴、阴道、宫颈及宫体创伤处的淋巴管侵入盆腔结缔组织及内生殖器，是流产、分娩、产褥期及放置宫内节育器后感染的主要感染途径。多见于链球菌、大肠埃希菌、厌氧菌感染。

3. 经血循环传播 病原体先侵入人体的其他系统，再经血循环感染生殖器。多为结核杆菌感染。

4. 直接蔓延 腹腔其他脏器感染后，炎症直接蔓延到内生殖器，如阑尾炎可引起右侧输卵管炎。

（四）高危因素

1. 人群 性活跃的年轻妇女，尤其是初次性交年龄小、性伴侣多、性生活频繁、性伴侣有性传播疾病者以及性卫生不良者多见。

2. 下生殖道感染 淋病奈瑟菌性宫颈炎、衣原体性宫颈炎及细菌性阴道病上行蔓延。

3. 宫腔手术操作后感染 人工流产术、节育器放置或取出术、输卵管通液术及宫腔镜检查等，手术致生殖道黏膜损伤，细菌侵入引起感染。

4. 邻近器官炎症直接蔓延 如阑尾炎、腹膜炎蔓延。

5. 其他 盆腔炎性疾病反复发作。

（五）病理生理

1. 急性子宫内膜炎及子宫肌炎 子宫内膜充血、水肿，有炎性渗出物，严重者内膜坏死、脱落形成溃疡。镜下见大量白细胞浸润，炎症向深部侵入形成子宫肌炎。多发生于流产或分娩后。

2. 急性输卵管炎、输卵管积脓、输卵管卵巢脓肿 轻者，输卵管轻度充血、肿胀、略增粗；重者，输卵管明显增粗、弯曲、脓性分泌物增多，与周围组织粘连。因病原体传播途径不同而有不同的病变特点。

（1）炎症经子宫内膜向上蔓延 首先引起输卵管黏膜炎，输卵管黏膜肿胀、间质水肿及充血，严重者输卵管上皮发生退行性变或成片脱落，引起输卵管黏膜粘连，导致管腔及伞端狭窄或闭锁。若有脓液积聚于管腔内则形成输卵管积脓。

（2）病原菌通过宫颈的淋巴播散 病原菌通过宫旁结缔组织，首先侵及浆膜层，发生输卵管周围炎，然后累及肌层，而输卵管黏膜层可不受累或受累极轻。病变以输卵管间质炎为主，其管腔常可因肌壁增厚受压变窄，但仍能保持通畅。轻者输卵管仅有轻度充血、肿胀、略增粗；严重者输卵管明显增粗、弯曲，纤维素性脓性渗出物增多，造成与周围组织粘连。

卵巢与发炎的输卵管伞端粘连而发生卵巢周围炎，称为输卵管卵巢炎（俗称附件炎）。炎症可通过卵巢排卵的破孔侵入卵巢实质，形成卵巢脓肿，脓肿壁与输卵管积脓粘连并贯通，形成输卵管卵巢脓肿。

3. 急性盆腔腹膜炎 脏器严重感染时，炎症常蔓延到盆腔腹膜，发炎的腹膜充血、水肿，并有少量含纤维素的渗出液，形成盆腔脏器粘连。当有大量脓性渗出液积聚于粘连的间隙内，可形成散在小脓肿；积聚于直肠子宫陷凹处，则形成盆腔脓肿。

4. 急性盆腔结缔组织炎 病原体经淋巴管进入盆腔结缔组织而引起结缔组织充血、水肿及中性粒细胞浸润。以宫旁结缔组织炎最常见，开始局部增厚，质地较软，边界不清，以后向两侧盆壁呈扇形浸润，若组织化脓形成盆腔腹膜外脓肿，可自发破入直肠或阴道。

5. 败血症及脓毒血症 当病原体毒性强，数量多，患者抵抗力降低时，常发生败血症。若不及时控制，可导致感染性休克。

（六）临床表现

可因炎症轻重及范围大小而有不同的临床表现。

1. 症状

（1）轻症 无症状或症状轻微。常见症状为下腹痛、发热、阴道脓性分泌物增多。腹痛为持续性，活动或性交后加重。月经期发病可出现经量增多、经期延长。

（2）重症 除轻症症状外，还可伴高热、寒战、头痛、食欲不振。若有腹膜炎，可出现消化系统症状，如恶心、呕吐、腹胀、腹泻等。若有脓肿形成，可有下腹包块及局部压迫刺激症状；包块位于子宫前方可出现膀胱刺激症状；包块位于子宫后方可有直肠刺激症状；若在腹膜外，可致腹泻、里急后重感和排便困难。

2. 体征

（1）轻症 无明显异常，或妇科检查发现宫颈举痛或宫体压痛或附件区压痛。

（2）重症 急性病容，体温升高，心率加快，下腹部有压痛、反跳痛及肌紧张，甚至出现腹胀、肠鸣音减弱或消失。盆腔检查：阴道可见脓性臭味分泌物；宫颈充血、水肿，将宫颈表面分泌物拭净，若见脓性分泌物从宫颈口流出，说明宫颈管黏膜或宫腔有急性炎症；穹隆触痛明显，若有盆腔脓肿形成且位置较低时，可扪及后穹隆或侧穹隆有肿块且有波动感；宫颈举痛；宫体稍大，有压痛，活动受限；子宫两侧压痛明显，若为单纯输卵管炎，可触及增粗的输卵管，压痛明显；若为输卵管积脓或输卵管卵巢脓肿，可触及包块且压痛明显，不活动；若为宫旁结缔组织炎，可扪及宫旁一侧或两侧片状增厚，或两侧宫骶韧带高度水肿、增粗，压痛明显。

（七）诊断

根据病史、症状、体征及实验室检查可做出初步诊断。由于盆腔炎性疾病的临床表现差异较大，临床诊断准确性不高。目前，多以2010年美国疾病控制中心（CDC）推荐的盆腔炎性疾病的诊断标准为参考（表17-3）。

表17-3　盆腔炎性疾病的诊断标准（美国CDC诊断标准，2010年）

最低标准
　　宫颈举痛或子宫压痛或附件区压痛
附加标准（additional criteria）
体温超过38.3℃（口表）
　　宫颈或阴道异常黏液脓性分泌物
　　阴道分泌物湿片出现大量白细胞
　　红细胞沉降率增快
　　血C反应蛋白水平升高
　　实验室证实的宫颈淋病奈瑟菌或衣原体阳性
特异标准
　　子宫内膜活检组织学证实子宫内膜炎
　　阴道超声或磁共振检查显示输卵管增粗，输卵管积液，伴或不伴有盆腔积液、输卵管卵巢肿块，或腹腔镜检查发现盆腔炎性疾病征象

注：妇科检查为最低标准，实验室检查为附加标准，病理或影像学检查为特异标准

1. 最低标准　高危人群若出现下腹痛，并排除引起下腹痛的其他原因，妇科检查符合最低诊断标准，即可给予经验性抗生素治疗。

2. 附加标准　可增加诊断的特异性。多数患者有宫颈黏液脓性分泌物，或阴道分泌物0.9%氯化钠溶液涂片中见到白细胞。若宫颈分泌物正常并且镜下见不到白细胞，盆腔炎性疾病的诊断需慎重。

3. 特异标准　基本上可诊断盆腔炎性疾病。检查方法除B超检查外，均为有创检查或费用较高，所以仅适用于一些有选择的病例。腹腔镜诊断盆腔炎性疾病标准包括：①输卵管表面明显充血；②输卵管壁水肿；③输卵管伞端或浆膜面有脓性渗出物。腹腔镜诊断输卵管炎准确率高，但对单独存在的子宫内膜炎无诊断价值，所以临床应用有一定的局限性。

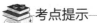

考点提示

> 急性盆腔炎的病因、病理生理、诊断标准。

做出盆腔炎性疾病诊断后，需进一步明确病原体。可通过宫颈管分泌物、后穹隆穿刺液、剖腹探查或腹腔镜直接采取感染部位分泌物作分泌物涂片、培养及核酸扩增法检测病原体。

（八）鉴别诊断

盆腔炎性疾病应与急性阑尾炎、输卵管妊娠流产或破裂、卵巢囊肿蒂扭转或破裂等急症相鉴别。

（九）治疗

以抗生素治疗为主，必要时手术治疗。抗生素的治疗原则：经验性、广谱、及时、个体化及根据药敏试验选用抗生素。因为盆腔炎性疾病的病原体多为淋病奈瑟菌、衣原体、需氧菌、厌氧菌的混合感染，故选择广谱抗生素以及联合用药。疾病诊断48小时内及时用

药，将明显降低后遗症的发生。

1. 门诊治疗　若患者一般状况好，症状轻，能耐受口服抗生素，有随访条件，可在门诊给予口服或肌内注射抗生素治疗。常用方案：①头孢曲松钠250mg，单次肌注，同时口服丙磺舒1g，然后改为多西环素100mg，每日2次，连用14日，可同时口服甲硝唑400mg，每日2次，连用14日；或选用其他第三代头孢菌素与多西环素、甲硝唑合用。②氧氟沙星400mg口服，每日2次，同时加服甲硝唑400mg，每日2～3次，连用14日

2. 住院治疗　若患者一般情况差，病情严重，门诊治疗无效，不能耐受口服抗生素，诊断不清，均应住院给予抗生素治疗为主的综合治疗。

（1）支持疗法　卧床休息，半卧位。给予高热量、高蛋白、高维生素流食或半流食，补充液体，注意纠正电解质紊乱及酸碱失衡。

（2）抗生素治疗　静脉滴注收效快，常用方案如下。

1）头霉素类或头孢菌素类药物：头霉素类，如头孢西丁钠2g，静脉滴注，每6小时1次；加多西环素100mg，每12小时1次，静脉注射或口服。头孢菌素类，如头孢呋辛钠、头孢唑肟钠等也可选用。临床症状改善至少24小时后转为口服药物治疗，多西环素100mg，每12小时1次，连用14日。对不能耐受多西环素者，可用阿奇霉素替代，每次500mg，每日1次，连用3日。对输卵管卵巢脓肿的患者，可加用克林霉素或甲硝唑，从而更有效地对抗厌氧菌。

2）克林霉素与氨基糖苷类药物联合方案：克林霉素900mg，每8小时1次，静脉滴注；庆大霉素先给予负荷量（2mg/kg），然后给予维持量（1.5mg/kg），每8小时1次，静脉滴注。临床症状、体征改善后继续静脉应用24～48小时，克林霉素改为口服，每次450mg，每日4次，连用14日；或多西环素100mg，口服，每12小时1次，连服14日。

3）青霉素类与四环素类药物联合方案：氨苄西林/舒巴坦3g，静脉滴注，每6小时1次，加多西环素100mg，口服，每12小时1次，连服14日。

4）喹诺酮类药物与甲硝唑联合方案：氧氟沙星400mg，静脉滴注，每12小时1次；加甲硝唑500mg，静脉滴注，每8小时1次。

（3）手术治疗　抗生素控制不满意的输卵管卵巢脓肿或盆腔脓肿选择手术。手术指征有：①药物治疗（48～72小时）无效；②脓肿持续存在（2～3周）；③脓肿破裂。

手术方式根据情况选择经腹手术或腹腔镜手术。手术范围应根据病变范围、患者年龄、一般状态等全面考虑。原则以切除病灶为主。年轻妇女一般采用保守性手术，切除病灶，尽量保留卵巢功能；年龄大、双侧附件受累或附件脓肿屡次发作者，可行全子宫及双附件切除术；若盆腔脓肿位置低、突向阴道后穹隆时，可经阴道切开排脓，同时注入抗生素。

3. 中药治疗　主要为活血化瘀、清热解毒药物，如银翘解毒汤等。

（十）盆腔炎性疾病后遗症

若盆腔炎性疾病未得到及时、彻底、正确的治疗，可能会发生盆腔炎性疾病后遗症，既往称慢性盆腔炎。

1. 病理　主要病变为组织破坏、广泛粘连、增生及瘢痕形成，可致如下病变。

（1）慢性子宫内膜炎　子宫内膜充血、水肿，间质有大量浆细胞、淋巴细胞浸润。

（2）慢性输卵管炎、输卵管积水　慢性输卵管炎多为双侧，输卵管呈轻中度肿大，伞端可部分或完全闭锁，与周围组织粘连。若输卵管伞端闭锁、浆液性渗出物聚集形成输卵

管积水；或输卵管积脓的脓液吸收，被浆液性渗出物代替，形成输卵管积水。

（3）输卵管卵巢炎及输卵管卵巢囊肿　输卵管炎症波及卵巢，输卵管与卵巢粘连形成输卵管卵巢肿块。输卵管伞端与卵巢粘连并贯通，液体渗出形成输卵管卵巢囊肿；或输卵管卵巢脓肿的脓液被吸收后由渗出物替代形成输卵管卵巢囊肿。

（4）慢性盆腔结缔组织炎　表现为主、骶韧带增生、变厚，若病变广泛，可使子宫固定。

2. 临床表现

（1）症状　不孕（20%～30%）、异位妊娠、慢性盆腔痛（急性发作后4～8周）、盆腔炎性疾病反复发作（25%）。

（2）体征　若为子宫内膜炎，子宫增大、压痛；若为输卵管炎，子宫一侧或两侧触及条索状增粗输卵管，有轻压痛；若为输卵管积水或输卵管卵巢囊肿，盆腔一侧或两侧触及囊性肿物，活动受限；若为结缔组织病变，子宫呈后倾后屈，活动受限，子宫一侧或两侧有片状增厚、压痛，宫底韧带增粗、变硬，有触痛。

3. 诊断　根据急性盆腔炎病史，症状与体征，诊断不难。腹腔镜检查可协助诊断。

4. 治疗　盆腔炎性疾病后遗症需根据不同情况选择治疗方案。

（1）不孕患者　辅助生育技术。

（2）慢性盆腔痛　对症处理或给予中药、理疗等综合治疗，治疗前需排除子宫内膜异位症等疾病。

（3）盆腔炎性疾病反复发作者　抗生素治疗，手术治疗。

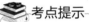

> **考点提示**
>
> 盆腔炎性疾病后遗症的病理、临床表现。

（十一）预防

1. 加强公共卫生教育，提高公众对生殖道感染的认识及预防感染的重要性。

2. 注意青少年性生活卫生教育，减少性传播疾病。

3. 及时治疗下生殖道感染及盆腔炎性疾病，防止后遗症发生。

4. 严格掌握妇科手术指征，术前做好准备，术中注意无菌操作，预防感染。

本章小结

·非特异性外阴炎由外阴异物刺激引起，主要症状是瘙痒、疼痛，以局部坐浴和抗菌治疗为主。前庭大腺炎的主要症状是局部肿胀、疼痛，可发展为前庭大腺脓肿，以局部物理和抗菌治疗为主。前庭大腺囊肿的治疗多选择前庭大腺囊肿造口术。

·阴道炎的病因不同，临床表现和治疗方法也不相同。阴道炎的症状以外阴瘙痒及阴道分泌物增多为主。滴虫阴道炎分泌物呈灰黄、稀薄、泡沫状，外阴阴道假丝酵母菌病分泌物呈白色凝乳状或白色豆渣状，细菌性阴道病为均质、稀薄状有鱼腥样臭味白带增多，萎缩性阴道炎为黄水样或脓血性分泌物。

·急性宫颈炎主要见于淋病奈瑟菌、沙眼衣原体感染的高危人群，宫颈附着黏液脓性分泌物为主要症状，棉拭子擦拭宫颈管易诱发出血，分泌物镜检白细胞增多，治疗以抗生素治疗为主。慢性宫颈炎可发生慢性子宫颈管黏膜炎、宫颈肥大、宫颈息肉的病理变化，不同病变采取不同治疗方法。

　·盆腔炎性疾病好发于性活跃期的妇女。最常见的是输卵管炎、输卵管卵巢炎。若未及时、彻底治疗，可反复发作，导致盆腔炎性疾病后遗症。依炎症轻重及范围大小而有不同的临床表现。盆腔炎性疾病诊断标准妇科检查为最低诊断标准，实验室检查为附加标准，病理或影像学检查为特异标准。抗生素治疗是主要治疗手段，必要时手术治疗。

扫码"练一练"

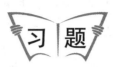

习题

一、选择题

【A1/A2 型题】

1. 正常女性阴道内正常寄生菌主要为

　　A. 棒状杆菌　　　　　　　B. 大肠埃希菌　　　　　　C. 葡萄球菌

　　D. 链球菌　　　　　　　　E. 乳酸杆菌

2. 女性生殖器自然防御机制中，以下最重要的是

　　A. 双侧大阴唇自然闭合

　　B. 盆底肌肉的作用保持阴道口闭合，阴道前、后壁紧贴

　　C. 阴道杆菌分解糖原为乳酸，使阴道呈酸性环境

　　D. 子宫颈黏液栓

　　E. 子宫内膜周期性脱落

3. 关于滴虫阴道炎的治疗正确是

　　A. 治疗需全身用药　　　　　　　　　B. 哺乳期不可应用甲硝唑

　　C. 无须进行性伴侣治疗　　　　　　　D. 单独局部用药治疗效果优于全身用药

　　E. 治疗期间可以性交

4. 关于外阴阴道假丝酵母菌病，错误的是

　　A. 白假丝酵母菌最适合繁殖的 pH 为 <4.5

　　B. 白带呈凝乳状或豆渣状

　　C. 假丝酵母菌平时可存在于口腔、肠道、阴道中

　　D. 多见于糖尿病

　　E. 应给予抗生素治疗

5. 不符合细菌性阴道炎的是

　　A. 阴道分泌物呈鱼腥味改变，性交后加重

　　B. 线索细胞阳性

　　C. 均质、稀薄、白色阴道分泌物

　　D. 阴道冲洗宜选用碱性冲洗液

　　E. 首选甲硝唑、克林霉素等治疗

6. 关于老年性阴道炎错误的说法是

　　A. 阴道上皮变薄，糖原含量减少　　　B. 常为一般化脓性细菌的混合感染

　　C. 可用碱性溶液冲洗阴道　　　　　　D. 可加用己烯雌酚局部治疗

　　E. 如有血性白带，需做防癌检查

7. 慢性盆腔炎的病理变化，正确的是

  A. 急性输卵管卵巢炎   B. 输卵管积脓   C. 输卵管卵巢脓肿

  D. 输卵管卵巢囊肿   E. 卵巢巧克力囊肿

8. 治疗前庭大腺囊肿最常用的方法是

  A. 高锰酸钾坐浴   B. 局部热敷   C. 微波物理治疗

  D. 造口术   E. 囊肿剥除出术

9. 慢性宫颈炎患者的主要症状

  A. 腰骶酸痛感   B. 下腹坠痛   C. 白带增多

  D. 月经量增多   E. 血性白带

10. 关于急性盆腔炎，以下描述不正确的是

  A. 近期有分娩、流产、盆腔手术等   B. 伴有高热、寒战

  C. 治疗应彻底以防转成慢性   D. 下腹剧痛

  E. 治疗过程中定期做妇科检查以了解疗效

11. 张某，29 岁，白带增多半年，近来出现性交后出血，妇科检查宫颈糜烂样改变，附件未见异常，为排除宫颈癌。应建议她到医院做的检查项目是

  A. 阴道分泌物悬滴检查   B. 宫颈活检   C. 宫颈碘试验

  D. 宫颈刮片细胞学检查   E. 宫腔镜检查

12. 女性，28 岁，因腹痛伴肛门坠胀 10 小时入院。末次月经 8 月 29 日，9 月 3 日晚 10 点开始腹痛，以下腹为主，进行性加重。体温 38℃，脉搏 110 次/分，下腹压痛，有反跳痛及肌紧张，外阴正常，阴道内少量血性分泌物，宫颈糜烂样改变，举痛明显，子宫前位，大小正常，活动欠佳，双附件区压痛。诊断首先考虑

  A. 急性盆腔炎   B. 宫外孕   C. 宫颈炎

  D. 阑尾炎   E. 黄体破裂

【A3/A4 型题】

(13～15 题共用题干)

李某，自诉：白带增多，外阴瘙痒伴灼热感 1 周。检查：阴道黏膜充血，有散在红色斑点，白带呈泡沫状、灰黄色、质稀薄，有腥臭味。

13. 此患者考虑诊断为

  A. 细菌性阴道病   B. 假丝酵母菌阴道炎   C. 滴虫性阴道炎

  D. 淋球菌阴道炎   E. 老年性阴道炎

14. 在本病的预防中，不正确的是

  A. 消灭传染源，及时发现和治疗患者

  B. 医疗单位注意消毒隔离，防止交叉感染

  C. 应注意合理使用抗生素和雌激素

  D. 被褥、内裤等要勤换，用开水烫或煮沸

  E. 改善公共卫生设施，切断传染途径

15. 建议治疗，应首选

  A. 局部用药即可达治愈   B. 全身及局部同时用药效果最佳

  C. 使用碱性液冲洗阴道可提高疗效   D. 症状消失复查分泌物转阴即停药

E. 男方不易感染，无须用药治疗

【B 型题】

(16 ~ 17 题共用备选答案)

A. 盆腔恶性肿瘤　　　　B. 急性盆腔炎　　　　C. 慢性盆腔炎

D. 子宫内膜异位症　　　E. 生殖器结核

16. 女，24 岁。月经后 4 天突发高热，右下腹痛。妇科检查：子宫后倾、触痛，双侧附件增厚，压痛。考虑是

17. 女，29 岁，已婚，4 年不孕，常常下腹坠胀、腰骶部酸痛，劳累后加重。妇科检查：子宫后倾，固定，双侧附件增厚，压痛。考虑是

(18 ~ 19 题共用备选答案)

A. 宫颈糜烂　　　　　　B. 宫颈息肉　　　　　C. 宫颈肥大

D. 宫颈腺体囊肿　　　　E. 慢性宫颈管炎

18. 炎症刺激使宫颈间质组织充血、水肿、腺体和纤维组织增生，考虑

19. 宫颈糜烂愈合过程中，腺管的开口被阻塞，分泌物潴留于腺腔，考虑

二、思考题

1. 简述女性生殖系统的自然防御功能。

2. 简述滴虫阴道炎、外阴阴道假丝酵母菌病、细菌性阴道病三者的鉴别。

（徐　芹）

第十八章　女性生殖器肿瘤

📖 **学习目标**

1. **掌握**　宫颈上皮内瘤变病因、病理、临床表现、诊断及治疗；子宫颈癌的临床表现、诊断、治疗原则；子宫肌瘤的临床表现、诊断、治疗原则；子宫内膜癌的临床表现、诊断、治疗原则；良恶性卵巢肿瘤的鉴别诊断、并发症及治疗原则。

2. **熟悉**　子宫颈癌的病因、病理、转移途径、临床分期；子宫颈癌的预防、预后及随访；子宫肌瘤的病因、分类、病理、变性；子宫肌瘤合并妊娠；子宫内膜癌病因、高危因素、病理类型及预防措施；卵巢恶性肿瘤的临床表现、诊断及鉴别诊断。

3. **了解**　子宫内膜癌的病理、转移途径；了解卵巢肿瘤的组织学分类、手术病理分期、转移途径、卵巢肿瘤的随访与监测。

4. 具备对女性生殖器肿瘤的诊断能力。

5. 能对患者及家属进行病情沟通和健康教育、开展预防工作。

第一节　宫颈上皮内病变

宫颈上皮内病变是与宫颈癌密切相关的一组宫颈癌前病变，包括低级别鳞状上皮内病变、高级别鳞状上皮内病变和原位腺癌。2014年世界卫生组织（WHO）发布的第4版女性生殖器官肿瘤分类采用本命名取代子宫颈上皮内瘤变（表18-1）。

表18-1　宫颈鳞状上皮内病变分类变化

传统分类	2003年WHO分类	2014年WHO分类
轻度非典型增生	子宫颈上皮内瘤变Ⅰ级（CINI）	低级别鳞状上皮内病变（LSIL）
中度非典型增生	子宫颈上皮内瘤变Ⅱ级（CINⅡ）	高级别鳞状上皮内病变（HSIL）
重度非典型增生	子宫颈上皮内瘤变Ⅲ级（CINⅢ）	高级别鳞状上皮内病变（HSIL）

一、病因

人乳头瘤病毒（HPV）是宫颈上皮内病变的主要的致病因子，同时和多个性伴侣、吸烟、性生活过早（＜16岁）、多产、性传播疾病、经济状况低下和免疫抑制等因素有关。HPV有120多种亚型，其中40多种可以感染宫颈。大部分感染由13~15个HPV高危亚型（16、18、31、33、35等）和4~6低危亚型（6、11、31和35等）引起。性生活活跃的妇女HPV感染率高，但大部分常在8~10个月自然消退而不引起病变，仅10%~15%的HPV呈持续感染状态。高危型HPV持续感染可诱发宫颈上皮内病变，其他因素多在HPV联合刺激下才引起病变。

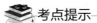

📚 **考点提示**

HPV是宫颈上皮内病变主要的致病因子。

二、病理学诊断和分级

根据细胞异型程度及病变累及范围，2003年WHO分类将子宫颈上皮内瘤变分为3个级别。

Ⅰ级：轻度异型。上皮下1/3层细胞核增大，核染色稍加深，核质比例略增大，核分裂象少，细胞极性正常。

Ⅱ级：中度异型。上皮下1/3~2/3层细胞核明显增大，核深染，核质比例增大，核分裂象较多，细胞数量明显增多，细胞极性尚存。

Ⅲ级：重度异型和原位癌。病变细胞占据超过2/3层以上或全部上皮层，细胞核异常增大，核形态不规则、深染，核质比例显著增大，核分裂象较多，细胞拥挤、排列紊乱、无极性。

新标准中LSIL包括CINI、轻度非典型增生等，主要是由具有成熟分化能力的鳞状细胞构成的上皮内病损，复发或进展为宫颈癌可能较低。HSIL包括CINⅡ、CINⅢ、中度非典型增生、重度非典型增生和原位癌等，主要是由不能分化成熟的幼稚鳞状细胞构成的上皮内病损，复发或进展为宫颈癌可能较大。

三、临床表现

多无症状。偶有阴道排液增多和接触性出血。查体宫颈可光滑，可仅见局部红斑、白色上皮或宫颈糜烂样改变等。

四、诊断

遵循"三阶梯"诊断，即细胞学检查和（或）HPV检测、阴道镜检查及组织病理学检查。

（一）宫颈细胞学检查

宫颈细胞学检查是宫颈上皮内病变及宫颈癌筛查的基本方法，也是诊断的必须步骤。相对于HPV检测，特异性高但敏感性较低。可选用巴氏涂片法或液基细胞涂片法。筛查应在性生活≥3年，或年龄≥21岁开始并定期复查。子宫颈细胞学检查报告形式建议采用TBS分类系统（表18-2）。

表18-2 TBS分类系统（部分）

异常上皮细胞
鳞状上皮细胞
不典型鳞状上皮细胞（ASC）：包括意义不明的不典型鳞状上皮细胞（ASC-US）和不能排除高级别鳞状上皮内病变的不典型鳞状上皮细胞（ASC-H）
低级别鳞状上皮内病变（LSIL）
高级别鳞状上皮内病变（HSIL）
腺上皮细胞
不典型腺上皮细胞（AGC）
原位腺癌（宫颈）
腺癌（宫颈管、子宫内膜、子宫外及来源不明）

（二）HPV检查

相对于细胞学检查，敏感性较高但特异性低。可单独或与细胞学联合应用于宫颈癌筛查，也可用于宫颈细胞学检查异常分流及宫颈病变治疗后疗效评估及随诊。推荐应用 30 岁以后女性。

（三）阴道镜检查

阴道镜检查可充分暴露阴道和宫颈，了解病变区域的血管和上皮情况。注意宫颈移行带区内醋酸白色上皮区及碘试验不着色区，定位活检。

（四）宫颈活组织检查

宫颈活组织检查是确诊宫颈上皮内病变的最可靠方法。任何肉眼可见的病灶均应单点和多点活检。若无明显病变，可选择在宫颈转化区 3、6、9、12 点处活检，或在碘试验不着色区、醋酸白色上皮区取材。若为不满意阴道镜或要了解宫颈管病变，应行宫颈管搔刮。

> **考点提示**
>
> 宫颈疾病的"三阶梯"诊断是细胞学检查和（或）HPV 检测、阴道镜检查及组织病理学检查。

五、处理

（一）高危型 HPV 感染、宫颈细胞学阴性处理

可选择 6 个月后复查细胞学或 1 年后复查细胞学和高危型 HPV。高危型 HPV 分型检测，若为 HPV16、18、31、33 感染应进一步行阴道镜检查。

（二）细胞学检查为 ASC – US、ASC – H 及 AGC 的处理

进一步阴道镜及宫颈活组织检查，≥35 岁的 AGC 患者行子宫内膜活组织检查。若阴道镜及病理结果排除病变，可半年或一年后复查。

（三）宫颈活组织检查为低级别上皮内病变的处理

1. 先期细胞学为 ASC – US、ASC – H 或 LSIL 以下者，建议每 12 个月行 HPV 检测或每 6 ~ 12 个月复查宫颈细胞学。

2. 先期细胞学为 HSIL 而病理为 LSIL 者，若阴道镜检查满意且宫颈管活检阴性，可选择每 6 个月行细胞学和阴道镜检查。

3. 若随访过程中病变持续≥2 年，可继续随访或选择治疗。若阴道镜检查满意且宫颈管活检阴性，可采用局部切除、冷冻和激光等治疗。若阴道镜不满意建议行子宫颈锥切术。

（四）宫颈活组织检查为高级别上皮内病变的处理

阴道镜检查满意的 HSIL 可行子宫颈锥切术或物理治疗。阴道镜检查不满意及复发的 HSIL 建议行子宫颈锥切术。经宫颈锥切确诊，年龄较大、无生育要求或合并其他手术指征的妇科良性疾病的高级别上皮内病变患者，可进一步行全子宫切除术。妊娠期高级别上皮内病变可定期复查细胞学和阴道镜检查，严密观察。

第二节 子宫颈癌

子宫颈癌，习称宫颈癌，在女性全部癌症类型中发病率仅次于乳腺癌，是最常见的妇科恶性肿瘤。好发年龄为 50 ~ 55 岁。由于宫颈癌有较长癌前病变阶段和国内外已普遍开展宫颈癌筛查，宫颈癌得到较好的早诊与早治，其发病率和死亡率不断下降。但近年来宫颈癌发病有年轻化趋势。

案例讨论

[案例]

患者，女，54岁，因接触性阴道出血半年为主诉入院。半年来同房后阴道出现血性分泌物。2个月来接触性出血较前增多，白带中夹有血丝。15岁开始性生活，多个性伴侣。妇科检查：宫颈表面见一个大小约2cm×2cm×1cm菜花状新生物，触之易出血。

[讨论]

1. 该患者初步诊断是什么疾病？

2. 确诊需要做什么检查？

一、病因

参见本章第一节"宫颈上皮内病变"。

二、组织发生和发展

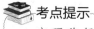**考点提示**

宫颈移行带是宫颈癌的高发区域。

宫颈移行带是宫颈癌的高发区域。在高危型HPV持续作用下，宫颈上皮逐步发生如下改变：宫颈正常上皮→宫颈上皮内病变→原位癌→镜下早期浸润癌→宫颈浸润癌（图18-1）。

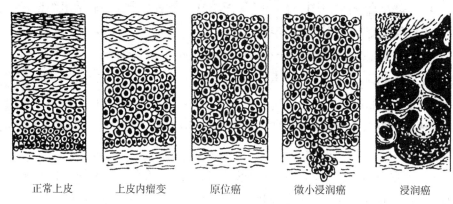

正常上皮　　上皮内瘤变　　原位癌　　微小浸润癌　　浸润癌

图18-1　子宫颈正常上皮-上皮内病变-浸润癌

三、病理

宫颈癌的组织学类型有鳞状细胞癌（85%）、腺癌、腺鳞癌及其他少见类型等。其中鳞癌预后较好，低分化腺癌和腺鳞癌预后差。

（一）巨检

早期宫颈浸润癌肉眼观察无明显异常，随着病变发展，可呈现以下4种大体病理改变（图18-2）。

1. 外生型　又称菜花型，最常见。癌组织向宫颈表面生长，乳头样或菜花状、质脆，触之易出血。常累及阴道。

2. 内生型　癌组织向宫颈深部浸润，宫颈肥大、质硬，表面光滑或轻度糜烂。常累及宫旁。

3. 溃疡型　上述两型癌组织继续发展，溃疡脱离，形成溃疡或空洞，似火山口。

4. 颈管型　癌组织发生在子宫颈管内，颈管外观正常，难早期发现，易血行及淋巴转移。

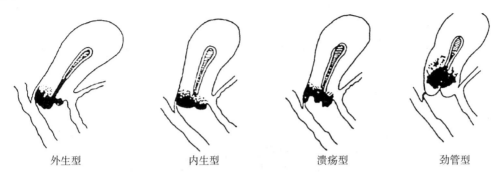

外生型　　　　　内生型　　　　　溃疡型　　　　　劲管型

图 18-2　宫颈癌巨检类型

（二）显微镜检（鳞状细胞癌）

1. 镜下早期浸润癌　在原位癌的基础上，小滴状、锯齿状癌细胞穿过基底膜而浸润间质。镜下早期浸润癌的诊断标准见临床分期（表 18-3）。

2. 宫颈浸润癌　癌细胞浸润间质的范围超出可测量的早期浸润癌。根据细胞分化程度分 3 级：Ⅰ级为高分化鳞癌，大细胞，分化较好，可见角化珠；Ⅱ级为中分化鳞癌，大细胞，癌巢中无明显角化现象；Ⅲ级为低分化鳞癌，多为未分化的小细胞，无角化现象。

四、转移途径

主要为直接蔓延和淋巴转移，血行转移少见。

1. 直接蔓延　最常见，癌组织侵犯邻近器官。向下蔓延到阴道穹隆和阴道，向上累及子宫颈管和宫腔。两侧扩散可累及主韧带、子宫旁及阴道旁组织，甚至达骨盆壁。癌灶压迫或侵及输尿管可引起输尿管阻塞及肾积水。晚期前后蔓延浸润膀胱或直肠。

2. 淋巴转移　癌细胞浸入淋巴管形成癌栓，先转移至宫旁、宫颈旁、闭孔、髂内、髂外、髂总、骶前淋巴结（一级组淋巴结），然后转移至腹主动脉旁、腹股沟深浅淋巴结（二级组淋巴结）。

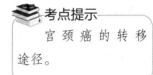

考点提示

　　宫颈癌的转移途径。

3. 血行转移　少见，发生在晚期，可转移到肺、肝、肾、脊柱等。

五、临床分期

目前多采用国际妇产科联盟（FIGO，2009 年）的分期标准（表 18-3）。临床分期在治疗前进行，治疗后分期不在更改。分期由 2 位有经验的医师同时行盆腔检查做出。

表 18-3　宫颈癌临床分期（FIGO，2009 年）

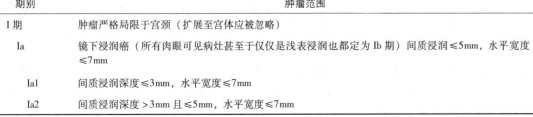

期别	肿瘤范围
Ⅰ期	肿瘤严格局限于宫颈（扩展至宫体应被忽略）
Ⅰa	镜下浸润癌（所有肉眼可见病灶甚至于仅仅是浅表浸润也都定为 Ⅰb 期）间质浸润 ≤5mm，水平宽度 ≤7mm
Ⅰa1	间质浸润深度 ≤3mm，水平宽度 ≤7mm
Ⅰa2	间质浸润深度 >3mm 且 ≤5mm，水平宽度 ≤7mm

期别	肿瘤范围
Ib	临床可见病灶局限于宫颈，或者镜下病灶 > Ⅰa2 期
Ib1	临床可见病灶最大径线 ≤4cm
Ib2	临床可见病灶最大径线 >4cm
Ⅱ期	肿瘤超出宫颈，但未达盆壁或未达阴道下 1/3
Ⅱa	无宫旁浸润
Ⅱa1	临床可见病灶最大径线 ≤4cm
Ⅱa2	临床可见病灶最大径线 >4cm
Ⅱb	有宫旁浸润，但未达骨盆壁
Ⅲ期	肿瘤扩展到骨盆壁和（或）侵犯到阴道下 1/3 和（或）有肾盂积水或肾无功能者（直肠检查时肿瘤与盆腔之间无间隙及任何不能找到其他原因的肾盂积水及肾无功能病例都应包括在内）
Ⅲa	肿瘤累及阴道下 1/3，没有扩展到骨盆壁
Ⅲb	肿瘤扩展到骨盆壁和（或）引起肾盂积水或肾无功能
Ⅳ期	肿瘤播散超出真骨盆或（活检证实）侵犯膀胱或直肠粘膜
Ⅳa	肿瘤扩散至邻近盆腔器官
Ⅳb	远处转移

六、临床表现

（一）症状

1. 阴道流血 早期最常见表现为接触性出血，即性生活或妇科检查后少量阴道流血。随着疾病进展，可出现不规则阴道出血，量时多时少。育龄患者可表现为经期延长、经量增多等症状，老年患者常诉绝经后不规则阴道流血。晚期常出血量较多，一旦侵蚀较大血管可引起致命大出血。

2. 阴道排液 早期呈白色或血性，稀薄如水样或米泔水样，伴腥臭味。晚期癌组织坏死继发感染时，则出现大量脓样或米汤样恶臭白带。

3. 晚期症状 根据病灶累及部位出现相应的继发症状。肿瘤压迫或侵及输尿管可导致输尿管扩张、肾盂积水甚至尿毒症；转移至膀胱或直肠时，出现尿频、尿急、肛门坠胀、里急后重等，最终可溃烂形成尿瘘或粪瘘。盆腔淋巴管受压，可出现下肢水肿；癌灶侵犯骨盆压迫周围神经可引起下腹痛和腰腿痛；终末期患者可见贫血、感染及恶病质等。

（二）体征

微小浸润癌可无明显病灶。随着疾病进展，宫颈表面可出现息肉样、菜花样、乳头样赘生物，质脆，触之易出血。晚期癌组织坏死脱落，宫颈表面形成溃疡或空洞，并覆盖有坏死组织，伴恶臭。当阴道壁受累时，局部见赘生物或阴道壁变硬。宫旁组织受累，妇科检查可扪及宫旁组织增厚、结节状甚至呈冰冻骨盆状。

七、诊断

早期诊断应遵循"三阶梯"诊断——宫颈细胞学检查和（或）HPV 检测、阴道镜检查及组织病理学检查，详见本章"宫颈上皮内病变"。子宫颈有明显病灶者，可直接在癌灶取材。宫颈锥切术适用于：①宫颈细胞学多次阳性而宫颈活检阴性；②宫颈活检为高级别上皮内病变；③可疑微小浸润癌需了解浸润宽度和深度。

病理确诊后，视具体情况进行 X 线胸片、静脉肾盂造影、膀胱镜及直肠镜检查，超声检查和 CT、MRI、PET 等检查评估病情。血浆鳞状细胞癌抗原（SCCA）在 70% 以上的宫颈鳞癌患者中表达升高，可用来判断预后和监测病情。

八、鉴别诊断

应与有相似临床症状和体征的多种疾病相鉴别，如慢性宫颈炎、宫颈结核、宫颈乳头状瘤、子宫内膜癌等。常规行宫颈细胞学检查、HPV 检测初步鉴别，但主要依据子宫颈活组织病理检查。

九、治疗

主要根据临床分期、患者年龄、生育要求、全身情况、医疗技术水平等综合考虑。总原则为手术和放疗为主化疗为辅的综合治疗。

（一）手术治疗

手术治疗适用于 Ⅰa 期 ~ Ⅱa 期无手术禁忌证患者。45 岁以下的早期鳞癌患者可保留卵巢。

1. Ⅰa1 期　无淋巴管间隙浸润者行筋膜外全子宫切除术，有生育要求者可行宫颈锥切术。有淋巴管间隙浸润者按 Ⅰa2 期处理。

2. Ⅰa2 期 ~ Ⅱa 期　广泛子宫切除术 + 盆腔淋巴结切除术 ± 腹主动脉旁淋巴结取样。术后病理检查发现淋巴结、宫旁及阴道切缘阳性者则应接受放疗，同时配合以顺铂为主的化疗。

近年来，对 Ⅰa1 期 ~ Ⅰb1 期，肿瘤直径 <2cm 有生育要求的年轻患者选择宫颈广泛切除术 + 盆腔淋巴结清扫术，保留患者生育功能取得不错效果。

（二）放疗

放疗适用于：①Ⅱb 期 ~ Ⅳ期患者；②Ⅰa1 期 ~ Ⅱa 期根治性放疗及术后辅助放疗；③子宫颈局部较大的术前放疗。目前放射治疗包括体外照射和腔内照射。体外照射多采用直线加速器，放射源为 ^{60} 钴（Co）等。腔内照射多采用后装机治疗，放射源为 ^{137} 铯（Cs），^{192} 铱（Ir）等。放疗的优点是疗效好，危险少，但常对卵巢功能造成不可逆影响。

（三）化疗

化疗主要用于晚期或复发转移的宫颈癌患者，也作为手术或放疗的辅助治疗。常用药物有顺铂、卡铂、紫杉醇、环磷酰胺、异环磷酰胺、博莱霉素等。多采用静脉化疗，也可动脉局部灌注化疗。

十、预后与随访

预后与临床期别、病理类型、宫颈间质浸润深度、淋巴管血管间隙浸润及治疗方案有关。早期手术与放疗效果相近，腺癌放疗效果不如鳞癌。淋巴结无转移者预后好。晚期患者主要死因有尿毒症、出血、感染、恶病质。

宫颈癌患者应积极随访。随访间隔：治疗后 2 年内每 3 个月随访 1 次，第 3 ~ 5 年每半年 1 次，5 年后每年随访 1 次。随访内容应包括盆腔检查、阴道脱落细胞学检查（保留宫颈者行宫颈细胞学检查）、高危型 HPV 检查、胸片、血常规及 SCCA 等。

十一、预防

宫颈癌病因明确，筛查方法完善，是一个可以预防的肿瘤。①普及防癌知识，注意性生活卫生，避免过早性生活。②定期进行宫颈癌筛查，每1~2年一次。凡30岁以上妇女至妇科门诊就诊者，应常规作宫颈细胞学检查、HPV检测。③HPV疫苗可阻断相应亚型的HPV感染，预防宫颈癌发生。目前国内已经上市，推荐9~12岁女性积极接种，13~26岁补种HPV疫苗。④及时诊断和治疗宫颈高级别上皮内病变，阻断宫颈浸润癌的发生。

第三节　子宫肌瘤

案例讨论

[案例]

女性，48岁，因经量增多、经期延长2年，乏力1个月为主诉就诊。既往月经正常，3~4天/30天，经量中等，无痛经。妇科检查：子宫如孕12周大小，表面凹凸不平，质硬，无压痛。彩超：子宫可见多个回声增强均质团状图像，最大约60mm×45mm×40mm。实验室检查：Hb 65g/L。

[讨论]

1. 根据上述资料，该患者的初步诊断及诊断依据是什么？

2. 该患者合适的治疗方案是什么？

子宫肌瘤是女性生殖器最常见的良性肿瘤，多发生于30~50岁。发病占育龄妇女的20%~25%，但因患者多无症状或肌瘤很小不易发现，临床报道的发病率远较真实发病率低。

一、病因

确切病因尚不十分清楚，目前认为是多种因素相互作用的结果。

1. 雌、孕激素　子宫肌瘤好发于育龄期妇女，青春期少见，绝经后肌瘤停止生长、萎缩甚至消失；子宫肌瘤组织中雌、孕激素受体浓度，雌二醇、孕激素水平均高于其周围正常子宫肌层组织；孕激素拮抗剂治疗子宫肌瘤有效等均说明雌孕激素能促进子宫肌瘤生长。

2. 遗传因素　子宫肌瘤患者常存在染色体异常和家族遗传倾向，提示子宫肌瘤和遗传因素密切相关。

3. 其他　多种生长因子、肥胖等可能和子宫肌瘤相关。

二、分类

按肌瘤所在部位分为宫体肌瘤（占92%）和宫颈肌瘤（占8%）；按子宫肌瘤的数量分为单发性子宫肌瘤和多发性子宫肌瘤；根据肌瘤与子宫肌壁的关系可分为以下三类（图18-3）。

1. 肌壁间肌瘤　肌瘤位于子宫肌壁内，周围均被肌层包围。临床上此类型最多见，占60%~70%。

2. 浆膜下肌瘤　肌瘤向子宫浆膜面生长并于突出子宫表面，肌瘤表面仅由浆膜层覆盖，占20%~30%。随瘤体继续生长，肌瘤可脱离子宫体，仅有一蒂与子宫肌壁相连，成为带蒂浆膜下肌瘤。带蒂浆膜下肌瘤营养由蒂部血管供应，若血供不足易发生变性、坏死。若

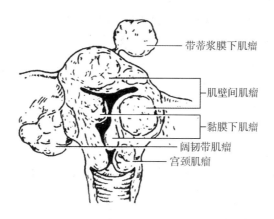

图 18-3　各型子宫肌瘤示意图

蒂部扭转断裂，肌瘤脱落，形成游离性肌瘤。若肌瘤位于宫体侧壁向宫旁生长，突入阔韧带两叶之间形成阔韧带肌瘤。

3. 黏膜下肌瘤　肌瘤向子宫黏膜面生长并突出宫腔，表面仅由黏膜层覆盖，占10% ~ 15%。若位于宫腔肌瘤与子宫仅一蒂相连，称带蒂黏膜下肌瘤。宫腔内肌瘤犹如异物，刺激子宫收缩，可逐渐被排除宫颈外口而突入阴道。

三、病理

（一）巨检

肌瘤呈实质性、球形结节，表面光滑。肌瘤压迫周围肌纤维可形成假包膜，肌瘤与假包膜间有一层疏松间隙，手术时易将肌瘤从假包膜内完整挖出。肌瘤呈灰白色，切面呈漩涡状结构。

（二）镜检

肌瘤由梭形平滑肌细胞和不等量的纤维结缔组织构成，排成栅栏状或漩涡状。细胞大小形态一致，呈卵圆形或杆状，胞浆丰富，核染色较深。

四、肌瘤变性

肌瘤失去原有典型结构称肌瘤变性。主要是局部缺血使肌瘤发生的各种退行性变。

1. 玻璃样变　最常见。肌瘤剖面漩涡状结构消失，融合成玻璃样透明小体，故又称透明变性。镜下见病变区域肌细胞消失，代之以均匀粉红色无结构区域。

2. 囊性变　继发于玻璃样变之后的组织坏死、液化形成大小不等的囊腔，也可融合成一个大囊腔。囊内含清亮无色液体或胶冻状物质。镜下见囊壁由玻璃样变的肌瘤组织构成，囊壁内层无上皮覆盖。

3. 红色样变　多见于妊娠期或产褥期，为一种特殊类型的肌瘤变性，其发生机制尚不清楚。患者可有剧烈腹痛伴恶心、呕吐、发热，白细胞增多等表现。检查肌瘤迅速增大、压痛。肌瘤剖面呈暗红色，如半熟的烤牛肉，腥臭，质软，漩涡状结

> 📚 **考点提示**
> 子宫肌瘤常见的变性类型和特点。

构消失。镜下见区域组织高度水肿，假包膜内大静脉及瘤体内小静脉血栓形成，广泛出血并伴有溶血，肌细胞减少，细胞核常溶解消失，并有较多脂肪小球沉积。

4. 肉瘤样变　属恶性变，较少见，发生率为0.3% ~ 0.8%，多见于妇女。若绝经后肌瘤增大，特别是伴不规则阴道流血者应考虑肉瘤变可能。肉瘤变组织变脆质软，切面灰黄

色，似生鱼肉状，与周围组织界限不清。镜下见平滑肌细胞增生，排列紊乱，漩涡状结构消失，细胞有异型性，伴大量核分裂象。

此外，肌瘤还可能发生钙化、脂肪变性等肌瘤变性，导致子宫肌瘤临床表现复杂，应注意鉴别。

五、临床表现

（一）症状

多无自觉症状，仅妇科检查时偶被发现。是否有症状及轻重主要取决于肌瘤生长部位和大小等。常见症状如下。

1. 月经改变 为子宫肌瘤的典型症状，主要为经量增多、经期延长及周期缩短，也可表现为不规则阴道流血。多见于黏膜下肌瘤和较大的肌壁间肌瘤，浆膜下肌瘤少见。主要原因为子宫肌瘤使宫腔、子宫内膜面积增大，并妨碍子宫收缩。此外肌瘤压迫邻近静脉，导致子宫内膜静脉丛淤血和扩张，也可引起经量增多、经期延长。

2. 白带增多 肌瘤使宫腔内膜面积增大、内膜腺体分泌增加及盆腔充血致白带增多，白带多为白色黏液样。黏膜下肌瘤合并感染，可产生大量脓血性恶臭白带。

3. 下腹部包块 肌瘤初发时在腹部摸不到肿块，当肌瘤逐渐增大至子宫超过 3 个月妊娠大小时腹部可触及包块。带蒂的黏膜下肌瘤可脱出阴道口。

4. 压迫症状 子宫下段前壁肌瘤压迫膀胱可引起尿频、排尿困难、尿潴留；子宫后壁肌瘤压迫直肠可引起排便不畅、盆底部坠胀；阔韧带肌瘤压迫输尿管导致输尿管扩张甚至肾盂积水。

5. 其他 肌瘤还可引起疼痛、不孕、流产或早产。月经过多导致继发性贫血，严重者可出现全身乏力、心悸、气短等症状。

（二）体征

与肌瘤大小、数目、位置及有无变性有关。较大肌瘤可在下腹部扪及质硬、形态不规则包块。妇科检查子宫增大、质硬、形态不规则，表面可触及一个或多个结节。肌壁间肌瘤使子宫不规则或均匀性增大，质硬；带蒂浆膜下肌瘤可扪及单个实性质硬肿物与子宫相连，活动度好；阔韧带肌瘤可在宫旁触及实质性、活动度欠佳肿块。黏膜下肌瘤突出子宫颈口或阴道内可见到红色或暗红色瘤体，表面光滑。

六、诊断及鉴别诊断

根据病史、症状和体征，诊断多无困难。B 型超声检查是最常用的辅助检查手段。MRI可准确判断肌瘤的大小、数目和位置。如有必要还可以选择宫腔镜、腹腔镜、子宫输卵管造影进一步明确诊断。子宫肌瘤应于下列疾病鉴别。

1. 妊娠子宫 子宫肌瘤囊性变使子宫变软，应与妊娠子宫相鉴别。妊娠者有停经史、早孕反应，hCG 测定、B 型超声检查可鉴别。

2. 卵巢肿瘤 实质性卵巢肿瘤可误认为是带蒂浆膜下肌瘤，肌瘤继发囊性变可被误诊为卵巢囊肿。卵巢肿瘤多无月经改变，肿块位于子宫一侧，与子宫分界明显。子宫肌瘤与子宫关系密切，移动宫颈肌瘤则随之移动。鉴别困难者可借助 B 型超声、腹腔镜检查。

3. 子宫腺肌病和腺肌瘤 两者均可使子宫增大，经量增多，但腺肌病和腺肌瘤多数有继发性痛经且渐进性加重。子宫腺肌病和腺肌瘤使子宫增大很少超过 3 个月妊娠子宫大小，且有经期增大、经后缩小的特点。超声和血清 CA125 有助于鉴别。

4. 子宫内膜癌　子宫内膜癌多见于老年妇女，绝经后阴道出血多见，子宫多均匀性增大，子宫质软。但子宫肌瘤多见于中年妇女，子宫多不规则增大，质地硬。对于围绝经期妇女应警惕子宫肌瘤合并子宫内膜癌，子宫内膜分段诊刮术和宫腔镜有助于鉴别。

5. 其他　如子宫畸形、子宫内膜异位囊肿、子宫肉瘤、盆腔炎性包块、宫颈癌等，可根据病史、症状、体征及 B 型超声等进行鉴别。

七、治疗

应根据患者的症状、肌瘤部位、大小、年龄、生育要求及全身状况等综合考虑。一般采取下列治疗措施。

（一）期待治疗

症状不明显或无症状患者，尤其是近绝经期妇女可随访观察。每 3~6 个月复查 1 次，若随访期间发现肌瘤增大或症状明显时，应考虑进一步治疗。

（二）药物治疗

适用于症状较轻、子宫肌瘤合并不孕、近绝经年龄或全身情况不宜手术者。主要目的为减轻症状或术前缩小肿瘤体积。

1. 促性腺激素释放激素类似物（GnRH - a）　是目前治疗子宫肌瘤最有效的药物。作用机制：与 GnRH 受体结合但不发挥作用，从而抑制垂体和卵巢功能，降低雌、孕激素水平，缓解症状并抑制肌瘤生长。但停药 3~4 个月后肌瘤又逐渐增大到原来大小。此外，用药 6 个月以上可产生围绝经期综合征和骨质疏松等副作用，采用联合低剂量反向添加疗法可缓解副作用。目前主要应用于：①缩小瘤体以利于妊娠或降低手术难度；②控制症状，纠正贫血；③对于近绝经期妇女，提前绝经以避免手术。一般应用长效制剂，在月经周期的 1~5 天使用，每 4 周皮下注射一次，疗程为 3~6 个月。常用药物有亮丙瑞林或戈舍瑞林等。

2. 米非司酮　孕激素拮抗剂，可用于术前和近绝经期患者，但其有拮抗糖皮质激素的副作用和增加子宫内膜癌的风险，不宜长期使用。用法为米非司酮 12.5mg，口服，每日 1 次，连服 3 个月。

3. 其他　雄激素可对抗雌激素，促使子宫内膜萎缩、子宫肌层及血管平滑肌收缩，减少出血。可用于年龄较大，出血较多患者。因其有男性化和钠水潴留等不良反应，临床已少用。月经量过多时也可使用子宫收缩剂及其他止血、补血药物。

（三）手术治疗

这是治疗子宫肌瘤的主要方法，手术适应证：①月经过多或不规则出血导致继发贫血；②肌瘤体积大或引起膀胱、直肠等压迫症状；③能确定肌瘤是不孕或反复流产的唯一原因；④肿瘤生长迅速或绝经后继续生长，可疑肌瘤恶性变。⑤严重腹痛、性交痛或带蒂肌瘤扭转引起急性腹痛。

手术途径可选择经腹、经阴道、腹腔镜、宫腔镜及联合应用。主要有以下手术方式。

1. 肌瘤剔除术　适用于年轻、肌瘤数目较少、需要保留生育功能的患者。肌壁间或浆膜下肌瘤可选择剖腹或腹腔镜剔除。部分黏膜下肌瘤可选择宫腔镜下肌瘤切除。

2. 子宫切除术　适用于年龄较大、肌瘤大、数目多、症状明显、不需要保留生育功能或可疑恶变的患者。按切除范围，分为子宫切除术或子宫次全切除术。术前应行宫颈细胞学检查，排除宫颈上皮内病变和宫颈癌。

八、子宫肌瘤合并妊娠

肌瘤合并妊娠占肌瘤患者0.5%~1.0%，占妊娠0.3%~7.2%。肌瘤对妊娠及分娩可产生多种影响，与肌瘤类型及大小有关。黏膜下肌瘤可影响受精卵着床，导致早期流产；过大的肌壁间肌瘤合并妊娠时可因机械压迫、宫腔变形或内膜供血不足引起流产，胎儿娩出后因胎盘附着面积较大及子宫收缩不良等导致产后出血。过大的子宫下段肌瘤或宫颈肌瘤可妨碍胎先露下降，引起产道梗阻等。妊娠晚期及产褥期肌瘤易发生红色样变，采用非手术治疗通常能缓解。妊娠合并子宫肌瘤多能自然分娩，但应预防产后出血。若肌瘤阻碍胎儿下降应行剖宫产术，术中是否同时行肌瘤剔除术需根据肌瘤大小、部位和患者情况而定。

第四节　子宫内膜癌

案例讨论

[案例]

女性，62岁，因绝经后阴道流血1个月就诊。患者12年前绝经，1个月来出现持续阴道流血，量少，伴阴道排液增多，伴臭味。既往有高血压和糖尿病史。妇科检查：子宫前位、稍增大、质软、轻压痛，双侧附件未及明显异常。超声提示：宫腔有实质不均回声区，并伴有混杂的斑点状或棒状血流信号。

[讨论]

1. 根据上述资料，该患者的初步诊断及诊断依据是什么？

2. 需与哪些疾病相鉴别？

子宫内膜癌又称子宫体癌，是发生于子宫内膜的一组上皮恶性肿瘤。为女性生殖器三大恶性肿瘤之一，多见于老年妇女。近年来，发病率呈上升趋势，在欧美某些国家已居妇科恶性肿瘤首位。

一、病因

尚未阐明，目前认为子宫内膜癌有两种发病类型。

Ⅰ型为雌激素依赖型，其发生机制可能是雌激素长期刺激而无孕激素拮抗，导致子宫内膜增生，进而癌变。该类型均为内膜样腺癌，分化好，雌、孕激素受体阳性率高，预后好。临床上可见于无排卵性疾病、分泌雌激素的卵巢肿瘤、长期服用雌激素的绝经妇女及长期服用他莫昔芬的妇女。病人常伴肥胖、高血压、糖尿病，不孕及不育等。

Ⅱ型为非雌激素依赖型，发病和雌激素无明显关系。病理类型属少见类型，如浆液性乳头样腺癌、透明细胞癌等，雌孕激素受体多阴性，预后不良。常见于年龄偏大，体瘦妇女。

二、病理

（一）巨检

1. 弥漫型　较多见，肿瘤沿子宫内膜广泛生长，侵犯肌层较晚。肿瘤侵犯大部分甚至整个宫腔内膜，使之增厚不平或不规则突起，质脆，色灰白，表面常出血坏死。

2. 局限型　病灶局限于宫腔某部位，多发生在宫底、宫角处。病灶小，易向深肌层侵犯。

（二）镜检

镜下病理类型有内膜样腺癌、浆液性腺癌、黏液性腺癌、透明细胞癌、神经内分泌癌、未分化癌和混合细胞癌等。

1. 内膜样腺癌　占80%~90%。内膜腺体异常增生，排列紊乱，腺上皮为复层。癌细胞异型明显，核大、不规则、深染，细胞浆少，核分裂活跃，间质少伴炎性细胞浸润。按分化程度可分为三级：Ⅰ级（G1，高分化）、Ⅱ级（G2，中分化）、Ⅲ级（G3，低分化）。分级越高，恶性程度越高。

2. 浆液性腺癌　复杂的乳头样结构，明显的细胞复层，核异型性较大，约1/3患者伴有砂粒体。恶性程度高，易深肌层浸润，腹膜、淋巴及远处转移，预后极差。无明显肌层浸润时也可能发生腹膜播散。

3. 黏液性腺癌　有大量腺体分泌，腺体密集，间质少。癌细胞异性明显，有间质浸润，大多数为宫颈黏液细胞分化。

4. 透明细胞癌　镜下见多量大小不等的背靠背排列的小管，内衬透明的鞋钉状细胞，恶性程度高，易早期转移。

三、转移途径

多数子宫内膜癌生长缓慢，病变局限于宫腔内时间较长。以直接蔓延及淋巴转移为主，晚期见血行转移。

1. 直接蔓延　癌灶初期沿子宫内膜生长扩散，向上经宫角蔓延至输卵管、卵巢，向下蔓延至宫颈管及阴道。癌灶向肌层浸润，可穿透肌层及浆膜层，种植于盆腔腹膜、子宫直肠陷凹、大网膜等。

2. 淋巴转移　为子宫内膜癌的主要转移途径。根据癌灶生长部位，其转移淋巴组有所不同。宫底部癌灶常沿骨盆漏斗韧带转移至腹主动脉旁淋巴结；宫角部癌灶可沿圆韧带转移至腹股沟淋巴结；子宫下段或累及子宫颈管癌灶的淋巴转移途径同宫颈癌。

3. 血行转移　少见，晚期经血行转移到肺、肝、骨等处。

四、临床分期

子宫内膜癌的分期采用国际妇产科联盟子宫内膜癌手术-病理分期标准（FIGO，2009年）（表18-4）。不进行手术者可采用临床分期标准（FIGO，1971年）。

表18-4　子宫内膜癌手术-病理分期（FIGO，2009）

分期	肿瘤范围
Ⅰ期	癌局限于宫体
Ⅰa期	肌层浸润<1/2

续表

分期	肿瘤范围
Ⅰb期	肌层浸润≥1/2
Ⅱ期	肿瘤累及宫颈间质，但无宫体外蔓延
Ⅲ期	肿瘤局部和（或）区域扩散
Ⅲa期	肿瘤累及浆膜层和（或）附件
Ⅲb期	阴道和（或）宫旁受累
Ⅲc期	盆腔和（或）腹主动脉旁淋巴结转移
Ⅳ期	肿瘤侵及膀胱和（或）直肠黏膜，和（或）远处转移
Ⅳa期	肿瘤侵及膀胱和（或直肠黏膜
Ⅳb期	远处转移，包括腹腔内和（或）腹股沟淋巴结转移

五、临床表现

（一）症状

约90%患者有阴道流血及阴道排液等症状。

1. 阴道流血　主要表现为绝经后阴道流血，量一般不多。绝经前可表现为经量增多、经期延长或月经紊乱。

2. 阴道排液　早期为浆液性或血性排液。晚期合并感染时出现大量脓性或脓血性排液，伴恶臭。

3. 疼痛　当癌灶侵犯宫颈堵塞颈管，导致宫腔积脓时，出现下腹胀痛及痉挛样疼痛。当癌瘤侵犯周围组织或压迫神经可引起下腹及腰骶部疼痛。

4. 全身症状　晚期患者可出现贫血、消瘦及恶病质等症状。

（二）体征

早期妇科检查可无异常发现。晚期子宫略大，合并宫腔积脓时子宫增大明显，压痛。偶可见癌组织自宫颈口脱出，质脆。癌灶浸润周围组织时，子宫固定，宫旁可扪及不规则结节状物。

六、诊断

根据病史、症状和体征可做出初步诊断，但最后确诊必须根据病理检查结果。对于绝经后阴道流血、围绝经期月经紊乱者，需先排除子宫内膜癌或其他恶性肿瘤后再按良性疾病处理。常见的辅助检查方法有如下。

1. B超检查　首选经阴道超声，可了解子宫大小、宫腔形态、宫腔有无赘生物、子宫内膜厚度等。典型的子宫内膜癌超声图像为宫腔内和肌层有实质不均匀回声，宫腔线紊乱、中断或消失。彩色多普勒显示丰富血流信号，表现为混杂的斑点状或棒状血流信号。

2. 子宫内膜分段诊刮　是确诊内膜癌最常用和最有价值的方法。先用小刮匙环刮宫颈管，再进宫腔搔刮内膜，刮出物分别标记送病理检查。分段诊刮操作要小心，以免穿孔，尤其当刮出多量豆腐渣样组织疑为内膜癌时，只要刮出物足够送病理检查应即停止操作。

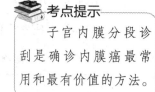

考点提示

子宫内膜分段诊刮是确诊内膜癌最常用和最有价值的方法。

3. 宫腔细胞学检查　用特制的宫腔吸管或宫腔刷吸取宫腔分泌物查找癌细胞。此法可作为筛选，但最后确诊仍需根据诊刮病理结果。

4. 宫腔镜检查 可直接观察子宫内膜有无癌灶及癌灶的大小和部位等，并对可疑病变取样送病理检查。

5. 其他 CT、MRI、血清 CA125、CA199 检测能进一步评估病情。

七、鉴别诊断

1. 围绝经期子宫出血 主要表现为月经紊乱，如经量增多、经期延长、经间期出血或不规则流血等。妇科检查无异常发现，分段诊刮及活组织检查可以确诊。

2. 老年性阴道炎 主要表现为血性白带，检查见阴道黏膜变薄、充血或有散在出血点。B 超宫腔内无异常情况，抗感染治疗有效。必要时行分段诊刮排除子宫内膜癌。

3. 子宫黏膜下肌瘤或内膜息肉 多表现为月经过多及经期延长。应及时行 B 超、分段刮宫、宫腔镜检查以明确诊断。

4. 原发性输卵管癌 主要表现为阴道排液、阴道流血和下腹疼痛，宫旁可触及腊肠样肿物。B 超、MRI 等检查有助于鉴别。

5. 宫颈管癌、子宫肉瘤 均表现为不规则阴道流血及排液增多。分段刮宫、宫颈活检及影像学检查有助于鉴别。

八、治疗

主要治疗方法为手术、放疗及药物（化学药物及激素）治疗。目前总的治疗原则是早期以手术治疗为主，晚期选择综合治疗。

（一）手术治疗

手术治疗为早期子宫内膜癌首选的治疗方法。I 期患者应行筋膜外子宫及双侧附件切除术。有下列情况之一者还应行盆腔及腹主动脉旁淋巴结取样和（或）切除术：①可疑盆腔及腹主动脉旁淋巴结转移；②病理类型为透明细胞癌、浆液性癌等特殊病理类型；③子宫内膜样腺癌 G3；④肌层浸润 ≥1/2；⑤癌灶累及宫腔面积超过 50%。标本除行常规病理检查外，癌组织还应行雌、孕激素受体检测。II 期患者行广泛子宫切除术及盆腔、腹主动脉旁淋巴结切除术。III 期和 IV 期患者仍可行肿瘤细胞减灭术，尽可能切除肉眼病灶，术后行放、化疗等辅助治疗。

（二）放疗

放疗是治疗子宫内膜癌的有效方法之一，包括腔内照射和体外照射。单纯放疗仅用于有手术禁忌证或无法手术的患者。术后放疗是 I 期具有复发高危因素和 II 期子宫内膜癌最主要的术后辅助治疗，可降低局部复发，改善无瘤生存期。对 III 期和 IV 期病例，通过放疗、手术及化疗综合治疗，可提高疗效。

（三）化疗

化疗为晚期或复发子宫内膜癌综合治疗措施之一，也可用于术后有复发高危因素患者的治疗，以期减少盆腔外的远处转移。常用化疗药物有顺铂、紫杉醇、氟尿嘧啶、多柔比星、环磷酰胺、丝裂霉素等。推荐联和用药，也可与孕激素合并应用。

（四）激素治疗

激素治疗主要用于晚期或复发患者，也可试用于极早期要求保留生育功能的年轻患者。孕激素以高效、大剂量、长期应用为宜。常用药物：酸甲羟孕酮，口服，200～400mg/d；

己酸孕酮 500mg，肌内注射，每周 2 次。

九、预后与随访

子宫内膜癌生长缓慢，子宫内膜癌预后与肿瘤的恶性程度和范围、患者全身状况及治疗方案相关。

子宫内膜癌治疗后应密切随访，75% ~95% 的复发出现在术后 2 ~3 年。术后 2 ~3 年每 3 个月 1 次，3 年后每 6 个月 1 次，5 年后每年 1 次。随访检查内容包括：详细病史询问、盆腔检查、阴道细胞学涂片检查、胸片、血清 CA125 检查，必要时行 CT、MRI 检查等。

十、预防

预防及早期发现子宫内膜癌的主要措施有：①宣传普及防癌知识，定期体检；②对围绝经期妇女出现月经紊乱、绝经后妇女不规则阴道流血，应警惕子宫内膜癌可能；③严格掌握雌激素的适应证，并合理使用；④对有高危因素的人群，如肥胖、不育、长期应用雌激素及他莫昔芬等，应进行密切监测。

第五节　卵巢肿瘤

卵巢肿瘤是女性生殖系统最常见的肿瘤，任何年龄均可发生。卵巢肿瘤中良性肿瘤约占 90%，多为囊性。卵巢恶性肿瘤是妇科常见的三大恶性肿瘤之一，约占卵巢肿瘤的 10%，由于缺乏早诊早治的方法，一旦发现多属晚期，故其致死率居妇科恶性肿瘤之首，严重威胁妇女健康。

一、组织学分类

卵巢组织成分复杂，故卵巢肿瘤种类繁多，分类方法也较多，目前多采用世界卫生组织 2014 年发布的第 4 版女性生殖器官肿瘤分类（表 18 -5）。

表 18 -5　卵巢肿瘤组织学分类（WHO，2014 年，部分内容）

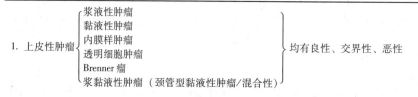
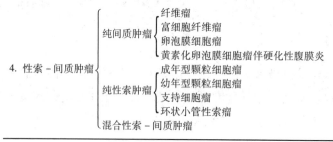

续表

5. 生殖细胞肿瘤	无性细胞瘤 卵黄囊瘤 胚胎性癌 非妊娠绒毛膜癌 成熟性畸胎瘤 未成熟畸胎瘤 混合性生殖细胞肿瘤

6. 单胚层畸胎瘤和起源于皮样囊肿的体细胞型肿瘤

7. 生殖细胞 – 性索 – 间质肿瘤

8. 杂类肿瘤

9. 间皮肿瘤

10. 软组织肿瘤

11. 瘤样病变

12. 淋巴和髓样肿瘤

13. 继发肿瘤

二、常见卵巢肿瘤的特点

（一）上皮性肿瘤

最常见，占卵巢原发性肿瘤的 50%～70%，以浆液性肿瘤最多见，其次为黏液性肿瘤。发病年龄 30～60 岁，有良性、交界性和恶性之分。

1. 浆液性肿瘤

（1）浆液性囊腺瘤　约占卵巢良性肿瘤的 25%。肿瘤多为单侧，球形，表面光滑，壁薄，囊内充满淡黄色清亮液体。有单纯型和乳头型两型，前者为单房，囊壁光滑；后者为多房，内见乳头，偶见乳头向囊外生长。镜下见囊壁为纤维结缔组织，内为单层立方或柱状上皮，乳头分支较粗，间质内见砂粒体。

（2）交界性浆液性囊腺瘤　中等大小，多为双侧，乳头多向囊外生长。镜下可见纤细、稠密的乳头状分支。上皮复层不超过 3 层，核轻、中度异性，核分裂象＜1/HP，无间质浸润，预后良好。

（3）浆液性囊腺癌　为最常见的卵巢上皮恶性肿瘤，约占 70%。肿瘤多双侧，体积较大，囊实性，结节状或分叶状，或有乳头状增生。切面为多房，腔内充满乳头，质脆，常伴出血、坏死。镜下见囊壁上皮增生明显，一般在 4～5 层以上复层排列。癌细胞为立方形或柱形，细胞异型明显，并向间质浸润。

2. 黏液性肿瘤

（1）黏液性囊腺瘤　约占卵巢良性肿瘤的 20%。多为单侧，肿瘤体积较大，包膜完整。切面常为多房，囊内很少有乳头生长。囊内充满胶冻样黏液。镜下见囊壁为纤维结缔组织，内衬单层高柱状上皮。偶可自行破裂，发生腹膜种植，在腹膜上形成多个转移灶，产生大量黏液，形成腹膜黏液瘤。

（2）交界性黏液性囊腺瘤　一般较大，表面光滑，常多房。切面见囊壁较厚，实质区多有乳头生长。镜下见增生上皮向腔内突出形成短乳头，上皮细胞不超过 3 层，无间质浸润。核轻度核异性，有少量核分裂象。

（3）黏液性囊腺癌　约占卵巢上皮癌的 20%。肿瘤多单侧，多房，体积较大，腔内可见乳头或实质区，半囊半实，囊液浑浊或血性。镜下见腺体密集，间质较少，细胞异型明显，腺上皮超过 3 层并有间质浸润。

（二）卵巢性索 – 间质肿瘤

占卵巢恶性肿瘤的 5%～8%。此类肿瘤常有内分泌功能，能分泌性激素，临床上可伴有相应的内分泌症状，称为功能性肿瘤。

1. 颗粒细胞瘤　依据病理学特点分成年型和幼年型。成年型颗粒细胞瘤占 95%，为低恶度肿瘤，好发年龄 45～55 岁。肿瘤能分泌雌激素，导致青春期前出现假性性早熟，育龄期出现月经紊乱，绝经后出现不规则阴道流血；肿瘤多为单侧，圆形或类圆形，大小不一，实性或部分囊性。切面质脆而软，伴出血坏死灶。镜下可见颗粒细胞围绕圆形囊腔呈菊花样排列，称考尔埃克斯纳小体（Call – Exner 小体）。预后良好，5 年存活率 80% 左右。

幼年型颗粒细胞瘤占 5%，恶性程度极高，主要发生于儿童和青少年。镜下呈卵泡样，缺乏核纵沟，胞质丰富，核分裂活跃，极少见 Call – Exner 小体。

2. 卵泡膜细胞瘤　绝大多数为良性肿瘤，能够分泌雌激素，表现为女性化作用。多为单侧，大小不一，质硬，表面光滑。切面实性，灰白色。常和颗粒细胞瘤、纤维瘤同时存在。预后较好。

3. 纤维瘤　常见的卵巢良性肿瘤，多见于中年妇女。多为单侧，呈圆形、肾形或分叶结节状，表面光滑，切面灰白，实性，坚硬。纤维瘤伴腹水或胸腔积液，称梅格斯综合征（Meigs syndrome）。肿瘤切除后，胸水、腹水可自然消失。

考点提示

　　梅格斯综合征的定义。

（三）卵巢生殖细胞肿瘤

是来源于胚胎性腺的原始生殖细胞而具有不同组织学特征的一组肿瘤，占卵巢肿瘤的 20%～40%，好发于儿童和青少年。除成熟畸胎瘤外，其他类型的卵巢生殖细胞肿瘤均为恶性。

1. 畸胎瘤　肿瘤由多胚层组织结构组成，偶见含一个胚层成分。组织多数成熟，少数未成熟。无论肿瘤呈囊性或实性，其恶性程度均取决于组织分化程度。

（1）成熟畸胎瘤　又称囊性畸胎瘤和皮样囊肿。占卵巢肿瘤的 10%～20%，占畸胎瘤的 95% 以上。可发生于任何年龄，以 20～40 岁居多。肿瘤多为单侧，圆形或椭圆形，表面光滑，壁薄质韧。切面多为单房，腔内充满油脂及毛发，亦可见牙齿、骨、软骨及神经组织，偶见甲状腺组织。恶变率为 2%～4%，多发生于绝经后妇女。

（2）未成熟畸胎瘤　属恶性肿瘤，好发于青少年。肿瘤多为实性或囊实性，由分化程度不同的未成熟胚胎组织构成，主要是原始神经组织。易复发及转移，复发的再次手术可见未成熟肿瘤组织向成熟转化，即恶性逆转现象。

2. 无性细胞瘤　中度恶性的实性肿瘤，好发于青春期及生育期。多为单侧，右侧多见，中等大小，实性，触之有橡皮样感。对放疗特别敏感。纯无性细胞瘤的 5 年存活率达 90%。

3. 内胚窦瘤　又称卵黄囊瘤。罕见，恶性程度高。好发于儿童及青少年。多数为单侧、体积大、易发生破裂。能产生甲胎蛋白（AFP），故血 AFP 水平升高是本病特点，也是诊断、判断疗效及预后的重要标志物。内胚窦瘤生长迅速，转移早，预后差。

（四）继发肿瘤

任何部位的原发恶性肿瘤均可转移到卵巢，常见的原发部位有乳腺、胃肠道、生殖道、泌尿道等。肯勃瘤即印戒细胞癌是一种特殊的卵巢转移性腺癌。原发部位在胃肠道，肿瘤多双侧性，中等大小，肾形，实性，胶质样，多伴腹水，镜下可见印戒细胞，预后极差。

三、卵巢恶性肿瘤的转移途径

（一）直接蔓延、腹腔种植

直接蔓延、腹腔种植是主要转移途径。癌细胞直接侵犯包膜，累及邻近器官，并广泛种植于横膈、腹膜及大网膜。

（二）淋巴转移

淋巴转移是重要转移途径。有 3 种方式：①沿卵巢血管转移至腹主动脉旁淋巴结；②经卵巢门淋巴结至髂内、外淋巴结，经髂总淋巴结到腹主淋巴结；③沿圆韧带转移至髂外及腹股沟淋巴结。

（三）血行转移

血行转移少见，晚期经血行转移到肺、肝、肾、骨骼等处。

四、卵巢恶性肿瘤的临床分期

多采用国际妇产科联盟（FIGO，2013 年）的手术 – 病理分期标准（表 18 – 6）。

表 18 – 6　卵巢癌手术 – 病理分期（FIGO，2013 年）

分期	肿瘤累及范围
Ⅰ 期	肿瘤局限于卵巢
Ⅰ A 期	肿瘤局限于一侧卵巢（包膜完整），卵巢表面无肿瘤；腹水或腹腔冲洗液未找到癌细胞
Ⅰ B 期	肿瘤局限于双侧卵巢（包膜完整），卵巢表面无肿瘤；腹水或腹腔冲洗液未找到癌细胞
Ⅰ C 期	肿瘤局限于单或双侧卵巢，并伴有如下任何一项：包膜破裂；卵巢表面有肿瘤；腹水或腹腔冲洗液找到癌细胞
Ⅱ 期	肿瘤累及一侧或双侧卵巢并有盆腔扩散（在骨盆入口平面以下）或原发性腹膜癌
Ⅱ A 期	肿瘤蔓延至或种植到子宫和（或）卵巢
Ⅱ B 期	肿瘤蔓延至其他盆腔内组织
Ⅲ 期	肿瘤累及单侧或双侧卵巢或原发性腹膜癌，伴有细胞学或组织学证实的盆腔外腹膜转移或证实存在腹膜后淋巴结转移
Ⅲ A 期	
Ⅲ B 期	肉眼盆腔外腹膜转移，病灶最大直径≤2cm，伴或不伴腹膜后阳性淋巴结
Ⅲ C 期	肉眼盆腔外腹膜转移，病灶最大直线 >2cm，伴或不伴腹膜后阳性淋巴结（包括肿瘤蔓延至肝包膜和脾，无转移到脏器实质）
Ⅳ 期	超出腹腔外的远处转移
Ⅳ A 期	胸腔积液中发现癌细胞
Ⅳ B 期	腹腔外器官实质转移（包括肝实质转移和腹股沟淋巴和腹腔外淋巴结转移）

五、临床表现

卵巢肿瘤早期无症状，常在妇科检查或体检时偶然发现。随着疾病的进展，可出现以下症状体征。

1. 卵巢良性肿瘤　疾病进展缓慢，随着肿瘤增大，可感腹胀或扪及包块。一般无明显腹痛和月经紊乱，当出现肿瘤破裂、扭转、出血或感染时，可发生急性腹痛。巨大的卵巢肿瘤可产生压迫症状，如尿频、尿急、心悸、呼吸困难等。妇科检查在子宫一侧或双侧触及包块，多为囊性，表面光滑，边界清，活动度好，与子宫无粘连。

2. 卵巢恶性肿瘤　早期多无症状，晚期主要为腹痛、腹胀、腹水等消化道症状，部分患者有消瘦、贫血、发热等恶病质表现；卵巢若被破坏过多或为功能性肿瘤可出现月经紊乱；妇科检查可触及实性或囊实性包块，表面凹凸不平，活动差，与子宫分界不清，常伴有腹水。三合诊检查盆腔内可触及质硬包块。肿瘤转移至腹股沟、腋下或锁骨上淋巴结时可触及肿大的淋巴结。

六、并发症

1. 蒂扭转　为常见的妇科急腹症，约10%的卵巢肿瘤可发生蒂扭转。蒂扭转好发于瘤蒂长、中等大小、活动度好、重心偏向一侧的肿瘤，如囊性成熟畸胎瘤。多发生在体位突然改变、妊娠早期或产后。扭转的瘤蒂由骨盆漏斗韧带、卵巢固有韧带和输卵管组成。扭转后肿瘤静脉回流受阻，瘤内极度充血或血管破裂出血，致瘤体急剧增大。最后动脉血流受阻，肿瘤发生坏死变为紫黑色，易破裂和继发感染。其典型症状是突发一侧下腹剧痛，持续性绞痛，严重时可伴恶心、呕吐，甚至休克。有时扭转自行复位，腹痛随之缓解。妇科检查可扪及张力高肿块、压痛，以瘤蒂部最明显。一经确诊后，应立即手术切除肿瘤。术时应先在蒂扭转部近侧钳夹后切断，禁止钳夹前将扭转回复，防止血栓脱落，发生栓塞。如果扭转时间短、卵巢血供良好，可剥除囊肿后观察，卵巢若无明显坏死可考虑保留。

2. 破裂　约3%的卵巢肿瘤可发生破裂，有外力性和自发性破裂两种。前者因腹部撞击、分娩、性交、妇科检查及穿刺引起，后者常因囊壁缺血坏死或肿瘤浸润穿破囊壁导致；破裂后囊液流入腹腔，刺激腹膜，可引起腹痛、恶心、呕吐。有时

> **考点提示**
> 卵巢肿瘤常见并发症。

导致出血、腹膜炎甚至休克。检查时有腹膜刺激体征，移动性浊音阳性，原肿块缩小，宫颈抬举痛。疑肿瘤破裂应立即手术，切除囊肿，充分清洗腹腔。

3. 感染　较少见，多继发于肿瘤蒂扭转或破裂等，也可由邻近器官感染（如阑尾脓肿）所致。临床表现为发热、腹痛、不同程度腹膜炎及白细胞增多等。应积极控制感染，待感染控制后切除肿瘤。若感染严重，短期内不能控制应尽早手术去除感染灶。

4. 恶变　多数卵巢良性肿瘤可恶变。若发现肿瘤生长迅速应警惕恶变可能，尽早处理。

七、诊断

如遇盆腔包块，应首先考虑：①盆腔包块是否来源于卵巢；②卵巢肿块是否为肿瘤；③卵巢肿瘤属于良性还是恶性；④卵巢肿瘤可能的组织学类型；⑤恶性肿瘤的侵犯范围。诊断困难时可行如下辅助检查协助诊断。

（一）影像学检查

B型超声简单、无创，可用于普查。超声可了解肿瘤的部位、大小、形态及与周围脏

器的关系，临床诊断符合率达90%，但不易发现直径小于1cm的肿块。腹部X线平片可显示卵巢成熟畸胎瘤的牙齿、骨质和钙化，可判断有无腹水、肠梗阻等。CT、MRI检查对判断有无卵巢周围组织脏器的浸润、淋巴结及远处转移有参考价值。PET-CT可了解全身整体情况，有助于早期发现病灶和复发卵巢癌的定性和定位诊断。

（二）肿瘤标志物

测定卵巢肿瘤分泌或代谢的产物，包括抗原标志物、激素和酶类等，可用于辅助诊断及病情监测。80%卵巢上皮性癌患者血清CA125水平高于正常值，可用于病情监测及疗效评估；HE4在卵巢癌患者肿瘤组织和血清中均高度表达，与CA125相比，其敏感度和特异性更高，是继CA125后又一个被高度认可的卵巢上皮性癌肿标志物；CA199和CEA在卵巢上皮性癌患者中升高，尤其对卵巢黏液性癌具有诊断价值；AFP对内胚窦瘤具有特异性；hCG对非妊娠性的原发性卵巢绒癌有特异性；功能性卵巢肿瘤血清雌、雄激素水平升高。

（三）细胞学检测

腹腔或后穹隆穿刺及术中腹水或腹腔冲洗液细胞学检测有助于卵巢恶性肿瘤的诊断、鉴别诊断和分期。囊性包块和早期卵巢癌患者不宜行穿刺检查。

（四）腹腔镜检查

腹腔镜检查可全面探查盆腹腔脏器，并在可疑部位多点活检、吸取腹水行细胞学检测，明确有无肿瘤及肿瘤的大体情况。

八、鉴别诊断

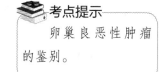

考点提示

卵巢良恶性肿瘤的鉴别。

（一）卵巢良性肿瘤与恶性肿瘤的鉴别诊断

卵巢良性肿瘤与恶性肿瘤的鉴别诊断见表18-7。

表18-7　卵巢良性肿瘤与恶性肿瘤的鉴别诊断

鉴别内容	良性肿瘤	恶性肿瘤
病史	病程长，生长缓慢	病程短，生长迅速
体征	肿瘤多为单侧，囊性，表面光滑，活动度好，多无腹水	肿块多为双侧，实性或囊实性，表面不平，活动度差，常伴腹水，多为血性
一般情况	良好	逐渐出现恶病质
B超	为液性暗区，可有间隔光带，边缘清晰	液性暗区内有杂乱光团、光点，肿块边界不清

（二）卵巢良性肿瘤的鉴别诊断

1. 卵巢瘤样病变　又称卵巢非赘生性囊肿，非真性肿瘤。最常见的有滤泡囊肿、黄体囊肿。多为单侧，直径小于5cm，壁薄，多不必治疗。观察2~3个月若未消失或继续增大应怀疑卵巢肿瘤。

2. 输卵管卵巢囊肿　为炎性包裹性积液，常伴不孕或盆腔感染史。附件区可见囊性包块，腊肠样或不规则样、活动受限，抗炎有一定效果。B超检查有助鉴别，必要时手术探查。

3. 子宫肌瘤　浆膜下肌瘤或肌瘤囊性变易与卵巢实质性肿瘤或囊肿相混淆。肌瘤常伴月经改变，肿瘤与子宫相连，检查时肿瘤随宫体及宫颈移动，B型超声检查可鉴别。

4. 妊娠子宫　妊娠早期子宫峡部极软，妇科检查宫体与宫颈似不相连，易将柔软的宫体误认为卵巢肿瘤。但妊娠妇女有停经史、早孕反应，hCG测定和B型超声检查可鉴别。

5. 腹水　大量腹水应与巨大卵巢囊肿鉴别。腹水常有肝病、心脏病史，平卧时腹部两侧突出如蛙腹，叩诊腹部中间鼓音，两侧实音，移动性浊音阳性；B 型超声检查可见不规则液性暗区间有肠曲光团浮动，液平面随体位改变而移动；巨大囊肿平卧时腹部中间隆起，叩诊浊音，腹部两侧鼓音，移动性浊音阴性；B 型超声检查可见囊性肿块，边界清楚，液平面不随体位改变而移动。

（三）卵巢恶性肿瘤的鉴别诊断

1. 子宫内膜异位症　异位症形成粘连性肿块及子宫直肠陷凹结节，与卵巢恶性肿瘤很难鉴别。前者常有痛经并进行性加重、月经过多、不规则阴道流血等。B 型超声检查、腹腔镜检查是有效的鉴别方法。

2. 盆腔结缔组织炎　因炎症长期存在，可与周围组织广泛粘连形成炎性包块。患者常有盆腔感染和腹痛史，抗生素治疗症状缓解，包块缩小。若治疗后症状无改善，包块反而增大，应考虑为卵巢恶性肿瘤。B 型超声检查有助于鉴别。

3. 结核性腹膜炎　常有腹水和粘连性肿块。多发生于年轻、不孕妇女。多有肺结核史，有消瘦、乏力、低热、盗汗、食欲不振等症状，伴月经稀少或闭经。妇科检查肿块位置较高，形状不规则，界限不清，固定不动。B 型超声检查、胸部 X 线有助诊断，必要时腹腔镜或剖腹探查确诊。

4. 生殖道以外的肿瘤　卵巢癌还应与腹膜后肿瘤、直肠癌、乙状结肠癌等相鉴别。腹膜后肿瘤位置较深、固定不动，位置低者使子宫、输尿管或直肠移位；肠癌多有消化道症状，B 型超声检查、钡剂灌肠、结肠镜检查等有助于鉴别。

5. 转移性卵巢肿瘤　与卵巢原发性恶性肿瘤不易鉴别。对于双侧性、中等大小、肾形、活动的实性肿块，应疑为转移性卵巢肿瘤。应完善相关检查，排除乳腺癌、胃癌、肠癌可能。若未发现原发性肿瘤病灶，应手术探查。

九、治疗

（一）良性肿瘤

一经确诊应立即手术治疗。对于直径 <5cm 疑为卵巢瘤样病变可随访 3~6 个月。根据患者年龄、生育要求及对侧卵巢情况决定手术范围。年轻、单侧良性肿瘤应行卵巢肿瘤剔除术或卵巢切除术，尽可能保正常卵巢和对侧卵巢。即使双侧肿瘤，也应争取行卵巢肿瘤剔除术，以保留部分卵巢组织。围绝经期妇女可行患侧附件切除或全子宫及双侧附件切除术。术中应剖视肿瘤区分良、恶性，必要时做冰冻切片组织学检查，以确定手术范围。

（二）交界性肿瘤

治疗方法不统一，治疗应依据组织病理学和临床特点、年龄和肿瘤的期别，主要采用手术治疗。有生育要求者可在全面分期手术时仅行单侧附件切除术（保留子宫和健侧卵巢）。无生育要求者，行全面分期手术或标准卵巢肿瘤细胞减灭术。术后原则上不推荐化疗，化疗仅用于期别晚、有浸润种植等有可能较早复发者。

（三）恶性肿瘤

1. 上皮性卵巢癌的治疗　原则以手术为主，术后辅以化疗等综合治疗。

（1）**手术治疗**　是治疗上皮性卵巢癌的主要手段，第一次手术的彻底性与预后密切相关。Ⅰ期行全面的手术分期。希望保留生育功能的年轻患者Ⅰ期可行患侧或双侧附件切除（保留子宫），但必须进行全面的手术分期。对于Ⅱ～Ⅳ期患者，进行最大程度的肿瘤细胞减灭术，使残余肿瘤的最大径小于1cm，最好达到无肉眼残留。对于肿瘤较大的、无法手术的Ⅲ～Ⅳ期患者可考虑进行2～3个疗程的新辅助治疗后再进行手术。

（2）化学药物治疗　强有力且持续性化疗十分重要。常用于：①术后杀灭残留癌灶，控制复发；②复发病灶的治疗；③暂时无法手术者，先期化疗使肿瘤缩小，为手术创造条件。

常用药物有顺铂、卡铂、紫杉醇、环磷酰胺、异环磷酰胺、长春新碱等。目前多采用以铂类为主的联合化疗，首选化疗方案为紫杉醇联合卡铂，多西他赛联合卡铂或紫杉醇联合顺铂也可作为备选方案。根据病情可选择静脉化疗或静脉腹腔联合化疗。早期病例推荐给予3～6个疗程化疗，晚期病例（Ⅱ～Ⅳ期）给予6个疗程化疗。

（3）免疫治疗　应用靶向药物是目前改善晚期卵巢癌预后的主要趋势。近几年，贝伐单抗应用于卵巢癌患者取得了一定的疗效，但价格昂贵，仍需在价值医学等多方面行进一步评价。

2. 性索 - 间质肿瘤的治疗　希望保留生育功能、局限于一侧卵巢的性索 - 间质肿瘤患者，可行保留生育功能的全面分期手术。其他所有患者建议行全面分期手术或肿瘤细胞减灭术。此类肿瘤对化疗敏感，对肿瘤较大、包膜破裂、Ⅱ期以上患者术后，复发病人可选择铂类为基础的化疗，一般给予6个疗程。

3. 卵巢生殖细胞肿瘤的治疗　无生育要求患者，初治手术时应参照上皮癌方法行全面分期手术。有生育要求且子宫没有肿瘤侵犯者，任何期别的恶性生殖细胞肿瘤都可以保留生育功能，完成生育后可行根治性手术。复发的卵巢生殖细胞肿瘤建议积极手术。卵巢生殖细胞肿瘤对化疗敏感，术后需接受3～4个疗程BEP方案（博来霉素＋依托泊苷＋铂类药物）化疗。无性细胞瘤虽对放疗敏感，但放疗会影响患者的生育功能，故目前多用于治疗后复发的患者。

4. 转移性卵巢肿瘤的治疗　原则上对于转移性卵巢肿瘤不应放弃，应尽可能行肿瘤细胞减灭术，术后配合化疗或其他综合治疗，但预后差。

十、预后和随访

卵巢癌的预后与临床期别、组织学类型及分级、年龄及治疗有关。卵巢癌Ⅰ期包膜完整者5年存活率可达90%，Ⅱ期在68%，Ⅲ期一般在40%左右。

卵巢癌易复发，应长期随访和监测。随访时间：术后1年内，每1～2个月随访1次；术后第2年，每3个月1次；术后第3年，每3～6个月1次；3年以上者，每年1次。随访内容包括症状、体征、全身及妇科检查。肿瘤标志物CA125、AFP、hCG及性激素测定依据组织学类型选择。B型超声，必要时CT、MRI检查，有条件可行PET - CT检查。保留生育功能的患者超声检测病情变化，完成生育后行根治性手术。

十一、预防

卵巢恶性肿瘤病因不明，缺乏早诊方法。采用下列办法会有所裨益：①加强防癌知识宣传，定期普查；②盆腔肿块诊断不清或保守治疗无效者，宜尽早行腹腔镜或剖腹探查；③加强不孕不育、高雌激素水平及促排卵治疗患者监测；④乳腺癌、子宫内膜癌、胃肠癌等患者术后随访时应定期接受妇科检查。

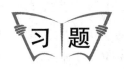

本章小结

·高危型 HPV 持续感染是宫颈癌前病变及宫颈癌的主要病因，接触性阴道流血是早期症状。宫颈癌治疗以手术和放疗为主。定期宫颈癌筛查可预防宫颈浸润癌的发生。

·子宫肌瘤是女性生殖器官最常见的良性肿瘤。月经异常是主要的临床表现，超声是主要的辅助检查手段，手术是主要治疗方法。

·子宫内膜癌大多数病理学类型是腺癌，阴道不规则流血主要临床表现，子宫内膜分段诊刮是最主要的诊断方法。早期首选手术，晚期放疗、化疗及激素等综合治疗。

·卵巢肿瘤种类繁多，不同类型的肿瘤组织学表现和生物学行为差异很大。手术是主要治疗手段，术后根据组织学类型等因素辅以化疗等综合治疗。难早期发现，预后差。

习 题

一、选择题

【A1/A2 型题】

1. 宫颈疾病应遵循"三阶梯"诊断不包括
   A. 宫颈细胞学检查 　　　B. HPV 检测 　　　C. 阴道镜检查
   D. 宫腔镜检查 　　　E. 组织病理学检查

2. 早期宫颈癌最常见的临床表现是
   A. 绝经后阴道出血 　　　B. 阴道异常排液 　　　C. 接触性阴道出血
   D. 经量增多，经期延长 　　　E. 经间期点滴状出血

3. 子宫肌瘤最常见临床表现是
   A. 白带增多 　　　B. 下腹部包块 　　　C. 痛经渐进性加重
   D. 不孕、流产或早产 　　　E. 月经改变

4. 子宫肌瘤常见的变性类型不包括
   A. 玻璃样变 　　　B. 囊性变 　　　C. 红色样变
   D. 上皮内病变 　　　E. 肉瘤样变

5. 子宫肌瘤的临床表现主要取决于
   A. 肌瘤生长速度 　　　B. 患者全身状况 　　　C. 肌瘤是否变性
   D. 肌瘤生长部位和大小 　　　E. 肌瘤数目

6. 确诊子宫内膜癌最常用和最有价值的方法是
   A. 子宫内膜分段诊刮 　　　B. 宫腔内冲洗液细胞学检查
   C. HPV 检测 　　　D. MRI 检查
   E. 肿瘤标志物检查

7. 子宫内膜癌主要转移途径是

扫码"练一练"

A. 直接蔓延　　　　　　B. 腹腔种植　　　　　　C. 淋巴转移

D. 血性转移　　　　　　E. 宫体浸润

8. 卵巢肿瘤最常见的并发症是

A. 感染　　　　　　　　B. 囊肿破裂　　　　　　C. 蒂扭转

D. 恶性变　　　　　　　E. 钙化

9. 鉴别巨大卵巢囊肿与腹水最有诊断价值的方法是

A. 腹部触诊　　　　　　B. 腹部叩诊　　　　　　C. 腹部钡餐透视

D. 腹部立位平片　　　　E. 腹腔 B 超

10. 绝经后阴道出血应首先考虑的疾病是

A. 宫颈上皮内病变　　　B. 子宫颈癌　　　　　　C. 子宫内膜癌

D. 子宫肌瘤　　　　　　E. 卵巢癌

11. 女性，44 岁，HPV16 阳性。TCT：ASC－H。阴道镜：宫颈光滑，3 点处碘试验不着色。活检病理：HISL。该患者恰当的处理是

A. 定期随访　　　　　　B. 子宫广泛切除术　　　C. 宫颈锥切术

D. 子宫次全切除术　　　E. 子宫全切除术

12. 女性，49 岁，以"体检发现子宫肌瘤 6 个月"就诊。平素月经周期正常，经量偏少。妇科检查：子宫前位，如孕一个半月大小，表面不平，有结节突起，质硬。B 超示：子宫多发性肌瘤，肌瘤大小与半年前比较无明显变化。该病例应采用的处理对策是

A. 随访观察　　　　　　B. 肌瘤剔除术　　　　　C. 全子宫切除术

D. 子宫广泛切除术　　　E. 药物治疗

13. 王女士，60 岁，因"绝经 10 年，阴道出血 2 个月"入院。妇科检查：阴道无异常，宫颈光滑，子宫体饱满，质软，双侧附件正常。阴道超声：宫腔有实质不均回声区，并伴有血流信号。该患者最可能的诊断是

A. 宫颈癌　　　　　　　B. 子宫内膜癌　　　　　C. 输卵管癌

D. 功能失调性子宫出血　E. 子宫肉瘤

14. 女，52 岁，月经不规律 2 年，3～4 天/2～3 个月，妇科检查：右附件区可触及一大小约 6cm×6cm×4cm 囊实性包块，活动差。该患者处理的治疗办法是

A. 手术探查　　　　　　B. 定期随访　　　　　　C. 化疗

D. 放疗　　　　　　　　E. 短期内严密观察

【A3/A4 型题】

(15～17 题共用题干)

刘女士，38 岁，孕 6 产 3，接触性出血 3 个月。妇科检查：宫颈未见新生物。TCT：HSIL，HPV16 阳性。

15. 下一步的处理是

A. 宫颈锥切术　　　　　B. 阴道镜检查　　　　　C. 宫腔镜探查

D. 阴道细胞涂片　　　　E. 观察随访

16. 若检查见宫颈 1 点处有碘试验不着色，下一步处理是

A. 宫颈活组织检查　　　B. 宫颈锥切术　　　　　C. 全子宫切除术

D. 次子宫全切除术　　　E. 观察随访

17. 若病理结果为高级别鳞状上皮内病变，下一步处理是

    A. 宫颈活组织检查   B. 宫颈锥切术   C. 全子宫切除术

    D. 子宫次全切除术   E. 观察随访

（18～20 题共用题干）

女性，50 岁，不规则阴道出血 1 年余。分泌物臭，宫颈呈菜花样，左侧宫旁组织增厚，达盆壁，阴道下 1/3 处质硬，不平。

18. 为确诊应行

    A. 阴道脱落细胞检查   B. 阴道镜检查   C. 宫颈碘试验

    D. 宫颈活体组织检查   E. HPV 检测

19. 临床分期正确的是

    A. Ⅰb2   B. Ⅱa2   C. Ⅱb

    D. Ⅲa   E. Ⅲb

20. 应采取的治疗是

    A. 筋膜外全子宫切除术

    B. 广泛子宫切除术 + 盆腔淋巴结切除术 + 腹主动脉旁淋巴结取样

    C. 放疗，辅助化疗

    D. 广泛性子宫切除术

    E. 单纯化疗

（21～22 题共用题干）

女性，55 岁，胃溃疡病史 5 年，无意中发现下腹部肿物就诊。查体：移动性浊音（＋），妇科检查：双附件区均可触及约 5cm 大小实性肿物，肾形，活动可，余未见异常。

21. 该患者应疑为

    A. 卵巢畸胎瘤   B. 卵巢纤维瘤   C. 肯勃瘤

    D. 卵巢黏液性囊腺癌   E. 卵巢浆液性囊腺癌

22. 下列哪项检查对该患者协助诊断意义不大

    A. 胃镜   B. 腹部 B 型超声   C. 腹部 CT

    D. 血 hCG   E. 血 CEA

二、思考题

1. 简述宫颈上皮内病变的诊断。

2. 子宫肌瘤常见的变性有哪些？

3. 子宫内膜癌应与哪些疾病相鉴别？如何鉴别？

4. 试述卵巢良性肿瘤和恶性肿瘤的鉴别诊断。

5. 卵巢肿瘤的并发症有哪些？

（张清伟）

第十九章　妊娠滋养细胞疾病

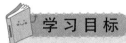学习目标

1. **掌握**　葡萄胎、侵蚀性葡萄胎和绒毛膜癌的临床表现、辅助检查及随访指导。
2. **熟悉**　侵蚀性葡萄胎和绒毛膜癌的区别。
3. **了解**　滋养细胞疾病的分类、定义、病因和病理。
4. 能够对滋养细胞疾病病人进行评估，并提出合理化的治疗方案。
5. 能与滋养细胞疾病患者及家属亲切的沟通，并能对患者正确地进行随访指导。

　　妊娠滋养细胞疾病是一组来源于胎盘滋养细胞的疾病。根据组织学将其分为葡萄胎、侵蚀性葡萄胎、绒毛膜癌（简称绒癌）及胎盘部位滋养细胞肿瘤。侵蚀性葡萄胎、绒癌和胎盘部位滋养细胞肿瘤又统称为妊娠滋养细胞肿瘤。

第一节　葡　萄　胎

案例讨论

[案例]

　　患者，已婚女性，30 岁，孕 1 产 0，停经 3 个月余，阴道间断流血 20 天。停经后 1 个月出现严重呕吐，20 天前无明显诱因出现阴道流血，开始量少，暗红色，未在意。后反复出现阴道流血，量逐渐增多，遂到医院就诊：查体温、脉搏、呼吸、血压均正常。腹软，膨隆如孕 6 个月大小。产科情况：宫底位于脐上 1 横指，未闻及胎心，血常规：Hb 85g/L，其余均在正常范围。B 超提示"落雪症"，考虑"葡萄胎"可能。

[讨论]

　　1. 本例最可能的诊断是什么？诊断依据？

　　2. 还需要哪些辅助检查来明确诊断？

　　3. 明确诊断后应采取哪些治疗措施？

　　妊娠后胎盘绒毛滋养细胞增生，间质水肿，形成大小不一的水泡，水泡间借蒂相连成串形如葡萄，称为葡萄胎，也称水泡状胎块。葡萄胎分为完全性葡萄胎和部分性葡萄胎两类，多数为完全性葡萄胎。

一、分类

1. 完全性葡萄胎　指宫腔内被水泡样组织充满，没有胎儿及附属物。

2. 部分性葡萄胎　指宫腔内有胚胎或胎儿，胎盘绒毛水泡样变性，并有滋养细胞增生。

二、病因及流行病学

葡萄胎发生的确切原因，尚未完全清楚。

1. 完全性葡萄胎

（1）地区因素　流行病学调查表明，亚洲和拉丁美洲国家的发生率较高，是北美和欧洲国家发生率的2倍。我国浙江省最高，山西省最低。

（2）营养状况和社会经济因素　饮食中缺乏维生素A、其前体胡萝卜素、动物脂肪者，葡萄胎的发生概率显著升高。

（3）年龄　大于35岁和小于20岁妇女妊娠时葡萄胎发生率显著升高，可能与该两个年龄段容易发生异常受精有关。

（4）葡萄胎史　有1次葡萄胎妊娠的妇女再次发病率为1%，有2次葡萄胎妊娠的再次发生率则为15%～20%。

（5）遗传　细胞遗传学研究表明，完全性葡萄胎的染色体核型为二倍体，均来自父系，但其线粒体DNA仍为母系来源。

（6）其他　流产和不孕史也可能是高危因素。

2. 部分性葡萄胎　部分性葡萄胎的发生率远低于完全性葡萄胎。有关部分性葡萄胎高危因素的流行病学调查资料较少，可能与口服避孕药和不规则月经等有关，但与年龄和饮食因素无关。

三、病理

1. 完全性葡萄胎　大体检查水泡状物形如串串葡萄，呈数毫米至数厘米直径大小不等，其间有纤细的纤维素相连，常混有血块及蜕膜碎片。水泡状物占满整个宫腔，未见胎儿及胎盘组织。镜下见：①可确认的胚胎及胎儿组织缺失；②绒毛水肿；③弥漫性滋养细胞增生；④种植部位滋养细胞呈弥漫或显著的异型性。

2. 部分性葡萄胎　仅部分绒毛变为水泡，常合并胚胎或胎儿，胎儿多已死亡，合并足月儿极少，且常伴发育迟缓或多发性畸形。镜下见：①有胚胎或胎儿组织存在；②局限性滋养细胞增生；③绒毛大小及其水肿程度不等，常呈扇形，轮廓不规则。

四、临床表现

1. 完全性葡萄胎

（1）停经后阴道流血　为最常见的症状。常在停经8～12周开始出现不规则阴道流血，量多少不定，可反复发作，导致贫血。当葡萄胎组织有时可自行排出，但排出前或排出时可造成大出血、休克，甚至死亡。

（2）子宫异常增大、变软　由于葡萄胎组织迅速增长及宫腔内积血，约半数葡萄胎患者的子宫大于停经月份，质地变软。但也有少数患者的子宫大小与停经月份相符或小于停经月份，其原因可能与水泡退行性变、停止发展有关。

（3）妊娠呕吐　多发生于子宫异常增大和hCG水平异常升高者，出现时间一般较正常妊娠早，症状严重且持续时间长。发生严重呕吐且未及时纠正时，可导致水电解质紊乱。

（4）子痫前期征象　在妊娠早期可出现高血压、蛋白尿和水肿，症状虽严重，但子痫罕见。

（5）卵巢黄素化囊肿　大量hCG刺激卵巢卵泡内膜细胞发生黄素化而形成囊肿，称为卵巢黄素化囊肿。多为双侧性，大小不等，最小仅在光镜下可见，最大直径达 20cm 以上。黄素化囊肿常在水泡状胎块清除后 2~4 个月自行消退。

（6）腹痛 因葡萄胎增长迅速引起子宫过度快速扩张，表现为阵发性下腹痛，常发生于阴道流血之前。若发生卵巢黄素化囊肿扭转或破裂，也可出现急性腹痛。

（7）甲状腺功能亢进征象 约7%患者出现轻度甲状腺功能亢进表现，如心动过速、皮肤潮湿和震颤，但突眼少见。

2. 部分性葡萄胎 子宫大小与停经月份多相符或小于停经月份，妊娠呕吐少见并较轻，多无子痫前期症状，常无腹痛，一般也不伴卵巢黄素化囊肿。部分性葡萄胎常被误诊为不全流产或过期流产，仅在对流产组织进行病理检查时才发现。有时部分性葡萄胎和完全性葡萄胎较难鉴别，需刮宫后经组织学甚至遗传学检查方能确诊。

五、自然转归

葡萄胎排空后 hCG 的消退规律对预测其自然转归非常重要。正常情况下，葡萄胎排空后，血清 hCG 稳定下降，首次降至阴性的平均时间约为 9 周，最长不超过 14 周。若葡萄胎排空后 hCG 持续异常应考虑妊娠滋养细胞肿瘤。

完全性葡萄胎子宫局部侵犯和远处转移的发生概率约为 15% 和 4%。目前认为与葡萄胎发生局部侵犯和或远处转移有关的高危因素有：①hCG > 100 000U/L；②子宫明显大于相应孕周；③卵巢黄素化囊肿直径 >6cm。年龄 >40 岁和重复葡萄胎者。

部分性葡萄胎子宫局部侵犯的发生概率为 2% ~4%，一般不发生转移。

六、诊断

凡有停经后不规则阴道流血，妊娠呕吐严重且出现时间较早，妇科检查子宫大于停经月份、变软、不能触及胎体、不能听到胎心者，应怀疑葡萄胎。妊娠早期出现子痫期症状，有双侧卵巢囊肿及甲状腺功能亢进征象，均支持诊断。若在阴道排出物中见到葡萄样水泡组织，诊断基本成立。下列辅助检查能明确诊断。

1. 超声检查 B 型超声检查是诊断葡萄胎的重要辅助检查方法，最好采用经阴道彩色多普勒超声。完全性葡萄胎的典型超声影像学为子宫明显大于孕周，无妊娠囊或胎心搏动，宫腔内充满不均质密集状或短条状回声，呈"落雪状"，若水泡较大且形成大小不等的回声区，呈"蜂窝状"。彩色多普勒超声检查见子宫动脉血流丰富，但子宫肌层内无血流或仅为稀疏"星点状"流信号。

部分性葡萄胎宫腔内有时可见胎儿或羊膜腔，胎儿常合并畸形。胎盘组织中有局灶性囊性结构和妊娠囊横径增加的改变。

2. 绒毛膜促性腺激素（hCG）测定 血清 hCG 测定是诊断葡萄胎的另一主要辅助检查。正常妊娠时，受精卵着床后数日形成滋养细胞并开始分泌 hCG。随孕周增加，血清 hCG 效价逐渐升高，于妊娠 8~10 周达高峰，血清 hCG 效价持续 1~2 周后逐渐下降。葡萄胎时，滋养细胞高度增生，产生大量 hCG。停经 8~10 周以后，随着子宫增大仍继续持续上升，利用这种差别可作为辅助诊断。葡萄胎时血 hCG 多在 10 000U/L 以上，最高可达 1 000 000U/L，且持续不降。

3. 流式细胞仪测定 流式细胞计数是最常用的倍体分析方法。完全性葡萄胎的染色体核型为二倍体，部分性葡萄胎为三倍体。

4. 其他检查 包括胸部 X 线摄片、血常规、出凝血时间、血型及肝肾功能等。

七、鉴别诊断

1. 流产 葡萄胎病史与先兆流产相似，但先兆流产有停经、阴道流血及腹痛，妊娠试验阳性，B 型超声见胎囊及胎心搏动。葡萄胎时多数子宫大于相应孕周，hCG 水平持续高值，B 型超声检查显示葡萄胎特点。

2. 双胎妊娠 子宫大于相应孕周的正常单胎妊娠，hCG 水平略高于正常，容易与葡萄胎混淆，但双胎妊娠无阴道流血，B 型超声检查可以确诊。

3. 羊水过多 一般发生于妊娠晚期，若发生于妊娠中期，因子宫迅速增大，需与葡萄胎相鉴别。羊水过多时无阴道流血，hCG 水平在正常范围，B 型超声检查可以确诊。

八、处理

1. 清宫 葡萄胎一经确诊，应及时清宫。清宫前应仔细做全身检查，注意有无休克、子痫前期、甲状腺功能亢进、水电解质紊乱及贫血等。必要时先对症处理，稳定病情。由于葡萄胎子宫大而软，清宫时出血较多，也易穿孔，应在手术室内进行，在输液、备血准备下，充分扩张宫颈管，选用大号吸管吸引。待葡萄胎组织大部分吸出，子宫明显缩小后，改用刮匙轻柔刮宫。为减少出血和预防子宫穿孔，可在术中应用缩宫素静脉滴注。

子宫小于妊娠 12 周可以一次刮净，子宫大于妊娠 12 周或术中感到一次刮净有困难时，可于一周后行第二次刮宫。

2. 卵巢黄素化囊肿 因囊肿在葡萄胎清宫后会自行消退，一般不需处理。若发生急性扭转，可在 B 型超声或腹腔镜下作穿刺吸液，囊肿也多能自然复位。如扭转时间较长发生坏死，需作患侧附件切除术。

3. 预防性化疗 一般不作常规推荐。对有高危因素的葡萄胎患者给予预防性化疗不仅可减少远处转移的发生，且能减少子宫局部侵犯。因此预防性化疗适用于有高危因素且随访困难的葡萄胎患者。预防性化疗的时机尽可能选择在清宫前或清宫时，一般选用甲氨蝶呤、氟尿嘧啶或放线菌素－D 等单一药物。

4. 子宫切除术 单纯子宫切除只能去除葡萄胎侵入子宫肌层局部的危险，不能预防子宫外转移，所以不作为常规处理。年龄较大、无生育要求者可行全子宫切除术，应保留两侧卵巢。子宫小于妊娠 14 周大小者可直接切除子宫。手术后仍需定期随访。

九、随访

葡萄胎患者作为高危人群，其随访有重要意义。通过定期随访，可早期发现妊娠滋养细胞肿瘤并及时处理。随访应包括：①hCG 定量测定，葡萄胎清宫后每周一次，直至连续 3 次正常，然后每个月一次持续至少半年。以后每半年一次，共随访 2 年；②询问病史每次随访时除必须作 hCG 测定外，应注意月经是否规则，有无异常阴道流血，有无咳嗽、咯血及其转移灶症状；③妇科检查，必要时作 B 型超声、胸部 X 线摄片或 CT 检查等。

葡萄胎随访期间应避孕 1 年，国外也有推荐 hCG 成对数下降者阴性后 6 个月可以妊娠，但对 hCG 下降缓慢者必须进行更长时间随访。妊娠后应在早孕期间作 B 型超声和 hCG 测定，以明确是否正常妊娠。分娩后也需 hCG 随访直至阴性。

避孕方法推荐避孕套或口服避孕药，一般不选用宫内节育

考点提示

葡萄胎患者的随访及随访期间的注意事项。

器，以免子宫穿孔或混淆子宫出血的原因。

第二节 妊娠滋养细胞肿瘤

妊娠滋养细胞肿瘤60%继发于葡萄胎，30%继发于流产，10%继发于足月妊娠或异位妊娠。葡萄胎排空后半年以内多数为侵蚀性葡萄胎，1年以上者多数为绒毛膜癌，半年至1年者绒毛膜癌和侵蚀性葡萄胎均有可能。时间间隔越长，绒毛膜癌可能性越大。继发于流产、足月妊娠、异位妊娠应为绒毛膜癌。侵蚀性葡萄胎恶性程度一般不高，多数仅造成局部侵犯。仅4%患者并发远处转移，预后较好。绒毛膜癌恶性程度极高，在化疗药物问世以前，其死亡率高达90%以上。如今随着诊断技术的进展及化学治疗的发展，绒毛膜癌患者的预后已得到极大改善。

一、病理

1. 侵蚀性葡萄胎 大体观可见子宫肌壁内有大小不等的水泡状组织，宫腔内有或无原发病灶。当病灶接近子宫浆膜层时，子宫表面可见紫蓝色结节。严重者可穿透子宫浆膜层或阔韧带。镜下可见：有绒毛结构及滋养细胞增生和分化不良。但绒毛结构也可退化，仅见绒毛阴影。

2. 绒毛膜癌 肿瘤常侵犯子宫肌层内，也可突向宫腔或穿破浆膜，单个或多个，无固定形态，与周围组织分界清，质地软而脆，海绵样，暗红色，伴出血坏死。镜下特点：①细胞滋养细胞和合体滋养细胞成片高度增生，排列紊乱；②无绒毛或水泡状结构。

二、临床表现

1. 无转移妊娠滋养细胞肿瘤 多数继发于葡萄胎后，仅少数继发于流产或足月产后。

（1）不规则阴道流血 在葡萄胎排空、流产或足月产后，有持续不规则阴道流血，量多少不定。也可表现为一段时间的正常月经后再停经，然后又出现阴道流血。长期阴道流血者可继发贫血。

（2）子宫复旧不全或不均匀增大 多于葡萄胎排空后4~6周子宫未恢复到正常大小，质地偏软。也可因受肌层内病灶部位和大小的影响，表现出子宫不均匀增大。

（3）卵巢黄素化囊肿 由于hCG持续作用，在葡萄胎排空、流产或足月产后，两侧或一侧卵巢黄素化囊肿可持续存在。

（4）腹痛 一般无腹痛。当子宫病灶穿破浆膜层时，可引起急性腹痛及其他腹腔内出血症状。若子宫病灶坏死继发感染，也可引起腹痛及脓性白带。卵巢黄素化囊肿发生扭转或破裂时，也可出现急性腹痛。

（5）假孕症状 由于肿瘤分泌hCG及雌、孕激素的作用，表现为乳房增大，乳头及乳晕着色，甚至有初乳样分泌，外阴、阴道、宫颈着色，生殖道质地变软。

2. 转移性妊娠滋养细胞肿瘤 多数继发于非葡萄胎妊娠后绒癌。肿瘤主要经血行播散，转移发生早而且广泛。最常见的转移部位是肺（80%），其次是阴道（30%）、盆腔（20%）、肝（10%）和脑（10%）等。由于滋养细胞的生长特点是破坏血管，各转移部位症状的共同特点是局部出血。

转移性妊娠滋养细胞肿瘤可以同时出现原发灶和继发灶症状，但也有不少患者原发灶消失而转移灶发展，仅表现为转移灶症状，若不注意常会误诊。

（1）肺转移　表现为胸痛、咳嗽，咯血及呼吸困难。这些症状常呈急性发作，但也可呈慢性持续状态达数月之久。在少数情况下，可因肺动脉滋养细胞瘤栓形成造成急性肺梗死，出现肺动脉高压和急性肺功能衰竭。但当肺转移灶较小时也可无任何症状，仅靠胸部X线摄片或CT作出诊断。

（2）阴道转移　转移灶常位于阴道前壁，呈紫蓝色结节，破溃时引起不规则阴道流血，甚至大出血。

（3）肝转移　多同时伴有肺转移，表现上腹部或肝区疼痛，若病灶穿破肝包膜可出现腹腔内出血，导致死亡。

（4）脑转移　预后凶险，为主要的致死原因。一般同时伴有肺转移和或阴道转移。脑转移的形成分为3期。①瘤栓期：表现为一过性脑缺血症状，如突然跌倒、暂时性失语或失明等。②脑瘤期：瘤组织增生侵入脑组织形成脑瘤，出现头痛、喷射样呕吐、偏瘫、抽搐直至昏迷。③脑疝期：因脑瘤增大及周围组织出血、水肿，造成颅内压升高，脑疝形成，压迫生命中枢，最终死亡。

（5）其他转移　包括脾、肾、膀胱、消化道、骨等，其症状视转移部位而异。

三、诊断

1. 临床诊断　根据葡萄胎排空后或流产、足月分娩、异位妊娠后出现不规则阴道流血和（或）转移灶及其相应症状和体征。应考虑为妊娠滋养细胞肿瘤，结合hCG测定等检查，妊娠滋养细胞肿瘤临床诊断可以确立。

（1）血β-hCG测定　血β-hCG水平是葡萄胎后妊娠滋养细胞肿瘤主要的诊断依据。符合下列标准中的任何一项且排除妊娠物残留或妊娠，即可诊断为妊娠滋养细胞肿瘤：①血β-hCG测定4次，呈平台状态，并持续3周或更长时间，即1、7、14、21日；②血β-hCG测定3次升高，并至少持续2周或更长时间，即1、7、14日。

非葡萄胎后妊娠滋养细胞肿瘤的诊断标准为：足月产、流产和异位妊娠后4周左右转为阴性，若超过4周以上血β-hCG仍持续高水平或下降后又上升，已排除妊娠物残留或再次妊娠，可诊断为妊娠滋养细胞肿瘤。

（2）胸部X线摄片　诊断肺转移有价值。肺转移的最初X线征象为肺纹理增粗，以后发展为片状或小结节阴影，典型表现为棉球状或团块状阴影。

（3）CT和磁共振成像　CT对发现肺部较小病灶和脑等部位的转移灶，有较高的诊断价值。磁共振成像主要用于脑、肝和盆腔病灶的诊断。

（4）超声检查　子宫肌层内可见高回声团块，边界清但无包膜；或肌层内有回声不均区域或团块，边界不清且无包膜；也可表现为整个子宫呈弥漫性增高回声，内部伴不规则低回声或无回声。彩色多普勒超声主要显示丰富的血流信号和低阻力型血流频谱。

2. 组织学诊断　在子宫肌层内或子宫外转移灶中，见到绒毛结构或退化的绒毛阴影，诊断为侵蚀性葡萄胎，仅见成片滋养细胞浸润及坏死出血，未见绒毛结构者诊断为绒癌。原发灶和转移灶诊断不一致，只要在任一组织切片中见有绒毛结构，均诊断为侵蚀性葡萄胎。

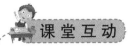

四、临床分期

目前国内外普遍采用妇产科联盟（FIGO）妇科肿瘤委员会于 2000 年审定并于 2002 年颁布的临床分期，该分期包括解剖学分期和预后评分系统两部分（表 19 - 1，表 19 - 2），其中规定预后评分总分≤6 分为低危，≥7 分为高危。例如患者为妊娠滋养细胞肿瘤肺转移，预后评分为 6 分，此患者的诊断应为妊娠滋养细胞肿瘤（Ⅲ：6）。FIGO 分期是妊娠滋养细胞肿瘤治疗方案制定和预后评估的重要依据。

表 19 - 1 滋养细胞肿瘤解剖学分期（FIGO，2000 年）

Ⅰ期 病变局限于子宫
Ⅱ期 病变扩散，但仍局限于生殖器官（附件、阴道、阔韧带）
Ⅲ期 病变转移至肺，有或无生殖系统病变
Ⅳ期 所有其他转移

表 19 - 2 改良 FIGO 预后评分系统（FIGO，2000 年）

评分	0	1	2	4
年龄（岁）	<40	≥40	—	—
前次妊娠	葡萄胎	流产	足月产	—
距前次妊娠时间（月）	<4	4～7	7～<13	≥13
治疗前血 hCG（U/ml）	$<10^3$	$10^3～10^4$	$10^4～10^5$	$≥10^5$
最大肿瘤大小（包括子宫）	—	3～5cm	≥5cm	—
转移部位	肺	脾、肾	肠道	肝、脑
转移病灶数目	—	1～4	5～8	>8
先前失败化疗	—	—	单药	两种或两种以上药物

五、治疗

治疗原则以化疗为主、手术和放疗为辅的综合治疗。制定治疗方案前，根据病史、体征及各项辅助检查结果明确临床诊断后，作出正确的临床分期，并根据预后评分将患者评定为低危无转移、低危转移或高危转移，再结合骨髓功能、肝肾功能及全身情况评估，制定合适的治疗方案，做到分层和个体化治疗。

1. 化疗 用于妊娠滋养细胞肿瘤化疗的药物很多，目前常用的一线化疗药物有甲氨蝶呤（MTX）、氟尿嘧啶（5 - FU）、放线菌素 D（Act - D）或国产更生霉素（KSM）、环磷酰胺（CTX）、长春新碱、依托泊苷等。低危患者首选单一药物化疗，高危患者首选联合化疗。

（1）单一药物化疗　目前常用的单药化疗药物及用法见表 19 – 3。

表 19 – 3　推荐常用单药化疗药物及其用法

药物	剂量、给药途径、疗程日数	疗程间隔
MTX	0.4mg/（kg·d）肌内注射，连续 5 日	2 周
MTX 每周疗法	50mg/m² 肌内注射	1 周
MTX +	1mg/（kg·d）肌内注射，第 1、3、5、7 日	2 周
四氢叶酸（CF）	0.1mg/（kg·d）肌内注射，第 2、4、6、8 日（24 小时后）	
MTX	250mg 静脉滴注，维持 12 小时	
Act – D	10～12μg/（kg·d）静脉滴注，连续 5 日	2 周
	1.25mg/m² 静脉注射	2 周
5 – FU	28～30mg/（kg·d）静脉滴注，连续 8～10 日	2 周

（2）联合化疗　适用于妊娠滋养细胞肿瘤联合化疗的方案很多，首选 EMA – Co 方案和以 5 – FU 为主的联合化疗方案（表 19 –4）。

表 19 – 4　联合化疗方案及用法

方案	计量、给药途径、疗程日数	疗程间隔
5 – FU + KSM		3 周
5 – FU	26～28mg/（kg·d）静脉滴注，连续 8 日	
KSM	6μg/（kg·d），静脉滴注 8 日	
EMA – CO		
第一部分　EMA		
第 1 日	VP 16100mg/m²，静脉滴注	
	Act – D 0.5mg，静脉注射	
	MTX 100mg/m²，静脉注射	
	MTX 200mg/m²，静脉滴注 12 小时	
第 2 日	VP 16100mg/m²，静脉滴注	
	Act – D 0.5mg，静脉注射	
	四氢叶酸（CF）15mg，肌内注射	
	（从静脉注射 MTX 开始算起 24 小时给，每 12 小时 1 次，共 2 次）	
第 3 日	四氢叶酸 15mg，肌内注射，每 12 小时 1 次，共 2 次	
第 4～7 日	休息（无化疗）	
第二部分　CO		
第 8 日	VCR 1.0mg/m²，静脉注射	
	CTX 600mg/m²，静脉滴注	

（3）疗效评估　每一疗程结束后，应每周测血 β – hCG，结合妇科检查、B 型超声检查、胸部 X 线摄片、CT 等检查。化疗疗程结束至 18 日内，血 β – hCG 下降至少 1 个对数为有效。

（4）不良反应防治　化疗主要的不良反应为骨髓抑制，其次为消化道反应、肝功能损害、肾功能损害及脱发等。化疗前应先检查血、尿常规、肝功能、肾功能，了解骨髓及肝肾功能，用药期间严密观察，及时治疗。

（5）停药指征　低危患者的停药措征：血 β - hCG 每周测定一次，连续 3 次阴性后至少给予 1 个疗程的化疗，而对于化疗过程中 β - hCG 下降缓慢和病变广泛者通常给予 2 ~ 3 个疗程的化疗。化疗方案应持续到 hCG 阴性、症状体征消失及原发灶和转移灶消失，再巩固 2 ~ 3 个疗程方可停药。在患者和家属充分知情的前提下，对有良好依从性的患者可采用 FIGO 妇科肿瘤委员会推荐的停药指征：血 β - hCG 阴性后继续化疗 3 个疗程，第一疗程必须为联合化疗。

2. 手术　作为辅助治疗。对控制大出血、消除耐药病灶、减少肿瘤负荷和缩短化疗疗程等方面有一定作用，在特定情况下应用。

（1）子宫切除　无生育要求的低危无转移患者在初次治疗时首选全子宫切除术，并在术中开始给予单药化疗，直至血 β - hCG 水平正常。大病灶、耐药病灶或病灶穿孔出血时，应在化疗基础上手术。一般行全子宫切除术，生育年龄妇女应保留卵巢，有生育要求的年轻妇女，血 hCG 水平不高，耐药病灶为单个及子宫外转移灶控制，可考虑行子宫病灶剜出术。

（2）肺叶切除　多次化疗未能吸收的孤立的肺转移耐药病灶，可行肺叶切除。

3. 放射治疗　目前应用较少，主要用于肝、脑转移和肺部耐药病灶的治疗。

4. 耐药复发病例的治疗　几乎全部无转移和低危转移病例均能治愈，仍有 20% 左右高危转移病例出现耐药或复发，并最终死亡。

知 识 链 接

耐药复发病例的治疗策略

这类患者是当今妊娠滋养细胞肿瘤治疗的难题。其策略大致有：①治疗前准确临床分期，给予恰当化疗方案，减少耐药和复发。②采用有效的二线化疗药物组成联合化疗方案。对耐药和复发病例有效药物有异环磷酰胺、顺铂、卡铂、博来霉素、紫杉醇等，这些药物组成的化疗方案主要有 EP - MA、PVB，BEP，VIP 等。另有报道应用超大剂量联合化疗及自体造血干细胞移植治疗耐药患者取得一定疗效。③采用综合治疗和探索新的治疗方法，手术和放疗是有效的辅助治疗手段，合理适时应用能提高治愈率。随着放射介入技术的发展，超选择性动脉插管局部灌注化疗和栓塞治疗，对耐药和复发病灶均有显著疗效。

六、随访

治疗结束后应严密随访。第 1 次随访在出院后 3 个月，以后每 6 个月 1 次直至 3 年，此后每年 1 次直至 5 年，以后可每 2 年 1 次。国外推荐 I ~ III 期随访 1 年，IV 期随访 2 年。随访内容同葡萄胎。随访期间应严格避孕，应于化疗停止 ≥12 个月方可妊娠。

第三节　胎盘部位滋养细胞肿瘤

胎盘部位滋养细胞肿瘤（PSTT）是指起源于胎盘种植部位的一种特殊类型的妊娠滋养细胞肿瘤。临床罕见，仅少数发生转移，预后良好。

一、病理

1. 大体检查 肿瘤可为突向宫腔的息肉样组织，也可局限于子宫肌层内，还可呈弥漫性浸润，肿瘤切面呈黄褐色或黄色，可伴局灶性出血和坏死，

2. 镜下检查 无绒毛结构。肿瘤细胞呈单一或片状侵入子宫肌纤维之间。仅有局灶性出血和坏死。免疫组化染色见部分肿瘤细胞 hCG 和人胎盘生乳素（HPL）阳性。

二、临床表现

多发生于生育年龄，可继发于足月产，流产和葡萄胎。偶合并活胎妊娠。症状多为停经后不规则阴道流血或月经过多。体征为子宫均匀性或不规则增大。仅少数病例发生子宫外转移，受累部位为肺、阴道、脑、肝、肾及盆腔和腹主动脉旁淋巴结。一旦发生转移，预后不良。

三、诊断

症状、体征不典型，容易误诊。确诊靠组织学检查。但大多数需靠手术切除子宫标本作出准确诊断。

四、处理

手术是首选的治疗方法，原则是切除一切病灶，行全子宫切除及双侧附件切除术。年轻妇女若病灶局限于子宫，卵巢外观正常，应保留卵巢。有高危因素的 PSTT 患者，术后应给予辅助性化疗。因 PSTT 对化疗的敏感性不及妊娠滋养细胞肿瘤，首选的化疗方案为 EMA－CO。对于无高危因素的患者一般不主张术后辅助性化疗。

五、随访

治疗后应随访。随访内容同妊娠滋养细胞肿瘤。由于缺乏肿瘤标志物，随访时临床表现和影像学检查更有价值。

本章小结

妊娠滋养细胞疾病包括葡萄胎、侵蚀性葡萄胎和滋养细胞肿瘤三大类。其中侵蚀性葡萄胎、绒癌和胎盘部位滋养细胞肿瘤又统称为妊娠滋养细胞肿瘤。该类疾病临床表现主要为子宫体积增大、阴道流血。血 hCG 及妇科 B 超为主要的辅助检查方式，结合患者病史一般即可做出诊断。葡萄胎一般选择清宫，而侵蚀性葡萄胎、绒毛膜癌则以化疗为主，目前治愈率可达 90％，胎盘部位滋养细胞肿瘤以手术治疗为主。

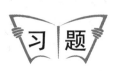

习题

一、选择题

【A1/A2 型题】

1. 关于葡萄胎的概念正确的是

    A. 葡萄胎的发生与卵子无关

扫码"练一练"

　　B. 完全性葡萄胎核型为二倍体，均来自母系

　　C. 部分性葡萄胎核型多为四倍体

　　D. 子宫小于停经月份可排除葡萄胎

　　E. 完全性葡萄胎的组织学特征之一是绒毛间质内胎源性血管消失

2. 女，35 岁。停经 3 个月，阴道不规则流血 3 天。妇科检查子宫如 4 个月妊娠大小，B 超显示宫腔内落雪征。首先考虑

　　A. 自然流产　　　　　　　B. 双胎妊娠　　　　　　C. 妊娠合并子宫肌瘤

　　D. 葡萄胎　　　　　　　　E. 羊水过多

3. 关于葡萄胎的处理措施，正确的是

　　A. 应先备血，再吸宫　　　　　　　　B. 应先行子宫动脉栓塞，再吸宫

　　C. 应先化疗，再吸宫　　　　　　　　D. 应先吸氧，再吸宫

　　E. 应先静脉滴注催产素再吸宫

4. 葡萄胎处理，下列错误的是

　　A. 一经确诊，应尽快清宫　　　　　　B. 必要时第 2 次刮宫

　　C. 宫腔内刮出物病理检查　　　　　　D. 术后严密随访至妊娠试验阴性为止

　　E. 嘱患者术后避孕 1 年

5. 葡萄胎患者术后避孕首选

　　A. 口服避孕药　　　　　　B. 针剂避孕药　　　　　　C. 埋入法避孕

　　D. 阴茎套　　　　　　　　E. 宫内节育器

6. 绒毛膜癌与侵蚀性葡萄胎主要的鉴别依据是

　　A. 阴道有紫蓝色转移结节　　　　　　B. 胸部 X 线片有棉团状阴影

　　C. 尿 hCG 阳性　　　　　　　　　　D. 病理检查无绒毛结构

　　E. 有卵巢黄素化囊肿

7. 滋养细胞肿瘤常见的转移部位是

　　A. 肺　　　　　　　　　　B. 阴道　　　　　　　　　C. 肾

　　D. 肝　　　　　　　　　　E. 脑

8. 女，26 岁。足月分娩后 12 个月出现持续的阴道不规则流血。血 β–hCG 持续高水平，CT 示肺部转移灶。最有可能的诊断是

　　A. 胎盘部位反应　　　　　　B. 胎盘残留　　　　　　C. 绒毛膜癌

　　D. 葡萄胎　　　　　　　　　E. 侵蚀性葡萄胎

9. 患者女，25 岁。停经 3 个月，阴道淋漓流血 2 个月。阴道前壁有胡桃大紫蓝色结节，子宫软，如孕 4 个月大小，尿妊娠试验阳性。应考虑为

　　A. 葡萄胎　　　　　　　　　B. 侵蚀性葡萄胎　　　　　C. 双胎妊娠

　　D. 妊娠合并子宫肌瘤　　　　E. 先兆流产

10. 绒毛膜癌常见的转移部位依次是

　　A. 肺，盆腔，肝，脑，阴道　　　　　B. 肺，阴道，盆腔，肝，脑

　　C. 肺，脑，盆腔，肝，阴道　　　　　D. 阴道，肺，盆腔，肝，脑

　　E. 肺，肝，阴道，盆腔，脑

11. 女，25 岁，葡萄胎清宫术后 13 个月，阴道流血 2 周。妇科检查：阴道口处见一直

径2cm紫蓝色结节，子宫稍大，质软，双侧附件正常。胸部X线片未见异常。尿妊娠试验（+）。阴道病灶组织病理检查见高度增生滋养细胞，无绒毛结构。最有可能的诊断是

    A. 绒毛膜癌   B. 子宫内膜异位症   C. 葡萄胎

    D. 侵蚀性葡萄胎   E. 阴道癌

12. 女，26岁。人工流产术后3个月，出现阴道流血。B超检查可见子宫肌壁有不均匀密集光点或暗区呈蜂窝状。诊断为

    A. 吸宫不全   B. 侵蚀性葡萄胎   C. 葡萄胎

    D. 绒癌   E. 异位妊娠

13. 女，42岁人工流产术后2年，阴道断续流血6个月余。今日出现咳血丝痰。血 β-hCG 13000U/L。胸部X线示肺部多个结节。首选的治疗方法是

    A. 肺叶切除+子宫切除术   B. 放射治疗

    C. 肺叶切除术   D. 化学疗法

    E. 子宫切除术

【A3型题】

（14~15题共用题干）

女，35岁，G_2P_1，停经70天下腹隐痛，阴道不规则流血6天，子宫达脐水平，尿hCG（+）。

14. 该患者首选检查为

    A. 盆腔CT   B. B超检查   C. 血hCG

    D. 诊断性刮宫   E. PPD试验

15. 随访中无须常规进行的检查是

    A. hCG定量测定   B. 月经规律   C. 胸片

    D. 定期B超检查   E. 定期性激素水平测定

（16~17题共用题干）

女，28岁。葡萄胎清宫术后阴道持续少量流血3个月。妇科检查：子宫如妊娠50天大小，质软，双侧附件均可触及囊性肿物，大小约5cm×4cm，活动好。尿hCG阳性。盆腔超声示子宫肌层有4cm×3cm不均质回声，血流信号丰富，两侧附件区有囊性低回声包块。

16. 该患者最可能的诊断是

    A. 子宫腺肌病合并卵巢囊肿   B. 不全流产

    C. 早孕合并卵巢囊肿   D. 绒毛膜癌

    E. 侵蚀性葡萄胎

17. 首选的治疗是

    A. 卵巢囊肿切除术   B. 放射治疗   C. 子宫病灶切除术

    D. 清宫术   E. 化学治疗

（张　洁　张兴平）

第二十章 子宫内膜异位症及子宫腺肌病

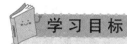 **学习目标**

1. **掌握** 子宫内膜异位症的定义、临床表现、诊断及治疗；子宫腺肌病的临床表现。

2. **熟悉** 子宫内膜异位症的病理及鉴别诊断；子宫腺肌病的诊断及治疗。

3. **了解** 子宫内膜异位症的病因；子宫腺肌病的病理。

4. 具备对子宫内膜异位症及子宫腺肌病进行诊断和治疗的能力。

5. 对患者关怀，行体格检查时温和细致，语言亲切。

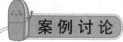 **案例讨论**

[案例]

32岁，已婚育龄期女性，未避孕4年未孕，近5年出现痛经进行性加重，月经淋漓不尽，窥器检查见阴道后穹隆散在分布米粒大小紫蓝色出血点，双合诊检查子宫后倾固定，子宫直肠陷凹触及数枚触痛性小结节，左侧附件区触及一大小约5cm×5cm囊性包块，表面光滑，活动度差。

[讨论]

1. 该女性患者可能患有哪种疾病？

2. 需进一步行哪些检查确诊？

第一节 子宫内膜异位症

子宫内膜组织（腺体和间质）出现在子宫体以外的部位时，称子宫内膜异位症，简称内异症。异位子宫内膜可以侵犯全身任何部位，但绝大多数位于盆腔内，其中以卵巢及宫骶韧带最常见，其次为子宫及其他脏腹膜、阴道直肠隔等部位，故有盆腔子宫内膜异位症之称。内异症虽属良性疾病，但有类似恶性肿瘤种植、侵袭及远处转移能力。

课堂互动

掌握内异症的发生部位。

学生思考：内异症除了会发生在卵巢及宫骶韧带以外，还可能发生在哪些部位？

教师解答：宫壁、宫颈、膀胱子宫陷凹、直肠子宫陷凹、阴道直肠隔、回结肠、阑尾、外阴，甚至脐及腹壁瘢痕。

一、病因

内异症的发病机制目前尚未完全阐明，目前的主要学说有：子宫内膜种植学说、淋巴及静脉播散学说、体腔上皮化生学说、免疫学说、内分泌学说、遗传学说、环境学说、在位子宫内膜决定论学说等。

1921 年 Sampson 首先提出经期时子宫内膜腺上皮和间质细胞可随经血逆流，经输卵管进入盆腔，种植于卵巢和邻近的盆腔腹膜，并在该处继续生长、蔓延，形成盆腔内异症。多数临床和实验资料均支持这一学说：①70% ~ 90% 妇女有经血逆流，在经血中可见到存活的内膜细胞；②先天性阴道闭锁或宫颈狭窄等经血排出受阻者发病率高；③医源性内膜种植，如剖宫产后腹壁瘢痕或分娩后会阴切口出现内异症，可能是术时将子宫内膜带至切口直接种植所致；④动物实验能将经血中的子宫内膜移植于猕猴腹腔内存活生长，形成典型内异症。虽然大多数学者接受这一学说，但不能解释盆腔外内异症的发生，也无法解释多数育龄妇女存在经血逆流，但仅少数发病。

二、病理

基本病理变化为异位子宫内膜随卵巢激素变化而发生周期性出血，导致周围纤维组织增生、粘连和囊肿形成，在病变区出现紫褐色斑点或小泡，最终发展为大小不等的紫褐色实质性结节或包块。

1. 巨检 卵巢的异位病灶分为微小病灶型和典型病变型两种。微小病变型为位于卵巢浅表皮层的红色、紫蓝色或棕色斑点或数毫米大的小囊，属早期；随着异位内膜侵犯卵巢皮质并在其内生长、反复周期性出血，形成单个或多个囊肿型的典型病变，又称卵巢子宫内膜异位囊肿，囊肿大小不一，直径多在 5cm 左右，大者可达 10 ~ 20cm，内含有暗褐色、似巧克力样糊状陈旧血性液体，故又称卵巢巧克力囊肿，囊肿于经期内出血，压力增大，反复破裂，常使卵巢与子宫、阔韧带、盆侧壁及乙状结肠等邻近组织器官粘连，使之固定，活动度差。宫骶韧带、直肠子宫陷凹在病变早期常于局部出现散在紫褐色点状出血，宫骶韧带增粗或呈结节样改变，随病变发展，子宫后壁与直肠前壁粘连，直肠子宫陷凹变浅甚至消失。少数患者在直肠阴道隔内形成异位病灶。

2. 镜检 典型的异位内膜组织在显微镜下可见子宫内膜上皮、内膜腺体或腺样结构、内膜间质及出血等。如异位内膜反复出血可使典型组织结构被破坏，难以出现上述典型病变。镜下找到少量内膜间质细胞即可诊断。结合临床表现和术中所见，即使镜下在卵巢囊壁中仅发现红细胞或含铁血黄素细胞，同样可诊断内异症。

> **知识链接**
>
> ### 子宫内膜异位症分类
>
> 根据子宫内膜异位症诊治指南，内异症可分为以下类型：①腹膜型内异症或腹膜内异症；②卵巢型内异症或卵巢子宫内膜异位囊肿；③深部浸润型内异症；④其他部位的内异症。其中，③④型症状隐匿，体征不典型，容易误诊。深部浸润型内异症指腹膜下出现子宫内膜种植、纤维化形成和肌组织增生，病灶浸润深度≥5mm。其他部位的内异症包括肺部内异症、脐部内异症、腹股沟内异症、阑尾内异症、直肠内异症、皮肤内异症等。

三、临床表现

因人而异，随病变部位不同而多种多样，特征性症状与月经周期密切相关，约25%的患者无任何症状。

1. 症状

（1）下腹痛和痛经 疼痛是内异症的主要症状，典型症状是继发性痛经、进行性加重。疼痛多位于下腹、腰骶及盆腔中部，有时可放射至会阴部、肛门及大腿，常于月经来潮时出现，并持续至整个经期。疼痛严重程度与病灶大小不一定成正比。

（2）不孕 内异症患者的不孕率高达40%。

（3）月经异常 表现为经量增多、经期延长或月经淋漓不尽。可能与卵巢实质病变、无排卵、黄体功能不足或合并有子宫腺肌病和子宫肌瘤有关。

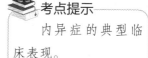

考点提示

内异症的典型临床表现。

（4）性交不适 直肠子宫陷凹的内异症病灶或因局部粘连，使子宫后倾固定。一般表现为深部性交痛，以月经来潮前性交痛最明显。

（5）其他特殊症状 盆腔外任何部位有异位内膜种植生长时，均可在局部出现周期性疼痛、出血和肿块，并出现相应症状。

2. 体征 部分患者可无阳性体征。典型体征为双合诊检查发现子宫后倾固定，直肠子宫陷凹、宫骶韧带或子宫后壁下方等部位可触及痛性结节，一侧或双侧附件处触及囊实性包块，活动度差。直肠阴道隔受累时，阴道后穹隆可触及触痛性结节。

四、并发症

1. 卵巢子宫内膜异位囊肿破裂 可引起突发性剧烈腹痛，伴恶心、呕吐和肛门坠胀。疼痛多发生于经期前后或性交后，类似于输卵管妊娠破裂，但无腹腔内出血。

2. 恶性变 据报道内异症的恶变率为1%。

五、诊断

1. 病史及临床表现 育龄期妇女有进行性加重的痛经及不孕病史或慢性盆腔痛，妇科检查扪及与子宫相连的囊性包块或触痛性结节，即可初步诊断为子宫内膜异位症。

2. 辅助检查

（1）腹腔镜检查 是目前诊断内异症的最佳方法。在腹腔镜下见到典型病灶即可确诊内异症。

（2）影像学检查 超声检查是诊断卵巢子宫内膜异位囊肿和直肠阴道隔内异症的重要方法，可确定异位囊肿的位置、大小和形状。CT和MRI具有同样诊断价值。

（3）血清CA125 内异症患者血清CA125水平可能增高，但变化范围很大，临床上多用于重度内异症和疑有深部异位病灶者。动态监测CA125有助于评估疗效和预测复发。

考点提示

内异症最佳诊断方法。

六、鉴别诊断

1. 卵巢恶性肿瘤 早期无症状，有症状时多呈持续性腹痛、腹胀，病情发展快，一般情况差。除查有盆腔包快外，多伴腹水。血清CA125值多显著升高。腹腔镜检查或剖腹探查可鉴别。

2. 盆腔炎性包快 多有急性或反复发作的盆腔感染史，疼痛无周期性，平时亦有下腹部隐痛，可伴发热和白细胞增多等，抗生素治疗有效。

3. 子宫腺肌病 痛经症状与内异症相似，但多位于下腹正中且更剧烈，子宫多呈均匀增大，质硬。经期检查时子宫触痛明显。警惕此病常与内异症并存。

七、治疗

内异症的治疗目的：减缩及去除病灶、减轻及控制疼痛、治疗不孕及促进生育、预防及减少复发。应根据患者年龄、生育要求、症状、部位、治疗经过而制订个体化方案，治疗分为保守性治疗和根治性治疗。

1. 期待疗法 适用于无明显症状的轻度患者或近绝经患者。对患者定期随访，对症处理病变引起的轻微经期腹痛，可给予前列腺素合成酶抑制剂，如吲哚美辛、萘普生、布洛芬等。有生育意愿者应尽早妊娠，妊娠后异位内膜病灶坏死萎缩，分娩后症状可缓解甚至有望治愈。

2. 药物治疗 适用于有慢性盆腔痛、痛经症状明显、有生育要求及无卵巢子宫内膜异位囊肿形成的患者。

（1）口服避孕药 是最早用于治疗内异症的激素类药物，目的是降低垂体促性腺激素水平，并直接作用于子宫内膜和异位内膜，导致内膜萎缩和经量减少。长期连续服用避孕药造成类似妊娠的人工闭经，称假孕疗法。临床上常用低剂量高效孕激素和炔雌醇复合制剂，每日1片，连续用6~9个月，适用于轻度内异症患者。

（2）孕激素 单用人工合成高效孕激素，通过抑制垂体促性腺激素分泌，造成无周期性的低雌激素状态，并与内源性雌激素共同作用，造成高孕激素性闭经和内膜蜕膜化形成假孕。剂量为避孕剂量3~4倍，连续使用6个月，如甲羟孕酮30mg/d。

（3）孕激素受体拮抗剂 米非司酮具有强抗孕激素作用，每日口服25~100mg，造成闭经使病灶萎缩。

（4）孕三烯酮 有抗孕激素、中度抗雌激素和抗性腺效应，使体内雌激素水平下降，异位内膜萎缩、吸收，是一种假绝经疗法。每周用药两次，每次2.5mg，于月经第1日开始服药，6个月为1个疗程。

（5）达那唑 能抑制FSH、LH峰，抑制卵巢甾体激素的分泌，并直接与子宫内膜雌、孕激素受体结合，抑制内膜细胞增生，导致子宫内膜萎缩，出现闭经，称为假绝经疗法。适用于轻度及中度内异症痛经明显的患者。用法：月经第一天开始口服200mg，每日2~3次，持续用药6个月。停药后4~6周恢复月经及排卵。不良反应有恶心、头痛、潮热、乳房缩小、体重增加、性欲减退、多毛、痤疮等。不适用于高血压、心力衰竭、肾功能不全。

（6）促性腺激素释放激素激动剂（GnRH-a） 抑制垂体分泌促性腺激素，导致卵巢激素水平明显下降，出现暂时闭经。此疗法又称"药物性卵巢切除"。常用药物：亮丙瑞林3.75mg，月经第一天皮下注射后，每隔28天注射一次，共3~6次；戈舍瑞林3.6mg，用法同前。一般用药后第二个月开始闭经，可使痛经缓解，停药后在短期内排卵可恢复。不良反应主要有潮热、阴道干燥、性欲减退和骨质丢失等绝经症状，停药后多可消失。

3. 手术治疗 适用于：①药物治疗后症状不缓解、局部病变加剧或生育功能未恢复者；②较大的卵巢内膜异位囊肿者。

手术方法包括剖腹手术和腹腔镜手术两种。目前认为腹腔镜手术是首选的治疗方法。以腹腔镜确诊、手术加药物是内异症的金标准治疗。

（1）保留生育功能手术　适用于药物治疗无效、年轻和有生育要求的患者。手术切净、去除所有可见的异位内膜病灶，分离粘连，剥除囊肿，保留子宫、卵巢。

（2）保留卵巢功能手术　适用于无生育要求的 45 岁以下中、重度内异症患者。切除盆腔内病灶及子宫，保留至少一侧或部分卵巢。

（3）根治性手术　适用于 45 岁以上重症患者。手术将子宫、双侧附件及盆腔所有内异症病灶切除。

4. 药物与手术联合治疗　术前给予 3~6 个月药物治疗后有利于手术清除病灶；术后给予 6 个月药物治疗推迟复发。

第二节　子宫腺肌病

子宫内膜腺体及间质侵入子宫肌层时，称为子宫腺肌病。多发生于 30~50 岁经产妇，约 15% 同时合并内异症，约半数合并子宫肌瘤。

一、病因

目前认为子宫腺肌病是由子宫内膜基底层向子宫肌层内生长或内陷所致，多次妊娠及分娩、人工流产、慢性子宫内膜炎等造成子宫内膜基底层损伤，与本病的发病密切相关。

二、病理

异位内膜在子宫肌层多呈弥漫性生长，故子宫多均匀性增大，呈球形，一般不超过 12 周妊娠子宫大小。少数腺肌病病灶呈局限性生长形成结节或团块，似肌壁间肌瘤，称为子宫腺肌瘤。弥漫增大的子宫和腺肌瘤的剖面可见明显增厚且质硬，肌壁间见粗厚肌纤维带和微囊腔，腔内有陈旧性血液。腺肌瘤与周围正常子宫肌层无明显界限，手术时难以剥除。镜检子宫肌层内有岛状分布的异位内膜腺体和间质为其特征。

三、临床表现

1. 症状　主要症状是经量过多、经期延长及逐渐加重的进行性痛经，疼痛位于下腹正中，常于经前 1 周开始，直至月经结束。约 1/3 的患者无典型症状。

2. 体征　妇科检查子宫呈均匀性增大或局限性隆起，质硬并有压痛。经期压痛更加明显。

四、诊断

根据病史和临床表现可作出初步诊断。B 型超声检查最常用，表现为子宫增大，边界清楚，子宫肌层增厚，回声不均。

五、治疗

根据患者年龄、症状和生育要求而定。

1. 药物治疗　目前尚无根治本病的有效药物。对症状较轻、有生育要求及近绝经期及患者可试用达那唑、孕三烯醇或 GnRH - a 治疗。

2. 手术治疗　症状严重、无生育要求或药物治疗无效者可行全子宫切除术，是否保留卵巢取决于卵巢有无病变和患者年龄。

本章小结

子宫内膜组织（腺体和间质）出现在子宫体以外的部位时，称子宫内膜异位症，简称内异症，以卵巢及宫骶韧带最常见。典型症状是继发性痛经、进行性加重。典型体征为双合诊检查发现子宫后倾固定，直肠子宫陷凹、宫骶韧带或子宫后壁下方等部位可触及痛性结节，一侧或双侧附件处触及囊实性包块，活动度差。腹腔镜检查是目前诊断内异症的最佳方法，在腹腔镜下见到典型病灶即可确诊内异症。目前认为腹腔镜手术是首选的治疗方法，以腹腔镜确诊、手术加药物是内异症的金标准治疗。

子宫内膜腺体及间质侵入子宫肌层时，称为子宫腺肌病。主要症状是经量过多、经期延长及逐渐加重的进行性痛经，妇科检查子宫呈均匀性增大或局限性隆起，质硬并有压痛。最常用的辅助检查是 B 型超声检查。症状严重、无生育要求或药物治疗无效者可行手术治疗。

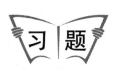

习 题

扫码"练一练"

选择题

【A1/A2 型题】

1. 子宫内膜异位症最主要的临床特征是

   A. 经期第 1~2 日出现腹痛　　B. 两侧下腹剧烈疼痛　　C. 经期腹痛伴发热

   D. 经期腹痛伴肛门坠胀感　　E. 继发性痛经、进行性加重

2. 诊断子宫内膜异位症的最佳方法是

   A. B 型超声检查　　B. CA125 测定　　C. 腹腔镜检查

   D. 盆腔检查　　E. 以上都不是

3. 子宫内膜异位症最常发生的部位是

   A. 卵巢　　B. 输卵管　　C. 子宫直肠陷凹

   D. 子宫骶骨韧带　　E. 盆腔腹膜

4. 子宫内膜异位症，以下说法错误的是

   A. 常发生在生育年龄的妇女　　B. 妊娠后症状可缓解甚至消失

   C. 最常发生的部位是卵巢　　D. 容易恶变

   E. 常发生痛经

5. 子宫腺肌症的临床表现错误的是

   A. 痛经　　B. 接触性出血　　C. 经量增多

   D. 子宫增大　　E. 经期延长

6. 子宫内膜异位症最主要的临床特点是

   A. 月经失调　　B. 不孕症发生率高达 40%

C. 痛经和持续性下腹痛　　　　　　　D. 咯血

E. 腹痛、腹泻或便秘

7. 子宫内膜异位症痛经的特点是

   A. 痛经发生于月经前期

   B. 痛经发生于月经前，经期加重，经后缓解

   C. 痛经与月经周期无关

   D. 痛经经期较微，经后加重

   E. 痛经多为原发性痛经

8. 关于子宫内膜异位症的预防，禁忌的是

   A. 防止经血倒流　　　　　　　　　　B. 月经期应避免不必要的盆腔检查

   C. 避免手术操作时引起的内膜种植　　D. 人工流产时，不要突然降低负压

   E. 输卵管通液术，应在月经前期进行

9. 卵巢巧克力囊肿是

   A. 其内是渗出液　　　　　　　　　　B. 卵巢子宫内膜异位囊肿

   C. 卵巢黄素囊肿　　　　　　　　　　D. 卵巢宫外孕

   E. 出血性卵巢囊肿

10. 女性，48 岁，子宫内膜异位症患者，症状和盆腔病变均较严重，影响工作和生活，且肝功轻度异常，应选择的治疗方法为

   A. 激素治疗

   B. 切除子宫手术

   C. 切除子宫、双侧附件及盆腔内所有异位内膜病灶

   D. 切除盆腔病灶

   E. 随访观察

11. 女，40 岁，已婚，经产妇。月经期延长，量多，痛经明显，子宫如 50 天妊娠大小，有压痛，附件正常。最可能的诊断为

   A. 子宫肌瘤　　　　　B. 子宫腺肌病　　　　　C. 子宫肥大

   D. 子宫内膜异位症　　E. 早孕

12. 某妇女，38 岁，子宫下段剖宫产术后 10 年，近 4 年痛经，且逐年加剧。妇科检查：子宫活动欠佳，后穹隆可触及多个小结节，其诊断首先考虑为

   A. 慢性盆腔炎　　　　B. 卵巢癌　　　　　　　C. 子宫内膜异位症

   D. 子宫腺肌病　　　　E. 多发性浆膜下肌瘤

13. 33 岁妇女。婚后 7 年未孕，痛经逐年加重，妇查：宫底韧带处可触及黄豆大结节 2 个，触痛明显，右侧附件可及一 5cm×6cm 大小包块活动差，半囊半实。最有效的确诊方法是

   A. B 超　　　　　　　B. 诊断性刮宫　　　　　C. 宫腔镜检查

   D. 腹腔镜 + 组织病检　E. CA125

14. 有关子宫内膜异位症的治疗，下列错误的是

   A. 症状较轻，可行期待疗法，绝经后异位内膜可萎缩，疼痛可减轻

   B. 镇痛药对症治疗

    C. 药物治疗效果不好，可腹腔镜下手术疗法

    D. 先天性生殖道畸形结婚后好转，不用治疗

    E. 用药物抑制排卵，可缓解疼痛

15. 29 岁妇女，痛经 3 年，婚后 2 年未孕。妇科检查：子宫鸭卵大，常硬后位，活动受限，后穹隆可触及多个小结节，未经治疗，应首选哪种治疗方法

    A. 甲基睾丸素长期应用　　　B. 高效孕激素类药物　　　　C. 保留生育功能手术

    D. 克罗米酚　　　　　　　E. hCG 诱发排卵

【A3 型题】

(16 ~ 18 题共用题干)

女性，30 岁，原发不孕，进行性痛经 3 年，妇科检查：子宫正常大小，后位，欠活动，后穹隆触及 2 ~ 3 个痛性结节。

16. 该患者不孕原因为

    A. 输卵管不通　　　　　　　　　　B. 输卵管粘连

    C. 子宫内膜异位症病灶存在　　　　D. 性交痛

    E. 卵巢因素

17. 异位内膜最常侵犯的部位

    A. 卵巢及宫骶韧带　　　　B. 胸膜　　　　　　　C. 子宫

    D. 腹膜脏层　　　　　　　E. 直肠子宫陷凹

18. 该患者的首选治疗方法为

    A. 腹腔镜子宫内膜异位症病灶切除　　　　B. 达那唑治疗

    C. 雄激素治疗　　　　　　　　　　　　　D. 子宫次全切除术

    E. 促排卵治疗

(19 ~ 20 题共用题干)

女性，50 岁，已生育，渐进性痛经 5 年，难以忍受，经治疗症状反复。妇科检查：子宫后位常大，活动欠佳，后壁峡部扪及 2 ~ 3 个痛性结节，右侧附件扪及 10cm 囊性包块，不活动。

19. 该患者的诊断考虑为

    A. 盆腔炎性包块　　　　B. 慢性盆腔炎　　　　C. 卵巢恶性肿瘤

    D. 巧克力囊肿　　　　　E. 盆腔结核

20. 该患者的治疗首选

    A. 根治术　　　　　　　B. 雄激素治疗　　　　C. 内膜病灶切除术

    D. 保留卵巢功能手术　　E. 达那唑治疗

(余晓莹)

第二十一章 月经失调

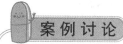

学习目标

1. **掌握** 功血的概念、临床表现、诊断及处理原则；闭经及多囊卵巢综合征的概念。

2. **熟悉** 功血的病因、分类及病理变化；闭经的病因、分类、诊断及处理。

3. **了解** 多囊卵巢综合征的临床表现及治疗原则。

4. 具备对女性内分泌发生异常时的诊断及处理能力；能熟练实施刮宫术。

5. 关心患者，能与患者及家属进行沟通；能正确指导患者应用激素调整月经周期。

第一节 功能失调性子宫出血

案例讨论

[案例]

患者，女，16 岁。阴道不规则流血近 2 个月，加重 2 天。患者月经初潮 14 岁，平时月经周期 30 ~ 45 天，经期 7 ~ 8 天，经量中。2 个月前患者月经来潮，经量时多时少，有血凝块，伴有头晕、乏力、心慌，无畏寒、发热，无腹痛。1 个月前曾在门诊给予口服药物治疗后（具体用药不详）症状无好转，2 天前阴道流血增多，超过平时月经量，诉头晕、心慌、乏力加重。

[讨论]

1. 该患者可能的诊断及诊断依据是什么？

2. 针对该患者的情况还需完善哪些检查及处理？

女性正常的月经周期通常为 21 ~ 35 天，经期可持续 2 ~ 7 天，经量 20 ~ 60ml。与上述标准不相符的均为异常子宫出血。功能失调性子宫出血（DUB）简称功血，为妇科常见病，也属异常子宫出血。它是由于调节生殖的神经内分泌机制失常引起的异常子宫出血，无全身及内外生殖器官器质性病变。功血可分为排卵性和无排卵性两类，约 85% 病例属无排卵性功血。功血可发生于月经初潮至绝经期间的任何年龄。

一、无排卵性功能失调性子宫出血

（一）病因

无排卵性功能失调性子宫出血（无排卵性功血）是促性腺激素或卵巢激素在调节或释放时发生暂时性变化所引起的。机体内部和外界许多因素如精神过度紧张、忧伤、环境或气候骤变、营养不良以及全身性疾病等影响时，均可通过大脑皮层和中枢神经系统影响下丘脑－垂体－卵巢轴功能的相互调节而导致月经失调。

（二）病理生理

无排卵性功血主要发生于青春期和围绝经期，但两者的发病机制不同。在青春期，下丘脑－垂体－卵巢轴的调节功能尚未成熟，与卵巢间未建立稳定的周期性调节，尤其对雌激素正反馈的作用存在缺陷，FSH 持续呈低水平，LH 无高峰形成，故无排卵。在围绝经期，卵巢功能衰退，雌激素分泌量锐减，对垂体的负反馈变弱，不能形成排卵前高峰，故发生无排卵性功血。无排卵性功血也可发生在生育期，是因应激、劳累、疾病等因素的干扰导致不排卵。

无排卵性功血是子宫内膜由于单一雌激素刺激而无孕酮对抗，从而引起的雌激素撤退性出血或雌激素突破性出血。雌激素撤退性出血是指子宫内膜在单一雌激素刺激下持续增生，当有大批卵泡闭锁时雌激素水平可突然快速下降，故内膜因失去激素支持而剥脱出血。雌激素突破性出血有两种类型：①低水平雌激素维持在阈值水平，临床可见间断性少量出血，因内膜修复慢使出血时间延长；②高水平雌激素维持在有效浓度，临床可见长时间闭经，因无孕激素可使内膜持续增厚但不牢固，故易发生急性突破出血。这时临床上表现出血量汹涌。

正常月经的周期、持续时间和出血量，均具有明显的规律性和自限性，可多数无排卵性功血引起的异常子宫出血并不具备这些特点。主要表现：①组织脆性增加，由于缺乏孕酮拮抗，子宫内膜在单一雌激素的作用下不受限制地增生，同时又无致密坚固的间质支持，致使内膜组织脆弱，易自溃破出血；②血管结构与功能异常，由于组织不规则破损及多处血管断裂，同时小血管缺乏螺旋化使收缩不力，导致流血时间长、流血量多，且不易自止；③子宫内膜脱落不完全导致修复困难，由于雌激素的波动使子宫内膜不能同步脱落，致使一处修复，另一处又破裂出血；④凝血与纤溶异常，组织多次的破损活化了血内纤维蛋白溶酶，继而引起更多的纤维蛋白裂解，进一步加重了出血；⑤血管缩张因子异常，增生期的子宫内膜中含有前列腺素 E_2（PGE_2），当无排卵时子宫内膜持续增生使 PGE_2 含量增加、敏感性增强，故血管更易扩张，导致出血增加。

（三）子宫内膜的病理变化

根据血内雌激素浓度的高低和作用时间的长短，以及子宫内膜对雌激素反应的敏感性，子宫内膜可表现出不同程度的增生性变化，少数呈萎缩性改变。

1. 子宫内膜增生症　根据国际妇科病理协会（ISGP，1998）分类如下。

（1）单纯型增生　即腺囊型增生过长，为最常见的类型。子宫内膜呈局部或全部增厚，或呈息肉样增生。镜下见腺体数目增多，腺腔囊性扩大，大小不同。腺上为单层，或增生形成假复层，细胞为高柱状，无异型性。仅 1% 发展为子宫内膜腺癌。

（2）复杂型增生　即腺瘤型增生过长。腺体增生明显、结构复杂、拥挤。腺体间出现背靠背，间质明显减少。腺上皮为复层，细胞为柱状，无异型性。约 3% 发展为子宫内膜腺癌。

（3）不典型增生　即癌前期病变，此类型不属于功血的范畴。腺上皮细胞增生，层次增多，排列紊乱，出现异型性。不论单纯性型或复杂型增生，腺上皮细胞只要出现异型性，都诊断为不典型增生。约 23% 可转化为子宫内膜腺癌。

2. 增生期子宫内膜　子宫内膜的形态不仅与正常月经周期中增生期的内膜一样，而且在月经周期后半期甚至月经期，仍保持增生期的形态。

3. 萎缩型子宫内膜 子宫内膜萎缩菲薄，腺体小而少，腺管直而狭，腺上皮为单层立方形或低柱状细胞，间质密而少，胶原纤维相对增多。

（四）临床表现

最常见的症状是子宫不规则出血，临床表现为月经周期紊乱，经期长短不一，经量时多时少，甚至大量出血。出血时无下腹疼痛或其他不适，当出血多或时间长时可伴贫血。

（五）诊断

主要依据病史、体格检查及辅助检查给出诊断（图 21 - 1）。

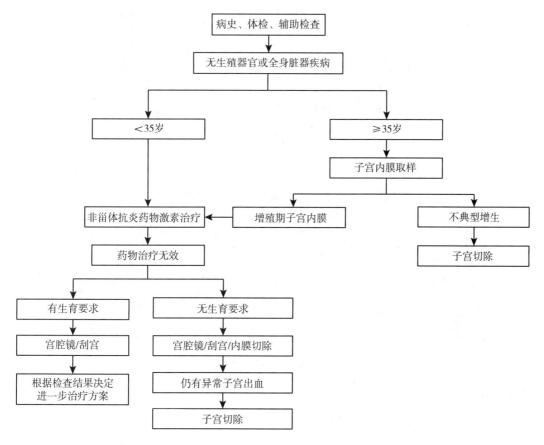

图 21 - 1 功血诊断和治疗步骤

1. 病史 采集病史时应注意年龄、月经婚育史及避孕方式，近期是否存在引起月经失调的相关疾病或药物服用史。询问病史应详细了解病程经过，如发病时间、目前流血情况、流血前有无停经史及以往治疗经过。应了解异常子宫出血的类型，根据出血的特点可分为：①月经过多：周期规则，经量过多（＞80ml）或经期延长（＞7 日）；②月经过频：周期规则，但月经频发，周期缩短（＜21 日）；③子宫不规则出血：周期不规则，经期延长，经量正常；④子宫不规则出血过多：周期不规则，经期延长伴经量过多。

2. 体格检查 包括全身检查、妇科检查等，应排除全身性疾病及生殖道器质性病变。

3. 辅助诊断 起到鉴别诊断和判断疾病的严重程度及是否有合并症的作用。

（1）妊娠试验检测 对有性生活史者，采集其血或尿做妊娠试验，应排除妊娠或妊娠相关的疾病。

（2）盆腔 B 型超声检查 可明确子宫内膜的厚度及回声，从而排除是否有宫腔占位性病变及其他生殖道器质性病变。

（3）基础体温测定（BBT）是测定排卵的简易可行方法。女性如有正常的月经周期，通常在排卵后受孕激素的影响，基础体温会持续上升 10～14 天，上升幅度 0.3～0.5℃，于月经前 1～2 天下降，呈双相型（图 21-2）。基础体温呈单相型则提示无排卵（图 21-3）。

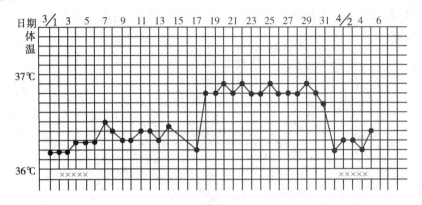

图 21-2 基础体温双相型（正常）

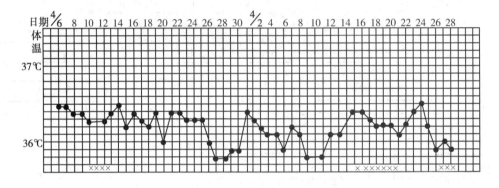

图 21-3 基础体温单相型

（4）全血细胞计数 判断有无贫血及血小板减少。

（5）凝血功能检查 可排除凝血和（或）出血功能障碍性疾病。

（6）血清激素测定 为确定有无排卵，可测定血清孕酮，但临床上常因出血频繁，孕激素测定的时间难以选择。测定甲状腺功能、催乳素水平、血睾酮可以排除其他内分泌疾病。

（7）诊断性刮宫 可明确子宫内膜病变和达到止血的目的。为了明确子宫内膜病变需行诊刮的适应者：①药物治疗无效者；②年龄 >35 岁者；③存在子宫内膜癌高危因素的异常子宫出血者。诊刮时要搔刮整个宫腔，尤其是宫角部位，同时注意宫腔的形态、大小，宫壁是否平滑，刮出物的量和性质。经前期或月经来潮 6 小时内行刮宫可判断有无排卵和黄体功能。对于不规则流血或出血量多时的患者，可随时行刮宫术。

（8）宫腔镜检查 可在宫腔镜的直视下进行病变区活检。比盲取内膜的诊断价值高，极大提高了宫腔早期病变的诊断率，如子宫黏膜下肌瘤、子宫内膜息肉、子宫内膜癌等。

（六）鉴别诊断

必须先排除生全身性疾病或生殖道局部病变所致的生殖道出血。尤其青春期女孩的阴道或宫颈恶性肿瘤。育龄期女性黏膜下肌瘤或滋养细胞肿瘤，以及围绝经期、老年期妇女子宫内膜癌易误诊为功血，应注意鉴别。

1. 全身性疾病 如肝、肾损害、血液病、甲状腺功能亢进或低下等。

2. 异常妊娠或妊娠并发症 如流产、子宫复旧不良、胎盘残留、异位妊娠、葡萄胎等。

3. 生殖道感染 如子宫颈炎、急性或慢性子宫内膜炎等生殖道炎症。

4. 生殖道肿瘤 如子宫肌瘤、子宫内膜癌、宫颈癌、卵巢肿瘤等。

5. 其他 性激素类药物使用不当、宫内节育器或异物而导致的子宫不规则出血。

（七）治疗

无排卵性功血的治疗主要是采用药物止血和调整月经周期。不同年龄发生无排卵性功血时治疗原则不同：①青春期及生育期：以止血、调整周期、促排卵为主；②围绝经期：以止血、调整周期、减少经量，防止子宫内膜病变为主。

1. 止血 根据病情选择合适剂量的性激素，必要时行诊刮术。出血量少时用最低有效量的激素，尽可能减少药物副作用。出血量多时，性激素治疗8小时内要见效，24～48小时内出血要基本停止，若96小时以上仍不止血，考虑更改功血的诊断。

（1）性激素 可采用单一或联合药物治疗，主要方法如下。①单一孕激素：又称"药物性刮宫"或"子宫内膜脱落法"，适用于体内已有一定雌激素水平、生命体征稳定、血红蛋白计数>80g/L的患者。补充的孕激素可使处于持续增生的子宫内膜转化为分泌期，停药后短期即出现撤退性出血。合成孕激素分为两类，常用19-去甲基睾酮衍生物（炔诺酮、双醋炔诺酮等）和17α-羟孕酮衍生物（甲地孕酮、甲羟孕酮）。以炔诺酮（妇康片）为例，首剂量5mg口服，每8小时1次，2～3日血止后每3日递减1/3量，减至维持量每日2.5～5.0mg，持续用到血止后21日停药，停药后3～7日发生撤药性出血。②单一雌激素：当急性大出血并排除血液高凝或血栓性疾病的患者，可应用大剂量雌激素促使子宫内膜迅速生长，短期内修复创面而止血。目前多选用妊马雌酮，首剂量1.25～2.5mg口服，每6小时一次，血止后每3日递减1/3量，直至维持量每日1.25mg。所有雌激素疗法在血红蛋白计数升至90g/L以上时应加用孕激素。当长期间断性少量出血时，可选用妊马雌酮生理替代剂量1.25mg，每日一次，共服用23日，最后7～10日内加用孕激素。③联合用药：性激素联合用药的止血效果大于单一药物。当青春期或生育期发生无排卵性功血时，一般采用孕激素占优势的口服避孕药。用法：每次1片，每6小时一次，血止后递减至维持量每日1片，共20日停药。当围绝经期发生功血时，采用孕激素止血的基础上配伍雌、雄激素。

（2）刮宫术 不仅起到迅速止血的作用，还具有诊断的价值。

（3）辅助治疗 一般采用止血药、雄激素辅助、纠正贫血和凝血功能以及抗感染治疗。

2. 调整月经周期 为了使青春期和生育期无排卵性功血的患者建立正常的月经周期，使围绝经期的患者防止功血再次发生和子宫内膜病变；故使用性激素止血后，必须调整月经周期。常用的方法如下。

（1）雌、孕激素序贯疗法 即人工周期。模拟卵巢在自然月经周期中的内分泌变化，将雌、孕激素序贯应用，使子宫内膜发生相应变化，并引起周期性脱落。适用于青春期或育龄期因内源性雌激素水平较低而导致功血者。妊马雌酮1.25mg，于出血第5日起，每晚1次，连服20日，至服药第11日，每日加用黄体酮注射液10mg肌注（或口服甲羟孕酮片10mg），两种药同时用完，连续3个周期为一个疗程（图21-4）。

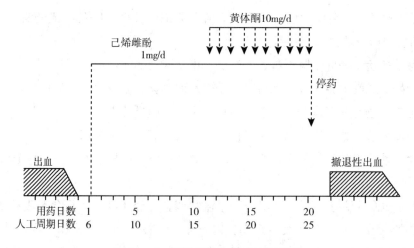

图 21-4 雌孕激素序贯疗法示意图

（2）雌、孕激素联合法 雌激素促进子宫内膜再生修复，孕激素限制雌激素引起的内膜增生程度。适用于育龄期内源性雌激素水平较高而导致功血者。临床上常口服避孕药，如复方炔诺酮片1片，于出血第5日起，每晚1片，连服20日，连用3个周期。在临床上口服避孕药存在潜在风险，故以下女性不宜口服避孕药：①心脑血管疾病或存在高危因素者；②血栓性疾病者；③年龄 >40 岁且吸烟者。

（3）孕激素后半周期疗法 从月经周期后半期服用甲羟孕酮10mg，每日1次，连服10~14日，酌情3~6个周期。适用于病理检查为增生期内膜功血或青春期功血。

（4）促排卵 适用育龄期无排卵的不孕患者，青春期不主张使用促排卵药物。

（5）宫内孕激素释放系统 治疗功血疗效明显，其原理是将孕激素直接放入宫腔内局部释放，抑制内膜生长。临床上对月经量严重过多的患者，常采用宫内放置含孕酮或左炔诺孕酮的节育器，可有效减少80% ~90%的经量，甚至引起闭经。

3. 手术治疗 以下情况考虑手术治疗：①无生育要求者；②药物治疗效果不佳或不宜采用药物治疗者；③不易随访且年龄较大者。

（1）子宫切除术 子宫切除术很少用于治疗功血。适用于患者年龄偏大，病理诊断为子宫内膜复杂型增生甚至发展为不典型增生时。

（2）子宫内膜切除术 手术微创，能有效减少出血量。为了避免误诊与误切子宫内膜癌，术前必须明确病理诊断。

二、排卵性月经失调

排卵性月经失调比无排卵性功血少见，多发生于育龄期女性，临床上仍有可辨认的月经周期。常见类型如下。

（一）月经过多
WHO 资料显示19%育龄期女性存在月经过多的现象。

1. 发病机制 发病机制复杂，可能与分泌晚期子宫内膜雌、孕激素受体高于正常有关，也可能与前列腺素血管舒缩因子分泌失调或子宫内膜纤溶酶活性过高有关。

2. 病理 子宫内膜呈分泌期的形态，存在间质与腺体发育不同步或间质水肿不明显。

3. 临床表现与诊断 当月经周期规则，经期正常，经量增多（ >80ml）时，又排除了女性生殖器官器质性疾病或妇科内分泌疾病，即可诊断。

4. 治疗

（1）止血药　可用氨甲环酸、维生素K、酚磺乙胺等，如氨甲环酸1g，每日3次，可有效减少经量54%。

（2）复方短效口服避孕药　抑制内膜增生，促使内膜变薄，达到减少出血的目的。

（3）宫内孕激素释放系统　可有效治疗功血，且副作用小，但最初半年可能会出现突破性出血。

（4）孕激素内膜萎缩法　同无排卵性功血治疗。

（二）黄体功能不足

月经周期中有卵泡期和排卵期，但在黄体期因孕激素分泌不足或黄体早衰，引起子宫内膜分泌反应不良或黄体期缩短。

1. 发病机制　黄体健全发育的前提是：足够水平的FSH和LH及卵巢对LH良好的反应。目前认为以下因素会导致黄体功能不足：①神经内分泌调节功能紊乱，可导致卵泡期FSH缺乏，卵泡发育缓慢，雌激素分泌减少；②卵巢本身发育不良，引起孕激素分泌减少，导致子宫内膜分泌反应不足；③LH脉冲峰值不高以及排卵后LH低脉冲缺陷，使黄体发育不全，孕激素分泌减少；④生理性因素，如初潮、围绝经期、分娩后及内分泌疾病等，均可导致黄体功能不足。

2. 病理　子宫内膜呈分泌期的形态，腺体发育不良。内膜活检示分泌反应落后2日。

3. 临床表现　多数情况下表现月经周期缩短；有时也会出现正常的月经周期，但因卵泡期延长，黄体期缩短，可致患者不易受孕或早期流产。

4. 诊断　根据病史，月经周期缩短，早期流产或不孕；妇科检查，生殖器官在正常范围内；基础体温呈双相型，高温相 <11日（图21-5）；病检子宫内膜呈分泌反应形态，腺体与间质发育不同步，分泌反应至少落后2日。

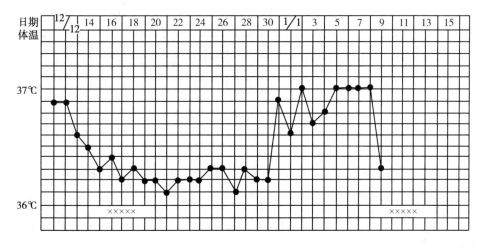

图21-5　基础体温双相型（黄体功能不足）

5. 治疗

（1）促进卵泡发育　黄体功能不足的治疗应针对其发生原因。①卵泡期使用低剂量雌激素：从月经第5日起口服妊马雌酮0.625mg，每日1次，连续5~7日，可协同FSH促进卵泡发育。②氯米芬：从月经3~5日起口服氯米芬50mg，每日1次，连续5日，可促使垂体释放FSH和LH，以促进卵泡发育。

（2）促进月经中期 LH 峰形成 卵泡成熟后肌注绒促性素，加强月经中期 LH 排卵峰，防止黄体早衰，同时又可提高孕酮的分泌。

（3）黄体功能刺激疗法 从基础体温上升后就开始肌注绒促性素，可有效延长黄体期。

（4）黄体功能补充疗法 排卵后就开始肌注黄体酮，可补充黄体孕酮分泌的不足。

（5）口服避孕药 适用于有避孕需求的女性。

（6）当黄体功能不足合并高催乳素血症时，通常使用溴隐亭治疗。其可降低催乳素水平，促进垂体分泌促性腺激素，使卵巢分泌雌、孕激素增加，起到改善黄体功能的目的。

（三）子宫内膜不规则脱落

月经周期中有排卵，且黄体发育良好，因萎缩过程延长，致子宫内膜不规则脱落。

1. 发病机制 由于下丘脑－垂体－卵巢轴调节功能紊乱引起黄体萎缩不全，使内膜受孕激素的持续影响，不能如期完整脱落。

2. 病理 月经期第 5~6 日时，部分子宫内膜仍呈分泌反应形态，镜下可见混合型子宫内膜，即分泌期、出血期及增生期的内膜共存。

3. 临床表现 月经周期正常，但经期延长，可长达 9~10 日，伴出血量多。

4. 诊断 根据经期延长的临床表现，测基础体温虽呈双相型，但下降缓慢（图 21－6），即可选择在月经期第 5~6 日行诊刮术，病理检查作为确诊依据。

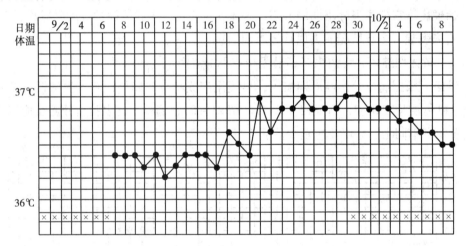

图 21－6 基础体温双相型（黄体萎缩不全）

5. 治疗

（1）孕激素 从下次月经前 10~14 日开始口服甲羟孕酮 10mg，每日 1 次，共 10 日，有生育要求的肌注黄体酮。其作用是调节下丘脑－垂体－卵巢轴的反馈功能，促进黄体及时萎缩，使内膜按时完整脱落。

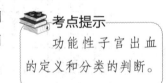

考点提示

功能性子宫出血的定义和分类的判断。

（2）复方短效口服避孕药 适用于无生育要求的，可抑制排卵，调整月经周期。

（3）绒促性素 具有促进黄体功能的作用。

（四）围排卵期出血

围排卵期出血是指在排卵期雌激素水平暂时下降，使部分的子宫内膜脱落，引起阴道规律性流血。目前发病机制尚不明确，可能与激素水平波动有关，临床上一般不作处理。

第二节 闭 经

闭经不是疾病，是常见的妇科症状。根据既往月经来潮史，将闭经分为原发性和继发性。原发性闭经指年龄超过 15 岁，第二性征已发育且无月经来潮者；或年龄超过 13 岁，第二性征尚未发育且无月经来潮者。继发性闭经指建立正常月经后，因某种病理性原因致月经停止 6 个月者；或按自身原来月经周期计算停经 3 个周期以上者。

下丘脑 - 垂体 - 卵巢轴的神经内分泌调节、子宫内膜对性激素周期性的反应和生殖道的通畅等，任何环节出现问题都会引起闭经。分类方式如下。①按病变部位：分为下丘脑性闭经、垂体性闭经、卵巢性闭经、子宫性闭经，以及下生殖道发育异常引起的闭经。②按病变程度：分为 I 度闭经（孕激素试验后有撤退性出血）和 II 度闭经（孕激素试验后无撤退性出血）。③按血促性腺激素水平：分为低促性腺激素性闭经（病变在下丘脑或垂体）和高促性腺激素性闭经（病变在卵巢），多见于第二性征缺乏性的原发性闭经。

一、病因

（一）原发性闭经

较为少见，往往由于遗传学原因或先天发育缺陷所引起。如 20% 的青春期原发性闭经多有米勒管发育不全综合征所引起。

（二）继发性闭经

发病原因复杂，且发生率明显高于原发性闭经。临床以下丘脑性闭经最常见，其次为垂体性闭经、卵巢性闭经、子宫性闭经等。

1. 下丘脑性闭经　闭经是由下丘脑及中枢神经系统功能或器质性病变引起的，主要以功能性原因为主。此类闭经临床上治疗及时可逆转，属低促性腺激素性闭经。

（1）紧张应激　突然或长期的情绪、环境、劳累等应激变化，均可引起神经障碍而导致闭经，多见于年青未婚或从事脑力工作的女性。

（2）神经性厌食和体重下降　中枢神经对体重急剧下降极为敏感，神经性厌食或单纯性体重下降均可诱发闭经。营养不良是闭经的主要原因之一，持续进行性消瘦，使 GnRH 浓度降至青春期前水平而诱发闭经。

（3）药物性闭经　属继发性闭经，尚可逆，多数在停药后 3~6 个月可自然恢复月经。长期使用甾体类避孕药、抗高血压药及抑制精神失常类药物，可抑制下丘脑分泌 GnRH，使垂体分泌 PRL 增多。

（4）运动性闭经　长期剧烈运动后，GnRH 释放会受抑制，使 LH 释放也受抑制。目前认为瘦素水平下降是生殖轴功能受到抑制的机制之一。

（5）颅咽管瘤　是导致垂体性闭经、下丘脑性闭经罕见原因。

2. 垂体性闭经　病变主要在垂体。腺垂体器质性病变或功能性失调，均可影响到促性腺激素分泌，继而影响卵巢功能导致闭经。

（1）垂体梗死　常见的为希恩综合征。

（2）垂体肿瘤　临床表现为闭经，是位于蝶鞍内的腺垂体肿瘤压迫分泌细胞，使促性腺激素分泌减少所致。常见的催乳激素细胞肿瘤可引起闭经溢乳综合征。

（3）空蝶鞍综合征　蝶鞍隔因先天发育不全或某种病变（如肿瘤、手术破坏等），引起闭经和高催乳血症。

3. 卵巢性闭经　闭经的原因在卵巢，属高促性腺素性闭经。子宫内膜因卵巢分泌的性激素水平低下，故不发生周期性变化，继而导致闭经。

（1）卵巢早衰　指 40 岁前因卵泡耗竭或医源性损伤而引发的卵巢功能衰竭，伴围绝经期症状，具备低雌激素及高促性腺激素的特征。

（2）多囊卵巢综合征　是雄激素产生过多且持续无排卵，临床表现为闭经、不孕、肥胖、多毛。

（3）卵巢功能性肿瘤　是因卵巢组织被肿瘤破坏而引起的闭经。如卵巢颗粒 – 卵泡膜细胞瘤持续分泌雌激素可抑制排卵，促使子宫内膜持续增生而闭经；卵巢支持 – 间质细胞瘤可分泌过量的雄激素，使下丘脑 – 垂体 – 卵巢轴功能受到抑制而闭经。

4. 子宫性闭经　闭经的原因在子宫。此时月经调节功能及第二性征发育均正常，子宫内膜因受到损坏或对卵巢激素无法产生正常的反应而闭经。

（1）子宫腔粘连综合征（Asherman 综合征）　在子宫性闭经中最常见。多因人工流产或产后、流产后出血的过度刮宫使子宫内膜受到损伤，导致宫腔粘连而闭经。当子宫内膜严重感染所致的宫腔粘连或手术所致的宫颈管粘连均可导致闭经。

（2）子宫切除或宫腔放射治疗后　手术切除子宫或放疗破坏子宫内膜而闭经。

5. 其他　全身慢性消耗性疾病和其他内分泌功能异常均可引起继发性闭经。

二、诊断

闭经是一种症状，原因复杂。在诊断时先寻找闭经的原因，明确病变部位，最后确定有何种疾病引起。

（一）病史

应详细询问月经史，对有性生活史的女性还应询问生育史及产后并发症。了解发病前是否存在闭经的诱因，如环境改变、饮食习惯、精神刺激、剧烈运动、疾病及药物等。原发性闭经的女性应询问第二性征发育情况，了解自幼生长发育的过程、是否存在先天性缺陷或疾病以及家族史。同时还应询问闭经期限及伴随症状。

（二）体格检查

全身检查应了解营养发育状况，有无精神智力障碍，有无发育异常及畸形，有无溢乳现象，以及身高体重和第二性征等情况。妇科检查应注意内、外生殖器的发育情况，了解阴毛的分布，有无先天性缺陷及畸形，腹股沟区有无肿块等。

（三）辅助诊断

闭经发生在性成熟期并有性生活史的女性应先排除与妊娠有关的疾病。根据病史和体格检查先对病因及发病部位有个初步了解，再根据选择性的检查明确诊断。

1. 功能性试验

（1）药物撤退试验　评估体内雌激素水平，明确闭经程度。通常采用以下方式进行评估。①孕激素试验：是一种快速简单的方法。如黄体酮注射液肌注，每日 20mg，连用 5 日；或甲羟孕酮口服，每日 10mg，连续 8～10 日（表 21 – 1）。停药后若出现撤药性出血（阳性反应），表明子宫内膜已受一定水平雌激素的影响；若无撤药性出血（阴性反应）则应继续行雌、孕激素序贯试验。②雌、孕激素序贯试验：用于孕激素试验阴性患者，如妊马雌酮每晚睡前口服，每日 1.25mg 共 20 日，在最后 10 日加用醋酸甲基孕酮，每日口服 10mg。停药后若出现撤药性出血，则表明子宫内膜功能正常，闭经是因患者体内雌激素水平低落所致；若无撤药性出血，则应重复一次试验，仍无出血即可诊断子宫性闭经，闭经是因子宫内膜有缺陷或被破坏所致。

表 21-1 孕激素实验用药方法

黄体酮针	一次 20mg，1 次/日，肌内注射	3~5 日
醋酸甲羟孕酮	一次 10mg，1 次/日，口服	8~10 日
地屈孕酮	一次 10~20mg，1 次/日，口服	10 日
微粒化黄体酮	一次 10mg，2 次/日，口服	10 日
黄体酮凝胶	一次 90mg，1 次/日，阴道	10 日

（2）垂体兴奋试验 又称 GnRH 刺激试验。当 LH 和 FSH 水平均低时，此试验能明确病变部位为下丘脑或垂体。注射戈那瑞林后，LH 值升高可明确病变在下丘脑；多次试验后，LH 值不升高或升高不明显可明确病变在垂体。

2. 激素测定 一般停用雌孕激素两周后再行 LH、FSH、PRL、TSH 等的测定，起到协助诊断的目的。

（1）血甾体激素测定 包括：①血孕酮水平升高，则为排卵的标志；②雌激素浓度低，则提示卵巢功能不正常或衰竭；③睾酮水平高，则提示有多囊卵巢综合征或卵巢支持-间质细胞瘤等可能。

（2）催乳素及促性腺激素测定 出现高催乳血症时应先排除垂体肿瘤。当 LH 和 FSH 值高于正常浓度则提示卵巢功能不足；低于正常浓度则提示病变可能在垂体或下丘脑，需进一步检查。

（3）对于多毛、痤疮、肥胖的患者还应行雄激素、胰岛素及糖耐量试验等检查，排除高雄激素血症、胰岛素抵抗及先天性 21-羟化酶功能缺陷等疾病。

3. 影像学检查

（1）盆腔超声检查 可以确定子宫、卵巢有无缺失；了解子宫、卵巢的大小及形态；进一步明确子宫内膜的厚度及卵泡的数目。

（2）子宫输卵管造影 可排除宫腔粘连及宫腔的病变。

（3）静脉肾盂造影 适用于米勒管发育不全时，可排除肾脏有无畸形。

（4）CT 或 MRI 可了解中枢神经系统和盆腔肿块的病变性质。

4. 腹腔镜检查 可直视下观察子宫与卵巢的大小和形态，尤其对多囊卵巢综合征的诊断更有意义。

5. 宫腔镜检查 可确诊宫腔粘连及子宫内膜的病变。

6. 染色体 对性腺发育不全的患者有一定的临床指导意义。

7. 靶细胞反应的检查 如怀疑血吸虫病或结核时，可取内膜培养。

（四）诊断步骤

应先明确是原发性闭经或继发性闭经，若为原发性闭经按图 21-7 步骤进行诊断，若为继发性闭经按图 21-8 步骤进行诊断。

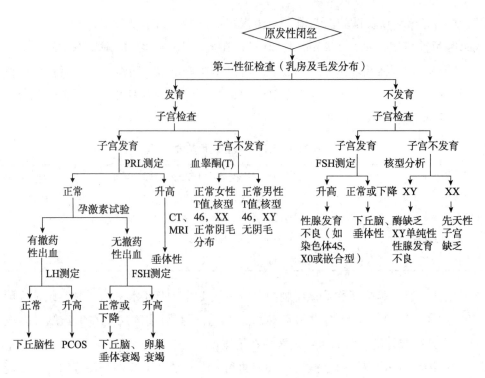

图 21-7　原发性闭经诊断步骤

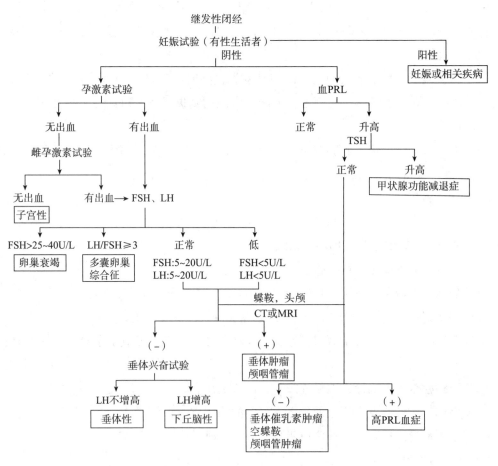

图 21-8　继发性闭经诊断步骤

三、治疗

（一）全身治疗

闭经的发生与神经内分泌的调控有关，全身体质性治疗和心理学治疗的意义重大。临床上应积极治疗全身性疾病，足够的营养供给，提高机体免疫力；同时应耐心地心理疏导，消除精神紧张和焦虑。

（二）激素治疗

在激素治疗前应明确病因及病变的环节。

1. 性激素补充治疗 可维持女性的全身及生殖的健康，促进和保持月经及第二性征。

（1）雌激素补充治疗 适用于先天或手术后无子宫者。

（2）雌孕激素人工周期治疗 适用于有子宫者。

（3）孕激素治疗 适用于 I 度闭经者。

2. 促排卵 适用于有生育要求者。

3. 溴隐亭多巴胺受体激动剂 适用于单纯高催乳血症及垂体催乳素瘤患者。

4. 其他 如甲状腺功能低下者用甲状腺素，先天性肾上腺皮质功能亢进者用肾上腺皮质激素。

（三）辅助生殖技术

有生育要求，诱发排卵后未成功受孕者，或女方合并输卵管疾病的闭经，或因男方不孕者均可采用。

（四）手术治疗

手术治疗适用于器质性病因者，如生殖器畸形、Asherman 综合征、肿瘤。

第三节 绝经综合征

绝经综合征指女性绝经前后因出现性激素波动或减少而引起的一系列躯体及精神心理症状。女性一生中的最后一次月经称为绝经，包括自然绝经和人工绝经。自然绝经是指卵巢内卵泡耗竭，或剩余的卵泡对促性腺激素丧失了反应所导致的绝经，是卵巢功能自然衰退的结果。调查发现妇女绝经年龄通常在 45 ~ 55 岁，平均年龄 50 岁左右。人工绝经是指女性在自然绝经前因为良性或恶性疾病将双侧卵巢和（或）子宫切除后或者化疗、放疗等造成卵巢组织破坏所导致的绝经。

一、内分泌的变化

女性在绝经前后最明显的变化是卵巢功能衰退，随后出现下丘脑－垂体功能退化。内分泌的改变可能与卵巢激素、中枢神经传递以及自主神经系统的失调等综合因素有关。

（一）雌激素

卵泡对 FSH 的灵敏性降低及 FSH 水平升高是卵巢功能衰退的最早征兆。雌激素的浓度水平在绝经过渡早期波动很大，当 FSH 升高时可过渡刺激卵泡，导致雌二醇分泌过多，甚至超过正常卵泡期水平。雌激素水平是在卵泡完全停止生长发育后才逐渐下降的。绝经后卵巢分泌雌激素的量极少，但女性绝经后体内仍有一定水平的雌激素用来维持正常的生理功能，主要来源于肾上腺皮质以及卵巢中由雄烯二醇转化的雌酮，故绝经后女性雌酮高于雌二醇。

（二）孕酮

围绝经期时卵巢仍有排卵功能，故可分泌孕酮，但期间因卵泡期延长、黄体功能不足使孕酮分泌量减少；绝经后无孕酮分泌。

（三）雄激素

绝经后雄激素的总体水平下降，来源于肾上腺及卵巢间质细胞。其中雄烯二酮量为绝经前一半，主要来源于肾上腺；睾酮水平高于绝经前，因卵巢间质受升高的 LH 刺激而增加，主要来源于卵巢。

（四）促性腺激素

围绝经期 LH 维持正常范围内，FSH 水平升高呈波动，FSH/LH 仍 <1。雌激素水平在绝经后明显下降，促进下丘脑分泌促性腺激素释放激素，同时绝经后卵泡产生抑制素减少，使 FSH 和 LH 水平均升高，其中 FSH 升高更为明显，FSH/LH >1。绝经的主要信号是：雌激素、抑制素水平降低以及 FSH 水平升高。

（五）催乳素

围绝经期催乳素水平升高，绝经后催乳素降低。

（六）促性腺激素释放激素

绝经后分泌增加，并且与 LH 相平衡。

（七）抑制素

抑制素是反映卵巢功能衰退最为敏感的指标。绝经后抑制素水平下降，比雌二醇下降得更早、更明显。

二、临床表现

（一）近期症状

1. 月经紊乱 临床上出现月经紊乱取决于卵巢功能的波动性变化，是围绝经期常见的症状。围绝经期约半数以上女性会出现月经紊乱，多表现月经周期不规则，经期持续时间长以及月经量增多或减少，均有无排卵或稀发排卵所引起，可致生育能力低下，但仍有意外妊娠的可能。围绝经期及绝经后女性出现异常子宫出血，应取子宫内膜作活检以排除癌变可能。

2. 血管舒缩症状 潮热为围绝经期最常见的症状，是雌激素下降的特征性症状。典型特点是面部和颈部及胸部皮肤反复出现短暂的阵阵发红，伴轰热，继之出汗。持续时间 1~3 分钟，轻者每日数次，重者可达十余次或更多，多在夜间或应激状态下发作。潮热症状可持续 1~2 年，长的可达 5 年或更长，严重时可影响女性正常生活及工作。

3. 精神神经症状 女性在围绝经期常表现以下症状：注意力不能够集中、情绪波动大、记忆力减退等。

4. 自主神经失调症状 常出现心悸、头痛、眩晕、耳鸣、失眠等自主神经失调症状。

（二）远期症状

1. 骨质疏松 雌激素可促进甲状腺分泌降钙素，降钙素对骨骼有保护作用。绝经后女性雌激素不足使骨质吸收增加而出现骨质疏松。骨质疏松引起骨骼压缩使体格变小，严重者导致骨折，骨折多发生在桡骨远端、股骨颈、椎体等部位。

2. 泌尿生殖道症状 主要为泌尿生殖道萎缩。临床上反复发生排尿困难、尿痛、尿急等尿路感染，出现阴道干涩、性交困难及反复阴道感染。

3. 心血管疾病 绝经后女性因雌激素降低，使脂代谢增加，导致动脉硬化及冠心病等的发病率明显高于绝经前。

4. 阿尔茨海默病 与绝经后内源性雌激素水平降低有关，故绝经后期的女性发病率高于老年男性。

三、诊断

排除相关临床症状的器质性病变和精神疾病后，根据病史及临床表现可诊断，必要时可做卵巢功能评价等实验室的检查。

1. FSH 值的测定 可了解卵巢功能。围绝经期 FSH > 10U/L 时，则提示卵巢储备功能下降；FSH > 40U/L、闭经时，则提示卵巢功能衰竭。

2. 氯米芬兴奋试验 月经第 5 日开始口服氯米芬，每日 50mg，连续 5 日，停药第 1 日 FSH > 12U/L，则提示卵巢功能降低。

四、治疗

治疗原则：缓解近期症状，早期发现远期症状，并有效预防动脉硬化、骨质疏松等老年性疾病。

（一）一般治疗

围绝经期精神症状可因精神状态不健全或神经类型不稳定而加剧，需行心理治疗。必要时服用适量的镇静剂帮助睡眠，睡前口服艾司唑仑片 2.5mg。也可服用谷维素，有利于调节自主神经功能，每次口服 20mg，每日 3 次。为预防骨质疏松，老年女性应坚持体格锻炼，增加日晒时间，均衡饮食，摄入足量蛋白质及含钙丰富食物，同时补充钙剂。

（二）激素补充治疗

性激素治疗中以补充雌激素最为关键。雌激素受体分布于全身各重要器官，合理应用雌激素可有效控制围绝经期症状及疾病。

1. 适应证 主要包括：①绝经相关的临床症状，如潮热、盗汗、疲惫、失眠、情绪不稳定等；②泌尿生殖道萎缩相关问题；③预防存在高危因素的心血管疾病及骨质疏松等。以上情况的女性如无禁忌证，本人知情并同意可采用激素补充治疗。

2. 禁忌证 主要是指：①已知或可疑妊娠患者；②严重肝、肾功能障碍患者；③近半年内患活动性血栓栓塞性疾病患者；④原因不明的子宫出血患者；⑤已知或可疑雌激素依赖性恶性肿瘤患者；⑥已知或可疑乳腺癌患者；⑦血卟啉症、耳硬化症及脑膜瘤者（禁用孕激素）等。

3. 制剂及剂量的选择 主要药物为雌激素，常联合孕激素使用。剂量应以最小有效量为佳，需个体化。子宫切除的可单用雌激素，围绝经期发生功血可单用孕激素。

（1）雌激素 原则上应选择天然制剂。常用的药物有：①尼尔雌醇：是长效雌三醇衍生物，对子宫内膜作用弱，不易引起子宫出血。每 2 周服用 1~2mg，对潮热、多汗、阴道干燥及尿路感染疗效明显。②妊马雌酮：为天然雌激素，剂量为每日或隔日服用 0.625mg，共用 3 周。绝经后萎缩性阴道炎可用妊马雌酮软膏，效果明显。③戊酸雌二醇：每日口服 0.5~2mg。

（2）组织选择性雌激素活性调节剂　根据靶组织不同，其在体内可与雌、孕、雄激素受体结合，具有这三种激素弱的活性。如替勃龙，每日服用 1.25～2.5mg。

（3）孕激素　常用甲羟孕酮，近年倾向天然孕激素。

4. 用药途径及方案

（1）口服　是激素补充治疗常规给药途径。优点是药物浓度相对稳定；缺点是对肝脏有一定损害，还可刺激产生肾素底物及凝血因子。用药方案：①单用雌激素，适用于子宫切除的女性；②雌孕激素联合，适用于有完整子宫的女性，分周期性用药和连续性用药，周期性用药适用于年龄较轻、绝经早期或愿意有子宫定期出血的女性，连续性用药适用于年龄较大、绝经后期或不愿意有子宫定期出血的女性。

（2）胃肠道外途径　包括阴道、皮肤及皮下给药，可避免口服雌激素的肝脏首过效应。能解除潮热，防止骨质疏松，对能否降低心血管疾病发生率尚未能证明。①经阴道塞药：具有极强的局部作用，雌激素易被黏膜吸收进入全身循环，达到与口服同等剂量的 1/4 循环浓度。②皮肤贴片：可提供恒定的雌激素水平，方法简便。③皮下埋植：作用维持时间长，缺点是需停药时难以及时清除。

5. 用药剂量与时间　卵巢功能开始衰退且出现绝经相关症状时即可激素补充治疗。短期用药可解除围绝经期症状，症状消失后即可逐步停药；长期用药可防治骨质疏松，激素补充治疗至少持续 5～10 年以上，甚至主张绝经后终身用药。用药过程遵循选择最小剂量与疗效相一致的最短时间，用药期间应定期评估，当受益大于风险时方可继续用药。

6. 不良反应及危险性

（1）性激素不良反应　包括：①雌激素，剂量过大时引起白带增多、头痛、乳房胀、水肿、色素沉着，可酌情减量；②孕激素，可引起抑郁、易怒、乳腺痛和水肿，患者常不易耐受；③雄激素，增加高血脂、动脉粥样硬化、血栓栓塞性疾病的发病率，大量使用时出现体重增加、毛发增多及痤疮，口服雄激素可影响肝功能。

（2）子宫异常出血　多为突破性，应查明原因，排除子宫内膜病变，必要时行诊断性刮宫。

（3）子宫内膜癌　单一雌激素长期应用可增加子宫内膜癌和子宫内膜异常增生的危险。此种危险性依赖于用药剂量的大小和用药持续时间长短。雌、孕激素联合用药可降低子宫内膜癌的发病率。

（4）卵巢癌　激素补充治疗可增加卵巢癌的发病风险。

（5）乳癌　雌激素替代治疗不足 5 年者，不增加乳癌危险性；用药达到 10～15 年以上，是否增加乳癌的危险性尚无定论。

（6）糖尿病　激素补充治疗可改善胰岛素抵抗，使患糖尿病的风险明显降低。

（7）心血管疾病及血栓性疾病　绝经女性心血管的发病率较绝经前有所增加，激素补充治疗可降低心血管的发病率，但不主张作为心血管疾病的二级预防。

（三）非激素类药物

1. 钙剂　可用氨基酸螯合钙胶囊（乐力），每日口服 1 粒可有效减缓骨质丢失。

2. 维生素 D　适用于围绝经期且缺少户外活动的女性，每日口服 400～500U。与钙剂联合服用，有利于钙的完全吸收。

3. 降钙素 用于骨质疏松症，是作用很强的骨吸收抑制剂。可缓解骨痛，稳定或增加骨量。有效制剂为鲑降钙素，100U 皮下或肌内注射，每日或隔日一次，2 周后改为 50U，皮下注射，每周 2~3 次。不良反应轻，少数患者会出现恶心和潮热。

4. 双磷酸盐类 可抑制破骨细胞，故有较强的抗骨吸收作用，从而提高骨密度。常用氯甲双磷酸盐，每日服用 400~800mg，间断或连续服用。

5. 选择性 5-羟色胺再摄取抑制剂 盐酸帕罗西汀 20mg，每日一次，早晨口服，能有效改善精神神经症状及血管舒缩症状。

第四节　多囊卵巢综合征

多囊卵巢综合征（PCOS）是一种常见的妇科内分泌紊乱性疾病。临床主要特征为雄激素过高所致临床或生化表现、持续无排卵、卵巢多囊样变。其病因复杂，至今未阐明，可能因某些遗传与环境相互作用所致。

一、内分泌特征与发病机制

PCOS 的内分泌特征：①雄激素过多；②雌酮过多；③胰岛素过多；④LH/FSH 比值增大。这些内分泌的变化可能与下丘脑-垂体-卵巢轴调节功能异常、胰岛素抵抗、代偿性高胰岛素血症以及肾上腺内分泌功能异常有关。

二、病理

（一）卵巢变化

1. 大体检查 双侧卵巢均质性增大，呈灰白色，为正常女性的 2~5 倍，包膜坚韧、增厚。

2. 剖视检查 卵巢的白膜呈均质性增厚，为正常厚度的 2~4 倍；在白膜下可见大小不等、直径 2~9mm、个数 ≥12 的囊性卵泡。

3. 镜下检查 白膜硬化、增厚，皮质表层纤维化，细胞少，血管存在显著。白膜下同时可见多个不成熟阶段的卵泡及闭锁卵泡，未见成熟卵泡形成及排卵迹象。

（二）子宫内膜变化

子宫内膜变化主要表现为无排卵性子宫内膜，若长期持续无排卵可增加子宫内膜癌的发病率。

三、临床表现

PCOS 主要由于持续无排卵和雄激素过多所引起，多起病于青春期。临床主要表现为月经失调、雄激素过高导致的多毛、痤疮以及肥胖。

1. 月经失调 为最主要的症状。主要表现是闭经，绝大多数为继发闭经，闭经前常有月经稀发或过少。偶见闭经与月经过多交替出现。

2. 不孕 通常在初潮后发病，婚后伴有不孕，主要由于月经失调和无排卵所致。

3. 多毛、痤疮 为高雄激素血症最常见表现。可出现不同程度的多毛，尤其是阴毛，分布常呈男性型。油脂性皮肤及痤疮也常见，系体内雄激素积聚所致。

4. 肥胖 重要特征之一，常呈腹部型肥胖。肥胖主要是由于雄激素过多和未结合睾酮比例增加引起，亦与雌激素的长期刺激有关。

5. 黑棘皮症　常出现在阴唇、颈背部、腋下、乳房下以及腹股沟等皮肤皱褶处，呈灰褐色色素沉着，具有对称性，该处皮肤增厚，且质地柔软。

四、辅助检查

1. 基础体温测定　基础体温曲线表现为单相型。

2. B 型超声检查　可在短时间内作出诊断，阴道超声更为准确。声像图显示子宫略小于正常；双侧卵巢均匀性增大，包膜回声增强，轮廓较光滑，内部回声强弱不均，可见多个大小不等的无回声区围绕卵巢边缘，像车轮状排列，亦称"项链征"，有时也散在分布于卵巢内。连续监测未发现主导卵泡发育和排卵迹象。

3. 诊断性刮宫　应选择在月经前数日或月经来潮 6 小时内行诊断性刮宫。子宫内膜呈增生期或增生过长形态变化，无分泌期形态变化。

4. 腹腔镜检查　最大优势是直视下放大倍数的进行检查，同时在镜下取卵巢组织检查可确诊。

5. 内分泌测定

（1）血清 FSH、LH　血清 FSH 值正常或偏低而 LH 值升高，但不出现排卵前 LH 峰值；LH/FSH 比值≥2～3。

（2）血清雄激素　睾酮浓度增高但不超过正常范围上限 2 倍，雄烯二酮浓度常增高，脱氢表雄酮、硫酸脱氢表雄酮多正常或轻度增高。

（3）血清雌激素　测定值多正常或稍增高，其水平恒定，无周期性变化。

（4）尿 17 - 酮皮质类固醇　测定值升高时示肾上腺功能亢进，正常时示雄激素来源于卵巢。

（5）血清 PRL　PCOS 患者中有 20%～35% 伴有 PRL 值轻度增高。

（6）其他　如腹部肥胖型的患者还应行糖代谢及血脂的检查。

五、诊断

POCS 的诊断为排除性诊断。目前中华医学会妇产科分会推荐采用 2003 年提出的鹿特丹标准：①稀发排卵或无排卵：临床表现为闭经、月经稀发、初潮 23 年不能建立规律的月经周期及基础体温呈单相型；②高雄激素的临床表现和（或）高雄激素血症：临床表现为多毛、痤疮等；③卵巢多囊样改变：超声声像图显示一侧或双侧卵巢直径 2～9mm、个数≥12 个囊性卵泡，和（或）卵巢体积增大≥10ml。符合上述 3 项中任何 2 项者即可诊断PCOS。

六、鉴别诊断

1. 卵泡膜细胞增殖症　病理变化为卵巢皮质有一群卵泡膜细胞增生。临床特征和内分泌征象与 PCOS 相仿但更严重，本症患者比 PCOS 更肥胖，男性化更明显。

2. 分泌雄激素的卵巢肿瘤　如卵巢门细胞瘤、卵巢睾丸母细胞瘤等均能产生大量雄激素。男性化肿瘤多为单侧性、实性肿瘤，进行性增大明显。可行超声、CT 或 MRI 定位。

3. 肾上腺皮质增生或肿瘤　当血清 DHE 值超过正常范围上限 2 倍时应与此病相鉴别。肾上腺皮质增生患者对 ACTH 兴奋试验反应亢进，地塞米松抑制试验时抑制率≤0.70；肾上腺皮质肿瘤患者则对这两项试验反应均不明显。

七、治疗

(一) 一般治疗

肥胖者加强锻炼和限制高糖、高脂饮食以减轻体重，过多的脂肪堆积加剧高胰岛素和高雄激素的程度。体重下降可使胰岛素、睾酮水平降低，从而恢复自然排卵。

(二) 药物治疗

1. 调整月经周期 合理定期用药可对抗雄激素作用，并可控制月经周期。

(1) 口服避孕药 是一种简单而安全的雌孕激素联合周期疗法。孕激素可减少卵巢产生雄激素，雌激素可减少游离的睾酮。治疗 6~12 个周期后可治疗痤疮，并抑制毛发的生长，多数患者有效。

(2) 月经后半周期孕激素疗法 调节月经周期，恢复自然排卵。

2. 降低雄激素水平

(1) 环丙孕酮 是合成 17 - 羟孕酮类衍生物，对抗雄激素作用较强。抑制垂体促性腺激素分泌，从而降低体内睾酮的浓度。

(2) 螺内酯 具有抑制卵巢和肾上腺合成雄激素的作用，并可在毛囊竞争雄激素受体。月经不规则者可与口服避孕药联合应用，多毛者治疗需用药 6~9 个月。

(3) 糖皮质类固醇 常用药物为地塞米松，可有效抑制脱氢表雄酮硫酸盐的浓度。适用于雄激素过多来源于肾上腺或肾上腺与卵巢混合性的 PCOS 患者。

3. 改善胰岛素的抵抗 适用于胰岛素抵抗和肥胖患者。血胰岛素浓度降低后能改善患者高雄激素的状态，促进卵巢排卵，增强促排卵治疗的效果。

(三) 手术治疗

1. 腹腔镜下卵巢打孔术 适用于严重 PCOS 促排卵药物治疗无效者。手术既能获得 90% 排卵率和 70% 妊娠率，又能减少粘连形成。

2. 卵巢楔形切除术 术前应先确定诊断，术中将双侧卵巢楔形切除 1/3 组织，以降低雄激素水平，可减轻多毛症状，提高妊娠率。现临床已少用。

本章小结

· 功血可分为排卵性和无排卵性两类，约 85% 病例属无排卵性功血。无排卵性功血主要发生于青春期和围绝经期，但两者的发病机制不同。青春期时下丘脑 – 垂体 – 卵巢轴的调节功能尚未成熟，对雌激素正反馈的作用存在缺陷，FSH 持续呈低水平，LH 无高峰形成导致无排卵；围绝经期时卵巢功能衰退，对垂体的负反馈变弱，不能形成排卵前高峰导致无排卵。功血多采用药物治疗。

· 闭经依据既往月经来潮史分为原发性和继发性。根据闭经的发病原因及发病部位，临床上采用不同的治疗方案，如药物治疗、全身治疗及手术治疗。

· PCOS 是一种常见的妇科内分泌紊乱性疾病。临床主要特征为雄激素过高所致临床或生化表现、持续无排卵、卵巢多囊样变。内分泌特征：雄激素过多、雌酮过多、胰岛素过多、LH/FSH 比值增大。临床上根据内分泌的变化针对性治疗。

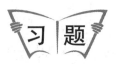

一、选择题

【A1/A2 型题】

1. 子宫内膜不规则脱落确诊时，行诊断性诊刮恰当时间为

    A. 月经来临时   B. 月经来潮 24 小时内   C. 月经第 3 日

    D. 月经第 5 日   E. 月经干净 3 日

2. 黄体功能不足可采用哪种药物替代治疗

    A. 雌激素   B. 氯米芬   C. 孕激素

    D. 雄激素   E. 黄体生成素释放激素

3. 功血使用性激素治疗时，下列不正确的是

    A. 无排卵性功血，可用氯米芬促排卵

    B. 内膜增生过长可采用孕激素

    C. 无排卵性功血萎缩型内膜可用雌激素

    D. 围绝经期止血可用雄激素

    E. 雌激素可用于黄体萎缩不全时

4. 排卵性功血的子宫内膜病理学形态改变是

    A. 分泌型子宫内膜   B. 子宫内膜腺瘤型增生过长

    C. 萎缩型子宫内膜   D. 子宫内膜腺囊型增生过长

    E. 增生型子宫内膜

5. 功能失调性子宫出血的主要原因为

    A. 神经系统调节功能障碍   B. 生殖系统出现内分泌失调

    C. 全身器质性改变   D. 血液系统病变

    E. 生殖系统有器质性改变

6. 女性发生无排卵性功血的多在什么年龄阶段

    A. 性成熟期女性   B. 青春期及绝经期女性

    C. 绝经前期女性   D. 青春期及围绝经期女性

    E. 童年期女性

7. 对黄体萎缩不全描述错误的是

    A. 生育期女性多见   B. 周期正常、经期延长

    C. 基础体温呈双相型，但下降缓慢   D. 子宫内膜不规则脱落

    E. 受雌激素影响

8. 无排卵性功血最常见的临床症状是

    A. 出血伴下腹疼痛   B. 月经周期延长

    C. 月经周期缩短   D. 经期持续时间延长

    E. 不规则子宫出血

9. 闭经按病变部位来分，以下错误的是

A. 下丘脑性闭经　　　　　　B. 垂体性闭经　　　　　C. 卵巢性闭经

D. Ⅰ度闭经　　　　　　　　E. 子宫性闭经

10. 对 PCOS 的内分泌特征描述错误的是

　　A. 雄激素过多　　　　　　　B. 孕激素增多　　　　　C. LH/FSH 比值增大

　　D. 胰岛素过多　　　　　　　E. 雌酮过多

11. 下列说法中正确的是

　　A. 按年龄闭经可分为Ⅰ度闭经和Ⅱ度闭经

　　B. 高促性腺激素性闭经病变在垂体

　　C. 闭经是一种常见的妇科临床症状

　　D. 按严重程度闭经可分为原发性闭经和继发性闭经

　　E. 月经超过 3 个正常月经周期时称为闭经

12. PCOS 子宫内膜的变化是

　　A. 子宫内膜呈增生期形态　　　　　　B. 子宫内膜呈月经期形态

　　C. 无排卵性子宫内膜形态　　　　　　D. 子宫内膜呈分泌期形态

　　E. 有排卵性子宫内膜形态

13. 青春期无排卵型功血发病的原因为

　　A. 黄体功能不全

　　B. 雌、孕激素水平浓度均低

　　C. 不能形成正常月经周期中的 FSH 和 LH 峰状分泌

　　D. 内膜中前列腺素含量过高

　　E. 雌激素水平浓度低

14. 患者汪女士，29 岁，月经频发，经量正常，婚后 5 年未孕前来就诊。妇科检查发现子宫呈前倾前屈位，正常大小，双侧附件无异常；基础体温呈双相型。根据上述特点最可能的诊断是

　　A. 子宫内膜病变　　　　　　B. 排卵期出血　　　　　C. 无排卵型功血

　　D. 黄体功能不全　　　　　　E. 子宫内膜脱落不全

【A3/A4 型题】

(15 ~ 20 题共用题干)

患者杨某，18 岁，未婚。于 13 岁初潮后月经一直紊乱，有时阴道会大量出血，本次停经 3 个月后持续阴道流血近 1 个月，量多。体检呈重度贫血貌，妇科检查未发现明显的阳性体征，妊娠试验呈阴性。既往体健，无家族遗传病史。

15. 针对目前情况，杨某急需的处理是

　　A. 诊刮　　　　　　　　　　B. 血常规及血型　　　　C. 盆腔 B 超

　　D. 测血 FSH 和 LH　　　　　E. 测性激素全套

16. 患者杨某入院后，首选止血方案是

　　A. 性激素止血　　　　　　　B. 止血药止血　　　　　C. 刮宫止血

　　D. 药物刮宫　　　　　　　　E. 子宫收缩剂

17. 患者杨某经性激素治疗止血停止后，接下来如何制定最佳治疗方案

　　A. 停止任何治疗，待复发后再治疗　　　B. 积极纠正贫血

C. 积极促进排卵治疗　　　　　　　　D. 性激素控制周期

E. 增强体质，加强营养，等待自然月经周期的建立

18. 患者杨某于 8 年后再次就诊，诉正常自然月经周期从未建立，婚后 2 年未孕。针对目前情况，首选的哪种辅助检查明确诊断

A. 盆腔 B 超　　　　　　B. 腹腔镜检查　　　　　　C. 诊断性刮宫

D. 测血 FSH 和 LH　　　E. 子宫输卵管造影术

19. 为解决患者杨某未孕，采取的最佳治疗治疗是

A. 促排卵治疗　　　　　　　　　　　B. 人工周期治疗

C. 孕激素维持黄体　　　　　　　　　D. 基础体温上升后 hCG 注射

E. 人工授精

20. 患者杨某经促排卵治疗后成功受孕，经剖宫产产下一足月男婴。产后月经仍一直紊乱，针对目前状况应采取的措施是

A. 定期诊刮　　　　　　B. 恰当激素治疗　　　　　C. 定期测激素全套

D. 子宫切除　　　　　　E. 卵巢切除

二、思考题

1. 唐某，16 岁，女，学生，未婚。患者月经初潮 15 岁，平时月经周期 30～50 天，经期 7～8 天，量中，2 个月前月经来潮，经量时多时少，伴血凝块，诉有头昏、心慌、乏力，无腹痛，无畏寒、发热。1 月前曾在门诊给予口服药物治疗后（具体用药不详）症状无好转，昨日阴道流血增多，比平时月经量多（估计昨日出血量约 300ml），诉心慌、乏力加重，逐来就诊。既往无肝炎、结核等传染病史，无手术及外伤史，无食物及药物过敏史。各系统回顾无特殊病史。否认传染病及遗传病史，父母体健。根据上述病史给出明确诊断及诊断依据，制定出你的治疗方案。

2. 无排卵性功血针对不同时期女性治疗原则有什么区别？

3. 继发性闭经有几种分类？简述每种分类的特点。

（郑　丽）

第二十二章　盆底功能障碍性疾病

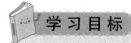

学习目标

1. **掌握**　子宫脱垂的概念、临床分度、临床表现及主要治疗方法。
2. **熟悉**　子宫脱重诊断要点及子宫托使用。
3. **了解**　阴道前后壁膨出临床表现、诊断、治疗。
4. 能对患者及家属进行健康教育，开展预防工作。

女性盆底支持组织因退化、创伤等因素导致其支持力薄弱，可引发盆底功能障碍，继而出现盆腔脏器脱垂或膨出，临床常表现为子宫脱垂和阴道前后壁膨出等。

案例讨论

[案例]

张女士，60岁，孕3产3，均足月顺产。自诉阴道有团状物脱出2年，休息时能回纳。近半个月来症状加重，休息亦不能回纳。检查：陈旧性会阴Ⅱ度裂伤，阴道前壁完全脱出于阴道口外，部分阴道后壁脱出阴道口外，宫颈及部分宫体已脱出于阴道口外。

[讨论]

1. 患者的初步诊断是什么？
2. 此类疾病的病因是什么？

第一节　阴道前壁膨出

阴道前壁膨出常合并膀胱膨出和尿道膨出，以膀胱膨出多见。阴道前壁膨出可单独存在，也可合并不同程度的阴道后壁膨出和子宫脱垂。

一、病因

阴道前壁主要由耻骨宫颈韧带、膀胱宫颈筋膜和泌尿生殖膈的深筋膜支持。当分娩时上述组织受到过度扩张甚至撕裂，产褥期过早参加体力劳动，使组织结构不能恢复，继而导致膀胱及其紧邻的阴道前壁上2/3段失去支持向下膨出形成膀胱膨出，尿道及其紧邻的阴道前壁下1/3段失去支持向下膨出形成尿道膨出。

二、临床表现

（一）症状

轻者无明显症状。重者自述阴道内有团块脱出，伴腰酸、下坠感。脱出物在休息时缩小或消失，长久站立、剧烈活动或腹压增加时团块增大，下坠感更明显。若仅有阴道前壁合并膀胱膨出时，尿道膀胱后角变锐可导致尿潴留，甚至继发尿路感染。若膀胱膨出合并尿道膨出，因尿道膀胱后角消失可出现压力性尿失禁。

（二）体征

阴道松弛，常伴陈旧性会阴裂伤。前壁呈半球形隆起，该处黏膜变薄，皱襞消失，如反复摩擦，可出现溃疡。

三、临床分度

根据患者屏气时膨出程度，国内临床上传统分为 3 度。

Ⅰ度：阴道前壁膨出部分已达处女膜缘，尚未脱出阴道口外。

Ⅱ度：部分阴道前壁膨出已达阴道口外。

Ⅲ度：阴道前壁全部膨出于阴道口外。

四、诊断

妇科检查根据膨出的阴道前壁不难诊断和分度。若用力屏气时，膨出阴道壁明显同时伴尿液流出，提示合并膀胱膨出及尿道膨出。

五、治疗

无症状Ⅰ度和Ⅱ度患者无需治疗，可做缩肛运动。有症状但不宜手术者可放置子宫托。重者行阴道前壁修补术，加用医用合成网片或生物补片能达到加强修补，减少复发的作用。合并压力性尿失禁者应同时行膀胱颈悬吊术或经阴道无张力尿道中段悬吊术。

六、预防

提高产科质量，避免困难阴道助娩；产后避免过早参加重体力劳动；产后行盆底筛查，做产后保健操；积极预防和治疗导致腹腔内压增加的疾病。

第二节　阴道后壁膨出

阴道后壁膨出常合并直肠膨出，也可单独存在，也常合并阴道前壁膨出和子宫脱垂。

一、病因

阴道后壁和直肠前壁的主要支持组织有直肠阴道间筋膜及耻骨尾骨肌。该处组织受损可导致直肠前壁凸向阴道后壁，形成阴道后壁膨出伴直肠膨出。年老体弱、长期便秘可加重膨出程度。阴道穹隆处支持组织薄弱可形成直肠子宫陷凹疝，阴道后穹隆向阴道内脱出，甚至脱出阴道外，内有小肠，称肠膨出。

二、临床表现

（一）症状

轻者多无不适，重者有下坠感、腰酸痛。膨出重者出现排便困难，有时需用手指推压膨出的阴道后壁方能排便。

（二）体征

检查时可见阴道后壁呈半球形隆起，触之柔软，该处黏膜变薄，皱襞消失。如反复摩擦，可出现溃疡。肛门检查手指向前方可触及向阴道凸出的直肠壁。

三、临床分度

同阴道前壁膨出。

四、诊断

根据病史和检查进行诊断和分度。

五、治疗

仅有阴道后壁膨出但无症状者无需治疗。重者若伴有阴道前壁膨出和会阴裂伤，应行阴道前后壁及会阴修补术。修补阴道后壁时应将肛提肌裂隙及直肠筋膜缝合于直肠前，以缩紧肛提肌裂隙。

六、预防

同阴道前壁膨出。

第三节 子宫脱垂

子宫从正常位置沿阴道下降，宫颈外口达坐骨棘水平以下，甚至子宫全部脱出阴道口以外，称子宫脱垂。子宫脱垂常合并阴道前后壁膨出。

一、病因

1. 妊娠和分娩 妊娠期激素可改变盆底结构的弹力和支持力，不断增大子宫重力可导致盆底支撑结构薄弱。分娩，特别是困难的阴道助产分娩，使支持组织过度牵拉，甚至撕裂。若产妇过早参加体力劳动，使支撑组织不能恢复进而发生子宫脱垂。

2. 长期腹压增加 慢性咳嗽、腹水、排便困难、频繁举重物、肥胖等使腹内压力增加，作用于子宫迫使其向下移位。

3. 盆底组织发育不良或退行性变 子宫脱垂偶见于未产妇，甚至处女，主要是盆底组织先天性发育不良所致。绝经后盆底支持结构萎缩，也可发生子宫脱垂或使脱垂程度加重。

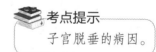
考点提示
子宫脱垂的病因。

二、临床分度

根据患者屏气时膨出程度，国内临床上传统分为3度（图22-1）。

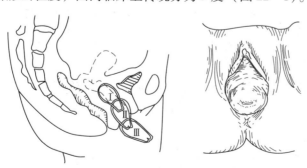

图 22-1 子宫脱垂的分度

1. Ⅰ度轻型 宫颈外口距处女膜缘 <4cm，未达处女膜缘；重型：宫颈外口已达但未超过处女膜缘，在阴道口可见宫颈。

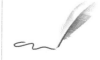

2. Ⅱ度轻型 宫颈已脱出于阴道口外，但宫体仍在阴道内；重型：宫颈及部分宫体已脱出于阴道口外。

3. Ⅲ度 宫颈及宫体全部脱出阴道口外。

三、临床表现

（一）症状

1. 腰骶部疼痛或下坠感 轻者多无自觉症状。重度患者常有不同程度的腰骶部疼痛或下坠感，久站或劳累后加重。

2. 外阴肿物 起初在行走、下蹲或排便等腹压增加时出现，休息后有的能自行回缩，有的用手可还纳，严重的经手也不能还纳。

3. 尿失禁、尿潴留或排便困难 较重的子宫脱垂患者多伴有重度阴道前壁膨出，可出现压力性尿失禁或尿潴留。合并后壁膨出还可发生排便困难。

4. 其他 一般不影响月经，轻者也不影响受孕、妊娠和分娩。

（二）体征

子宫、阴道壁自阴道口脱出，宫颈肥大并延长。暴露在外的宫颈和阴道黏膜长期摩擦增厚角化、溃疡、出血，继发感染时可见脓血性分泌物。

四、诊断

子宫脱垂不难诊断，但需注意判断子宫脱垂的严重程度并临床分度，注意有无合并会阴陈旧性裂伤、阴道壁膨出及压力性尿失禁等。

五、鉴别诊断

子宫脱垂应与下列疾病相鉴别。

1. 阴道壁囊肿 肿物在阴道壁内，呈囊性，边界清楚，位置固定。

2. 子宫黏膜下肌瘤或宫颈肌瘤 多有月经改变。肌瘤为红色、质硬肿块，表面找不到宫颈外口，在其周围或一侧可扪及被扩张变薄的宫颈边缘。

3. 宫颈延长 单纯宫颈延长，宫体位置多无明显下移。用宫腔探针探测宫颈外口至内口的距离即可鉴别。

六、治疗

无症状者不须治疗。有症状者应加强或恢复盆底组织及子宫韧带的支持作用。治疗应个体化，以安全、简单和有效为原则。

（一）盆底肌肉锻炼

适用于所有子宫脱垂患者，也可作为手术前后的辅助治疗方法。嘱患者行收缩肛门运动，用力收缩盆底肌肉3秒以上后放松，每次10～15分钟，每日2～3次。辅助生物反馈治疗效果优于自身锻炼。

（二）放置子宫托

子宫托是一种支持子宫和阴道壁并使其维持在阴道内的工具。适用于各度子宫脱垂和阴道前后壁膨出者，尤其适用于不能耐受手术、妊娠后和产后及术前放置促进膨出溃疡面愈合的患者。常用的子宫托有喇叭形、环形和球形3种。现介绍喇叭形子宫托的使用方法。

1. 放托 洗净双手，下蹲，分开两腿，手握托柄，使托盘呈倾斜位进入阴道口内，然后边旋转托柄边向内推，直至托盘达宫颈。转动托柄使其弯度朝前，对正耻骨弓后面。

2. 取托　以手指捏住托柄，上、下、左、右轻轻摇动，待负压消除后向后外方向牵拉取出。

3. 注意事项　①子宫托的大小应以放置后不脱出又无不适感为宜。②晨起放入，睡前取出，洗净备用。③辅助局部应用雌激素能提高佩戴成功率。④放托后应每3~6个月复查一次。⑤宫颈或阴道壁有炎症者、重度子宫脱垂伴盆底肌明显萎缩不宜使用，经期和妊娠期停用。

（三）手术治疗

主要目的是缓解症状，恢复盆腔脏器的解剖和功能，有满意的性功能并有持续效果。常选择以下手术方法。

1. 阴道前后壁修补术　适用于年轻、有生育要求，轻度子宫脱垂伴阴道前、后壁膨出患者。如合并压力性尿失禁应同时手术处理。

2. 曼氏手术（Manchester 手术）　包括阴道前后壁修补、主韧带缩短及宫颈部分切除术，适用于年龄较轻并宫颈延长的患者。

3. 经阴道全子宫切除及阴道前后壁修补术　适用于年龄较大、无生育要求、伴阴道前后壁膨出的患者。重度脱垂手术复发率高，目前主张应用生物补片加强局部组织。

4. 阴道封闭术　术后失去性交功能，仅适用于年老体弱不能耐受较大手术者。

5. 盆底重建术　通过吊带、网片等将阴道穹隆或宫骶韧带悬吊固定于骶骨前或骶棘韧带等部位，可剖腹、经阴道或经腹腔镜完成。加用补片的骶前固定术、经阴道骶棘韧带固定术和高位骶韧带悬吊术是国际上公认的非宫颈延长的重度子宫脱垂的有效术式。补片有排斥、网片侵蚀等并发症，应充分权衡利弊合理使用。

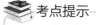

> **考点提示**
> 子宫脱垂手术治疗方式。

七、预防

参见阴道前壁膨出。

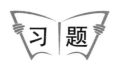

本章小结

盆底功能障碍性疾病是由于盆底支持组织受到损伤后未及时修复引起的一组疾病。阴道前壁、后壁的膨出常合并膀胱膨出和直肠膨出。子宫脱垂可伴有阴道壁膨出。较轻的盆底功能障碍性疾病可用非手术治疗，较严重的应采用手术治疗。

习　题

扫码"练一练"

一、选择题

【A1/A2 型题】

1. 子宫脱垂是指子宫颈外口达

　A. 处女膜缘水平以下　　　B. 坐骨结节水平以下　　　C. 坐骨棘水平以上

　D. 坐骨棘水平以下　　　E. 骶尾骨水平以下

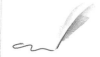

2. 下列不是子宫脱垂的病因的是

    A. 分娩损伤和产褥早期体力劳动   B. 长期腹压增加

    C. 产褥期过早性生活   D. 盆底组织先天发育不良

    E. 盆底组织退行性变

3. 子宫脱垂Ⅲ度是指

    A. 宫颈外口距处女膜缘 <4cm

    B. 宫颈外口已达但未超过处女膜缘，在阴道口可见宫颈

    C. 宫颈已脱出于阴道口外，但宫体仍在阴道内

    D. 宫颈及部分宫体已脱出于阴道口外

    E. 宫颈及宫体全部脱出至阴道口外

4. 子宫脱垂的防治不正确的是

    A. 提高产科质量，避免困难阴道助娩

    B. 避免参加重体力劳动

    C. 积极预防和治疗导致腹腔内压增加的疾病

    D. 脱垂轻者可放置子宫托

    E. 行产后盆底肌筛查，做产后保健操

5. 女性，63 岁，孕 5 产 3，诉阴道外口脱出物 2 年。妇科检查：宫颈外口及部分子宫脱出阴道口外，阴道前壁膨出和轻度阴道后壁膨出。该患者诊断为

    A. 子宫脱垂Ⅰ度重伴阴道前后壁膨出

    B. 子宫脱垂Ⅱ度轻伴阴道前后壁膨出

    C. 子宫脱垂Ⅱ度重伴阴道前后壁膨出

    D. 子宫脱垂Ⅲ度伴阴道前后壁膨出

    E. 宫颈延长伴阴道前后壁膨出

6. 女，37 岁，因阴道口有块状物脱出就诊。妇科检查见宫颈延长，宫颈及部分宫体已脱出于阴道外口。患者首选手术方式应是

    A. 阴道前后壁修补术

    B. Manchester 手术

    C. 经阴道全子宫切除及阴道前后壁修补术

    D. 阴道封闭术

    E. 盆底重建术

二、思考题

1. 简述子宫脱垂的病因。

2. 子宫脱垂怎样进行预防和治疗？

（张清伟）

第二十三章 不 孕 症

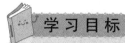

学习目标

1. **掌握** 不孕症的定义、女性不孕的常见原因及检查方法。
2. **熟悉** 女性不孕症的治疗方式。
3. **了解** 辅助生殖技术的应用。
4. 询问病史亲切耐心，体格检查温和细致。
5. 具备对不孕症进行诊断和治疗的技能。

案例讨论

[案例]

29 岁已婚女性，育 0 - 0 - 1 - 0，2 年前于当地某诊所行无痛人流 1 次，术后无避孕至今未孕，月经周期正常，行经期 2 ~ 3 天，经量偏少。妇科检查子宫正常大小，表面光滑，无压痛，活动度差，双侧附件区未及包块，无压痛，活动度欠佳。

[讨论]

1. 该女性患者考虑哪种疾病？
2. 需进一步行哪些检查？

第一节 不 孕 症

不孕症是指女性无避孕性生活至少 12 个月而未孕。临床分为原发性不孕和继发性不孕。原发性不孕指既往无妊娠史，无避孕而从未妊娠者；继发性不孕指既往有妊娠史，而后无避孕连续 12 个月未孕者。

一、病因

据调查，不孕症女性因素约占 40%，男性因素占 30% ~ 40%，男女双方因素占 10% ~ 20%。女性卵细胞、男性精子、男女生殖系统解剖和功能，任何环节异常都有可能导致不孕症的发生。

考点提示
不孕症的定义。

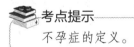

扫码"看一看"

（一）女性因素

1. 生殖器官疾病 以输卵管因素和排卵障碍常见。

（1）排卵障碍 占女性不孕因素的 25% ~ 35%。主要见于卵巢病变（如先天性卵巢发育不良、多囊卵巢综合征、卵巢早衰等）、下丘脑 - 垂体 - 卵巢轴功能紊乱（包括下丘脑、垂体器质性病变或功能障碍）和全身性疾病（如肾上腺及甲状腺功能异常）等。

（2）输卵管因素　占女性不孕因素的50%。主要是慢性输卵管炎（淋病奈瑟菌、沙眼衣原体、结核分枝杆菌等感染）引起输卵管伞端闭锁或输卵管黏膜破坏，可使输卵管完全阻塞或积水而导致不孕。此外还有输卵管发育异常、子宫内膜异位症、继发于盆腹腔手术后的炎症粘连等也可导致输卵管性不孕。

（3）子宫因素　子宫腔解剖或功能异常，如子宫畸形、子宫黏膜下肌瘤、体积较大影响宫腔形态的肌壁间肌瘤、子宫内膜结核、子宫内膜炎、宫腔粘连等均能影响受精卵着床，导致不孕。

（4）宫颈因素　宫颈畸形、宫颈炎症、宫颈黏液分泌异常及宫颈黏液免疫环境异常等，均影响精子通过造成不孕。

（5）外阴与阴道因素　先天性发育异常、创伤和手术导致阴道瘢痕性狭窄以及严重阴道炎症等。

2. 全身性疾病　严重慢性病及内分泌失调等。

（二）男性因素

主要是精液异常与输精障碍。

1. 精液异常　性功能正常，因先天或后天因素导致精液异常，表现为无精、少精、弱精、畸精症等。常见原因有：①遗传因素；②先天发育异常；③睾丸损伤；④环境因素；⑤全身因素如慢性疾病、慢性中毒（吸烟、酗酒等）等；⑥免疫因素；⑦内分泌因素如垂体、甲状腺及肾上腺功能障碍等。

2. 输精障碍　性功能障碍、附睾及输精管发育异常、附睾结核等。如外生殖器发育不良或勃起障碍、早泄、不射精、逆行射精等使精子不能正常射入阴道内，均可造成男性不育。

3. 免疫因素　在男性生殖道免疫屏障被破坏的条件下，精子、精浆在体内产生抗精子抗体，使射出的精子产生凝集而不能穿过宫颈黏液。

（三）男女双方因素

1. 知识缺乏　缺乏知识性生活的基本知识使性生活不能或不正常。

2. 免疫因素　①同种免疫：精子、精浆或受精卵作为抗原，被阴道及子宫内膜吸收后，通过免疫反应产生抗体物质，使精子与卵子不能结合或受精卵不能着床。②自身免疫：不孕妇女血清中存在透明带自身抗体，可阻止精子穿透卵子与卵子结合，因而影响受精。

二、检查与诊断

通过男女双方全面检查明确不孕原因，是诊断不孕症的关键。

（一）男方诊断

1. 病史　了解生育史以及性生活史，包括不育时间、性交频率和时间，有无勃起和（或）射精障碍、近期不育相关检查及治疗经过；询问既往病史，如发育史，疾病史及相关治疗史，手术史，个人职业和环境暴露史，吸烟、酗酒、吸毒史，药物治疗史及家族史。

2. 体格检查　包括全身检查和局部生殖器官检查。

3. 精液常规检查　正常精液量为2～6ml，平均3ml；pH 7.0～7.8；室温放置30分钟内液化；精子密度≥20×10^9/L；精子存活率≥50%；正常形态精子占66%～88%。

（二）女方检查

1. 病史 现病史：不孕年限，是否存在低热、盗汗、月经改变、多毛、痤疮、体重改变、泌乳，有无异常阴道流血、下腹包块、进行性加重的痛经，是否有白带异常、下腹腰骶部疼痛等，针对异常做过何种检查及治疗；月经史：初潮年龄、经期、月经周期、末次月经、经量、颜色、是否痛经及严重程度等；婚育史：性生活情况、避孕方法、孕产史；既往史：是否存在重大疾病、慢性疾病及相关服药史，是否有结核等特殊传染病史、性传播病史及检查治疗情况，外伤、盆腹腔手术史，过敏史；个人史：吸烟、酗酒、吸毒史，职业及环境接触史；家族史：家族中是否有出生缺陷史等。

2. 体格检查 体格发育及营养状况，包括身高、体重、体脂分布特征，有无高雄激素体征，包括多毛、痤疮、黑棘皮征，乳房及甲状腺情况；妇科检查：外阴发育情况、阴毛分布特点、阴道通畅度、阴道内分泌物情况、宫颈是否有赘生物存在、宫颈光滑程度及黏膜情况，子宫是否有举痛、子宫大小、位置、形状、表面光滑情况、活动度、是否压痛、双侧附件区压痛情况、是否存在包块，盆腔内触痛结节、包块的情况等。

3. 女性不孕特殊检查

（1）卵巢功能检查 包括排卵监测和黄体功能检查。常用方法有：①B 型超声监测卵泡发育及排卵；②子宫内膜活检，于月经前 1~2 天，或月经来潮 12 小时内，取子宫内膜，检查有无分泌期变化，确定有否排卵，同时排除内膜病变；③宫颈黏液检查；④阴道脱落细胞检查；⑤基础体温测定，周期性连续的基础体温测定可以大致反映排卵和黄体功能，但不能作为独立的诊断依据，需结合其他排卵监测结果使用；⑥女性激素测定等。

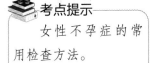

课堂互动

掌握卵巢功能检查方法。

学生思考：基础体温如何协助诊断是否有排卵？

教师解答：卵泡期机体无孕激素分泌，体内孕激素含量低下，排卵后黄体形成，开始分泌孕激素，孕激素可使基础体温升高 0.3~0.5℃，并持续至黄体期结束，届时雌孕激素撤退，月经来潮，体温下降。故当基础体温测定为双相型时考虑有排卵，单相型时考虑无排卵。

（2）输卵管通畅试验 ①输卵管通液术，用以测定输卵管畅通与否，并有一定治疗作用，但准确性差，诊断价值有限，而宫腔镜下输卵管插管通液有诊断价值；②子宫输卵管碘油造影术，能明确输卵管异常的部位，是目前应用最广、诊断价值最高的方法。

（3）宫腔镜检查 可直接观察子宫腔和子宫内膜的情况。能发现宫腔粘连、黏膜下肌瘤、子宫畸形等与不孕有关的病理情况。

（4）腹腔镜检查 一般常规检查不能发现不孕原因，可进一步做此检查。腹腔镜可直接观察子宫、输卵管、卵巢有无病变或粘连，发现子宫内膜异位病灶，并可行输卵管通亚甲蓝液，直视下确定输卵管是否通畅。

考点提示
女性不孕症的常用检查方法。

（5）免疫学检查 测定女方抗精子抗体、抗子宫内膜抗体等，以排除免疫性不孕。

（6）性交后试验　可检测宫颈黏液对精子的反应及精子穿透黏液的能力。在性交后2～8小时内取阴道后穹隆液检查有无活动精子，验证性交是否成功，再取宫颈黏液观察，每高倍视野有20个活动精子为正常。性交后试验的临床意义尚有争论，还不能证明与不孕的关系。

三、治疗

治疗原则是针对病因治疗。

（一）一般治疗

包括增强体质、增进健康，纠正营养不良和贫血；改变不良生活方式，戒烟、戒毒、不酗酒；掌握性知识，学会预测排卵期性交（排卵前2～3日至排卵后24小时内），性交频率适中，以增加受孕机会。

（二）生殖器官器质性病变的治疗

若发现妇科肿瘤、生殖器炎症、生殖道畸形、宫腔病变等器质性疾病应积极治疗。

1. 输卵管因素不孕的治疗

（1）输卵管通液注药术　适用于输卵管轻度粘连或闭塞。用地塞米松磷酸钠注射液5ml，庆大霉素4万U，加于0.9%氯化钠注射液20ml中，在150mmHg压力下经宫颈管缓慢注入宫腔，能减轻输卵管局部充水肿，溶解或软化粘连。应予月经干净后3～7日进行，注意无菌操作预防感染。

（2）输卵管成形术　对输卵管不同部位阻塞或粘连可行造口术、吻合术、整形术以及输卵管子宫移植术，应用显微外科技术达到输卵管再通目的。

2. 卵巢肿瘤　有内分泌功能的卵巢肿瘤可影响卵巢排卵，应予切除；性质不明的卵巢肿块，应尽量于不孕症治疗前得到诊断，必要时手术探查，根据快速病理诊断考虑是否进行保留生育能力的手术。

3. 子宫病变　子宫肌瘤、内膜息肉、子宫中隔、宫腔粘连等如果影响宫腔环境，干扰受精卵着床和胚胎发育，可行宫腔镜下切除、粘连分离或矫形手术。

4. 子宫内膜异位症　首诊应进行腹腔镜诊断和治疗，对中重度病例术后辅以抗雌激素药物治疗，重症和复发者应考虑辅助生殖技术妊娠。

5. 生殖系统结核　活动期应抗结核治疗，用药期间应严格避孕，因盆腔结核多累及输卵管和子宫内膜，多数患者需借助辅助生殖技术妊娠。

（三）内分泌治疗

1. 诱发排卵　适用于无排卵患者。

（1）氯米芬（CC）　为首选促排卵药，适用于体内有一定雌激素水平者。宜从小剂量开始。月经周期自第5日开始，每日口服50mg（最大剂量150mg），连用5日，3个周期为一疗程。排卵率达80%，妊娠率为30%～40%。

（2）绒促性素（hCG）　具有类似LH作用，常在促排卵周期卵泡成熟后一次肌内注射5000～10000U，模拟内源性LH峰值作用，诱导排卵。

（3）尿促性素（HMG）　75U制剂中含有FSH、LH各75U，促使卵泡生长发育成熟。于周期第2～3日起，每日或隔日肌注75～150U，直至卵泡成熟。

（4）其他促排卵药物　还有纯化FSH、GnRH激动剂、GnRH拮抗剂、溴隐亭（适用于高泌乳素血症）等。

2. 黄体功能不足的治疗

（1）补充性治疗 于月经周期第 20 日开始，每日肌内注射黄体酮 10～20mg，连用 5 日。

（2）刺激黄体功能 目前多用 hCG 增强黄体功能，于排卵后 4、6、8、10 日给予 hCG 2000U 肌内注射，用药后血孕酮水平明显升高。

（四）免疫性不孕的治疗

因抗精子抗体阳性与不孕关系尚不确定，目前缺乏肯定有效的治疗方法和治疗指标。如患者抗精子抗体阳性，在性生活时应采用避孕套 6～12 个月，使患者体内抗精子抗体水平降低；如抗磷脂抗体综合征阳性的自身免疫性不孕的患者，应在明确诊断后，采用波尼松 10 mg，每日 3 次，加阿司匹林 80 mg/d，孕前和孕中期长期口服，防止反复流产和死胎发生。

第二节　辅助生殖技术

辅助生殖技术是指在体外对配子和胚胎采用显微操作技术，帮助不孕夫妇受孕的一组方法，包括人工授精、体外受精–胚胎移植及其衍生技术等。

1. 人工授精（AI） 是将精子通过非性交方式注入女性生殖道内使其受孕的一种技术。包括使用丈夫精液人工授精（AIH）和使用供精者精液人工授精（AID）。按国家法规，目前供精者精液人工授精精子来源一律由原卫生部认定的人类精子库提供和管理。

2. 体外受精–胚胎移植（IVF–ET） 体外受精–胚胎移植技术指从妇女卵巢内取出卵子，在体外与精子受精并培养 3～5 日，再将发育到卵裂期或胚囊期阶段的胚胎移植到宫腔内，使其着床发育成胎儿的全过程，通常被称为"试管婴儿"。我国大陆第一例"试管婴儿"于 1988 年在北京诞生。

临床上输卵管性不孕症、原因不明的不孕症、子宫内膜异位症、男性因素不孕症、排卵异常、宫颈因素等均为体外受精–胚胎移植的适应证。其主要步骤为药物促进与监测卵泡发育，B 型超声介导下取卵，配子体外受精和胚胎体外培养，胚胎移植和黄体支持。常见并发症有卵巢过度刺激综合征及多胎妊娠。

3. 卵细胞质内单精子注射（ICSI） 主要用于治疗重度少、弱、畸形精子症的男性不育患者。

4. 胚胎植入前遗传学诊断 主要解决有严重遗传性疾病风险和染色体异常夫妇的生育问题，可以使得产前诊断提早到胚胎期，阻断部分严重的遗传性疾病在子代的下传。

本章小结

不孕症是指女性无避孕性生活至少 12 个月而未孕。原发性不孕指既往无妊娠史，无避孕而从未妊娠者；继发性不孕指既往有妊娠史，而后无避孕连续 12 个月未孕者。不孕症可能由女性因素、男性因素或男女双方因素导致。女性因素中以输卵管因素和排卵障碍常见。

诊断不孕症的关键在于通过男女双方全面检查明确不孕原因。女性不孕症的特殊检查有卵巢功能检查（包括 B 型超声监测卵泡发育及排卵、子宫内膜活检、宫颈黏液检查、阴道脱落细胞检查、基础体温测定、女性激素测定等）、输卵管通畅试验（包括输卵管通液术、子宫输卵管碘油造影术）、宫腔镜检查、腹腔镜检查等。不孕症的治疗原则是针对病因治疗，如生殖器官器质性病变的治疗、促排卵治疗等。通过积极治疗而仍然无法受孕者，可考虑辅助生殖技术帮助妊娠。

扫码"练一练"

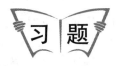

习 题

一、选择题

【A1/A2 型题】

1. 30 岁女性，结婚 5 年不孕，月经周期无规则，子宫内膜出现下列哪种组织学表现时为有排卵

    A. 子宫内膜分泌期   B. 子宫内膜萎缩期   C. 子宫内膜增生过长

    D. 子宫内膜增生期中期   E. 子宫内膜增生期晚期

2. 较理想的检查输卵管通畅性的方法是

    A. 输卵管通气   B. 输卵管通液   C. 子宫输卵管造影

    D. 宫腔镜   E. B 型超声检查

3. 在我国引起输卵管阻塞，导致女性不孕的常见重要因素是

    A. 输卵管炎症   B. 输卵管畸形   C. 生殖器结核

    D. 子宫内膜异位症   E. 子宫肌瘤的压迫

4. 女，30 岁，结婚 5 年未孕，经量减少 2 年，伴下腹坠胀，既往肺结核史，妇科检查：子宫后倾屈，活动受限，形状不规则。双附件区可触及形状不规则包块，质硬，表面不平，下列无助于诊断的是

    A. 诊断性刮宫   B. 腹部 X 线摄片

    C. 子宫输卵管碘油造影   D. 宫腔分泌物结核菌素培养

    E. 基础体温测定

5. 29 岁，妇女，结婚 3 年不孕。基础体温曲线呈单相型，经前 5 天取宫颈黏液，其特征应是

    A. 量少粘稠   B. 量少稀薄   C. 量多黏稠

    D. 量多稀薄   E. 量极少，不易取出

【A3 型题】

(6 ~ 7 题共用题干)

女性，29 岁，婚后 5 年，3 年前因自然流产 1 次，术后发热、腹痛 1 周，经抗感染治疗后症状消失，近两年未避孕未孕，月经正常。

6. 最有诊断意义的辅助检查为

    A. 子宫内膜活检   B. 宫腔镜检查   C. 子宫输卵管碘油造影

    D. 基础体温测定   E. 宫颈黏液检查

7. 最可能的诊断为

    A. 输卵管性不孕   B. 男性不育   C. 无排卵性不孕

    D. 子宫性不孕   E. 甲状腺功能低下不孕

二、思考题

1. 不孕症的定义是什么?

2. 女性不孕症可能由哪些原因引起?

3. 女性不孕症的检查方法有哪些?

（余晓莹）

第二十四章 计 划 生 育

第一节 避 孕

 案例讨论

[案例]

患者，女性，35 岁，孕 3 产 2，既往月经周期规律，量中等。查体：血压 120/85mmHg，乳房未触及包块，心肺未见异常。专科查体：外阴发育正常，阴道前后壁膨出Ⅰ度，宫颈大小正常，重度糜烂样改变，宫口松，子宫后位，大小正常，双侧附件区未触及明显异常。

[讨论] 现该患者要求避孕，应采用哪种方法避孕？

避孕通常是指通过采用科学的方法让妇女暂时不受孕，是计划生育非常重要的一部分。

一、宫内节育器

宫内节育器是一种安全、经济、有效的避孕工具，取出后不影响生育，具有可逆性，深受群众欢迎，是我国育龄期妇女避孕的主要措施。

（一）种类

主要包括两大类：惰性宫内节育器和活性宫内节育器（图 24 - 1）。

1. 惰性宫内节育器 为第一代宫内节育器，不释放任何活性物质。在我国主要为不锈钢圆环等。因其出现脱落率和带器妊娠率高，目前已停止使用。

2. 活性宫内节育器 为第二代宫内节育器，主要包括两大类：①带铜宫内节育器：在我国，带铜宫内节育器应用最广泛，可在宫内持续释放铜离子。有生物活性的铜离子，具有较强的抗生育能力。带铜宫内节育器避孕有效率可达 90% 以上，其避孕效果和含铜表面积正相关。其主要副作用为点滴出血。②药物缓释宫内节育器：主要是通过每日释放一定量的储存于节育器内的药物来提高避孕效果。药物缓释宫内节育器所含的药物主要为孕激素和吲哚美辛。

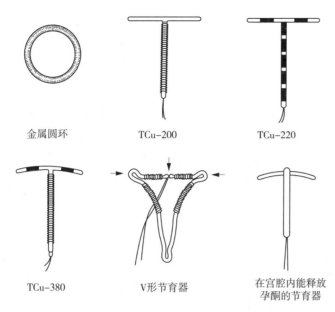

金属圆环　　　　　TCu-200　　　　　TCu-220

TCu-380　　　　　V形节育器　　　　在宫腔内能释放
孕酮的节育器

图 24 -1　宫内节育器种类

（二）避孕机制

尚未完全阐明，目前有以下几种说法。

1. 对胚胎和精子毒性作用　子宫内膜受到宫内节育器的压迫刺激，可产生炎症反应，产生的大量巨噬细胞可影响胚胎发育并能吞噬精子。产生的炎性细胞对胚胎具有毒性作用。铜离子可以使精子发生头尾分离，从而使精子不能获能。

2. 干扰着床　宫内节育器长期压迫刺激子宫内膜，可使子宫内膜产生慢性炎症反应并且有一定的损伤，可产生前列腺素。前列腺素具有增加输卵管蠕动的作用，可使受精卵运行速度加快，提前到达宫腔，与子宫内膜发育不同步，干扰着床。子宫内膜受压缺血及表面覆盖吞噬细胞可通过激活纤溶酶原致使孕囊被溶解吸收。铜离子进入细胞，可通过影响锌酶系统、雌激素摄入、糖原代谢和 DNA 合成，干扰受精卵着床及囊胚发育。

3. 含孕激素宫内节育器避孕作用　孕激素可使宫颈黏液变得黏稠，不利于精子通过，而且可使子宫内膜腺体萎缩，炎性细胞浸润间质，从而不利于孕卵着床。

（三）宫内节育器放置术

1. 适应证和禁忌证　适应证主要是指已婚妇女、无禁忌证且自愿放置者。禁忌证主要有：①患有心力衰竭等较严重的全身性疾病；②生殖器炎症；③不规则出血、经量过多或月经频发；④重度陈旧性宫颈裂伤或宫颈内口过松；⑤重度子宫脱垂；⑥生殖器官肿瘤；⑦妊娠或可疑妊娠；⑧有铜过敏史等。

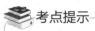**考点提示**

　　宫内节育器放置术的适应证和禁忌证。

2. 放置时间　①月经干净后 3~7 天；②经阴道分娩后 42 天，子宫已恢复正常大小，会阴切口等已愈合，恶露已干净；③剖宫产后 6 个月；④人工手术流产后宫腔深度 <10cm 立即放置；⑤药物流产后，有过 2 次正常月经；⑥在月经第 3 天可放

考点提示

　　宫内节育器放置的时间。

置含孕激素宫内节育器；⑦哺乳期闭经者，应先排除妊娠。

3. 放置方法

（1）受术者排空膀胱后仰卧于检查床，取膀胱截石位。

（2）行双合诊检查，明确子宫位置、大小和双侧附件情况。

（3）外阴阴道常规消毒，铺巾，将器械按使用顺序进行排列。

（4）置阴道扩张器充分暴露宫颈，再次消毒。

（5）用宫颈钳将宫颈前唇夹住并稍向外牵拉，用探针沿着子宫位置的方向进入宫腔，探查其深度。宫颈管通常不需扩张，对于较紧者，可按序扩至 6 号。

（6）节育器通过放置器逐渐送至宫腔达宫底部。若有尾丝，需在宫口外保留 2cm，剪去剩余的部分（图 24-2）。观察无出血后，可将宫颈钳和阴道扩张器取出。

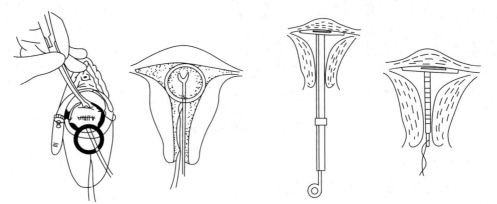

①用放环叉放入节育环　②将节育环放到宫底

环形节育器放置术

①用放置器将节育器放宫腔，　②T形节育器放入宫膜内
固定中轴后退出套管

T形节育器放置术

图 24-2　放置宫内节育器

4. 术中及术后注意事项

（1）操作时应注意严格无菌，节育器在用放环叉放置时需一次性置于宫底，过程中不能停顿，否则容易从上环叉上脱落。

（2）放环叉在放置的过程中，不能转变方向，否则会导致节育器偏移位置或扭成"8"字形。

（3）剖宫产后子宫上有瘢痕，在哺乳期子宫肌壁软而且很薄，在行节育器放置术时应动作轻柔，避免出现子宫穿孔。

（4）若为纵隔子宫或双子宫，于两个宫腔内均应分别放置一个相应的环。

（5）术后休息 3 天，2 周内禁止盆浴及性生活，3 个月内注意观察节育器是否脱落。

（6）定期随访　术后 1 个月、3 个月、6 个月以及 1 年分别复查 1 次，以后每年复查 1 次。复查时，注意有无不良反应并了解节育器在宫内的情况，若有问题可及时给予处理。

（四）宫内节育器取出术

1. 适应证　主要适用于以下几种情况：计划再生育者；节育器的放置年限已到期需要更换者；绝经后一年；绝育或改换其他避孕方法者；出现节育器异位、感染或嵌顿等并发症；出现月经期紊乱、出血量较多、腰痛等不良反应，经治疗无效者。

2. 禁忌证　各种疾病的急性期或全身情况不良者，暂不能取出，待情况好转后再将其取出。

3. 取出条件与时间　节育器取出条件、时间与放置术相同。若出现不规则出血等情况，可随时取出，同时行诊刮术并送病理检查，排除内膜病变。带器妊娠者可在行人工流产同时取出。

4. 取出术　有尾丝者，可用止血钳夹住尾丝后向外牵拉取出。无尾丝者，需先通过行超声或 X 线检查证实宫腔内有节育器的存在。

（1）受术者排空膀胱后仰卧于检查床，取膀胱截石位。

（2）行双合诊检查，明确子宫位置、大小和双侧附件情况。

（3）外阴阴道常规消毒，铺巾，将器械按使用顺序进行排列。

（4）置阴道扩张器充分暴露宫颈，再次消毒。

（5）取环钩进入宫腔底部，探查节育器的位置，通过转动取环钩将节育器的下缘钩住，向外轻轻牵拉。若出现取环困难，节育器位置探查不清楚，可在 X 线或超声监测下取环，或者暂时观察，于下次月经后再取。

（五）宫内节育器的不良反应和并发症

1. 不良反应

（1）出血　主要表现为经期延长、经量过多或月经周期中点滴出血，是放置宫内节育器常见的不良反应。若症状轻，一般不需处理。若出血多，可给予 6 - 氨基己酸 2g，每日 3 次口服。若经治疗无明显效果者，需考虑将宫内节育器取出或更换。若出血时间长，在对症处理的同时应给予抗炎药物。

（2）腰酸、腹坠　若放置节育器时未将其送至宫底部或节育器过大与宫腔不符，可引起频繁宫缩，而出现腰酸和腹坠。

2. 并发症

（1）节育器嵌顿或断裂　主要见于以下情况：①节育器过大；②放置时间过长；③接头处出现断裂；④放置时损伤子宫壁等。一旦出现节育器全部或部分嵌入子宫肌壁或断裂，应及时将其取出。如果取出困难，可在宫腔镜下或者超声监测下取出。

（2）节育器异位　可异位于直肠子宫陷凹、腹腔、阔韧带等处。主要与以下因素有关：节育器放置时操作不当，造成子宫穿孔而将节育器置于子宫腔以外；哺乳期子宫肌壁薄而软或者节育器过硬等，节育器可在子宫收缩时移位到子宫腔以外。一经确诊，应根据其所在部位，在腹腔镜下、经腹或经阴道将其取出。

（3）感染　节育器尾丝、生殖道有感染灶或者节育器放置时未严格遵守无菌操作等可致上行性感染，从而引起子宫内膜炎和附件炎。一旦出现感染，首先应将节育器取出，同时给予抗生素治疗。

> **考点提示**
> 宫内节育器的并发症。

（六）宫内节育器的脱落与带器妊娠

1. 节育器脱落　常发生在放置节育器后的第一年，于前三个月脱落者约占 50%，主要在月经期。宫内节育器脱落通常和以下因素有关：术者操作不规范；节育器选择不当，与宫腔形态大小不符；宫颈内口过松；月经过多等。

2. 带器妊娠　常见于以下几种情况：①节育器位置下移；②节育器未放置于宫底部；③节育器异位；④双角子宫等子宫畸形，节育器只放入一侧宫腔等。带器妊娠时，宫外孕的发生率高，且与宫内节育器放置的时间成正比。带器妊娠者，一旦确诊，应予人工流产，

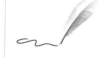

同时将宫内节育器取出。

二、甾体激素药物避孕

我国目前使用的避孕药物主要为人工合成的复方制剂，主要来自甾体激素。

（一）作用机制

1. 抑制排卵 避孕药中的甾体激素对下丘脑－垂体－卵巢轴进行负反馈抑制，无法形成排卵前 LH 高峰，从而抑制卵巢排卵。

2. 宫颈黏液性状发生改变 单孕激素避孕药发挥避孕作用，主要是通过孕激素改变宫颈黏液性状，使其黏稠度增加，量变少，拉丝度降低，从而不利于精子通过。

3. 子宫内膜的改变 子宫内膜与胚胎发育同步是孕卵着床的必备条件，避孕药物可通过改变子宫内膜，抑制其增殖变化，从而使其与胚胎发育不能同步而不利于孕卵着床。

（二）适应证和禁忌证

凡已婚妇女，无禁忌证，月经正常者，均可服用。禁忌证主要有以下几点：①产后哺乳；②急慢性肝炎和肝功能不良；③生殖器恶性肿瘤、子宫肌瘤；④血液系统疾病、血栓性疾病；⑤糖尿病等内分泌疾病；⑥高血压、冠心病等严重心血管病；⑦乳房有肿块。

（三）种类

目前，我国女用常用避孕药物的种类和用法见表24－1和表24－2。

（四）药物的不良反应

1. 类早孕反应 主要为雌激素刺激胃黏膜所引起的胃肠道症状。有少数人在用药初期会出现恶心、呕吐、食欲减退等反应。症状轻者通常无须处理，一般坚持服药一段时间后会有所减轻或逐渐消失。症状严重者，必要时需更换药物或采用其他避孕方法。

2. 闭经 有少数妇女在服用避孕药后出现月经量明显减少，甚至闭经。在服药期间，如果停药后无月经来潮，在排除妊娠的情况下，可于停药7天后继续服用下一周期的药物。如果连续3个月出现停经，则应停止服药，可采用其他方法避孕。如果停药后出现持续性闭经，可给予促黄体生成素释放激素（LHRH）等进行治疗。

3. 突破性出血 在应用避孕药进行避孕时，多数人在漏服避孕药之后，可出现不规则阴道流血。也可见于少数未漏服避孕药者。如果流血较少，可不需特殊处理，坚持用药一段时间后会逐渐停止。如果在月经周期的前半期出现流血较多，通常是因为雌激素不足引起的，可在服用避孕药的同时，加服雌激素至本周期结束；如是在月经周期的后半期出现流血较多，常是由于孕激素不足引起的，可加服1/4～1/2片避孕药至本周期结束；如果流血似月经量，则可停药，当作月经来潮处理。于停药的第5天开始，服用下一个周期的避孕药。

表24－1 复方短效避孕药

药物名称	组成成分	含量（mg）	使用方法
复方炔诺酮（口服避孕片1号）	炔雌醇	0.035	第1片于月经第5天口服，以后每晚
	炔诺酮	0.60	1片，连服22天。停药7天后开始服第2个周期
复方甲地孕酮（口服避孕片2号）	炔雌醇	0.035	同上
	甲地孕酮	1.0	
炔雌醇环丙孕酮	炔雌醇	0.35	月经第1天口服1片，以后每晚1
	环丙孕酮	2.0	片，连服21天。停药7天后开始服第2个周期

续表

药物名称	组成成分	含量（mg）	使用方法
复方孕二烯酮片	炔雌醇		同上
	孕二烯酮	0.075	
复方去氧孕稀片	炔雌醇	0.03	同上
	去氧孕烯	0.15	
	炔雌醇	0.03	
左炔诺孕酮/炔雌醇三相口服片			月经第1~5天服第1片，以后每晚服1片，连续服药21天，从停药第8天起服第2个周期
第一相（6片）	左炔诺孕酮	0.05	
	炔雌醇	0.03	
第二相（5片）	左炔诺孕酮	0.075	
	炔雌醇	0.04	
第三相（10片）	左炔诺孕酮	0.0125	
	炔雌醇	0.03	

表24-2 其他女用避孕药

种类	药物名称	组成成分	含量（mg）	用药途径
探亲药	甲地孕酮探亲片（Ⅰ号）	甲地孕酮	2.0	口服
	炔诺孕酮探亲片	炔诺孕酮	3.0	口服
	53号避孕药	双炔失碳酯	7.5	口服
皮下埋植剂	依托孕烯植入剂	依托孕烯	68（1根）	埋入皮下
	左炔诺孕酮硅胶棒Ⅰ型	左炔诺孕酮	36（1根）	埋入皮下
长效针剂	庚炔诺酮注射液	庚炔诺酮	200	肌内注射
	醋酸甲羟孕酮避孕针	醋酸甲羟孕酮	150	肌内注射
阴道避孕环	左炔诺孕酮避孕环	左炔诺孕酮	5.0	置于阴道
	甲地孕酮硅胶环	甲地孕酮	250或200	置于阴道

4. 神经系统症状 有少数妇女服药后出现乏力、轻度头晕头痛等症状，这些症状通常可随服药时间不断延长而逐渐消失。必要时需停药观察。

5. 体重增加 少数人口服避孕药后会出现体重增加，可由以下因素导致：①雌激素具有使水钠潴留的作用；②避孕药中的孕激素可通过影响合成代谢促进组织生长。

6. 其他 极少数人在服药后可出现面部色素沉着、脱发、瘙痒、情绪改变等反应，多可于停药后恢复正常。

三、其他避孕方法

（一）孕激素局部应用

为避免口服短效避孕药容易漏服的现象，现可在特制的硅橡胶管内放入孕激素，每日持续、微量、恒定释放。可长期使用，简单方便。

（1）皮下埋植剂 在硅胶棒里装入孕激素，于月经周期的前7天内将此硅胶棒埋入上臂前内侧皮下，缓慢释放，24小时后即可发挥避孕作用。使用有效期可达5年。

（2）阴道环 将含孕激素的硅胶阴道环，于月经干净后放入阴道，缓慢释放孕激素，月经期不需取出，可避孕1年。避孕效果较好，主要副作用是不规则阴道流血。

（二）紧急避孕

紧急避孕是一种妇女为避免出现非意愿性妊娠而采取的补救避孕措施，适用于避孕失败、无防护性生活以及遭受性暴力等情况，时间应在事后数小时或几天内。主要包括以下两种方法。

1. 紧急避孕药　通常在无防护性生活3天（72小时）内口服，其避孕有效率可达98%。

（1）孕激素受体拮抗剂　米非司酮可在无防护性生活5天（120小时）之内口服25mg或10mg，避孕效果可达85%以上。米非司酮出现不规则阴道流血等不良反应较少，目前较为常用。

（2）雌孕激素复方制剂　复方左炔诺孕酮片，在无防护性生活3天（72小时）之内口服4片，首次服药12小时之后再口服4片。

（3）单纯孕激素制剂　左炔诺孕酮片，在无防护性生活3天（72小时）之内口服1片，首次服药12小时之后再口服1片。

2. 带铜宫内节育器　是一种紧急避孕措施，非常适用于符合放置条件而且希望长期避孕的妇女。放置时间可于无保护性生活后5天内放入，避孕效果可达95%以上。

（三）安全期避孕

安全期避孕是指性生活在易受孕期以外的安全期内进行，可以起到避孕的效果。主要适用于月经周期规律的妇女。女性排卵期通常为下次月经来潮前14天，如果月经周期规律，可以推算出排卵期，而在排卵前后4~5天为易受孕期，在易受孕期以外的时间即为安全期。由于女性排卵容易受到环境、情绪等因素影响而发生异常，因此，安全期避孕失败率可达20%，不宜推广。

第二节　输卵管绝育术

输卵管绝育术是一种永久、安全的节育措施。目前常用以下两种方法：经腹输卵管结扎术和经腹腔镜输卵管绝育术。

一、经腹输卵管结扎术

1. 适应证　①全身性疾病很严重不宜生育者；②自愿要求绝育并且无禁忌证者。

2. 禁忌证　①有心力衰竭等情况不能耐受手术者；②神经官能症严重者；③患盆腔炎或腹部皮肤有感染灶者；④各种疾病急性期；⑤体温在24小时内，有两次达到37.5℃或以上者。

3. 术前准备

（1）详细询问病史并进行查体，行血常规、肝功能等化验。

（2）按妇科腹部手术前常规准备。

（3）手术时间选择：①非孕妇女，月经干净后3~4日；②闭经或哺乳期，排除早孕后再施术；③分娩或人工流产后，48小时内。

4. 麻醉　采用硬膜外麻醉或者局部浸润麻醉。

5. 手术步骤

（1）受术者排空膀胱后仰卧于床，术野常规消毒、铺巾。

（2）手术切口　切口位置可选择在下腹正中耻骨联合上3~

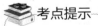
考点提示
输卵管结扎术的适应证和禁忌证。

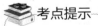
考点提示
输卵管结扎术手术时间。

4cm 处，如果是在产后，可选择宫底下 2~3cm 处。通常做一纵切口，长约 2cm。

（3）提取并识别输卵管　通常行卵圆钳取管法。术者将左手示指通过切口进入腹腔，沿宫底后方向一侧宫角处滑动，触到输卵管或卵巢后，右手持卵圆钳夹住该侧输卵管并提至切口外。需暴露出输卵管伞端，才能确认为输卵管，同时检查卵巢。提取输卵管还可用吊钩法或指板法。

（4）结扎输卵管　通常选择抽心包埋法。一侧输卵管用两把鼠齿钳夹持，将 0.5% 利多卡因 lml 注入到该侧输卵管峡部浆膜下，使其浆膜发生膨胀并于此处切开浆膜层，用弯蚊钳游离该段输卵管并剪除约 1cm，在输卵管两侧断端用 4 号丝线进行结扎，再用 1 号丝线连续缝合浆膜层，将输卵管近侧端包埋在系膜内，远侧端留在系膜外。同法结扎对侧输卵管（图 24 -3）。

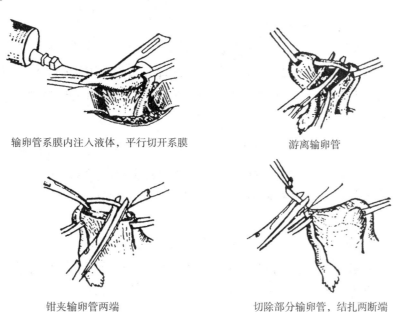

输卵管系膜内注入液体，平行切开系膜　　　　游离输卵管

钳夹输卵管两端　　　　切除部分输卵管，结扎两断端

图 24 -3　输卵管抽心包埋法

6. 术后并发症　主要有以下几点：①感染，包括全身感染和局部感染；②绝育失败，施术时技术误差引起；③出血、血肿，过度钳夹、牵拉损伤输卵管等引起；④脏器损伤，操作粗暴等可致肠管、膀胱损伤。

二、经腹腔镜输卵管绝育术

1. 禁忌证　①腹腔粘连等行腹腔镜手术禁忌证；②其他同经腹输卵管结扎术禁忌证。

2. 术前准备　同经腹输卵管结扎术。

3. 麻醉　静脉全身麻醉、硬膜外麻醉或局部麻醉。

4. 手术步骤　受术者排空膀胱后仰卧于床，取头低臀高卧位。常规消毒铺巾。于脐孔下缘处作长约 lcm 的横弧形切口。将气腹针沿此切口插入腹腔并充入 2~3L 二氧化碳气体形成气腹，再放置腹腔镜。直视下将硅胶环或弹簧夹放置于输卵管峡部，阻断输卵管。也可通过双极电凝法对输卵管峡部 1~2cm 长进行烧灼。机械性绝育术毁损组织少，复孕概率比电凝术要高。

5. 术后处理　①卧床休息 4~6 小时后可下床活动；②监测生命体征；③观察有无腹腔

内出血、腹痛等征象。

第三节 人工终止妊娠

案 例 讨 论

[案例]

患者，女性，现产后9个月，月经仍未复潮，仍哺乳，要求避孕。专科查体：宫颈糜烂轻度，子宫增大，如孕9周，质软，双侧附件区正常。超声提示宫内妊娠9周。

[讨论] 该患者应如何处理？

因疾病或者意外妊娠等情况需要人工终止妊娠的方法为人工流产，是针对避孕失败而采取的补救措施。人工流产主要通过手术流产或抗早孕药物流产的方法来中断妊娠。

一、药物流产

药物流产主要是通过应用药物终止早孕，目前临床上通常将米非司酮和米索前列醇两种药物配伍应用，效果较好，完全流产率可达到90%以上。米非司酮是一种孕激素拮抗剂，具有抗孕激素作用；米索前列醇为 PGE_1 类衍生物，具有软化宫颈和兴奋子宫的作用。

（一）适应证

主要有以下几种情况：①停经时间 <49 日，检测尿或血 hCG 阳性，经超声检查确诊为宫内早孕，本人自愿流产；②哺乳期、瘢痕子宫、子宫极度倾屈、子宫畸形或宫颈发育不良等需要终止妊娠者；③对手术流产有顾虑或者恐惧心理者。

（二）禁忌证

主要有以下几种情况：①有使用米非司酮或前列腺素禁忌证，如有血液病、心血管疾病、肾上腺疾病、青光眼、哮喘等病史；②异位妊娠、带器妊娠者；③长期服用抗癫痫药物、妊娠剧吐、过敏体质等。

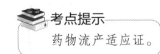

考点提示
药物流产适应证。

（三）用药方法

主要有以下两种用法。①顿服法：于用药第1日，顿服米非司酮200mg。在用药第3日晨，口服米索前列醇0.6mg。②分次服法：于用药第1日晨口服米非司酮50mg，以后每12小时再服米非司酮25mg，第3日清晨，在口服米非司酮25mg后1小时，加用米索前列醇0.6mg。每次服药前后至少空腹1小时。

（四）注意事项

药物流产需在有抢救条件的正规医院进行。用药后应在院观察4~6小时。一旦出现大量流血，需急诊行刮宫术终止妊娠。

二、手术流产

通过手术方法使妊娠终止即为手术流产。主要包括两种：妊娠10周以内终止者采用负压吸引术，妊娠10~14周终止者采用钳刮术。

（一）负压吸引术

负压吸引术主要是通过负压吸引的原理，将妊娠组织从宫腔内吸出。

1. 适应证 要求终止妊娠，而且妊娠时间在 10 周之内，无禁忌证者；因严重疾病不适合继续妊娠者。

2. 禁忌证 主要包括以下几种情况：①阴道炎、宫颈炎等生殖器官炎症；②全身状态不良不能胜任手术者；③各种疾病的急性阶段；④术前监测体温，两次达到 37.5℃ 以上者。

3. 术前准备 术前准备要充分，主要包括以下几点：①尿或血 hCG 检查阳性，经超声检查确诊为宫内妊娠；②详细询问病史，包括此次妊娠情况、剖宫产史、避孕史等；③术前测量生命体征，并行血常规、阴道分泌物常规等实验室检查；④受术者排空膀胱；⑤对受术者行全身查体和妇科检查。

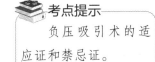
考点提示
负压吸引术的适应证和禁忌证。

4. 手术步骤 受术者排空膀胱后仰卧于床，取膀胱截石位，常规消毒外阴、阴道并铺无菌孔巾，术者行双合诊检查进一步明确子宫位置、大小和双侧附件情况。置阴道扩张器，充分暴露宫颈，对阴道和宫颈再次消毒。根据子宫位置用宫颈钳夹持宫颈前唇或后唇，用探针沿子宫位置探测宫腔方向和深度。用宫颈扩张器依次逐步扩张宫颈管至超过所用吸管半号到 1 号。沿宫腔方向将吸管轻轻送至宫底部后，打开负压吸引器，控制负压在 400 ~ 500mmHg，按一个方向依次吸刮宫腔，当有组织进入吸管时可感到轻微震动感（图24 - 4），胚胎组织吸净后，子宫明显缩小，同时感到宫壁粗糙，吸管口紧贴宫壁时，表示宫腔内组织已基本吸刮干净，折叠橡皮管后将吸管取出。用小号刮匙轻轻刮两侧宫角部及子宫底，检查是否已吸取干净，再次探查宫腔深度。碘伏棉球拭净宫颈和阴道，观察无活动出血后取下宫颈钳和阴道扩张器，术毕。测量血和组织物的容量，将吸出组织过滤检查有无绒毛组织。若未见到绒毛组织，则需送病理检查。

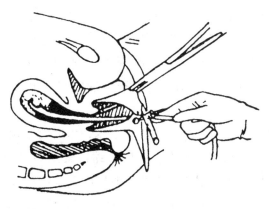

图24 - 4 吸宫术

5. 术中及术后注意事项 ①操作时，严格遵守无菌操作原则；②动作轻柔，扩张宫颈时用力均匀，避免损伤；③术后指导避孕，禁盆浴 2 周，禁性生活 1 个月；④妊娠 10 ~ 14 周内要求终止妊娠，应采用钳刮术。此时，因胎儿较大，容易出现出血多、子宫穿孔等并发症。在手术之前 6 ~ 12 小时，通过应用药物或者机械软化宫颈，术时再用卵圆钳钳夹胎儿和胎盘组织，术毕前检查胎儿组织是否完全刮出，再用刮匙将残留组织刮净。

（二）并发症及防治

1. 人流综合征 人流综合征是指在行人工流产术时，受术者因疼痛等原因而出现面色苍白、恶心、呕吐，检查发现血压下降、心率减慢、心律不齐，甚至出现心搏骤停等表现。一旦出现，需立即停止操作，头部放低，吸氧，大多数能自行恢复。必要时可给予静脉注射阿托品 0.5～1mg。人流综合征的发生通常与手术操作和受术者紧张以及身体状况有关。因此，可通过术前与受术者沟通，减缓其紧张情绪，操作时动作轻柔，逐渐缓慢扩张宫颈，负压掌握适度等减少人流综合征的发生。

2. 术中出血 多见于妊娠月份较大行人工流产术者。主要为子宫收缩欠佳而引起出血。宫颈扩张后，可在宫颈处注射缩宫素促进宫缩，同时尽快将绒毛组织取出。胶管过软或吸管较小也可引起出血，应及时更换。

3. 子宫穿孔 是一种严重的人工流产术并发症。通常是由于术者未高度重视瘢痕子宫等子宫特殊情况以及术者的操作技术欠佳而引起的。在操作过程中，如果突然有无底的感觉、器械进入的深度超过术前探针所测宫腔的深度或自宫腔吸出脂肪等组织时，应考虑子宫穿孔，需立即停止操作，根据有无出血、破口大小以及有无脏器损伤，决定具体治疗方案。如果破口较小，人工流产术已完成，无明显内出血，可给予缩宫素促进子宫收缩，同时应用抗生素预防感染。若人工流产术未完成，出血多者，可由有经验医生在超声监测下清宫；出血不多者可给予对症治疗一周再行清宫术。如果破口较大、疑内脏损伤或有内出血者，则应行剖腹探查术，术后给予抗生素抗感染。

4. 漏吸 通常是由于术者操作技术不熟练、胎囊过小或者子宫畸形等原因所导致。若术毕吸出组织过少，特别是未见妊娠囊时，应重新探查宫腔。漏吸一经确诊，需再次行负压吸引术。

5. 吸宫不全 是一种常见的人工流产术并发症。通常是由于子宫体过度屈曲或术者操作过程中技术不熟练而导致的部分妊娠组织残留。吸宫不全主要表现为术后阴道流血停止后又出现多量流血或者阴道流血量过多，时间长，超过 10 日。可通过行超声检查或者 hCG 检测辅助诊断。如果已出现感染，则应待感染控制后再行刮宫术；如果无明显感染征象，则应尽快行刮宫术，并将刮出组织送病理检查，术后应给予抗生素进行预防感染。

6. 羊水栓塞 发生概率很小，偶可见于钳刮术，术时宫颈出现损伤、胎盘剥离使血窦开放时，羊水可进入血液循环，若在此时给予缩宫素则会增加羊水栓塞的发生概率。在早孕期，羊水内含细胞等成分很少，因此，即使出现羊水栓塞，其严重性也远不如晚期妊娠。具体治疗见第十二章分娩期并发症中的第四节"羊水栓塞"。

7. 术后感染 操作时未严格无菌操作或人流后，致病菌侵入导致急性子宫内膜炎，若不及时治疗可导致炎症进一步扩散，甚至发展为败血症。主要表现为发热、下腹疼痛、不规则流血等，妇科查体时子宫或附件区有明显压痛，血常规检查提示白细胞增多。需积极应用抗生素对症处理。人工流产术后为预防出现感染，需预防性应用抗生素。

考点提示

负压吸引术的并发症。

第四节　避孕方法的选择

计划生育优质服务的一项重要内容为避孕方法知情选择。计划生育工作者应指导育龄期妇女结合自己的自身情况选择最适宜的避孕方法。

一、新婚期

新婚夫妇还没有生育，避孕应选择对生育不产生影响，并且使用方便的方法。通常首选口服复方短效避孕药，阴茎套在性生活适应后也是较理想的一种避孕方法。新婚夫妇还未生育，一般不选用宫内节育器。长效避孕药、体外排精等方法也不适宜。

二、哺乳期

哺乳期避孕应选择对婴儿健康和乳汁质量不产生影响的方法。其最佳的避孕方式为阴茎套，也可选用皮下埋植剂等。安全期避孕、避孕针、雌孕激素复合避孕药于哺乳期不宜使用。在哺乳期行宫内节育器放置术时，为避免子宫损伤，操作要轻柔。

三、生育后期

此期通常选择安全可靠、长效的方法避孕。宫内节育器、复方口服避孕药、阴茎套等方法均适用。对已生育两个或以上子女者，最好选择绝育术。

四、围绝经期

围绝经期仍有可能排卵，因此，应继续避孕，通常以外用避孕药为主。如果现已用宫内节育器无任何不良反应，则可继续应用直至绝经半年后。此期可选用阴茎套、避孕栓等方法进行避孕。安全期避孕和复方避孕药物在此期不宜选用。

本章小结

·宫内节育器是一种经济、安全、有效的避孕措施。活性节育器更加有效，使用时注意其适应证和禁忌证。

·女性甾体激素药物避孕主要是通过抑制排卵发挥避孕作用。

·人工终止妊娠主要包括药物流产和手术流产两种方式，为避孕失败的补救措施。

·输卵管绝育术是一种永久性避孕措施，应注意其适应证和禁忌证。

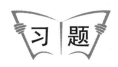

习　题

扫码"练一练"

一、选择题

【A1/A2 型题】

1. 安全期避孕法中的不安全期是指

 A. 排卵前   B. 排卵日

 C. 排卵后   D. 排卵日及其前后 4~5 日

E. 排卵前 3 天

2. 下列不是取出宫内节育器的适应证的是

 A. 绝经者   B. 带器妊娠   C. 不良反应经治疗无效者

 D. 有血栓患病风险者 E. 改用其他避孕措施

3. 输卵管结扎术结扎的部位是

 A. 峡部   B. 间质部   C. 角部

 D. 伞部   E. 壶腹部

4. 人工流产负压吸宫术适用于

 A. 妊娠 10 周以内者 B. 妊娠 14 周以内者 C. 妊娠 15 周以内者

 D. 妊娠 17 周以内者 E. 妊娠 19 周以内者

5. 人工流产术后 12 日仍有较多量阴道出血，应首先考虑

 A. 子宫绒毛膜癌   B. 吸宫不全   C. 子宫内膜炎

 D. 子宫穿孔   E. 子宫复旧不良

6. 25 岁，已婚未孕，因工作忙，暂时不准备生育，平时月经周期正常，经量多。最合适的避孕方法是

 A. 安全期避孕   B. 避孕针   C. 外用避孕药

 D. 宫内节育器   E. 复方短效口服避孕药

7. 24 岁，现妊娠 45 日要求终止妊娠，合适的方法是

 A. 药物流产   B. 静脉滴注缩宫素 C. 负压吸宫术

 D. 钳刮术   E. 乳酸依沙吖啶羊膜腔内注射

8. 人工流产术中患者突然头晕、胸闷、出冷汗、血压下降，应给予

 A. 异丙嗪   B. 哌替啶   C. 苯巴比妥（鲁米那）

 D. 阿托品   E. 氯丙嗪（冬眠灵）

9. 关于输卵管结扎，错误的是

 A. 抽心包埋法成功率高   B. 结扎部位在输卵管峡部较好

 C. 经阴道手术较复杂，易发生感染 D. 取到输卵管要追溯至伞端再结扎

 E. 因手术时间短，不必排空膀胱

10. 为预防人工流产综合征，下列错误的是

 A. 吸宫时掌握适度的负压   B. 术前宫颈管内可放置卡孕栓

 C. 反复吸刮宫壁   D. 操作轻柔

 E. 扩张宫颈不可粗暴，要逐步扩张

11. 患者，妊娠 7 周。早孕反应严重，恶心、呕吐，人流后一周，无阴道流血，无腹痛，但恶心，呕吐持续存在，查尿妊娠试验（＋），最可能诊断为

 A. 漏吸   B. 肝炎   C. 吸宫不全

 D. 盆腔炎   E. 子宫穿孔

12. 患者，30 岁。孕 2 产 1，月经过少 1 年，患滴虫性阴道炎，选用何种方法避孕

 A. 口服避孕药   B. 阴道隔膜   C. 避孕套

 D. 安全期避孕   E. 宫内节育器

【A3/A4 型题】

(13～15 题共用题干)

患者，27 岁。早孕 7 周，行人工流产术中，患者突然恶心，出冷汗，查体：面色苍白 BP70/50mmHg，P 60 次/分。

13. 该患者首先考虑为

    A. 子宫穿孔   B. 羊水栓塞   C. 空气栓塞

    D. 人流反应综合征   E. 漏吸

14. 该患者下一步处置为

    A. 阿托品 0.5mg，im   B. 异丙嗪 25mg，im

    C. 氯丙嗪 25mg，im   D. 哌替啶（杜冷丁）50mg，im

    E. 半量肌注哌替啶异丙嗪

15. 如何操作能减少上述情况的出现

    A. 反复吸刮以防残留   B. 扩张宫颈要轻柔

    C. 人流手术尽量在妊娠 40 天内进行   D. 人流手术时负压要大

    E. 人流手术时要保证足够的手术时间

(16～18 题共用题干)

患者，24 岁。人流术后一周，突然阴道流血增多，伴腹痛，无发热，查子宫稍大软，压痛（±），附件正常。

16. 可能诊断是

    A. 漏吸   B. 吸宫不全   C. 子宫内膜炎

    D. 子宫穿孔   E. 羊水栓塞

17. 上述病例，为确诊应行的检查是

    A. 血 hCG   B. 宫腔镜   C. B 超

    D. 腹平片   E. 子宫造影

18. 该患者诊断为吸宫不全的下一步处置应为

    A. 刮宫术   B. 子宫切除   C. 催产素肌注

    D. 益母丸口服   E. 观察经过

二、思考题

1. 宫内节育器放置术的适应证是什么？如何进行放置？

2. 宫内节育器放置术的并发症有哪些？

3. 人工终止妊娠有哪些方法？手术流产有哪些并发症？

（吴凤兰）

第二十五章　妇女保健

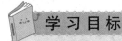
第一节　妇女保健的意义和工作任务

一、妇女保健工作的意义

妇女保健以维护和促进妇女健康为目的，以保健为中心，以基层为重点，通过积极的预防、普查、监护和保健措施，做好妇女各期保健以降低患病率，消灭和控制某些疾病遗传病的发生，控制性传播疾病的传播，降低孕产妇和围生儿死亡率，从而促进妇女身心健康。为妇女儿童造福，有利于减少人口数量和提高人口素质，是富国强民的基础工程。

二、妇女各期保健

（一）青春期保健

青春期保健应重视健康和行为方面的问题，以一级预防为重点，包括自我保健、营养指导、体育锻炼、卫生指导、性教育；二级预防，包括早期发现疾病和行为偏导以及减少危险因素两个方面；三级预防，包括对女青少年疾病的治疗与健康。

（二）婚前保健

婚前保健是为即将婚配的男女双方在结婚登记前所提供的健康服务，包括婚前医学检查、婚前卫生指导和婚前卫生咨询。这三类问题需要通过耐心、细致的咨询服务，方能达

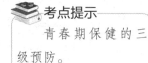

考点提示

青春期保健的三级预防。

到保护母婴健康和减少严重遗传性疾病患儿出生的目的，一是"暂缓结婚"，如精神病在发病期间，指定传染病在传染期间，重要心脏疾病伴功能不全，患有生殖器官障碍或畸形；二是"不宜结婚"，双方为直系血亲或三代以内旁系血亲；三是"不宜生育"，严重遗传性疾病患者。

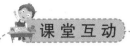

（三）生育期保健

主要维护生殖功能的正常，保证母婴安全，降低孕产妇死亡率和围生儿死亡率。一级预防：普及孕产期保健和计划生育技术指导；二级预防：妇女在生育期因孕育或节育导致各种疾病，能做到早发现、早治疗，提高防治质量；三级预防：提高对高危孕产妇的处理水平，降低孕产妇死亡率和围生儿死亡率。

（四）围生期保健

围生期保健是指一次妊娠从妊娠前、妊娠期、分娩期、产褥期、哺乳期为孕母和胎婴儿的健康所进行的一系列保健措施，从而保证母婴安全、降低孕产妇死亡率和围生儿死亡率。

1. 孕前保健 选择最佳受孕时机，选择适当生育年龄，做好孕前准备，以减少高危妊娠和高危儿的发生。

2. 妊娠早期保健 妊娠早期是胚胎、胎儿分化发育阶段，易受外界因素及孕妇疾病的影响，导致胎儿畸形或发生流产，应注意防病、防致畸。进行高危妊娠初筛，了解有无不良孕产史、家族遗传有无遗传病史，避免接触有害化学制剂和放射线，避免病菌感染、避免精神受刺激。

3. 妊娠中期保健 妊娠中期是胎儿生长发育较快的阶段，应仔细检查妊娠早期各种影响因素对胎儿是否有损伤，在孕中期进行产前诊断和产前治疗。

4. 妊娠晚期保健 妊娠晚期胎儿生长发育最快，体重明显增加。要定期行产前检查，注意胎盘功能和胎儿宫内安危的监护，做好分娩前的准备。

5. 分娩期保健 是保证母儿安全的关键，提倡住院分娩，高危孕妇应提前入院。我国卫生部门针对分娩期保健提出"五防、一加强"，内容：防出血（及时纠正宫缩乏力，及时娩出胎盘，注意产后2小时的出血量），防感染（严格执行无菌操作规程，推广破伤风类毒素注射，防产褥期感染），防滞产（注意胎儿大小、产道情况、产妇精神状态，密切观察宫缩，定时了解宫颈扩张和胎先露部下降情况），防产伤（尽量减少不必要干预及不适当操作或暴力，提高接产质量），防窒息（及时处理胎儿窘迫，接产时做好新生儿抢救准备）；"一加强"是加强产时监护和产程处理。

6. 产褥期保健 产褥期保健均在初级保健单位进行，产后访视应在产后3日内、产后14日、产后28日进行（详见第十三章）。

7. 哺乳期保健 哺乳期是指产后产妇用自己乳汁喂养婴儿时期，通常为1年。为保护母婴健康，降低乳幼儿死亡率，保护、促进和支持母乳喂养哺乳期保健的中心任务。

（五）围绝经期保健

保健内容有：①合理安排生活，重视蛋白质、维生素及微量元素的摄入，保持心情舒畅，注意锻炼身体；②保持外阴部清洁，预防萎缩的生殖器发生感染；防治围绝经期月经失调，重视绝经后阴道流血；③行肛提肌锻炼，即用力做收缩肛门括约肌的动作，以加强盆底组织的支持力；④此期是妇科肿瘤的好发年龄，应每年定期体检；⑤在医生指导下，采用激素替代治疗、补充钙剂等方法防治围绝经期综合征；⑥虽然此期生育能力下降，仍应避孕至月经停止12个月以后。

（六）老年期保健

国际老年学会规定65岁以上为老年期。处于老年期的妇女较易患各种身心疾病，如萎缩性阴道炎、子宫脱垂和膀胱膨出、直肠膨出、妇科肿瘤、脂代谢紊乱、老年性痴呆等。应定期体格检查，加强身体锻炼，合理应用激素类药物，以利于健康长寿。

三、定期进行妇女常见疾病和恶性肿瘤的普查普治

健全妇女防癌保健网，定期进行妇女常见疾病及恶性肿瘤的普查普治工作，35岁以上妇女每1~2年普查一次。普查内容包括妇科检查、阴道分泌物检查、宫颈细胞学检查、B型超声检查。当普查发现异常时，应进一步进行阴道镜检查，宫颈活组织检查、分段诊刮术、CT、MRI等特殊检查。对恶性肿瘤要早发现、早诊断、早治疗，降低发病率，提高治愈率。

四、做好计划生育技术指导

开展计划生育技术咨询，普及节育科学知识，以妇女为中心，大力推广以避孕为主的综合节育措施。人工流产只能作为避孕失败后的最后补救手段，不应作为常规的避孕措施。指导育龄夫妇选择安全有效的节育方法。

第二节　妇女保健统计指标、孕产妇死亡与危重症评审制度

做好妇女保健统计可以客观地反映妇幼保健工作的水平，评价工作的质量和效果，并为制定妇幼保健工作计划、指导妇幼保健工作的开展和科研提供科学依据。

一、妇女保健统计指标

1. 妇女病普查普治的常用统计指标

（1）妇女病普查率＝期内（次）实查人数/期内（次）应查人数×100%。

（2）妇女病患病率＝期内患病人数/期内受检查人数×10 万/10 万。

（3）妇女病治愈率＝治愈例数/患妇女病总例数×100%。

2. 孕产期保健指标

（1）孕产期保健工作统计指标

1）产前检查覆盖率＝期内接受一次及以上产前检查的孕妇数/期内孕妇总数×100%。

2）产前检查率＝期内产前检查总人次数/期内孕妇总数×100%。

3）产后访视率＝期内产后访视产妇数/期内分娩的产妇总数×100%。

4）住院分娩率＝期内住院分娩产妇数/期内分娩的产妇总数×100%。

（2）孕产期保健质量指标

1）高危孕妇发生率＝期内高危孕妇数/期内孕（产）妇总数×100%。

2）妊娠期高血压疾病发生率＝期内患病人数/期内孕妇总数×100%。

3）产后出血率＝期内产后出血人数/期内产妇总数×100%。

4）产褥感染率＝期内产褥感染人数/期内产妇总数×100%。

5）会阴破裂率二期内会阴破裂人数/期内产妇总数×100%。

（3）孕产期保健效果指标

1）围生儿死亡率＝（孕 28 足周以上死胎、死产数＋生后 7 日内新生儿死亡数）/（孕 28 足周以上死胎、死产数＋活产数）×1000‰。

2）孕产妇死亡率＝年内孕产妇死亡数/年内孕产妇总数×10 万/10 万。

3）新生儿死亡率＝生后 28 日内新生儿死亡数/期内活产数×1000‰。

4）早期新生儿死亡率＝生后 7 日内新生儿死亡数/期内活产数×1000‰。

3. 计划生育统计指标

（1）人口出生率＝某年出生人数/该年平均人口数×1000‰。

（2）人口死亡率＝某年死亡人数/该年平均人口数×1000‰。

（3）人口自然增长率＝年内人口自然增长数/同年平均人口数×1000‰。

（4）计划生育率＝符合计划生育的活胎数/同年活产总数×100%。

（5）节育率＝落实节育措施的已婚育龄夫妇任一方人数/已婚育龄妇女数×100%。

（6）绝育率＝男和女绝育数/已婚育龄妇女数×100%。

二、孕产妇死亡评审制度及孕产妇危重症评审制度

孕产妇死亡指在妊娠期或妊娠终止后 42 日之内妇女的死亡，不包括意外或偶然因素所致的死亡。我国孕产妇死亡评审制度是各级妇幼保健机构在相应卫生行政部门领导下，成立各级孕产妇死亡评审专家组，通过对病例进行系统回顾和分析，及时发现在孕产妇死亡过程中各个环节存在的问题，有针对性地提出干预措施，以达到提高孕产妇系统管理和产科质量、降低孕产妇死亡率的目的。WHO 2009 年制定了统一的孕产妇危重症的定义，即"在妊娠至产后 42 日以内孕产妇因患疾病濒临死亡经抢救后存活下来的病例"。

孕产妇死亡评审制度及孕产妇危重症评审制度本着"保密、少数服从多数、相关科室

参与、回避"等原则,及时发现死亡孕产妇或幸存者诊治过程中保健、医疗、管理等环节中存在的问题,提出改进意见或干预措施,以达到持续改进产科服务质量,有效减少孕产妇死亡病例和孕产妇急危重症的发生。

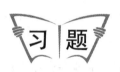

本章小结

· 妇女保健以维护和促进妇女健康为目的,"以保健为中心,以保障生殖健康为目的,实行保健和临床相结合,面向基层,面向群体和预防为主"为工作方针,以群体为服务对象,做好妇女保健工作,保护妇女健康。

· 妇女保健工作任务包括妇女各期保健、妇女常见病和恶性肿瘤普查普治、计划生育指导等。做好妇女保健统计可以客观地反映妇幼保健工作的水平,评价工作的质量和效果,并为制定妇幼保健工作计划、指导妇幼保健工作的开展和科研提供科学依据。

· 孕产妇死亡评审制度能及时发现死亡孕产妇或幸存者诊治过程中保健、医疗、管理等环节中存在的问题,提出改进意见或干预措施,以达到持续改进产科服务质量,有效减少孕产妇死亡病例和孕产妇急危重症的发生。

习题

扫码"练一练"

一、选择题

【A1/A2 型题】

1. 子宫颈癌的高危人群是
    A. 高龄未婚　　　　　　　B. 高龄晚育　　　　　　　C. 吸烟女性
    D. 喝酒　　　　　　　　　E. 性生活开始年龄晚

2. 胚胎和胎儿的不同发育阶段对致畸因素作用最敏感的时期是
    A. 前胚胎期　　　　　　　B. 胚胎期　　　　　　　　C. 胎儿期
    D. 围生期　　　　　　　　E. 婴儿期

3. 关于新婚期避孕,下列说法不正确的是
    A. 建议选择口服短效避孕药
    B. 如婚后较长时间内不要孩子,可选用宫内节育环
    C. 新婚之夜可采用"安全期"避孕
    D. 婚后不宜采用长效避孕药
    E. 可采用避孕套避孕

4. 婚前保健的重要意义不包括
    A. 有利于男女双方和下一代的健康
    B. 选择良好的受孕时机,使男女双方在身心健康、社会环境良好的状态下受孕
    C. 有利于促进夫妻生活的和谐
    D. 有利于有效地实现调节生育的计划

E. 有利于提高出生人口素质

5. 孕前保健的目的是

　　A. 生儿或生女的需要　　　　B. 降低孕产妇的死亡率　　　C. 降低新生儿的死亡率

　　D. 选择良好的受孕时机　　　E. 优生优育的需要

6. 婚前医学检查建议不宜结婚的情况是

　　A. 严重遗传性疾病　　　　　B. 指定传染病　　　　　　　C. 精神病在发病期

　　D. 严重的肝病　　　　　　　E. 双方为三代以内旁系血亲关系

7. 下列表现不属于发育毒性的是

　　A. 干扰配子的形成和排卵　　B. 受精卵未发育或胚泡着床死亡

　　C. 胚胎或胎儿发育异常　　　D. 胎儿生长发育迟缓　　　　E. 出生后功能发育障碍

8. 子宫内膜癌的高危人群是

　　A. 性生活开始年龄早　　　　B. 吸烟女性　　　　　　　　C. 早婚

　　D. 高龄未婚　　　　　　　　E. 早育

二、思考题

简述妇女保健工作的目的和重要意义。

（张　洁）

第二十六章　妇产科常用手术

学习目标

1. **掌握**　会阴切开缝合术、胎头吸引术及剖宫产术的术后处理措施。
2. **熟悉**　各种手术的术前准备及适应证，手术的注意事项。
3. **了解**　产科手术的操作步骤。
4. 具有运用所学的知识选择合适手术方式并完成手术的能力。
5. 关心患者，能与患者及家属进行良好沟通。

第一节　会阴切开缝合术

会阴切开缝合术是一种常用助产手术，多用于初产妇。通过会阴切开，减少会阴阻力，使第二产程缩短，有利于胎儿娩出，避免出现会阴撕裂。主要有两种术式：会阴正中切开术和侧斜切开术，临床上以后者多用。

一、适应证

（1）初产妇需行臀位助产术、胎头吸引术和产钳术等阴道助产术。

（2）子宫收缩乏力导致第二产程延长者。

（3）缩短第二产程，如出现胎儿窘迫、第一产程延长、产妇患有严重妊娠期高血压疾病或心脏病等，需尽快终止妊娠。

（4）初产妇会阴部坚韧、过紧，会阴体较长，可能导致严重撕裂者。

（5）预防早产儿和巨大儿出现新生儿颅内出血。

二、禁忌证

（1）急性生殖器官炎症。

（2）死胎。

三、用物准备

（1）正常分娩接产用物。

（2）麻醉用物　长穿刺针头1个，20ml注射器1个，0.5%利多卡因20ml。

四、麻醉

通常有局部浸润麻醉和阴部神经阻滞麻醉两种麻醉方式（图26-1）。

五、手术步骤

（一）会阴侧切缝合术

临床上多用此方法。该术式的优点为不易出现肛门括约肌损伤；缺点为出血较多，缝合时不易对合。

1. 会阴切开　产妇取膀胱截石位，通常切开会阴左侧（图 26 - 2）。术者左手示指和中指放在左侧阴道壁和胎先露之间，将阴道壁撑起，在对胎儿起保护作用的同时可指示切开的位置，右手持会阴侧切剪于宫缩时剪开会阴 4 ~ 5cm，通常沿着从会阴后联合中线向左侧 45° 的方向剪开。在会阴高度膨隆时，为避免造成直肠损伤，要增大剪开角度，可达到 60° ~ 70°。剪开后出血时，一般采用纱布压迫止血即可。若为小动脉出血，则需钳夹结扎止血。

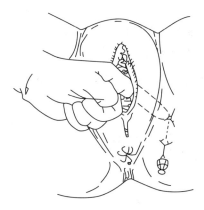

图 26 - 1　阴部神经阻滞麻醉

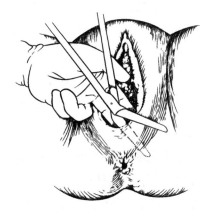

图 26 - 2　会阴左侧切开

2. 会阴缝合　仔细检查软产道有无裂伤，冲洗会阴侧切口。为防止宫腔内血液流出影响视野，可将一带尾纱布卷置于阴道内。用 1 - 0 号或 2 - 0 号可吸收线缝合阴道黏膜和黏膜下组织，至处女膜外缘处打结，通常采用间断缝合或连续缝合，而且第一针要超过侧切口顶端 0.5 ~ 1.0cm。会阴部肌层可用 0 号或 1 号肠线间断缝合，最后用 3 - 0 号可吸收线皮内缝合皮肤。缝合时应按照解剖层次逐层缝合，对合整齐，不留死腔。缝合术毕，将阴道内纱布卷取出，检查处女膜环口是否可容纳 2 横指。常规行肛诊，检查肠壁是否有肠线穿过，若有，则应将缝线拆除并重新缝合。

（二）会阴正中切开缝合术

此术式的优点为出血少，容易缝合，但若出现会阴切口延长，有可能造成肛门外括约肌甚至直肠受累。此术式与会阴侧切缝合术区别之处在于切开的位置。此法常沿会阴后联合中线垂直切开，长度控制在 2 ~ 3cm，切开时注意避免伤及肛门括约肌。其余步骤与会阴侧切缝合术相同。

六、术后处理

1. 保持外阴干燥、清洁　鼓励产妇取健侧卧位，外阴每天擦洗 2 次，排便后注意及时清洗。

2. 及时发现感染征象　每天注意观察伤口有无红肿、脓性分泌物或者渗血等。若无异常，可于术后 3 ~ 5 天拆线，若有感染征象，应提前拆除伤口缝线，并行引流术，按时伤口换药。

3. 外阴伤口处理　外阴伤口若出现明显肿胀疼痛，可用 50% 硫酸镁湿热敷消肿，一天 2 次，每次 15 分钟，同时配合理疗。

第二节　胎头吸引术

胎头吸引术是一种常用的阴道助产术。将吸引器置于胎儿头上，通过形成负压将胎头吸住，再通过牵引协助胎头娩出的手术即为胎头吸引术。

一、适应证

（1）出现胎儿宫内窘迫、妊娠期合并心脏病等情况时，需要将第二产程缩短者。

（2）持续性枕后位或者枕横位时，无法徒手旋转胎位者。

（3）轻度头盆不称，胎膜已破，宫口已开全，顶先露部已达坐骨棘平面以下。

（4）瘢痕子宫，在分娩时避免用力者。

二、禁忌证

（1）产道梗阻或者严重头盆不称者。

（2）额位或者颜面位。

（3）胎头先露部在坐骨棘平面以上、胎膜未破或宫口未开全者。

三、用物准备

胎头吸引器（图 26 - 3）1 个、止血钳 1 把、50ml 注射器 1 个、消毒液状石蜡、抢救药品、新生儿急救物品等。

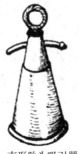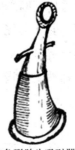

直形胎头吸引器　　　　牛角形胎头吸引器　　　　扁圆形胎头吸引器

图 26 - 3　胎头吸引器种类

四、产妇准备

产妇取膀胱截石位。导尿将膀胱排空，常规消毒铺巾。会阴较紧的经产妇或者初产妇于术前需行会阴左侧后 - 侧切开术。

五、操作步骤

1. 放置并调整胎头吸引器　检查胎头吸引器是否漏气并涂好润滑剂。术者左手示、中指伸入阴道并将阴道后壁撑开，右手持胎头吸引器沿阴道后壁进入；再以左手示、中指依次拨开右侧阴道壁、阴道前壁、左侧阴道壁，将整个吸引器送入阴道内，使吸引器边沿与胎头贴紧（图 26 - 4），注意避开囟门。再以右手示指沿胎头和吸引器之间检查一周，了解有无阴道壁等组织夹在两者之间。若有，需将该组织推开。确认无误后，需调整吸引器横柄的方向，使其与胎头矢状缝相一致。

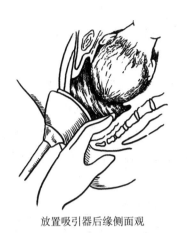
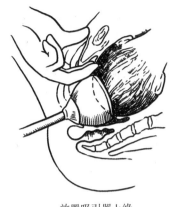

放置吸引器后缘侧面观　　　　　　　　放置吸引器上缘

图 26 - 4　放置胎头吸引器

2. 形成负压　术者稍用力将吸引器紧贴胎头，助手将 50ml 注射器连接在吸引器橡皮管上抽气。抽出 150~180ml 吸引器内空气，使其内形成负压（图 26-5），用止血钳将橡皮连接管夹住，等待 2~3 分钟，使吸引器和胎头吸牢。

3. 牵引　待出现子宫收缩和产妇向下屏气时，按正常胎头分娩机制沿骨盆轴牵引（图 26-6），并保护好会阴。

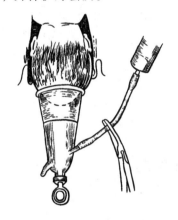

图 26 - 5　抽吸空气形成负压

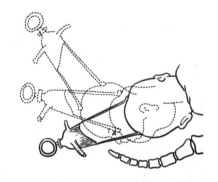

图 26 - 6　胎头牵引

4. 取下吸引器　待胎头双顶径娩出后，可将橡皮管上的止血钳松开，消除负压，将吸引器取下。再按正常分娩机制协助胎肩胎体娩出。

5. 缝合　胎盘娩出后检查软产道，按解剖层次逐层缝合伤口。

六、术后处理及注意事项

（1）负压应缓慢形成，压力要适当，负压过大容易损伤胎儿头皮，负压不足容易出现滑脱；一旦胎头双顶径娩出，需立即消除负压将吸引器取下。

（2）吸引器滑脱后可重新放置，但最多不应超过 2 次。否则应改用其他方法。

（3）牵引时间不宜过长，最佳时间在 10 分钟之内，最长时间不超过 20 分钟。

（4）密切观察新生儿有无头皮血肿、产瘤的大小及位置等，以便及时处理。

第三节 产 钳 术

通过产钳牵拉胎头使胎儿娩出的手术为产钳术。放置产钳时，根据胎头在盆腔内位置的高低可分为三种：低位产钳术、中位产钳术和高位产钳术。以低位产钳术较常用。

短弯型产钳分为左右两叶，每叶又可分为四部分：钳匙、钳胫、钳锁和钳柄（图26-7），钳匙有头弯和盆弯两个弯度，内面为头弯，外面为盆弯，可减少对产妇产道和胎头的损伤。

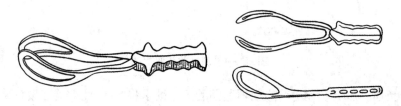

图26-7 产钳的结构

一、适应证

（1）同胎头吸引术。

（2）臀位后娩出胎头困难者。

（3）胎儿窘迫。

（4）产妇不能主动增加腹压，可通过产钳协助娩出。

（5）阻力较大，估计行胎头吸引术会失败者。

二、禁忌证

（1）胎儿畸形、死胎。

（2）胎头先露部在坐骨棘平面以上，有明显头盆不称者。

（3）其他禁忌证同胎头吸引术。

三、物品准备

高压灭菌短弯型产钳、消毒液状石蜡、导尿包、新生儿急救用物，其余物品与会阴切开缝合术相同。

四、麻醉

行双侧阴部神经阻滞麻醉，如果情况紧急，可不用麻醉。

五、手术步骤

以枕前位为例介绍产钳术。

1. 术前准备 产妇取膀胱截石位，导尿将膀胱排空，常规消毒铺巾。

2. 阴道检查 再次明确头盆情况、宫口是否开全、先露高低以及胎方位等。

3. 会阴左侧后-侧切开术

4. 放置及合拢产钳 先放置左叶产钳（图26-8），将产钳左叶涂好润滑剂。术者右手掌向上，四指并拢，伸入胎头与阴道后壁之间，触及胎耳，左手以执笔式握住左钳柄，钳盆弯朝前，将左钳叶垂直向下沿胎头与右手掌之间滑入，置于胎头左侧面，将钳柄同时下移成为水平状态，此时产钳置于胎耳处，交给助手进行固定。术者左手掌向上，四指并拢，伸入胎头与阴道后壁之间，触及胎耳，右手握住右钳柄，以同法放置右叶（图26-9）。产钳如果置入正确，两叶钳锁平行交叉，两叶交合锁住。若产钳合拢困难，需重做阴道检查，查清胎头位置后重新放置。

5. 检查产钳放置情况　行阴道检查，了解胎头矢状缝是否位于两钳叶正中，胎头与钳叶之间是否有软组织或者脐带夹入。

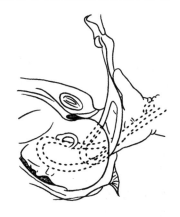 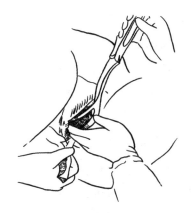

图26-8　放置左叶产钳　　　　　　　图26-9　放置右叶产钳

6. 牵拉产钳　合拢后可开始牵引。配合宫缩，术者手握产钳柄由先向外、向下逐渐转为平行牵拉，于胎头着冠时，通过上提钳柄，使胎头仰伸娩出（图26-7）。牵拉时应注意监测胎心，宫缩时牵拉，间歇期应松开产钳，避免胎头长时间受压。

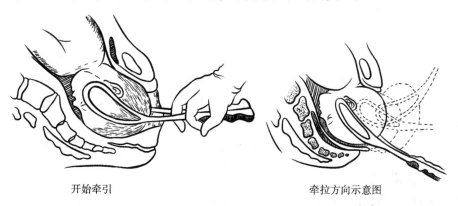

开始牵引　　　　　　　　　　　　　　牵拉方向示意图

图26-10　产钳牵引

7. 取出产钳　胎头额部牵出后，即可松开钳锁，取下产钳。取产钳时，应先以向产妇腹部滑行的方式将产钳右叶取出，同法取出左叶。要注意保护会阴，协助胎头娩出。

六、术后处理及注意事项

1. 术后处理　同胎头吸引术。

2. 注意事项　行会阴侧切术时，要适当加长侧切口；如产钳扣合困难或出现滑脱，应取出检查后重新放置，若再次失败应考虑行剖宫产术终止妊娠。术后行肛诊并行导尿术，了解是否有直肠或膀胱的损伤。若有，则需立即处理。

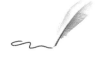

第四节 剖宫产术

经腹切开子宫，将胎儿及其附属物取出的手术为剖宫产术。目前最为常用的术式为子宫下段式剖宫产。

一、适应证

1. 产力因素 先兆子宫破裂、宫缩乏力经积极处理无效者等。

2. 产道因素 骨盆狭窄、阴道内肿瘤等。

3. 胎位、胎儿异常 臀位、横位、巨大儿、胎儿宫内窘迫以及连体畸形儿等。

4. 妊娠并发症及合并症 胎盘早剥、前置胎盘、妊娠合并心脏病、重度子痫前期等。

5. 珍贵儿 高龄初产妇等。

二、术前准备

（1）腹部术前备皮，留置导尿。

（2）行急诊手术者，需立即禁食水；择期手术者，术日前晚进流质饮食，术日晨禁食。

（3）术前吗啡等呼吸抑制剂禁用，避免出现新生儿窒息。

（4）做好急救药品及气管插管等新生儿窒息抢救准备。

三、麻醉

可行腰麻、硬膜外麻醉或局部麻醉。

四、操作步骤

以耻骨联合上缘正中上 2cm 处作为最低点，做一两侧对称的弧形切口，常约 14cm。切开腹壁进入腹腔。提起并打开子宫膀胱反折腹膜，向下推膀胱 4～5cm，充分暴露子宫下段。在子宫下段前壁正中做一长约 3cm 横行小切口，破膜并吸尽羊水后将切口向两侧钝性分开，伸手进入宫腔捞取胎头。胎头娩出后立即清理口鼻内的黏液，再娩出胎体，断脐后交台下处理，并用手将胎盘胎膜组织取出。宫壁注射缩宫素 10U，用干净纱布擦拭宫腔 1～2 遍。1 号可吸收线缝合子宫下段和子宫膀胱反折腹膜，查无活动性出血，清点器械无误后逐层关腹。

五、术后处理

（1）产妇术后 24 小时取半卧位，以利恶露排出。

（2）术后注意观察宫缩和阴道流血情况。

（3）术后留置导尿管 24～48 小时，尿管拔出后注意观察排尿情况。

（4）术后给予宫缩剂促进宫缩，根据具体情况决定是否加用抗生素。

（5）腹部切口通常于术后 7 日拆线，术后禁止性生活 6 周，产后 42 天来院复查，避孕 2 年。

本章小结

·会阴切开缝合术主要有两种术式：会阴正中切开术和侧斜切开术，临床上以后者多用。

·胎头吸引器牵引时间不宜过长，最佳时间在 10 分钟之内，最长时间不超过 20 分钟。

滑脱后可重新放置，但最多不应超过 2 次。否则应改用其他方法。

·行产钳术时，若扣合困难或出现滑脱，应取出检查后重新放置，若再次失败应考虑行剖宫产术终止妊娠。

·目前最为常用的剖宫产术式为子宫下段式剖宫产，应注意其适应证。

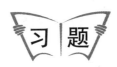

扫码"练一练"

一、选择题

【A1/A2 型题】

1. 会阴部切口一般在术后几天拆线

    A. 3~5 天　　　　　　B. 8 天　　　　　　C. 1 天

    D. 6 天　　　　　　　E. 7~10 天

2. 会阴侧切时通常沿着从会阴后联合中线向左侧多少度角的方向剪开

    A. 30°　　　　　　　B. 50°　　　　　　C. 40°

    D. 45°　　　　　　　E. 20°

3. 胎头吸引术牵引最长时间不超过

    A. 10 分钟　　　　　B. 30 分钟　　　　C. 35 分钟

    D. 20 分钟　　　　　E. 25 分钟

4. 下列不是产钳术的必备条件的是

    A. 头盆相称　　　　　B. 枕先露　　　　　C. 胎儿存活

    D. 宫口开全，胎膜已破　　E. 额先露

5. 关于胎头吸引术的说法，错误的是

    A. 用力均匀　　　　　　　　　B. 位置放置准确

    C. 加用缩宫素，以防止产后出血　　D. 牵引滑脱者可以反复应用

    E. 术后常规检查软产道

6. 25 岁初产妇，妊娠 38 周，阵发性腹痛 3 小时，宫缩 10~12 分钟一次，持续 33 秒，宫口开大 2cm。若已经进入第二产程，胎先露 S^{+3}，胎心 145 次/分，1.5 小时后，胎先露 S^{+4}，胎心 101 次/分，此时应做的处理是

    A. 静注安定加速产程进展　　　　B. 静脉滴注缩宫素加速产程进展

    C. 行胎头吸引术　　　　　　　　D. 立即行剖宫产术

    E. 等待自然分娩

7. 初孕妇，23 岁，妊娠 38 周，上午 6 点开始阵发性宫缩，8 点胎膜破裂，下午 14 时肛门检查：宫口已开全，胎头先露，LOA，胎先露 S^{+3}，胎心率 103 次/分，羊水黏稠，呈草绿色。此时应做的处理是

    A. 产钳术　　　　　B. 等待自然分娩　　　　C. 加腹压

    D. 剖宫产　　　　　E. 静点缩宫素

8. 张某，G_1P_0，妊娠 40 周，因第二产程延长行阴道助产术，将胎头吸引器放置后，助手将注射器连接橡皮管上抽气，应抽出空气的量为

A. 40～80ml B. 70～110ml C. 120～140ml

D. 150～180ml E. 190～220ml

9. 产妇在会阴切开缝合术后宜采取的体位是

A. 半卧位 B. 平卧位 C. 俯卧位

D. 伤口侧卧位 E. 健侧卧位

10. 行胎头吸引术时，如出现滑脱，重新放置最多不应超过几次

A. 5 B. 4 C. 3

D. 2 E. 1

11. 胎头吸引术的适应证不正确的是

A. 产程达 1 小时 B. 持续性枕横位，无法徒手旋转胎位

C. 有剖宫产史 D. 产妇有心脏病

E. 临产后宫缩乏力

二、思考题

1. 会阴切开缝合术的适应证是什么？

2. 产钳术的适应证和禁忌证有哪些？

3. 如何行剖宫产术？

（吴凤兰）

参考答案

第二章

1. A 2. C 3. B 4. A 5. D 6. C 7. B 8. E 9. C 10. C
11. C 12. C 13. D 14. A 15. A 16. C 17. B 18. E 19. E 20. B

第三章

1. C 2. A 3. D 4. A 5. C 6. D 7. E 8. E 9. D 10. D
11. A 12. C 13. D 14. D 15. A 16. D 17. A 18. E 19. D 20. E

第四章

1. B 2. B 3. A 4. C 5. B 6. E 7. C 8. B 9. C 10. A

第五章

1. A 2. B 3. C 4. D 5. C 6. C 7. C 8. D 9. C 10. B
11. E 12. A 13. C 14. E

第六章

1. D 2. A 3. B 4. C 5. E 6. C 7. B 8. A 9. C 10. D
11. C 12. B 13. B 14. C 15. D 16. B 17. D 18. E 19. C 20. D
21. E

第七章

1. A 2. B 3. E 4. E 5. C 6. B 7. D 8. D 9. A 10. E
11. C 12. B 13. D 14. C 15. D 16. E 17. D 18. B 19. A 20. D
21. D 22. A

第八章

1. D 2. B 3. D 4. B 5. A 6. D 7. C 8. C 9. C 10. D
11. C 12. C 13. A 14. E 15. E 16. A 17. A 18. E 19. D 20. E
21. C 22. E 23. D 24. B

第九章

1. A 2. B 3. E 4. C 5. E 6. D 7. A 8. C 9. E 10. D
11. C 12. B 13. A 14. D 15. A 16. B 17. E

第十章

1. A 2. A 3. D 4. B 5. . C 6. D 7. B 8. A 9. D 10. B
11. A 12. D 13. D 14. E 15. A 16. B

第十一章

1. A   2. A   3. B   4. A   5. E   6. E   7. E   8. E   9. C   10. C
11. A   12. B   13. B   14. A   15. B   16. B   17. E   18. B   19. B

第十二章

1. B   2. E   3. D   4. D   5. D   6. B   7. B   8. B   9. D   10. E
11. E   12. A   13. E   14. B   15. D   16. D   17. B   18. E   19. E   20. C
21. C   22. D   23. B   24. C   25. C

第十三章

1. D   2. B   3. C   4. B   5. C   6. B   7. B   8. D   9. A   10. E
11. D

第十四章

1. D   2. C   3. E   4. E   5. C   6. A   7. C   8. B   9. A   10. B
11. B   12. D   13. A   14. D   15. A   16. A   17. A   18. C   19. C   20. C

第十五章

1. E   2. E   3. A.   4. A

第十六章

1. E   2. C   3. C   4. A   5. D   6. E   7. D   8. A   9. A   10. B
11. A   12. B   13. D   14. C

第十七章

1. E   2. C   3. A   4. E   5. D   6. C   7. D   8. D   9. C   10. E
11. D   12. A   13. C   14. C   15. B   16. B   17. C   18. C   19. D

第十八章

1. D   2. C   3. E   4. D   5. D   6. A   7. C   8. C   9. E   10. C
11. C   12. A   13. B   14. A   15. B   16. A   17. B   18. D   19. E   20. C
21. C   22. D

第十九章

1. E   2. D   3. A   4. D   5. D   6. D   7. A   8. C   9. B   10. B
11. A   12. D   13. D   14. B   15. E   16. E   17. E

第二十章

1. E   2. C   3. A   4. D   5. B   6. C   7. B   8. E   9. B   10. C
11. B   12. C   13. D   14. D   15. B   16. C   17. A   18. A   19. D   20. A

第二十一章

1. D   2. C   3. E   4. A   5. B   6. D   7. E   8. E   9. D   10. B
11. C   12. C   13. C   14. D   15. B   16. A   17. B   18. C   19. A   20. B

第二十二章

1. D   2. C   3. E   4. B   5. C   6. B

第二十三章

1. A   2. C   3. A   4. E   5. D   6. C   7. A

第二十四章

1. D   2. D   3. A   4. A   5. B   6. E   7. A   8. D   9. E   10. C

11. A   12. C   13. D   14. A   15. B   16. B   17. C   18. A

第二十五章

1. C   2. B   3. C   4. B   5. D   6. E   7. A   8. D

第二十六章

1. A   2. D   3. D   4. E   5. D   6. C   7. A   8. D   9. E   10. D

11. A

参考文献

［1］彭鸿英，王艳杰．妇产科护理学．北京：中国医药科技出版社，2015．

［2］吕杰强，罗晓红．妇产科学．北京：中国医药科技出版社，2017．

［3］谢幸，苟文丽．妇产科学．8 版．北京：人民卫生出版社，2015．

［4］乐杰．妇产科学．7 版．北京：人民卫生出版社，2010．

［5］茅清，李丽琼．妇产科学．7 版．北京：人民卫生出版社，2015．

［6］王泽华．妇产科学．6 版．北京：人民卫生出版社，2010．

［7］夏海鸥．妇产科护理学．3 版．北京：人民卫生出版社，2015．

［8］沈铿，马丁．妇产科学．3 版．北京：人民卫生出版社，2015．

［9］卢淮武，林荣春，林仲秋．2017 NCCN《卵巢癌临床实践指南（第一版)》解读．中国实用妇科与产科杂志，2017，33（5）：485－493．

［10］妊娠期高血压疾病诊治指南（2015）．中华妇产科杂志，2015，50（10）：721－728．

［11］吴素慧．妇产科学．北京：中国协和医科大学出版社，2011．

［12］李淑文，王丽娟．妇产科护理学．北京：人卫生出版社，2017．

［13］辛琼芝，张秀芬．妇产科学．北京：人民军医出版社，2010．